U0346390

实用中草药

彩色图集

主编 张晓燕 谢 勇

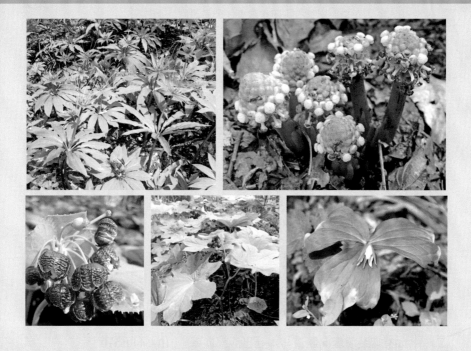

中国中医药出版社

·北京·

图书在版编目（CIP）数据

实用中草药彩色图集/张晓燕，谢勇主编.—北京：中国中医药
出版社，2019.1（2020.4重印）
ISBN 978-7-5132-5152-5

Ⅰ.①实… Ⅱ.①张… ②谢… Ⅲ.①中草药—图集
Ⅳ.① R282.7-64

中国版本图书馆 CIP 数据核字（2018）第 182199 号

中国中医药出版社出版

北京经济技术开发区科创十三街 31 号院二区 8 号楼
邮政编码　100176
传真　010-64405750
山东临沂新华印刷物流集团有限责任公司印刷
各地新华书店经销

开本 880×1230　1/32　印张 24.75　字数 838 千字
2019 年 1 月第 1 版　2020 年 4 月第 2 次印刷
书号　ISBN 978-7-5132-5152-5

定价　168.00 元
网址　www.cptcm.com

社 长 热 线　010-64405720
购 书 热 线　010-89535836
维 权 打 假　010-64405753

微信服务号　zgzyycbs
微商城网址　https://kdt.im/LIdUGr
官 方 微 博　http://e.weibo.com/cptcm
天猫旗舰店网址　https://zgzyycbs.tmall.com

如有印装质量问题请与本社出版部联系（010-64405510）
版权专有　侵权必究

《实用中草药彩色图集》

编写人员

主　编：张晓燕　谢　勇

副主编：刘　芳　林　燕　蒙静雯　梁晓霞

　　　　赵永恒　石金敏　祝　宇　李成刚

编　委：（以姓氏笔画为序）

　　　　王林海　邓雪华　石金敏　刘　芳

　　　　刘艳红　宋根伟　李成刚　李姝瑾

　　　　李铮铮　余世荣　张　艳　张晓燕

　　　　林　燕　罗冬青　周　灿　胡　静

　　　　赵永恒　赵秀梅　祝　宇　唐祖德

　　　　梁晓霞　谢　勇　蒙静雯

　　当下回归自然的生活理念，使植物药的开发和利用越来越受到人们的关注与喜爱。而古老的中医药就是我们的祖先在采撷动植物食材的过程中观察总结食材对人体的药用、保健、养生等作用的系统认识发展而来。特别是我国广博的土地上生长着各式各样的、种类繁多的植物资源，其中很多都有着极高的药用价值。本书作者长期从事中药教学和临床工作，学验俱丰，醉心于中药研究几十年如一日。她爬山涉水，风雨兼程，不顾荆棘挡道，虫蛇袭扰，身背干粮，手拿相机，走遍了祖国山山水水，收集了许多珍贵的药物植物一手资料。本书即收载了400余种常见的药用植物，并详细介绍每个品种的种名、拼音名、拉丁学名、常用别名、科属分类、植物形态、生境分布、药用部位、采收加工、性味、功能主治、注意事项、用法用量及附方。每种植物均附彩色高清全貌图片及局部特征图片。使读者能够系统掌握每个药物植物的相关知识，并可以直观了解其外观特点，以便于今后在野外进行准确的辨识。该书的编写依照以下原则进行：

1. 每个药用植物介绍内容包括种名、拼音名、拉丁名、常用别名、科属分类、植物形态、生境分布、药用部位、采收加工、性味、功能主治、注意事项、用法用量及附方。每种植物均附彩色高清全貌图片及局部特征图片。

2. 本图册被子植物门的分类方法参考《中国植物志》，采用修订版恩格勒系统分类方法排列。恩格勒系统经过多次修订，在1964年出版《植物分科志要》第十二版中将被子植物列为门，并将原置于双子叶植物前的单子叶植物移至双子叶植物之后，共有62目，344科。双子叶植物纲仍分为离瓣花亚纲及合瓣花亚纲。

3. 结合中外学者发表的新分类特点，将芍药科、五味子科分立为科。

4. 植物名，主要采用中国科学院植物研究所主编的《中国植物志》的命名。

5. 拉丁学名，主要采用中国科学院植物研究所主编的《中国植物志》的命名。

6. 别名，选择较为常用而且具有一定代表性的名称。

7. 科属分类分类方法参考《中国植物志》的分类方法。

8. 植物形态描述，主要借鉴《中国植物志》按植物全生长周期形态进行描述。

9. 生境分布，主要叙述植物野生状态下的生长环境及分布地区。

10. 药用部位，叙述药用植物药用部位及药材名称，主要借鉴《中国药典》《中药大辞典》《中华本草》。

11. 采收加工，记述药用植物采收季节及产地加工方法。

12. 性味，通过查找《中国药典》《中药大辞典》《中华本草》及《全国中草药汇编》确定该药用植物的性味。如为有毒植物，按毒性大小，写明大毒、有毒、小毒。

13. 功能与主治，记录该药用植物本身的功能及治疗的主要病症。

14. 注意，叙述使用该药用植物的注意事项，如体质、饮食及配伍禁忌。

15. 用法用量，参照《中国药典》《中药大辞典》《中华本草》及《全国中草药汇编》做用法用量的提醒。

16. 附方，叙述历代本草文献记录的该药用植物的使用方法及配方等内容。

17. 本文关于植物分类及形态学知识参考《中国植物志》，关于生药学的药用部位、功能主治及用法用量方面参考《中国药典》《中华本草》《中药大辞典》《全国中草药汇编》等。

18. 索引包括药用植物拉丁学名索引、药名汉语拼音索引。

目录

（二）单子叶植物纲

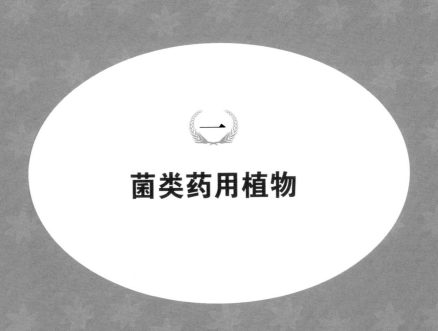

菌类药用植物

1. 多孔菌科　Polyporaceae

1. 灵芝 ｜ Líng Zhī

【拉丁学名】*Ganoderma lucidum*（Leyss. ex Fr.）Karst

【别名】赤灵芝、灵芝草、赤芝、红芝、木灵芝、菌灵芝、万年蕈、灵芝草、三秀等。

【科属分类】多孔菌科 Polyporaceae 灵芝属 *Ganoderma*

【植物形态】子实体一年生，有柄，木栓质。菌盖半圆形或肾形，直径 10 ~ 20cm，盖肉厚 1.5 ~ 2cm，盖表褐黄色或红褐色，盖边渐趋淡黄，有同心环纹，微皱或平滑，有漆样光泽，边缘微钝。菌肉乳白色，近管处淡褐色。菌管长达 1cm，每 1mm 间 4 ~ 5 个。管口近圆形，初白色，后呈淡黄色或黄褐色。菌柄圆柱形，侧生或偏生，偶中生。长 10 ~ 19cm，粗 1.5 ~ 4cm，与菌盖色泽相似。皮壳部菌丝呈棒状，顶端膨大。菌丝系统三体型，生殖菌丝透明，薄壁；骨架菌丝黄褐色，厚壁，近乎实心；缠绕菌丝无色，厚壁弯曲，均分枝。孢子卵形，双层壁，顶端平截，外壁透明，内壁淡褐色，有小疣，大小（9 ~ 11）μm ×（6 ~ 7）μm，担子果多在秋季成熟。

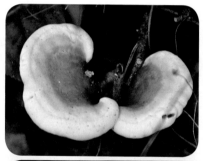

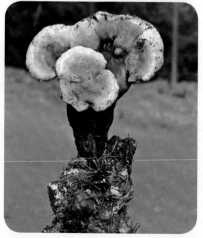

【生境分布】我国普遍分布，但以长江以南为多。生于向阳的壳斗科和松科松属植物等根际或枯树桩上。引起木材白色腐朽。

【采收加工】全年采收，除去杂质，剪除附有朽木、泥沙或培养基质的下端菌柄，阴干或在 40 ~ 50℃烘干。

【功能主治】甘，平。补气安神，止咳平喘。用于眩晕不眠，心悸气短，虚劳咳喘。

【用法用量】内服：煎汤，10 ~ 15g；研末，2 ~ 6g；或浸酒。

【注意】实证慎服。

2. 树舌 | Shù Shé

【拉丁学名】*Ganoderma applanatum*（Pers.exWallr.）Pat

【别名】赤色老母菌、扁芝、梨菌、枫树芝、老母菌、扁蕈、白斑腐菌、木灵芝、树耳朵、老牛肝等。

【科属分类】多孔菌科 Polyporaceae 灵芝属 *Ganoderma*

【植物形态】子实体多年生，侧生无柄，木质或近木栓质。菌盖扁平，半圆形、扇形、扁山丘形至低马蹄形，（5 ~ 30）cm ×（6 ~ 50）cm，厚 2 ~ 15cm；盖面皮壳灰白色至灰褐色，常覆有一层褐色孢子粉，有明显的同心环棱和环纹，常有大小不一的疣状突起，干后常有不规则的细裂纹；盖缘薄而锐，有时钝，全缘或波状。管口面初期白色，渐变为黄白色至灰褐色，受伤

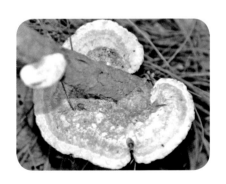

处立即变为褐色；管口圆形，每 1mm 间 4 ~ 6 个；菌管多层，在各层菌管间夹有一层薄的菌丝层，老的菌管中充塞有白色粉末状的菌丝。孢子卵圆形，一端有截头，壁双层，外壁光滑，无色，内壁有刺状突起，褐色，（6.5 ~ 10）μm ×（5 ~ 6.5）μm。

【生境分布】分布于全国各地，为世界广布种。生于多种阔叶树的树干上。

【药用部位】以子实体入药。

【采收加工】全年采收。

【功能主治】微苦，平。消炎抗癌。主咽喉炎，食管癌，鼻咽癌。

【用法用量】内服：煎汤，10～30g。

3. 桑黄 | Sāng Huáng

【拉丁学名】*Phellinus igniarius*（L. ex Fr.）Quel.[*Fomes igniarius* L. ex Fr.]

【别名】桑上寄生、桑臣、树鸡、胡孙眼、桑黄菰、桑黄菇、针层孔菌、梅树菌等。

【科属分类】多孔菌科 Polyporaceae 木层孔菌属 *Phellinus*

【植物形态】子实体多年生，木质，侧生无柄。呈半球形、马蹄形或不规则形，腹面凸，（5～20）cm×（7～30）cm，厚3～15cm。幼时表面有细绒毛，后脱落，有明显的龟裂，无皮壳，有假皮壳，有同心环棱。盖面呈灰褐色、肝褐色至黑色，有光泽；边缘圆钝，龟裂少，有密生的短绒毛，

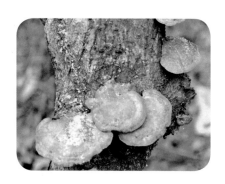

干后脱落，呈肉桂色至咖啡色。菌肉硬，木质，暗褐色，厚0.5cm左右。菌管多层，层次常不明显，老的菌管有白色菌丝充塞；管口面锈褐色至酱色；管口圆形，每隔1mm4～5个。刚毛顶端尖锐，基部膨大，（10～25）μm×（5～7）μm。孢子近球形，光滑，无色，（5～6）μm×（3～4）μm。

【生境分布】生于杨、柳、桦、栎等树干上。分布于东北、华北、西北及四川、湖北、云南等地。

【药用部位】子实体入药。

【采收加工】全年采收，鲜用或晾干。

【功能主治】甘、苦、辛，寒，无毒。活血止血，化饮，止泻。主血崩，血淋，脱肛泻血，带下，经闭，癥瘕积聚，癖饮，脾虚泄泻。

【用法用量】内服：煎汤，6～15g；或入丸、散。外用：研末调敷。

【附方】治脱肛泻血不止：香附一两（焙），桑黄一两（微炙）。上药，捣罗为末，炼蜜和丸，如梧桐子大。每于食前，以粥饮下二十丸；治妇人劳损，

月水不断，血竭暂止：桑黄捣罗为末，每于食前，以热酒调下二钱（《圣惠方》）。治瘰疬溃烂：桑黄菇五钱，水红豆一两，百草霜三钱，青苔二钱，片脑一分。为末，鸡子白调敷；以车前、艾叶、桑皮煎汤洗之（《纂要畜方》）。

2. 地星科　Geastraceae

4. 硬皮地星 | Yìng Pí Dì Xīng

【拉丁学名】*Geastru mhygrometricum* Pers

【别名】地蜘蛛、米屎菰、量湿地星、土星菌、大孤、山蟹、石蟹等。

【科属分类】地星科 Geastraceae 硬皮地星属 *Astraeus*

【植物形态】子实体初呈球形，后从顶端呈星芒状张开。外包被 3 层，外层薄而松软，中层纤维质，内层软骨质。成熟时开成 6 至多瓣，湿时仰翻，干时内卷。外表面灰至灰褐色。内侧淡褐色，多具不规则龟裂。内包被薄膜质，扁球形，直径 1.2 ~ 2.8cm，灰褐色。无中轴。成熟后顶部口裂。孢体深

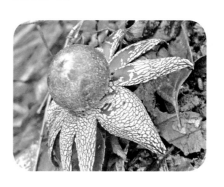

褐色，孢子球形，褐色，壁具小疣，径 7.5 ~ 11μm。孢丝无色，厚壁无隔，具分枝，直径 4 ~ 6.5μm。表面多附有粒状物。

【生境分布】生于松林砂土地上，也见于空旷地带。5 ~ 10 月常见。

【药用部位】子实体和孢子入药。

【采收加工】秋季采收，剥去外包被的硬皮备用。

【功能主治】辛，平。清肺热，活血，止血。用于支气管炎，肺炎，咽痛音哑，鼻衄；外用治外伤出血。

【用法用量】内服：煎汤，3 ~ 6g。外用：适量，研末敷。

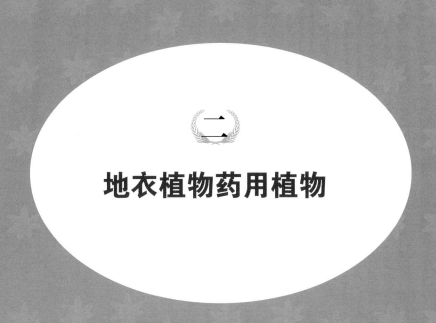

地衣植物药用植物

3. 松萝科　Usneaceae

5. 松萝 | Sōng Luó

【拉丁学名】*Usnea diffracta* Vain.

【别名】女萝、松上寄生、松落、天蓬草、天棚草、雪风藤、山挂面、龙须草、金钱草、关公须、树挂、飞天蜈蚣、松毛、海风藤、石丝线、飞山翅、仙人头发、金丝藤、云雾草、老君须、胡须草、茶须、过山龙、石须等。

【科属分类】松萝科 Usneaceae 松萝属 *Usnea*

【植物形态】为藻和菌共生的地衣体，表面淡绿色至淡黄绿色。长丝状，全长 10 ~ 40cm，成二叉式分枝，基部较粗，径 1 ~ 1.5mm，愈近前端分枝愈多愈细，枝体平滑，无粉芽或针芽，表面有很多白色环状裂沟，横断面可见中央有线状强韧性的中轴，具弹性，可拉长，由菌丝组成，其外为藻环，常由环状沟纹分离成短筒状。菌层产少数子囊果，子囊果盘状，褐色，子囊棒状，内生 8 个椭圆形子囊孢子。

【生境分布】分布于黑龙江、吉林、内蒙古、陕西、湖北、甘肃、浙江、福建、台湾、四川、云南、西藏等地。

【药用部位】干燥地衣体入药。

【采收加工】春、秋采收，洗净，切段，晒干。

【功能主治】苦、甘，平。清肝，化痰，止血，解毒。治头痛，目赤，咳嗽痰多，疟疾，瘰疬，白带，崩漏，外伤出血，痈肿，毒蛇咬伤。

【用法用量】内服：煎汤，6 ~ 9g。外用：适量，煎汤洗；或研末调敷。

【附方】治角膜云翳：天蓬草五钱。水煎，外洗及内服各半。治刀伤，外伤出血：天蓬草适量。捣烂，敷伤处。治白带：天蓬草四两。烧灰，甜酒冲服。治痈肿，无名肿毒：天蓬草三钱，楤木根皮五钱，细辛二钱。共研细粉，水或酒调敷（《陕西中草药》）。

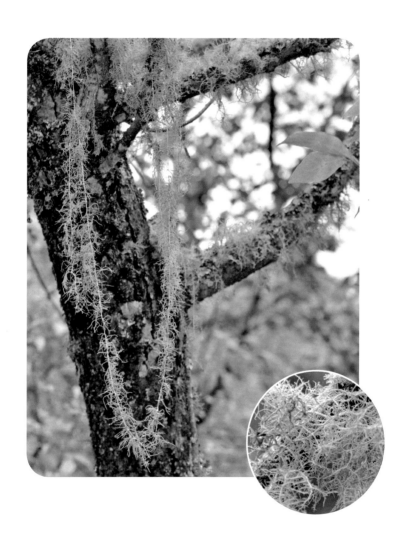

苔藓植物药用植物

4. 地钱科　Marchantiaceae

6. 地钱 | Dì Qián

【拉丁学名】*Marchantia polymorpha* L.

【别名】地浮萍、一团云、巴骨龙、脓痂草、米海苔、地梭罗、龙眼草等。

【科属分类】地钱科 Marchantiaceae 地钱属 *Marchantia*

【植物形态】原叶体扁平，呈叶状，先端 2 叉分裂，表面绿色，气孔和气孔区划显明，下面带褐色，生有假根。雌雄异体，长大后各生伞状的雌托和雄托；雌托的伞状部边缘裂成细条，下面生许多雌器，器内各生一个卵；雄托上面着生雄器，内生有纤毛的精子；孢子体基部着生于雌托，一端长成蒴球形，内生孢子。原叶体近中肋处能发生杯状体，内生胚芽，无性生殖。

【生境分布】生于湿地。

【药用部位】全草入药。

【采收加工】四季可采，洗净，鲜用或晒干。

【功能主治】淡，凉。解毒，祛瘀，生肌。外用治烧烫伤，骨折，毒蛇咬伤，疮痈肿毒，臁疮，癣。

【用法用量】外用适量，鲜品捣烂敷患处或干品研粉调菜油外敷。

【附方】治烫伤及癣：地梭罗焙干研末。调菜油敷患处。治刀伤、骨折：地梭罗捣绒包伤处。治多年烂脚疮：地梭罗焙干，头发烧枯存性。等分，共研末，调菜油敷患处（《贵州民间药物》）。

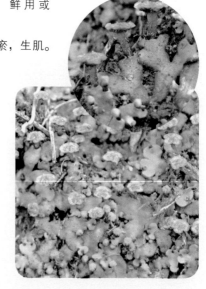

四

蕨类药用植物

5. 瓶尔小草科　Ophioglossaceae

7. 瓶尔小草 | Píng Ěr Xiǎo Cǎo

【拉丁学名】*Ophioglossum vulgatum* L.

【别名】一支箭、一支枪、独叶一支箭、单枪一支箭、独叶一枝枪、一矛一盾、矛盾草、蛇须草等。

【科属分类】瓶尔小草科 Ophioglossaceae 瓶尔小草属 *Ophioglossum*

【植物形态】根状茎短而直立，具一簇肉质粗根，如匍匐茎一样向四面横走，生出新植物。叶通常单生，总叶柄长 6～9cm，深埋土中，下半部为灰白色，较粗大。营养叶为卵状长圆形或狭卵形，长 4～6cm，宽1.5～2.4cm，先端钝圆或急尖，基部急剧变狭并稍下延，无柄，微肉质到草

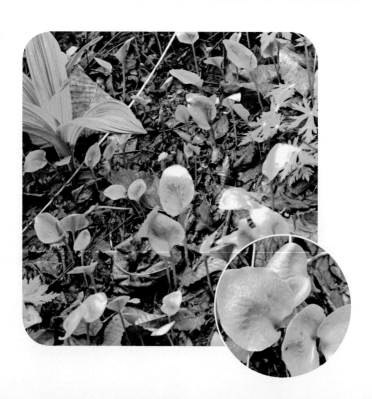

质，全缘，网状脉明显。孢子叶长 9~18cm 或更长，较粗健，自营养叶基部生出，孢子穗长 2.5~3.5cm，宽约 2mm，先端尖，远超出于营养叶之上。

【生境分布】产于长江下游各省、湖北、四川、陕西南部、贵州、云南、台湾及西藏。生林下，垂直分布高达 3000m。

【药用部位】全草入药。

【采收加工】夏、秋季采收，晒干或鲜用。

【功能主治】甘，平。清热解毒，消肿止痛。用于小儿肺炎，脘腹胀痛，毒蛇咬伤，疔疮肿毒；外用治急性结膜炎，角膜云翳，眼睑缘炎。

【用法用量】内服：煎汤，10~15g；或研末，每次 3g。外用：适量，鲜品捣敷。

【附方】治心胃气痛，顽固久病：一支箭干粉，每服五厘，酒送下（《广西药植图志》）。治疮毒不清，愈而又发：鲜一支箭一大把，洗净，和猪肉炖服（《贵阳市秘方验方》）。治蛇咬伤：一支箭三至五钱，煎水服。另捣绒敷患处。又此药含口中，可预防蛇毒（《贵州草药》）。

6. 卷柏科 Selaginellaceae

8. 江南卷柏 | Jiāng Nán Juǎn Bǎi

【拉丁学名】*Selaginella moellendorffii* Hieron.

【别名】石柏、岩柏草、黄疸卷柏等。

【科属分类】卷柏科 Selaginellaceae 卷柏属 *Selaginella*

【植物形态】土生或石生，直立，高 20~55cm，具一横走的地下根状茎和游走茎，其上生鳞片状淡绿色的叶。根托只生于茎的基部，长 0.5~2cm，直径 0.4~1mm，根多分叉，密被毛。主茎中上部羽状分枝，不呈 "之" 字形，无关节，禾秆色或红色，不分枝的主茎高（5~）10~25cm，主茎下部直径 1~3mm，茎圆柱状，不具纵沟，光滑无毛，内具维管束 1 条；侧枝 5~8 对，2~3 回羽状分枝，小枝较密排列规则，主茎上相邻分枝相距 2~6cm，分枝无毛，背腹压扁，末回分枝连叶宽 2.5~4mm。叶（除不分枝主茎上的外）交互排列，二型，草纸或纸质，表面光滑，边缘不为全缘，具白边，不分枝主茎上的叶排列较疏，不大于分枝上的，一型，绿色，黄色或红色，三角形，鞘状或紧贴，边缘有细齿。主茎上的腋叶不明显大于分枝上的，卵形或阔卵形，平截，分枝上的腋叶对称，卵形，1.0 ~ 2.2mm × 0.4 ~ 1.0mm，边缘有细齿。中叶不对称，小枝上的叶卵圆形，0.6 ~ 1.8mm × 0.3 ~ 0.8mm，覆瓦状排列，背部不呈龙骨状或略呈龙骨状，先端与轴平行或顶端交叉，并具芒，基部斜，近心形，边缘有细齿。侧叶不对称，主茎上的较侧枝上的大，2 ~ 3mm × 1.2 ~ 1.8mm，分枝上的侧叶卵状三角形，略向上，排列紧密，1.0 ~ 2.4mm × 0.5 ~ 1.8mm，先端急尖，边缘有细齿，上侧边缘基部扩大，变宽，但不覆盖小枝，边缘有细齿，下侧边缘基部略膨大，近全缘（基部有细齿）。孢子叶穗紧密，四棱柱形，单生于小枝末端，5.0 ~ 15mm × 1.4 ~ 2.8mm；孢子叶一型，卵状三角形，边缘有细齿，具白边，先端渐尖，龙骨状；大孢子叶分布于孢子叶穗中部的下侧。大孢子浅黄色；小孢子橘黄色。

【生境分布】分布于长江以南各地、北至陕西南部。生于岩石缝中，海拔100 ~ 1500m。

【药用部位】全草入药。

【采收加工】夏、秋季采收，晒干或鲜用。

【功能主治】性平，味微甘。清热利尿，活血消肿。用于急性传染性肝炎、胸胁腰部挫伤、全身浮肿、血小板减少。

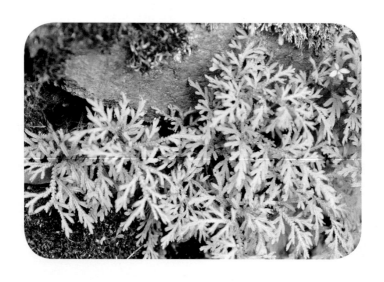

9. 翠云草　Cuì Yún Cǎo

【拉丁学名】*Selaginella uncinata*（Desv.）Spring

【别名】翠羽草、剑柏、蓝地柏、地柏叶、伸脚草、绿绒草、烂皮蛇等。

【科属分类】卷柏科 Selaginellaceae 卷柏属 *Selaginella*

【植物形态】多年生草本。主茎伏地蔓生，长 30 ~ 60cm，有细纵沟，侧枝疏生并多次分叉，分枝处常生不定根。叶二型，在枝两侧及中间各 2 行；侧叶卵形，长 2 ~ 2.5mm，宽 1 ~ 1.2mm，基部偏斜心形，先端尖，边缘全缘，或有小齿；中叶质薄，斜卵状披针形，长 1.5 ~ 1.8mm，宽 0.6 ~ 0.8mm，基部偏斜心形，淡

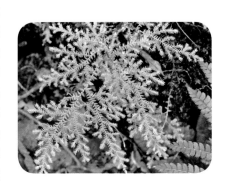

绿色，先端渐尖，边缘全缘或有小齿，嫩叶上面呈翠蓝色。孢子囊穗四棱形，单生于小枝顶端，长 0.5 ~ 2cm；孢子叶卵圆状三角形，长约 2mm，宽约 0.8mm，先端长渐尖，龙骨状，4 列覆瓦状排列。孢子囊圆肾形，大孢子囊极少，生在囊穗基部，小孢子囊生在囊穗基部以上；孢子二型。孢子期 8 ~ 10 月。

【生境分布】产于华东、中南、西南各地。生于山谷林下或溪边阴湿处以及岩洞石缝内。

【药用部位】以全草入药。

【采收加工】全年均可采收，洗净，鲜用或晒干。

【功能主治】甘、淡、凉。清热利湿，止血，止咳。用于急性黄疸型传染性肝炎，胆囊炎，肠炎，痢疾，肾炎水肿，泌尿系感染，风湿关节痛，肺结核咯血。外用治疖肿，烧烫伤，外伤出血，跌打损伤。

【用法用量】内服：煎汤，10 ~ 30g，鲜品可用至 60g。外用：适量，晒干或炒炭存性，研末，调敷；或鲜品捣敷。

【附方】治水肿：鲜翠云草二两。加水煎服，日服 2 次。忌盐一百天（《福建民间草药》）。治黄疸：鲜翠云草一至二两。酌加水煎，日服 2 次（《福

建民间草药》)。治淋病：翠云草一两五钱。水煎服（《湖南药物志》)。治湿痰咳嗽：鲜翠云草一至二两。水煎服（《福建中草药》)。治关节风湿痛：鲜翠云草二两，酒水煎服（《福建中草药》)。

7. 木贼科　Equisetaceae

10. 问荆 | Wèn Jīng

【拉丁学名】*Equisetum arvense* L.

【别名】接续草、公母草、搂接草、空心草、马蜂草、猪鬃草、黄蚂草、节节草、接骨草、寸姑草、笔头草、土木贼等。

【科属分类】木贼科 Equisetaceae 木贼属 *Equisetum*

【植物形态】中小型植物。根茎斜升，直立和横走，黑棕色，节和根密生黄棕色长毛或光滑无毛。地上枝当年枯萎。枝二型。能育枝春季先萌发，高 5～35cm，中部直径 3～5mm，节间长 2～6cm，黄棕色，无轮茎分枝，脊不明显，要密纵沟；鞘筒栗棕色或淡黄色，长约 0.8cm，鞘齿 9～12

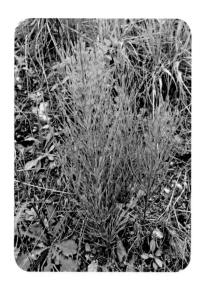

枚，栗棕色，长 4～7mm，狭三角形，鞘背仅上部有一浅纵沟，孢子散后能育枝枯萎。不育枝后萌发，高达 40cm，主枝中部直径 1.5～3.0mm，节间长 2～3cm，绿色，轮生分枝多，主枝中部以下有分枝。脊的背部弧形，无棱，有横纹，无小瘤；鞘筒狭长，绿色，鞘齿三角形，5～6 枚，中间黑棕色，边缘膜质，淡棕色，宿存。侧枝柔软纤细，扁平状，有 3～4 条狭而高的脊，脊的背部有横纹；鞘齿 3～5 个，披针形，绿色，边缘膜质，宿存。孢子囊穗圆柱形，长 1.8～4.0cm，直径 0.9～1.0cm，顶端钝，成熟时柄伸长，柄长

3 ~ 6cm。

【生境分布】产于黑龙江、吉林、辽宁、内蒙古、北京、天津、河北、山西、陕西、宁夏、甘肃、青海、新疆、山东、江苏、上海、安徽、浙江、江西、福建、河南、湖北、四川、重庆、贵州、云南、西藏。海拔 0 ~ 3700m。

【药用部位】全草入药。

【采收加工】全草入药，夏、秋割取地上部分，晒干或阴干。

【功能主治】苦，凉。清热凉血，止咳，利尿。主治吐血，衄血，便血，倒经，月经过多，咳嗽气喘，小便不利，淋病。

【用法用量】内服：煎汤，1 ~ 3钱（鲜者1 ~ 2两）。外用：捣敷或研末调敷。

【附方】治咳嗽气急：问荆二钱，地骷髅七钱。水煎服（《中医药实验研究》）。治急淋：鲜问荆一两，冰糖为引。水煎服。治腰痛：鲜问荆二两，豆腐二块。水煎服。治刀伤：问荆烧灰存性，撒伤口。治跌打损伤：骨整复后，鲜问荆一握，加红糖捣烂外敷（《中草药手册》）。

8. 紫萁科　Osmundaceae

11. 紫萁 ｜ Zǐ Qí

【拉丁学名】*Osmunda japonica* Thunb.

【别名】紫萁贯众、高脚贯众、鸡老壳拳菜、拳菜、老虎牙、水骨菜、黑背龙、见血长等。

【科属分类】紫萁科 Osmundaceae 紫萁属 *Osmunda*

【植物形态】植株高 50 ~ 80cm 或更高。根状茎短粗，或成短树干状而稍弯。叶簇生，直立，柄长 20 ~ 30cm，禾秆色，幼时被密绒毛，不久脱落；叶片为三角广卵形，长 30 ~ 50cm，宽 25 ~ 40cm，顶部一回羽状，其下为二回羽状；羽片 3 ~ 5 对，对生，长圆形，长 15 ~ 25cm，基部宽 8 ~ 11cm，基部一对稍大，有柄（柄长 1 ~ 1.5cm），斜向上，奇数羽状；小羽片 5 ~ 9 对，对生或近对生，无柄，分离，长 4 ~ 7cm，宽 1.5 ~ 1.8cm，长圆形或长圆披针形，先端稍钝或急尖，向基部稍宽，圆形，或近截形，相距 1.5～2cm，向上部稍小，顶生的同形，有柄，基部往往有 1～2 片的合生圆裂片，或阔披形的短裂片，边缘有均匀的细锯齿。叶脉两面明显，自中肋斜向上，二回分歧，小脉平行，达于锯齿。叶为纸质，成长后光滑无毛，干后为棕绿色。孢子叶（能育叶）同营养叶等高，或经常稍高，羽片和小羽片均短缩，小羽片变成线形，长 1.5～2cm，沿中肋两侧背面密生孢子囊。

【生境分布】为我国暖温带、亚热带最常见的一种蕨类。北起山东，南达两广，东自海边，西迄云、贵、川西，向北至秦岭南坡。生于林下或溪边酸性土上。

【药用部位】带叶柄残基的根状茎（紫萁贯众）和幼叶上的细毛（老虎台衣）入药。

【采收加工】春、秋季采挖根茎，削去叶柄、须根，除净泥土，晒干或鲜用。

【功能主治】苦，微寒。清热解毒，止血，杀虫。用于疫毒感冒，热毒泻痢，痈疮肿毒，吐血，衄血，便血，崩漏，虫积腹痛。老虎台衣：止血。主外伤出血。

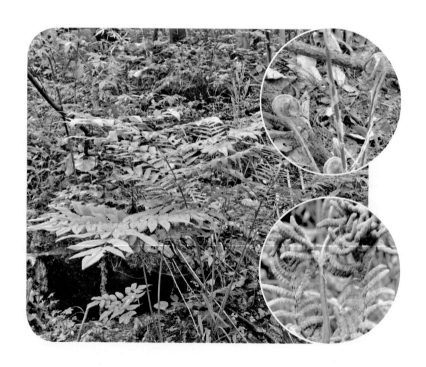

【用法用量】内服：煎汤，3 ~ 15g；或捣汁；或入丸、散。外用：适量，鲜品捣敷；或研末调敷。

【注意】脾胃虚寒者慎服。

9. 中国蕨科　Sinopteridaceae

12. 银粉背蕨 | Yín Fěn Bèi Jué

【拉丁学名】*Aleuritopteris argentea*（Gmel.）Fee

【别名】通经草、金丝草、金牛草、金线铜皮、分经草、猪棕草、还阳草、卷叶凤尾草、铁丝蕨、岩飞草、明琥珀草、白背连、铁刷子、花郎鸡等。

【科属分类】中国蕨科 Sinopteridaceae 粉背蕨属 *Aleuritopteris*

【植物形态】植株高 15 ~ 30cm。根状茎直立或斜升（偶有沿石缝横走）先端被披针形，棕色、有光泽的鳞片。叶簇生；叶柄长 10 ~ 20cm，粗约 7mm，红棕色、有光泽，上部光滑，基部疏被棕色披针形鳞片；叶片五角形，长宽几相等，5 ~ 7cm，先端渐尖，羽片 3 ~ 5 对，基部三回羽

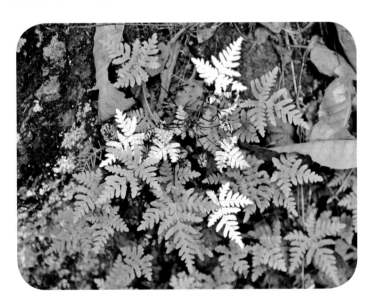

裂，中部二回羽裂，上部一回羽裂；基部一对羽片直角三角形，长3~5cm，宽2~4cm，水平开展或斜向上，基部上侧与叶轴合生，下侧不下延，小羽片3~4对，以圆缺刻分开，基部以狭翅相连，基部下侧一片最大，长2~2.5cm，宽0.5~1cm，长圆披针形，先端长渐尖，有裂片3~4对；裂片三角形或镰刀形，基部一对较短，羽轴上侧小羽片较短，不分裂，长仅1cm左右；第二对羽片为不整齐的一回羽裂，披针形，基部下延成楔形，往往与基部一对羽片汇合，先端长渐尖，有不整齐的裂片3~4对；裂片三角形或镰刀形，以圆缺刻分开；自第二对羽片向上渐次缩短。叶干后草质或薄革质，上面褐色、光滑，叶脉不显，下面被乳白色或淡黄色粉末，裂片边缘有明显而均匀的细齿牙。孢子囊群较多；囊群盖连续，狭，膜质，黄绿色，全缘，孢子极面观为钝三角形，周壁表面具颗粒状纹饰。

【生境分布】广泛分布于全国各省区，生石灰岩石缝中或墙缝中，海拔可达3900m。

【药用部位】全草入药。

【采收加工】夏、秋季采收，去净泥土，捆成小把，晒干。

【功能主治】辛、甘、平。祛痰止咳，活血通经，利湿，解毒消肿。主咳嗽，月经不调，经闭腹痛，赤白带下，肺痨咳血，大便泄泻，小便涩痛，肺痈，乳痈，风湿关节痛，跌打损伤，肋间神经痛，暴发火眼，疮肿。

【用法用量】内服：煎汤，9~15g。外用：适量，水煎熏洗；或捣敷。

【注意】孕妇禁服。

【附方】治月经不调，赤白带下：分经草一两，水煎服（《河南中草药手册》）。

10. 铁线蕨科　Adiantaceae

13. 铁线蕨 | Tiě Xiàn Jué

【拉丁学名】*Adiantum capillus-veneris* L.

【别名】猪鬃草、铁线草、水猪毛七、猪毛七、石中珠、乌脚芒、铁丝草等。

【科属分类】铁线蕨科 Adiantaceae
铁线蕨属 *Adiantum*

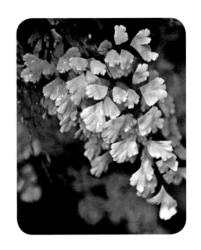

【植物形态】植株高 15～40cm。根
状茎细长横走，密被棕色披针形鳞片。
叶远生或近生；柄长 5～20cm，粗约
1mm，纤细，栗黑色，有光泽，基部
被与根状茎上同样的鳞片，向上光滑，
叶片卵状三角形，长 10～25cm，宽
8～16cm，尖头，基部楔形，中部以下
多为二回羽状，中部以上为一回奇数羽
状；羽片 3～5 对，互生，斜向上，有
柄（长可达 1.5cm），基部一对较大，
长 4.5～9cm，宽 2.5～4cm，长圆状卵形，圆钝头，一回（少二回）奇数羽
状，侧生末回小羽片 2～4 对，互生，斜向上，相距 6～15mm，大小几相
等或基部一对略大，对称或不对称的斜扇形或近斜方形，长 1.2～2cm，宽
1～1.5cm，上缘圆形，具 2～4 浅裂或深裂成条状的裂片，不育裂片先端钝
圆形，具阔三角形的小锯齿或具啮蚀状的小齿，能育裂片先端截形、直或略
下陷，全缘或两侧具有啮蚀状的小齿，两侧全缘，基部渐狭成偏斜的阔楔形，
具纤细栗黑色的短柄（长 12mm），顶生小羽片扇形，基部为狭楔形，往往大
于其下的侧生小羽片，柄可达 1cm；第二对羽片距基部一对 2.5～5cm，向
上各对均与基部一对羽片同形而渐变小。叶脉多回二歧分叉，直达边缘，两
面均明显。叶干后薄草质，草绿色或褐绿色，两面均无毛；叶轴、各回羽轴
和小羽柄均与叶柄同色，往往略向左右曲折。孢子囊群每羽片 3～10 枚，横
生于能育的末回小羽片的上缘；囊群盖长形、长肾形成圆肾形，上缘平直，
淡黄绿色，老时棕色，膜质，全缘，宿存。

【生境分布】在我国广布于台湾、福建、广东、广西、湖南、湖北、江
西、贵州、云南、四川、甘肃、陕西、山西、河南、河北、北京。常生于流
水溪旁石灰岩上或石灰岩洞底和滴水岩壁上，为钙质土的指示植物，海拔
100～2800m。

【药用部位】全草入药。

【采收加工】秋季采收，洗净，晒干或鲜用。

【功能主治】苦，凉。清热解毒，利尿消肿。用于感冒发热，咳嗽咯血，肝炎，肠炎，痢疾，尿路感染，急性肾炎，乳腺炎；外用治疗疮，烧烫伤。

【用法用量】内服：煎汤，15~30g；或浸酒。外用：适量，煎水洗；或研末调敷。

【附方】治肺热吐血：猪鬃草、红茅草、三匹风。水煎服（《四川中药志》）。治风湿性关节酸痛：鲜铁线草一两，浸酒一斤。每次一小怀，温服（《泉州本草》）。治尿淋血淋：猪鬃草、海金砂、铁丝纽各五钱，水煎服（《贵阳民间药草》）。治皮肤瘙痒及湿疹：鲜铁线草二两，煎汤洗（《泉州本草》）。治乳腺炎、乳汁不通：猪鬃草三至五钱。水煎服，甜酒为引（《云南中草药选》）。

11. 裸子蕨科　Hemionitidaceae

14. 凤丫蕨 | Fèng Yā Jué

【拉丁学名】*Coniogramme japonica*（Thunb.）Diels

【别名】黑虎七、铁杆七、竹节七、马力跨、过山龙、大叶狗牙七、散血莲、活血莲、蛇眼草、眉风草等。

【科属分类】裸子蕨科 Hemionitidaceae 凤丫蕨属 *Coniogramme*

【植物形态】植株高60~120cm。叶柄长30~50cm，粗3~5mm，禾秆色或栗褐色，基部以上光滑；叶片和叶柄等长或稍长，宽20~30cm，长圆三角形，二回羽状；羽片通常，对（少则3对），基部一对最大，长20~35cm，宽10~15cm，卵圆三角形，柄长1~2cm，羽状（偶有二叉）；侧生小羽片1~3对，长10~15cm，宽1.5~2.5cm，披针形，有柄或向上的无柄，顶生小羽片远较侧生的为大，长20~28cm，宽2.5~4cm，

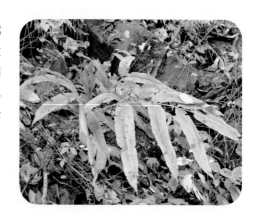

阔披针形，长渐尖头，通常向基部略变狭，基部为不对称的楔形或叉裂；第二对羽片三出、二叉或从这对起向上均为单一，但略渐变小，和其下羽片的顶生小羽片同形；顶羽片较其下的为大，有长柄；羽片和小羽片边缘有向前伸的疏矮齿。叶脉网状，在羽轴两侧形成 2 ~ 3 行狭长网眼，网眼外的小脉分离，小脉顶端有纺锤形水囊，不到锯齿基部。叶干后纸质，上面暗绿色，下面淡绿色，两面无毛。孢子囊群沿叶脉分布，几达叶边。

【生境分布】分布于中南（河南除外）、西南及陕西、甘肃、台湾等地。生于海拔 350 ~ 2500m 的林下溪边湿润处。

【药用部位】以根状茎（黑虎七）及全草（凤丫草）入药。

【采收加工】凤丫草四季可采，洗净，鲜用或晒干。黑虎七秋季采挖根茎，除去须根及泥土，晒干。

【功能主治】苦，凉。祛风除湿，活血止痛，清热解毒。用于风湿筋骨痛，跌打损伤，瘀血腹痛，闭经，面赤肿痛，肿毒初起，乳腺炎。

【用法用量】0.5 ~ 1 两，水煎或泡酒服。

【注意】孕妇慎服。

【附方】治目赤肿痛：凤丫蕨根一两（鲜用，去鳞毛），水煎，加白糖早晚饭前各服一次（《浙江天目山药植志》）。治各种肿毒初起：凤丫蕨全草水煎，冲甜酒服（《浙江天目山药植志》）。治乳痈：凤丫蕨全草，加通草，水煎，冲酒服（《浙江天目山药植志》）。治眉毛风（眉棱骨痛）：眉风草根茎磨酒或水，外搽，一日多次（《贵州草药》）。治咳血：眉风草根茎一两，煨水服（《贵州草药》）。

12. 球子蕨科　Onocleaceae

15. 荚果蕨 | Jiá Guǒ Jué

【拉丁学名】*Matteuccia struthiopteris*（L.）Todaro

【别名】小叶贯众、黄瓜香、野鸡膀子等。

【科属分类】球子蕨科 Onocleaceae 荚果蕨属 *Matteuccia*

【植物形态】植株高 70 ~ 110cm。根状茎粗壮，短而直立，木质，坚硬，深褐色，与叶柄基部密被鳞片；鳞片披针形，长 4 ~ 6mm，先端纤维状，膜质，全缘，棕色，老时中部常为褐色至黑褐色。叶簇生，二型：不育叶叶柄褐棕色，长 6 ~ 10cm，粗 5 ~ 10mm，上面有深纵沟，基部三角形，具龙骨状突起，密被鳞片，向上逐渐稀疏，叶片椭圆披针形至倒披针形，长 50 ~ 100cm，中部宽 17 ~ 25cm，向基部逐渐变狭，二回深羽裂，羽片 40 ~ 60 对，互生或近对生，斜展，相距 1.5 ~ 2cm，下部的向基部逐渐缩小成小耳形，中部羽片最大，披针形或线状披针形，长 10 ~ 15cm，宽 1 ~ 1.5cm，先端渐尖，无柄，羽状深裂，裂片 20 ~ 25 对，略斜展，彼此接近，为整齐齿状排列，椭圆形或近长方形，中部以下的同大，长 5 ~ 8mm，圆头或钝头，边缘具波状圆齿或为近全缘，通常略反卷，叶脉明显，在裂片上为羽状，小脉单一，斜向上，叶草质，干后绿色或棕绿色，无毛，仅沿叶轴、羽轴和主脉疏被柔毛和小鳞片，羽轴浅棕色或棕禾秆色，上面有浅纵沟；能育叶较不

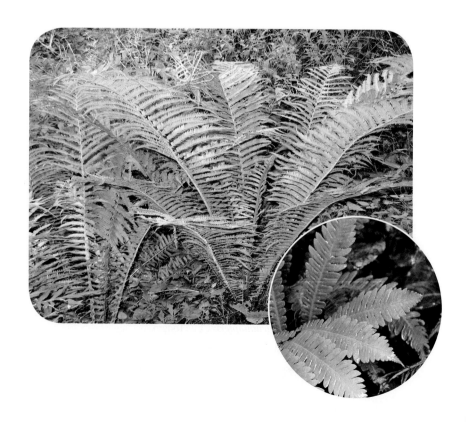

育叶短，有粗壮的长柄（长 12～20cm，下部粗 5～12mm），叶片倒披针形，长 20～40cm，中部以上宽 4～8cm，一回羽状，羽片线形，两侧强度反卷成荚果状，呈念珠形，深褐色，包裹孢子囊群，小脉先端形成囊托，位于羽轴与叶边之间，孢子囊群圆形，成熟时连接而成为线形，囊群盖膜质。

【生境分布】产于东北、华北及陕西、湖北、四川、西藏。生山谷林下或河岸湿地，海拔 80～3000m。

【药用部位】根状茎及叶柄残基入药，药材名"荚果蕨贯众"。

【采收加工】春、秋二季采挖，洗去泥土，削去须根及叶柄，晒干。

【功能主治】苦，微寒；有小毒。清热，解毒，止血。主治流行性感冒，流行性乙型脑炎，预防麻疹，痢疾，子宫出血，吐血，衄血，肠风便血等。

【用法用量】内服：煎汤，5～15g，大剂量可用至50g。外用：适量，捣敷，或煎水洗。清热解毒宜生用；止血宜炒炭。

【注意】孕妇慎服。

13. 水龙骨科　Polypodiaceae

16. 有柄石韦 | You Bing Shí Wěi

【拉丁学名】*Pyrrosia petiolosa*（Christ）Ching

【别名】石韦、小石韦、长柄石韦、石茶、独叶草、牛皮草、金瓢羹、金茶匙、小尖刀等。

【科属分类】水龙骨科 Polypodiaceae 石韦属 *Pyrrosia*

【植物形态】植株高 5～15cm。根状茎细长横走，幼时密被披针形棕色鳞片；鳞片长尾状渐尖头，边缘具睫毛。叶远生，一型；具长柄，通常等于叶片长度的 1/2～2 倍长，基部被鳞片，向上被星状毛，棕色或灰棕色；叶片椭圆形，急尖短钝头，基部楔形，下延，干后厚革质，全缘，上面灰淡棕色，有洼点，疏被星状毛，下面被厚层星状毛，初为淡棕色，后为砖红色。主脉下面稍隆起，上面凹陷，侧脉和小脉均不显。孢子囊群布满叶片下面，成熟时扩散并汇合。

【生境分布】产于中国东北、华北、西北、西南和长江中下游各省区。多附生于海拔 250 ~ 2200m 的干旱裸露岩石上。

【药用部位】以全草入药。

【采收加工】夏秋采收，去净泥土，晒干或阴干。

【功能主治】苦、甘，寒。利尿通淋，清热止血。用于热淋，血淋，石淋，小便不通，淋沥涩痛，吐血，衄血，尿血，崩漏，肺热喘咳。

【用法用量】内服：煎汤，1.5 ~ 3 钱；或入散剂。

【注意】阴虚及无湿热者忌服。

【附方】治淋浊尿血：石韦、猪鬃草、连钱草各五钱，煨水服（《贵州草药》）。治石淋：石韦（去毛）、滑石各三分。上二味，捣筛为散，用米汁若蜜服一刀圭，日二服（《古今录验》石韦散）。治尿路结石：石韦、车前草各一两，生栀子五钱，甘草三钱。水煎 2 次，早、晚各服一次（《南昌医药》）。治痢疾：石韦全草一荫，水煎，调冰糖五钱，饭前服（《闽东本草》）。治咳嗽：石韦（去毛）、槟榔（锉）等分。上二味，罗为细散，生姜汤调下二钱匕（《圣济总录》石韦散）。

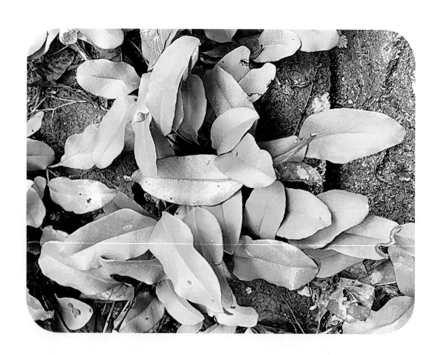

五

裸子植物药用植物

14. 银杏科　Ginkgoaceae

17. 银杏 | Yín Xìng

【拉丁学名】*Ginkgo biloba* L.

【别名】白果、公孙树、鸭脚子、鸭掌树、灵眼、佛指柑、飞蛾叶等。

【科属分类】银杏科 Ginkgoaceae 银杏属 *Ginkgo*

【植物形态】乔木，高达 40m，胸径可达 4m；幼树树皮浅纵裂，大树之皮呈灰褐色，深纵裂，粗糙；幼年及壮年树冠圆锥形，老则广卵形；枝近轮生，斜上伸展（雌株的大枝常较雄株开展）；一年生的长枝淡褐黄色，二年生以上变为灰色，并有细纵裂纹；短枝密被叶痕，黑灰色，短枝上亦可长出长枝；冬芽黄褐色，常为卵圆形，先端钝尖。叶扇形，有长柄，淡绿色，无毛，有多数叉状并列细脉，顶端宽 5~8cm，在短枝上常具波状缺刻，在长枝上常 2 裂，基部宽楔形，柄长 3~10（多为 5~8）cm，幼树及萌生枝上的叶常较而深裂（叶片长达 13cm，宽 15cm），有时裂片再分裂（这与较原始的化石种类之叶相似），叶在一年生长枝上螺旋状散生，在短枝上 3~8 叶呈簇生状，秋季落叶前变为黄色。球花雌雄异株，单性，生于短枝顶端的鳞片状叶的腋内，呈簇生状；雄球花葇荑花序状，下垂，雄蕊排列疏松，具短梗，花药常 2 个，长椭圆形，药室纵裂，药隔不发；雌球花具长梗，梗端常分两叉，稀 3~5 叉或不分叉，每叉顶生一盘状珠座，胚珠着生其上，通常仅一个叉端的胚珠发育成种子，内媒传粉。种子具长梗，下垂，常为椭圆形、长倒卵形、卵圆形或近圆球形，长 2.5~3.5cm，径为 2cm，外种皮肉质，熟时黄色或橙黄色，外被白粉，有臭味；中处皮白色，骨质，具 2~3 条纵脊；内种皮膜质，淡红褐色；胚乳肉质，味甘略苦；子叶 2 枚，稀 3 枚，发芽时不出土，初生叶 2~5 片，宽条形，长约 5mm，宽约 2mm，先端微凹，第 4 或第 5 片起之后生叶扇形，先端具一深裂及不规则的波状缺刻，叶柄长 0.9~2.5cm；有主根。花期 3~4 月，种子 9~10 月成熟。

【生境分布】为中生代孑遗的稀有树种，系我国特产。分布于北自沈阳，南达广州，东起华东，西南至贵州、云南亦有栽培。生于海拔 500~1000m

的酸性土壤、排水良好地带的天然林中。

【药用部位】以树叶（银杏叶）及干燥成熟种子（白果）入药。

【采收加工】银杏叶秋季叶尚绿时采收，及时干燥。白果秋季种子成熟时采收，除去肉质外种皮，洗净，稍蒸或略煮后，烘干。

【功能主治】银杏叶：甘、苦、涩，平。白果：甘、苦、涩，平；有毒。银杏叶：敛肺，平喘，活血化瘀，止痛，用于肺虚咳喘，冠心病，心绞痛，高血脂。白果：敛肺定喘，止带浊，缩小便，用于痰多喘咳，带下白浊，遗尿，尿频。

【用法用量】内服：煎汤，1.5～3钱；捣汁或入丸、散。外用：捣敷。

【注意】有实邪者忌用。白果生食有毒。

【附方】治梦遗：银杏三粒，酒煮食，连食四至五日（《湖南药物志》）。治赤白带下，下元虚惫：白果、莲肉、江米各五钱。为末，用乌骨鸡一只，去肠盛药煮烂，空心食之（《濒湖集简方》）。治小儿腹泻：白果两个，鸡蛋一个。将白果去皮研末，鸡蛋打破一孔，装入白果末，烧熟食（《内蒙古中草药新医疗法资料选编》）。治鼻面酒䵟：银杏、酒醅糟，同嚼烂，夜涂旦洗（《医林集要》）。

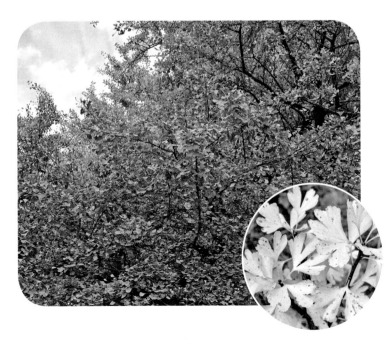

15. 柏科　Cupressaceae

18. 侧柏 | Cè Bǎi

【拉丁学名】*Platycladusorientalis*（L.）Franco
【别名】黄柏、香柏、扁柏、扁桧、香树、香柯树等。
【科属分类】柏科 Cupressaceae 侧柏属 *Platycladus*
【植物形态】乔木，高达 20 余米，胸径 1m；树皮薄，浅灰褐色，纵裂成条片；枝条向上伸展或斜展，幼树树冠卵状尖塔形，老树树冠则为广圆形；生鳞叶的小枝细，向上直展或斜展，扁平，排成一平面。叶鳞形，长 1～3mm，先端微钝，小枝中央的叶的露出部分呈倒卵状菱形或斜方形，背面中间有条状腺槽，两侧的叶船形，先端微内曲，背部有钝脊，尖头的下方有腺点。雄球花黄色，卵圆形，长约 2mm；雌球花近球形，径约 2mm，蓝绿色，被白粉。球果近卵圆形，长 1.5～2（～2.5）cm，成熟前近肉质，蓝绿色，被白粉，成熟后木质，开裂，红褐色；中间两对种鳞

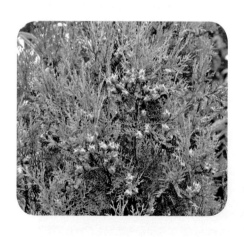

倒卵形或椭圆形，鳞背顶端的下方有一向外弯曲的尖头，上部 1 对种鳞窄长，近柱状，顶端有向上的尖头，下部 1 对种鳞极小，长达 13mm，稀退化而不显著；种子卵圆形或近椭圆形，顶端微尖，灰褐色或紫褐色，长 6～8mm，稍有棱脊，无翅或有极窄之翅。花期 3～4 月，球果 10 月成熟。

　　【生境分布】产于内蒙古南部、吉林、辽宁、河北、山西、山东、江苏、浙江、福建、安徽、江西、河南、陕西、甘肃、四川、云南、贵州、湖北、湖南、广东北部及广西北部等省区。

【药用部位】干燥枝梢及叶、种仁入药。

【采收加工】全年均可采收枝梢、叶，以夏、秋季采收者为佳。剪下大枝。干燥后取其小枝叶，扎成小把，置通风处风干。不宜曝晒；秋、冬两季采收成熟球果，晒干，收集种子，碾去种皮，簸净。

【功能主治】侧柏叶：苦、涩、微寒。柏子仁：甘，性平。侧柏叶：凉血止血，化痰止咳，生发乌发。用于吐血，衄血，咯血，便血，崩漏下血，肺热咳嗽，血热脱发，须发早白。柏子仁：养心安神，润肠通便，止汗。用于虚烦失眠，心悸怔忡，肠燥便秘，阴虚盗汗。

【用法用量】侧柏叶：内服：煎汤，6～15g，或入丸、散。外用：适量，煎水洗，捣敷或研末调敷。柏子仁：内服：煎汤，10～15g；便溏者制霜用；或入丸、散。外用：适量，研末调敷；或鲜品捣敷。

【注意】侧柏叶：与酒相宜，多食亦能倒胃。柏子仁：便溏及痰多者忌服。

【附方】治鼻衄出血数升，不知人事：石榴花、柏叶等分，为末，吹鼻中（《普济方》）。治小便尿血：柏叶，黄连（焙研）。酒服三钱（《济急仙方》）。治流行性腮腺炎：扁柏叶适量，洗净捣烂，加鸡蛋白调成泥状外敷，每天换药两次（《草医草药简便验方汇编》）。

16. 三尖杉科　Cephalotaxaceae

19. 粗榧 | Cū Fěi

【拉丁学名】*Cephalotaxus sinensis*（Rehd. et Wils.）Li

【别名】榧子、山榧子、血榧等。

【科属分类】三尖杉科 Cephalotaxaceae 三尖杉属 *Cephalotaxus*

【植物形态】灌木或小乔木，高达 15m。树皮灰色或灰褐色，裂成薄片状脱落。叶条形，排成 2 列，长 2～5cm，宽约 3mm，上部渐窄，先端渐尖或微凸尖，基部近圆形，质地较厚，上面深绿色，中脉明显，下面有 2 条白色气孔带，较绿色边带宽 2～4 倍。雄球花 6～7 聚生成头状，径约 6mm，总梗长约 3mm；雄球花卵圆形，基部有 1 枚苞片，雄蕊 4～11 枚；雌球花头状，通常 2～5 个胚珠发育成种子。种子 2～5，生于总梗的上端，卵圆形、椭圆状卵圆形或近球形，长 1.8～2.5cm，先端中央有尖头。花期 3～4 月，种子 10～11 月成熟。

【生境分布】产于四川东部、湖北西部、贵州东南部、广西东北部、广东北部及福建北部。生于海拔 900～1900m 地带。

【药用部位】根、枝叶及种子入药。

【采收加工】枝叶及根全年可采，洗净，根刮去粗皮，切片，分别晒干；种子：秋季采摘，晒干。

【功能主治】枝叶：苦、涩；性寒。根：淡、涩，性平。种子：甘、涩，平。枝叶：抗癌。用于白血病，恶性淋巴瘤。根：祛风除湿。用于风湿痹痛。种子：驱虫，消积。用于蛔虫病，钩虫病，食积。

【用法用量】1.5～5 钱，水煎，早晚饭前各服一次，种子炒熟食。

【注意】主要毒性为骨髓抑制和消化道反应，少数病人可发生心脏毒性反应。

【附方】治十二指肠虫、蛔虫、蛲虫等：榧子（切碎）一两，使君子仁（切细）一两，大蒜瓣（切细）一两。水煎去滓，一日三回，食前空腹时服（《现代实用中药》）。治卒吐血出：先食蒸饼两三个，以榧子为末，白汤服三钱，日三服（《圣济总录》）。

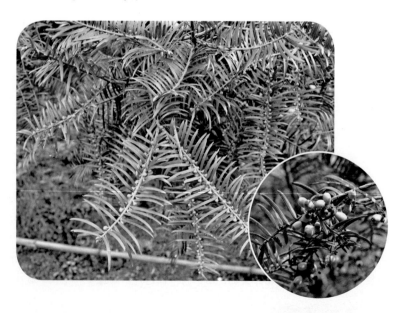

六

被子植物药用植物

（一）双子叶植物纲

17. 三白草科　Saururaceae

20. 蕺菜 ｜ Jí Cài

【拉丁学名】*Houttuynia cordata* Thunb.

【别名】鱼腥草、狗贴耳、鱼鳞草、臭菜、壁虱菜、侧耳根、丹根苗、独根草等。

【科属分类】三白草科 Saururaceae 蕺菜属 *Houttuynia*

【植物形态】草本，高 30～60cm；下部伏地，节上轮生小根，上部直立，无毛或节上被毛，有时带紫红色。叶薄纸质，有腺点，背面尤甚，卵形或阔卵形，长 4～10cm，宽 2.5～6cm，顶端短渐尖，基部心形，两面有时除叶脉被毛外余均无毛，背面常呈紫红色；叶脉 5～7 条，全部基出或最内 1 对离基约 5mm 从中脉发出，如为 7 脉时，则最外 1 对很纤细或不明显；叶柄长 1～3.5cm，无毛；托叶膜质，长 1～2.5cm，顶端钝，下部与叶柄合生而成长 8～20mm 的鞘，且常有缘毛，基部扩大，略抱茎。花序长约 2cm，宽 5～6mm；总花梗长 1.5～3cm，无毛；总苞片长圆形或倒卵形，长 10～15mm，宽 5～7mm，顶端钝圆；雄蕊长于子房，

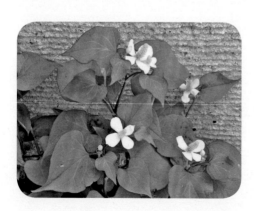

花丝长为花药的 3 倍。蒴果长 2 ~ 3mm，顶端有宿存的花柱。花期 4 ~ 7 月。

【生境分布】生于沟边、溪边或林下湿地上。产于我国中部、东南至西南部各省区，东起台湾，西南至云南、西藏，北达陕西、甘肃。

【药用部位】干燥地上部分入药。

【采收加工】夏季茎叶茂盛花穗多时采割，除去杂质，晒干。

【功能主治】辛，寒。清热解毒，散瘀消肿。主治肺脓疡，肺炎，支气管炎，肠痈，痢疾，尿路感染，疮疖痈肿，毒蛇咬伤等症。

【用法用量】内服：煎汤，3 ~ 5 钱（鲜者 1 ~ 2 两）；或捣汁。外用：煎水熏洗或捣敷。

【注意】虚寒证及阴性外疡忌服。

【附方】治肺痈吐脓、吐血：鱼腥草、天花粉、侧柏叶等分，煎汤服之（《滇南本草》）。治肺痈：捣汁，入年久芥菜卤饮之（《本草经疏》）。治病毒性肺炎、支气管炎、感冒：鱼腥草、厚朴、连翘各三钱，研末，桑枝一两，煎水冲服药末（《江西草药》）。治肺病咳嗽盗汗：侧耳根叶二两，猪肚子一个，将侧耳根叶置肚子内炖汤服，每日 1 剂，连用三剂（《贵州民间方药集》）。治痢疾：鱼腥草六钱，山楂炭二钱。水煎加蜜糖服（《岭南草药志》）。治热淋、白浊、白带：鱼腥草八钱至一两。水煎服（《江西民间草药》）。治痔疮：鱼腥草，煎汤点水酒服，连进三服。其渣熏洗，有脓者溃，无脓者自消（《滇南本草》）。治慢性鼻窦炎：鲜蕺菜捣烂，绞取自然汁，每日滴鼻数次。另用蕺菜七钱，水煎服（《陕西草药》）。

18. 胡椒科　Piperaceae

21. 风藤 ｜ Fēng Téng

【拉丁学名】*Piper kadsura*（Choisy）Ohwi

【别名】海风藤、爬岩香、满坑香、老藤、大风藤、岩胡椒等。

【科属分类】胡椒科 Piperaceae 胡椒属 *Piper*

【植物形态】木质藤本；茎有纵棱，幼时被疏毛，节上生根。叶近革质，具白色腺点，卵形或长卵形，长 6 ~ 12cm，宽 3.5 ~ 7cm，顶端短尖或钝，基部心形，稀钝圆，腹面无毛，背面通常被短柔毛；叶脉 5 条，基出或近基部发出，最外 1 对细弱，不甚显著，中脉中上部发出的小脉弯拱；叶柄长 1 ~ 1.5cm，有时被毛；叶鞘仅限于基部具有。花单性，雌雄异株，聚集成与叶对生的穗状花序。雄花序长 3 ~ 5.5cm；总花梗略短于叶柄，花序轴被微硬毛；苞片圆形，近无柄，盾状，直径约 1mm，边缘不整齐，腹面被白色粗毛；雄蕊 2 ~ 3 枚，花丝短。雌花序短于叶片；总花梗与叶柄等长；苞片和花序轴与雄花序的相同；子房球形，离生，柱头 3 ~ 4，线形，被短柔毛。浆果球形，褐黄色，直径 3 ~ 4mm。花期 5 ~ 8 月。

【生境分布】产于我国台湾沿海地区及福建、湖北、浙江等省。生于低海拔林中，攀援于树上或石上。

【药用部位】干燥藤茎入药。

【采收加工】夏、秋两季采割，除去根、叶，晒干。

【功能主治】辛、苦，微温。祛风湿，通经络，止痹痛。用于风寒湿痹，肢节疼痛，筋脉拘挛，屈伸不利。

【用法用量】6 ~ 12g。

【附方】治跌打损伤：海风藤、大血藤、竹根七、山沉香、红牛膝、地乌龟。泡酒服（《四川中药志》）。治支气管哮喘，支气管炎：海风藤、追地风各二两。用白酒一斤，浸泡一周。日服 2 次，每次 10mL，早晚空腹服。服时不可加温，否则失效。心脏病人及孕妇忌服，感冒及月经期暂停服（《全展选编·内科》）。

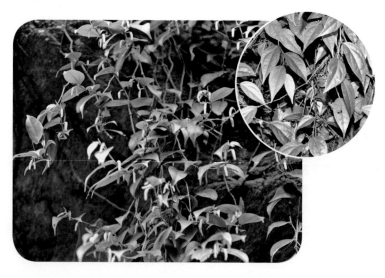

19. 金粟兰科　Chloranthaceae

22. 及己 | Jí Jǐ

【拉丁学名】*Chloranthus serratus*（Thunb.）Roem et Schult

【别名】獐耳细辛、四叶细辛、四大王、四叶金、四叶箭、四大天王、四大金刚、四叶对、四块瓦等。

【科属分类】金粟兰科 Chloranthaceae 金粟兰属 *Chloranthus*

【植物形态】多年生草本，高 15 ~ 50cm；根状茎横生，粗短，直径约3mm，生多数土黄色须根；茎直立，单生或数个丛生，具明显的节，无毛，下部节上对生 2 片鳞状叶。叶对生，4 ~ 6 片生于茎上部，纸质，椭圆形、倒卵形或卵状披针形，偶有卵状椭圆形或长圆形，长 7 ~ 15cm，宽 3 ~ 6cm，顶端渐窄成长尖，基部楔形，边缘具锐而密的锯齿，齿尖有一腺体，两面无毛；侧脉 6 ~ 8 对；叶柄长 8 ~ 25mm；鳞状叶膜质，三角形；托叶小。穗状花序顶生，偶有腋生，单一或 2 ~ 3 分枝；总花梗长 1 ~ 3.5cm；苞片三角形或近半圆形，通常顶端数齿裂；花白色；雄蕊 3 枚，药隔下部合生，着生

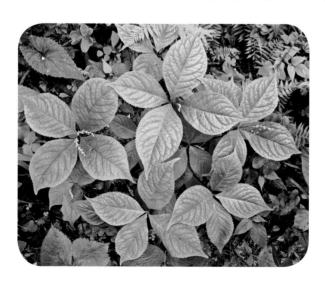

于子房上部外侧，中央药隔有 1 个 2 室的花药，两侧药隔各有 1 个 1 室的花药；药隔长圆形，3 药隔相抱，中央药隔向内弯，长 2 ~ 3mm，与侧药隔等长或略长，药室在药隔中部或中部以上；子房卵形，无花柱，柱头粗短。核果近球形或梨形，绿色。花期 4 ~ 5 月，果期 6 ~ 8 月。

【生境分布】产于安徽、江苏、浙江、江西、福建、广东、广西、湖南、湖北、四川。生于山地林下湿润处和山谷溪边草丛中，海拔 280 ~ 1800m。

【药用部位】根或全草入药。

【采收加工】全年可采，晒干。

【功能主治】苦、平；有毒。活血散瘀，解毒消肿。主跌打损伤，骨折，痈疽肿毒，毒蛇咬伤，皮肤瘙痒。

【用法用量】外用：煎水洗或研末调敷。内服：煎汤，1 ~ 3 分。

【注意】本品有毒，内服宜慎。

【附方】治头疮白秃：獐耳细辛为末，以槿木煎油调搽（《活幼全书》）。治小儿惊风：及己一钱，钩藤八分。水煎，涂母乳上供小儿吸吮（《湖南药物志》）。治跌伤、扭伤、骨折：鲜及己根加食盐少许捣烂，烘热敷伤处；另取根二至三分，水煎冲黄酒服（《浙江民间常用草药》）。治经闭：及己一至三分，水煎冲黄酒服（《浙江民间常用草药》）。

20. 胡桃科　Juglandaceae

23. 胡桃 | Hú Táo

【拉丁学名】*Juglans regia* L.

【别名】核桃、青龙皮、胡桃仁、胡桃肉等。

【科属分类】胡桃科 Juglandaceae 胡桃属 *Juglans*

【植物形态】乔木，高达 20 ~ 25m；树干较别的种类矮，树冠广阔；树皮幼时灰绿色，老时则灰白色而纵向浅裂；小枝无毛，具光泽，被盾状着生的腺体，灰绿色，后来带褐色。奇数羽状复叶长 25 ~ 30cm，叶柄及叶轴幼时被有极短腺毛及腺体；小叶通常 5 ~ 9 枚，稀 3 枚，椭圆状卵形至长椭圆形，长 6~15cm，宽 3~6cm，顶端钝圆或急尖、短渐尖，基部歪斜、近于圆形，边缘全缘或在幼树上者具稀疏细锯齿，上面深绿色，无毛，下面淡绿色，侧脉 11~15 对，腋内具簇短柔毛，侧生小叶具极短的小叶柄或近无柄，生于下端者较小，顶生小叶常具长 3~6cm 的小叶柄。雄性菜荑花序下垂，长 5~10cm，稀达 15cm。雄花的苞片、小苞片及花被片均被腺毛；雄蕊6~30 枚，花药黄色，无毛。雌性穗状花序通常具有 1~3（~4）雌花。雌花的总苞被极短腺毛，柱头浅绿色。果序短，俯垂，具 1~3 果实；果实近于球状，直径 4~6cm，无毛；果核稍具皱曲，有 2 条纵棱，顶端具短尖头；隔膜较薄，内里无空隙；内果皮壁内具不规则的空隙或无空隙而仅具皱曲。花期 5 月，果期 10 月。

【生境分布】产于华北、西北、西南、华中、华南和华东。分布于中亚、西亚、南亚和欧洲。生于海拔 400~1800m 的山坡及丘陵地带，我国平原及丘陵地区常见栽培，喜肥沃湿润的沙质壤土，常见于山区河谷两旁土层深厚的地方。

【药用部位】以树皮、根或根皮、嫩枝、干燥成熟种子、外果皮（胡桃青皮）、内果皮（胡桃壳）、叶、花、种仁、脂肪油入药。

【采收加工】树皮：全年均可采收，或结合栽培砍伐整枝采剥茎皮和枝皮，鲜用或晒干。根或根皮：全年均可采收，挖取根，洗净，切片；或剥取根皮，切片，鲜。嫩枝：春、夏季采摘嫩枝叶，洗净，鲜用。种子：秋季果实成熟时采收，除去肉质果皮，晒干，再除去核壳及木质隔膜。胡桃青皮：秋季采收未成熟的果实，晒至外皮裂开时，拣取外果皮，再晒干。胡桃壳：采收胡桃仁时，收集核壳（木质内果皮），除去杂质，晒干。叶：春、夏、秋季均可采收，鲜用或晒干。花：5~6月花盛开时采收，除去杂质，鲜用或晒干。种仁：于白露前后果实成熟时采收，将果实外皮沤烂，击开核壳，取其核仁，晒干。脂肪油：将净胡桃种仁压

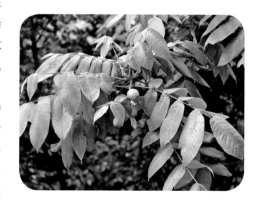

榨，收集榨出的脂肪油。

【功能主治】树皮：苦、涩，凉；根或根皮：苦、涩，平；嫩枝：苦、涩，平；种子：甘，温；胡桃青皮：苦、涩，平；有毒；胡桃壳：苦、涩，平；叶：苦、涩，平；有毒；花：甘、微苦，温；种仁：甘，温；脂肪油：辛、甘，温。树皮：涩肠止泻，解毒，止痒。用于痢疾，麻风结节，肾囊风，皮肤瘙痒。根或根皮：止泻，止痛，乌须发。用于腹泻，牙痛，须发早白。嫩枝：杀虫止痒，解毒散结。用于疥疮，瘰疬，肿块。种子：补肾，温肺，润肠。用于腰膝酸软，阳痿遗精，虚寒喘嗽，大便秘结。胡桃青皮：消肿，止痒。用于慢性气管炎；外用治头癣，牛皮癣，痈肿疮疡。胡桃壳：止血，止痢，散结消痈，杀虫止痒。用于妇女崩漏，痛经，久痢，疝母，乳痈，疥癣，鹅掌风。叶：收敛止带，杀虫消肿。用于妇女白带，疥癣，象皮腿。花：软坚散结，除疣。用于赘疣。种仁：补肾固精，温肺定喘，润肠，用于肾虚喘嗽，腰痛脚弱，阳痿，遗精，小便频数，石淋，大便燥结。脂肪油：温补肾阳，润肠，驱虫，止痒，敛疮。用于肾虚腰酸，肠燥便秘，虫积腹痛，聤耳出脓，疥癣，冻疮，狐臭。

【用法用量】树皮：内服：煎汤，3～9g。外用：适量，煎水洗；或研末调敷。根或根皮：内服：煎汤，9～15g；外用：适量，煎水洗。嫩枝：内服：煎汤，15～30g。外用：适量，煎水洗。胡桃青皮：内服：煎汤，3～5钱；或研末服。外用：捣敷或煎水洗。胡桃壳：内服：煎汤，9～15g；或煅存性研末，每次3～6g。外用：适量，煎水洗。叶：内服：煎汤15～30g。外用：煎水洗；熏或捣敷。花：外用：适量，浸酒涂搽。种仁：内服：煎汤，3～5钱；或入丸、散。外用：捣敷。脂肪油：内服：炖温，9～15g；外用：适量，涂搽。

【附方】治肾囊风：胡桃树皮半斤，麻柳叶半斤。煎水，加食盐少许外洗（《重庆草药》）。治麻风结节：胡桃树皮一两，轻粉三钱。共研末，调香油搽（《湖南药物志》）。治全身发痒：胡桃树皮煎水洗（《湖南药物志》）。治水痢不止：青胡桃皮一两。捣碎，铁锅内微妙，再捣细。每早服三钱，白汤下（《方脉正宗》）。治白癜风：青胡桃皮一个，硫黄一皂子大。研匀，日日掺之，取效（《本草纲目》）。治白带过多：胡桃树叶十片，加鸡蛋两只，煎服（《苏医中草药手册》）。治象皮腿：胡桃树叶二两，石打穿一两，鸡蛋三个，三味同煮至蛋熟，去壳，继续入汤煎至蛋色发黑为度。每天吃蛋三个，十四天为一疗程；另用白果树叶适量，煎水熏洗患足（《江苏中草药新医疗法资料选编》)。治妇女血气痛：核桃硬壳二两，陈老棕一两。烧成炭，淬水服（《重庆草药》)。治乳痈：胡桃壳烧灰存性，取灰末二钱，酒调服（《本经逢原》)。

21. 桑科　Moraceae

24. 柘树 | Zhè Shù

【拉丁学名】*Cudrania tricuspidata*（Carr.）Bur.

【别名】柘桑、文章树、灰桑树、柘子、野梅子、野荔枝、老虎肝、黄桑、黄了刺、山荔枝、疟腮树、九重皮、大丁癀等。

【科属分类】桑科 Moraceae 柘属 *Cudrania*

【植物形态】落叶灌木或小乔木，高 1 ~ 7m；树皮灰褐色，小枝无毛，略具棱，有棘刺，刺长 5 ~ 20mm；冬芽赤褐色。叶卵形或菱状卵形，偶为三裂，长 5 ~ 14cm，宽 3 ~ 6cm，先端渐尖，基部楔形至圆形，表面深绿色，背面绿白色，无毛或被柔毛，侧脉 4 ~ 6 对；叶柄长 1 ~ 2cm，被微柔毛。雌雄异株，雌雄花序均为球形头状花序，单生或成对腋生，具短总花梗；雄花序直径 0.5cm，雄花有苞片 2 枚，附着于花被片上，花被片 4，肉

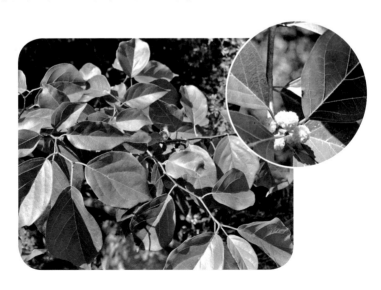

质，先端肥厚，内卷，内面有黄色腺体 2 个，雄蕊 4，与花被片对生，花丝在花芽时直立，退化雌蕊锥形；雌花序直径 1 ~ 1.5cm，花被片与雄花同数，花被片先端盾形，内卷，内面下部有 2 黄色腺体，子房埋于花被片下部。聚花果近球形，直径约 2.5cm，肉质，成熟时橘红色。花期 5 ~ 6 月，果期6 ~ 7 月。

【生境分布】分布于河北、山东、河南、陕西、甘肃、江苏、浙江、安徽、江西、福建、湖北、湖南、四川、云南、贵州、广东、广西等地。喜生在阳光充足的荒山、坡地、丘陵及溪旁。

【药用部位】以根（穿破石），树皮或根皮（柘木白皮）、茎叶（柘树茎叶）、果实（柘树果实）入药。

【采收加工】柘树果实：秋季果实将成熟时采收，切片，鲜用或晒干。其他部位夏、秋季采收，鲜用或晒干。

【功能主治】柘木：甘，温。柘树果实：苦，平。柘树茎叶：甘、微苦，凉。穿破石：微苦，平。柘木：煮汁酿酒服，治耳聋耳鸣，劳损虚弱，腰肾冷，梦遗等症。穿破石：止咳化痰，祛风利湿，散瘀止痛。用于肺结核，黄疸型肝炎，肝脾肿大，胃、十二指肠溃疡，风湿性腰腿病。外用治骨折，跌打损伤。柘树果实：清热凉血，舒筋活络。柘树茎叶：清热解毒，祛风活络。主疟腮，痈肿，隐疹，湿疹，跌打损伤，腰腿痛。

【用法用量】内服：煎汤，9 ~ 60g。外用：适量，煎水洗或捣敷。

【注意】孕妇忌用。

【附方】治月经过多：柘树、马鞭草、榆树。水煎兑红糖服（《湖南药物志》）。洗目令明：柘木煎汤，按日温洗（《海上方》）。治跌打损伤：将柘树成熟果实，切片晒干研粉。每次一调羹，用黄酒吞服，每日两次，连用 5 ~ 6天（《浙江民间常用草药》）。治肺痨、风湿：穿破石、铁包金、甘草。同煎服（《广东中药》）。

25. 桑 | Sāng

【拉丁学名】*Morus alba* L.

【别名】家桑、桑树、文武实等。

【科属分类】桑科 Moraceae 桑属 *Morus*

【植物形态】乔木或为灌木，高 3 ~ 10m 或更高，胸径可达 50cm，树皮厚，灰色，具不规则浅纵裂；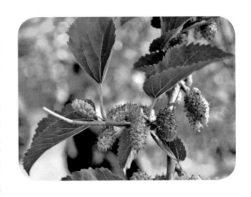
冬芽红褐色，卵形，芽鳞覆瓦
状排列，灰褐色，有细毛；小
枝有细毛。叶卵形或广卵形，
长 5～15cm，宽 5～12cm，先
端急尖、渐尖或圆钝，基部
圆形至浅心形，边缘锯齿粗
钝，有时叶为各种分裂，表面
鲜绿色，无毛，背面沿脉有疏
毛，脉腋有簇毛；叶柄长 1.5～5.5cm，具柔毛；托叶披针形，早落，外面密
被细硬毛。花单性，腋生或生于芽鳞腋内，与叶同时生出；雄花序下垂，长
2～3.5cm，密被白色柔毛，花被片宽椭圆形，淡绿色。花丝在芽时内折，花
药 2 室，球形至肾形，纵裂；雌花序长 1～2cm，被毛，总花梗长 5～10mm
被柔毛，雌花无梗，花被片倒卵形，顶端圆钝，外面和边缘被毛，两侧紧
抱子房，无花柱，柱头 2 裂，内面有乳头状突起。聚花果卵状椭圆形，长
1～2.5cm，成熟时红色或暗紫色。花期 4～5 月，果期 5～8 月。

【生境分布】本种原产于我国中部和北部，现由东北至西南各省区，西北
直至新疆均有栽培。

【药用部位】其叶（桑叶）、果穗（桑椹）、根皮（桑白皮）、嫩枝（桑枝）
均可入药。

【采收加工】春末夏初采收枝，去叶，晒干，或趁鲜切片，晒干。4～6
月果实变红时采果穗，晒干，或略蒸后晒干。秋冬采根、叶。

【功能主治】桑白皮：甘，寒。桑叶：苦、甘，寒。桑椹：甘，寒。桑
枝：苦，平。桑白皮：泻肺平喘，利水消肿。用于肺热喘咳，水肿胀满尿少，
面目肌肤浮肿。桑叶：疏散风热，清肺润燥，清肝明目。用于风热感冒，肺
热燥咳，头昏头痛，目赤昏花。桑椹：补血滋阴，生津润燥。用于眩晕耳鸣，
心悸失眠，须发早白，津伤口渴，内热消渴，血虚便秘。桑枝：祛风湿，利
关节。用于肩臂、关节酸痛麻木。

【用法用量】内服：煎汤，2～5 钱；或入散剂。外用：捣汁涂或煎水洗。

【注意】肺虚无火，小便多及风寒咳嗽忌服。

【附方】治小儿肺盛，气急喘嗽：地骨皮、桑白皮（炒）各一两，甘草
（炙）一钱。锉散，入粳米一撮，水二小盏，煎七分，食前服（《小儿药证直

诀》泻白散）。治水饮停肺，胀满喘急：桑根白皮二钱，麻黄、桂枝各一钱五分，杏仁十四粒（去皮），细辛一钱五分。水煎服（《本草汇言》）。治小便不利，面目浮肿：桑白皮四钱，冬瓜仁五钱，葶苈子三钱。煎汤服（《上海常用中草药》）。治卒小便多，消渴：桑根白皮，炙令黄黑，锉，以水煮之令浓，随意饮之；亦可纳少米，勿用盐（《肘后方》）。治糖尿病：桑白皮四钱，枸杞子五钱，煎汤服（《上海常用中草药》）。

22. 荨麻科　Urticaceae

26. 荨麻 | Qián Má

【拉丁学名】*Urtica fissa* E. Pritz.

【别名】蝎子草、裂叶荨麻、白蛇麻、火麻、蛇麻草、透骨风、白活麻等。

【科属分类】荨麻科 Urticaceae 荨麻属 *Urtica*

【植物形态】多年生草本，有横走的根状茎。茎自基部多出，高40~100cm，四棱形，密生刺毛和被微柔毛，分枝少。叶近膜质，宽卵形、椭圆形、五角形或近圆形轮廓，长5~15cm，宽3~14cm，先端渐尖或锐尖，基部截形或心形，边缘有5~7对浅裂片或掌状3深裂（此时每裂片又分出2~4对不整齐的小裂片），裂片自下向上逐渐增大，三角形或长圆形，长1~5cm，先端锐尖或尾状，边缘有数枚不整齐的牙齿状锯齿，上面绿色或深绿色，疏生刺毛和糙伏毛，下面浅绿色，被稍密的短柔毛，在脉上生较密的短柔毛和刺毛，钟乳体杆状、稀近点状，基出脉5条，上面一对伸达中上部裂齿尖，侧脉3~6对；叶柄长2~8cm，密生刺毛和微柔毛；托叶草质，绿色，2枚在叶柄间合生，宽矩圆状卵形至矩圆形，长10~20mm，先端钝圆，被微柔毛和钟乳体，有纵肋10~12条。雌雄同株，雌花序生上部叶腋，雄的生下部叶腋，稀雌雄异株；花序圆锥状，具少数分枝，有时近穗状，长达10cm，序轴被微柔毛和疏生刺毛。雄花具短梗，在芽时直径约1.4mm，开放后径约2.5mm；花被片4，在中下部合生，裂片常矩圆状卵形，外面疏生微柔毛；退化雌蕊碗状，无柄，常白色透明；雌花小，几乎无梗；瘦果近圆形，稍双凸透镜状，长约 1mm，表面有带褐红色的细疣点；宿存花被片 4，内面二枚近圆形，与果近等大，外面二枚近圆形，较内面的短约 4 倍，边缘薄，外面被细硬毛。花期 8～10 月，果期 9～11 月。

【生境分布】产于安徽、浙江、福建、广西、湖南、湖北、河南、陕西（南部）、甘肃（东南部）、四川、贵州和云南（中部）。生于海拔约 100m（在浙江）或 500～2000m 的山坡、路旁或住宅旁半荫湿处。

【药用部位】全草及根入药。

【采收加工】夏、秋季采，切段晒干。

【功能主治】辛、苦，温；有毒。全草：治风湿疼痛，产后抽风，小儿惊风，荨麻疹。根：祛风，活血，止痛。治风湿疼痛，湿疹，麻风。

【用法用量】全草：内服：煎汤，1～3 钱；或炖肉。外用：捣汁涂或煎水洗。

【注意】荨麻具有独特的刺毛，触及人或牲畜的皮肤，会出现红斑，痛痒难忍。

【附方】治风湿性关节炎：麻叶荨麻适量，煎汤擦洗。治产后抽风，小儿惊风：麻叶荨麻少许，水煎服；治荨麻疹：麻叶荨麻鲜苗，捣汁涂擦；治毒蛇咬伤：麻叶荨麻适量，捣烂敷患处（《内蒙古中草药》）。治风湿疼痛：荨麻根适量，泡酒 3～5 天后，每服 5～10mL，日服 2 次（《文山中草药》）。治湿疹：荨麻根、麻黄根各二两。煎水洗患处。洗 1～3 次后可见流黄水，继

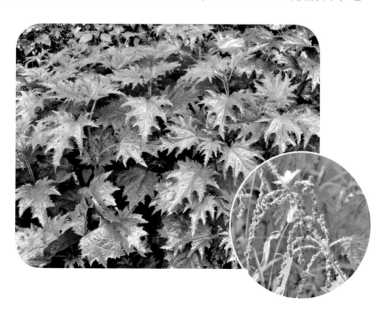

续再洗。本方以头部湿疹效果较好（《内蒙古中草药新医疗法资料选编》）。

27. 花点草 | Huā Diǎn Cǎo

【拉丁学名】*Nanocnide japonica* Blume

【别名】幼油草、高墩草、小九龙盘等。

【科属分类】荨麻科 Urticaceae 花点草属 *Nanocnide*

【植物形态】多年生小草本。茎直立，自基部分枝，下部多少匍匐，高 10～25（～45）cm，常半透明，黄绿色，有时上部带紫色，被向上倾斜的微硬毛。叶三角状卵形或近扇形，长 1.5～3（～4）cm，宽 1.3～2.7（～4）cm，先端钝圆，基部宽楔形、圆形或近截形，边缘每边具 4～7 枚圆齿或粗牙齿，茎下部的叶较小，扇形或三角形，基部截形或浅心形，上面翠绿色，疏生紧贴的小刺毛，下面浅绿色，有时带紫色，疏生柔毛，钟乳体短杆状，两面均明显，基出脉 3～5 条，次级脉与细脉呈二叉状分枝；茎下部的叶柄较长；托叶膜质，宽卵形，长 1～1.5mm，具缘毛。雄花序为多回二歧聚伞花序，生于枝的顶部叶腋，直径 1.5～4cm，疏松，具长梗，长过叶，花序梗被向上倾斜的毛；雌花序密集成团伞花序，直径 3～6mm，具短梗。雄花具梗，紫红色，直径 2～3mm；花被 5 深裂，裂片卵形，长约 1.5mm，背面近中部有横向的鸡冠状突起物，其上缘生长毛；雄蕊 5 枚；退化雌蕊宽倒卵形，

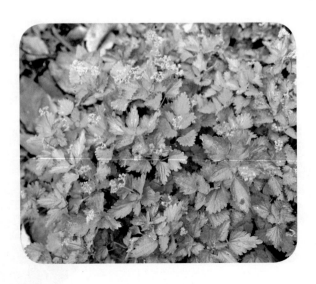

长约 0.5mm。雌花长约 1mm，花被绿色，不等 4 深裂，外面一对生于雌蕊的背腹面，较大，倒卵状船形，稍长于子房，具龙骨状突起，先端有 1 ~ 2 根透明长刺毛，背面和边缘疏生短毛；内面一对裂片，生于雌蕊的两侧，长倒卵形，较窄小，顶生一根透明长刺毛。瘦果卵形，黄褐色，长约 1mm，有疣点状突起。花期 4 ~ 5 月，果期 6 ~ 7 月。

【生境分布】产于台湾、福建、浙江、江苏、安徽、江西、湖北、湖南、贵州、云南东部、四川、陕西和甘肃。生于海拔 100 ~ 1600m 的山谷林下和石缝阴湿处。

【药用部位】以全草入药。

【采收加工】全年均可采收。除去杂质，洗净，鲜用或晒干。

【功能主治】酸，温。化痰止咳，止血。用于咳嗽，咯血。

【用法用量】内服：煎汤，30 ~ 60g。外用：适量，煎水洗患处。

【附方】治咳嗽痰血兼有潮热：全草一至二两，加苍术三至四钱，水煎，每日早晚饭前加冰糖或白糖分服（《浙江天目山药植志》）。

28. 冷水花 | Lěng Shuǐ Huā

【拉丁学名】*Pilea notata* C. H. Wright

【别名】水麻叶、土甘草、山羊血、白山羊、甜草等。

【科属分类】荨麻科 Urticaceae 冷水花属 *Pilea*

【植物形态】多年生草本，具匍匐茎。茎肉质，纤细，中部稍膨大，高 25 ~ 70cm，粗 2 ~ 4mm，无毛，稀上部有短柔毛，密布条形钟乳体。叶纸质，同对的近等大，狭卵形、卵状披针形或卵形，长 4 ~ 11cm，宽 1.5 ~ 4.5cm，先端尾状渐尖或渐尖，基部圆形，稀宽楔形，边缘自下部至先端有浅锯齿，稀有重锯齿，上面深绿，有光泽，下面浅绿色，钟乳体条形，长 0.5 ~ 0.6mm，两面密布，明显，基出脉 3 条，其侧

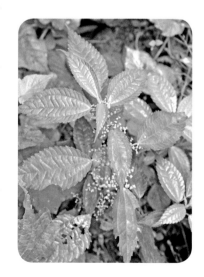

出的两条弧曲，伸达上部与侧脉环结，侧脉 8～13 对，稍斜展呈网脉；叶柄纤细，长 17cm，常无毛，稀有短柔毛；托叶大，带绿色，长圆形，长 8～12mm，脱落。花雌雄异株；雄花序聚伞总状，长 2～5cm，有少数分枝，团伞花簇疏生于花枝上；雌聚伞花序较短而密集。雄花具梗或近无梗，在芽时长约 1mm；花被片绿黄色，4 深裂，卵状长圆形，先端锐尖，外面近先端处有短角状突起；雄蕊 4，花药白色或带粉红色，花丝与药隔红色；退化雌蕊小，圆锥状。瘦果小，圆卵形，顶端歪斜，长近 0.8mm，熟时绿褐色，有明显刺状小疣点突起；宿存花被片 3 深裂，等大，卵状长圆形，先端钝，长及果的约 1/3。花期 6～9 月，果期 9～11 月。

【生境分布】产于广东、广西、湖南、湖北、贵州、四川、甘肃南部、陕西南部、河南南部、安徽南部、江西、浙江、福建和台湾。生于山谷、溪旁或林下阴湿处，海拔 300～1500m。

【药用部位】全草入药。

【采收加工】夏、秋季采收，鲜用或晒干。

【功能主治】淡、微苦，性凉。清热利湿，退黄，消肿散结，健脾和胃。主湿热黄疸，赤白带下，淋浊，尿血，小儿夏季热，疟母，消化不良，跌打损伤，外伤感染。

【用法用量】内服：煎汤，15～30g；或浸酒。外用：适量，捣敷。

【注意】妊娠忌服。

29. 楼梯草 | Lóu Tī Cǎo

【拉丁学名】*Elatostema involucratum* Franch. et Sav.

【别名】半边伞、养血草、冷草、鹿角七、上天梯、细水麻叶、石边采、赤车使者、到老嫩、冷子草、龙含珠、海马含珠、水芝麻叶、惊风草、大伞花楼梯草、拐枣七等。

【科属分类】荨麻科 Urticaceae 楼梯草属 *Elatostema*

【植物形态】多年生草本。茎肉质，高 25～60cm，不分枝或有 1 分枝，无毛，稀上部有疏柔毛。叶无柄或近无柄；叶片草质，斜倒披针状长圆形或斜长圆形，有时稍镰状弯曲，长 4.5～16（～19）cm，宽 2.2～4.5（～6）cm，顶端骤尖（骤尖部分全缘），基部在狭侧楔形，在宽侧圆形或浅心形，边缘在基部之上有较多牙齿，上面有少数短糙伏毛，下面无毛或沿脉有短毛，钟乳体明显，密，长 0.3 ~ 0.4mm，叶脉羽状，侧脉每侧 5 ~ 8 条；托叶狭条形或狭三角形，长 3 ~ 5mm，无毛。花序雌雄同株或异株。雄花序有梗，直径 3 ~ 9mm；花序梗长（4 ~）7 ~ 20（~ 32）mm，无毛或稀有短毛；花序托不明显，稀明显；苞片少数，狭卵形或卵形，长约 2mm；小苞片条形，长约 1.5mm。雄花有梗；花被片 5，椭圆形，长约 1.8mm，下部合生，顶端之下有不明显突起；雄蕊 5。雌花序具极短梗，直径 1.5 ~ 4（~ 13）mm；花序托通常很小，周围有卵形苞片；小苞片条形，长约 0.8mm，有睫毛。瘦果卵球形，长约 0.8mm，有少数不明显纵肋。花期 5 ~ 10 月。

【生境分布】产于云南、贵州、四川、湖南、广西、广东、江西、福建、浙江、江苏、安徽（南部）、湖北、河南、陕西及甘肃。生于山谷沟边石上、林中或灌丛中，海拔 200 ~ 2000m。

【药用部位】全草及根入药。

【采收加工】春、夏、秋季采割全草及根，洗净，切碎，鲜用或晒干。

【功能主治】全草：微苦，微寒。根：微辛，微寒；有小毒。全草：清热解毒、祛风除湿，利水消肿。主赤白痢疾，高热惊风，黄疸，风湿痹痛，水肿，淋证，经闭，疮肿，痄腮，带状疱疹。根：活血止痛，主跌打损伤，骨折。

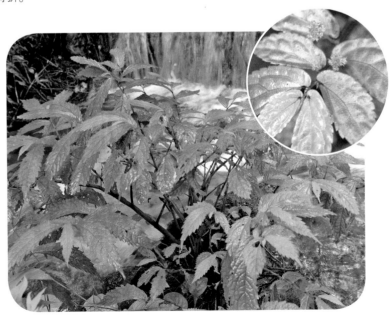

【用法用量】内服：煎汤，6~9g。外用：适量，鲜品捣敷；或捣烂和酒揉擦。

30. 赤麻 | Chì Má

【拉丁学名】*Boehmeria silvestrii*（Pamp.）W. T. Wang

【别名】线麻等。

【科属分类】荨麻科 Urticaceae 苎麻属 *Boehmeria*

【植物形态】多年生草本或亚灌木；茎高60~100cm，分枝或不分枝，下部无毛，上部疏被短伏毛。叶对生，同一对叶不等大或近等大；叶片薄草质，茎中部的近五角形或圆卵形，长5~8（~13）cm，宽4.8~7.5（~13）cm，顶端三或五骤尖，基部宽楔形或截状楔形，茎上部叶渐变小，常为卵形，顶部三或一骤尖，边缘自基部之上有牙齿，两面疏被短伏毛，下面有时近无毛，侧脉1（~2）对；叶柄长达4（~8）cm。穗状花序单生叶腋，雌雄异株，或雌雄同株，此时，茎上部的雌性，下部的雄性或两性（即含有雄的和雌的团伞花序），长4~11（~20）cm，不分枝；团伞花序直径1~3mm；苞片三角形或狭披针形，长达1.5mm。雄花无梗或有短梗；花梗长0.5~2mm；花被片4，船状椭圆形，长约1.5mm，合生至中部，外面疏

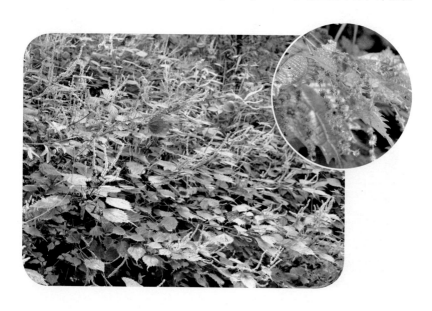

被短柔毛；雄蕊 4，长约 2mm，花药长约 0.5mm；退化雌蕊椭圆形，长约 0.8mm。雌花：花被狭椭圆形或椭圆形，长约 0.8mm，顶端有 2 小齿，外面密被短柔毛，果期呈菱状倒卵形，长约 1.5mm；柱头长 0.82mm。瘦果近卵球形或椭圆球形，长约 1mm，光滑，基部具短柄。花期 6 ~ 8 月。

【生境分布】产于四川、湖北西部、甘肃南部、陕西南部、河南西部、河北西部及北部、山东东部、辽宁南部、吉林东南部。生于丘陵或低山草坡、山谷石边阴处、沟边，海拔 700 ~ 1400m，在四川西部达 2100 ~ 2600m。

【药用部位】根或嫩茎叶。

【采收加工】春、秋季采根，夏、秋季采叶，洗净，鲜用或晒干。

【功能主治】涩、微苦，性平。收敛止血，清热解毒。主咯血，衄血，尿血，便血，崩漏，跌打损伤，无名肿毒，疮疡。

31. 苎麻 | Zhù Má

【拉丁学名】*Boehmeria nivea*（L.）Gaudich.

【别名】野麻、白麻、园麻、青麻、园麻、线麻、白苎麻、山麻、红苎麻、天青地白草、川绵葱等。

【科属分类】荨麻科 Urticaceae 苎麻属 *Boehmeria*

【植物形态】亚灌木或灌木，高 0.5 ~ 1.5m；茎上部与叶柄均密被开展的长硬毛和近开展和贴伏的短糙毛；叶互生，叶片草质，通常圆卵形或宽卵形，少数卵形，长 6 ~ 15cm，宽 4 ~ 11cm，顶端骤尖，基部近截形或宽楔形，边缘在基部之上有牙齿，上面稍粗糙，疏被短伏毛，下面密被雪白色毡毛，侧脉约 3 对；叶柄长 2.5 ~ 9.5cm；托叶分生，钻状披针形，长 7 ~ 11mm，背面被毛。圆锥花序腋生，或植株上部的为雌性，其下的为雄性，或同一植株的全为雌性，长 2 ~ 9cm；雄团伞花序直径 1 ~ 3mm，有少数雄花；雌团伞花序直径 0.5 ~ 2mm，有多数密集的雌花。雄花：花被片 4，狭椭圆形，长约 1.5mm，合生至中部，顶端急尖，外面有疏柔毛。雄蕊 4，长约 2mm，花药长约 0.6mm。退化雌蕊狭倒卵球形，长约 0.7mm，顶端有短柱头。雌花：花被椭圆形，长 0.6 ~ 1mm，顶端有 2 ~ 3 小齿，外面有短柔毛，果期菱状倒披针形，长 0.8 ~ 1.2mm；柱头丝形，长 0.5 ~ 0.6mm。瘦果近球形，长约 0.6mm，光滑，基部突缩成细柄。花期 8 ~ 10 月。

【生境分布】产于云南、贵州、广西、广东、福建、江西、台湾、浙江、湖北、四川，以及甘肃、陕西、河南的南部广泛栽培。生于海拔 200～1700m 的山谷林边或草坡。

【药用部位】以根、叶入药。

【采收加工】冬初挖根，秋季采叶，洗净、切碎晒干或鲜用。

【功能主治】根：甘，寒。叶：甘，凉。根：清热利尿，凉血安胎。用于感冒发热，麻疹高烧，尿路感染，肾炎水肿，孕妇腹痛，胎动不安，先兆流产；外用治跌打损伤，骨折，疮疡肿毒。叶：止血，解毒。外用治创伤出血，虫、蛇咬伤。

【用法用量】根 3～5 钱，外用适量，鲜品捣烂敷或干品研粉撒患处。

【附方】治五淋：苎麻根两茎，打碎，以水一碗半，煎取半碗，频服（《斗门方》）。治血淋，脐腹及阴茎涩痛：麻根十枚，捣碎，以水两大盏，煎取一大盏，去滓，分为二服，如人行十里再服（《圣惠方》）。治肠风：苎麻根四钱。煎服（《浙江民间草药》）。治习惯性流产：苎麻干根一两，莲子五钱，怀山药五钱。水煎服（《福建中草药》）。治血热崩漏：苎麻干根一两。水煎服（《福建中草药》）。治哮喘：苎麻根和沙糖烂煮，时时嚼咽下（《医学正传》）。

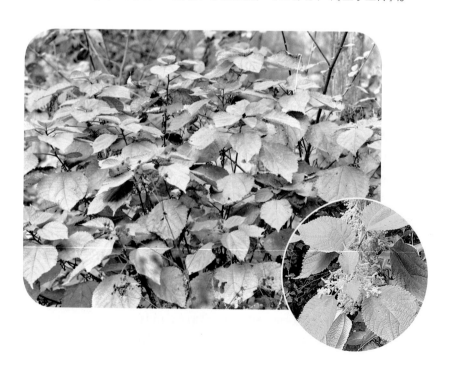

32. 糯米团 │ Nuò Mǐ Tuán

【拉丁学名】*Gonostegia hirta*（Bl.）Miq.

【别名】糯米草、糯米藤、红石藤、生扯拢、蔓苎麻、乌蛇草、小粘药、蔓宁麻、雾水葛等。

【科属分类】荨麻科 Urticaceae 糯米团属 *Gonostegia*

【植物形态】多年生草本，有时茎基部变木质；茎蔓生、铺地或渐升，长50～100（～160）cm，基部粗1～2.5mm，不分枝或分枝，上部带四棱形，有短柔毛。叶对生；叶片草质或纸质，宽披针形至狭披针形、狭卵形、稀卵形或椭圆形，长（1～）3～10cm，宽（0.7～）1.2～2.8cm，顶端长渐尖至短渐尖，基部浅心形或圆形，边缘全缘，上面稍粗糙，有稀疏短伏毛或近无毛，下面沿脉有疏毛或近无毛，基出脉3～5条；叶柄长1～4mm；托叶钻形，长约2.5mm。团伞花序腋生，通常两性，有时单性，雌雄异株，直径2～9mm；苞片三角形，长约2mm。雄花：花梗长1～4mm；花蕾直径约

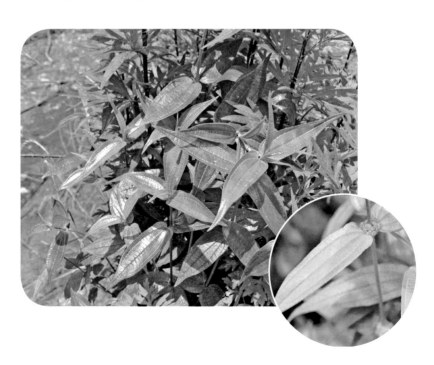

2mm，在内折线上有稀疏长柔毛；花被片 5，分生，倒披针形，长 2～2.5mm，顶端短骤尖；雄蕊 5，花丝条形，长 2～2.5mm，花药长约 1mm；退化雌蕊极小，圆锥状。雌花：花被菱状狭卵形，长约 1mm，顶端有 2 小齿，有疏毛，果期呈卵形，长约 1.6mm，有 10 条纵肋；柱头长约 3mm，有密毛。瘦果卵球形，长约 1.5mm，白色或黑色，有光泽。花期 5～9 月。

【生境分布】自西藏、云南、华南至陕西南部及河南南部有广布。生于丘陵或低山林中、灌丛中、沟边草地，海拔 100～1000m，在云贵高原一带可达 1500～2700m。

【药用部位】以根或茎、叶入药。

【采收加工】秋季采根，洗净晒干或碾粉；茎叶随时可采。

【功能主治】甘、微苦，性凉。健脾消食，清热利湿，解毒消肿。用于消化不良，食积胃痛，白带；外用治血管神经性水肿，疔疮疖肿，乳腺炎，跌打肿痛，外伤出血。

【用法用量】内服：煎汤，10～30g，鲜品加倍。外用：适量，捣敷。

【附方】治湿热白带：鲜蔓宁麻全草一至二两，水煎服（《福建中草药》）。治小儿积食胀满：糯米藤根一两，煨水服（《贵州草药》）。治血管神经性水肿：糯米团鲜根，加食盐捣烂外敷局部，4～6 小时换药一次（《单方验方调查资料选编》）。治痈疮脓肿：雾水葛适量捣烂，初起者加食盐少许调敷，已成脓者加黄糖调敷（《广西中草药》）。治下肢慢性溃疡：雾水葛、三角泡、按树叶各适量，捣烂敷患处（《广西中草药》）。

23. 马兜铃科　Aristolochiaceae

33. 马蹄香 | Mǎ Tí Xiāng

【拉丁学名】*Saruma henryi* Oliv.

【别名】冷水丹、盆草、高脚细辛、狗肉香等。

【科属分类】马兜铃科 Aristolochiaceae 马蹄香属 *Saruma*

【植物形态】多年生直立草本，茎高 50～100cm，被灰棕色短柔毛，根状茎粗壮，直径约 5mm；有多数细长须根。叶心形，长 6～15cm，顶端短渐尖，基部心形，两面和边缘均被柔毛；叶柄长 3～12cm，被毛。花单生，花梗长 2～5.5cm，被毛；萼片心形，长约 10mm，宽约 7mm；花瓣黄绿色，肾心形，长约 10mm，宽约 8mm，基部耳状心形，有爪；雄蕊与花柱近等高，花丝长约 2mm，花药长圆形，药隔不伸出；心皮大部离生，花柱不明显，柱头细小，胚珠多数，着生于心皮腹缝线上。蒴果蓇葖状，长约 9mm，成熟时沿腹缝线开裂。种子三角状倒锥形，长约 3mm，背面有细密横纹。花期 4～7 月。

【生境分布】产于江西、湖北、河南、陕西、甘肃、四川及贵州等省。生于海拔 600～1600m 山谷林下和沟边草丛中。

【药用部位】根状茎及根入药。

【采收加工】夏秋挖根，洗净晒干或酒炒研末。

【功能主治】辛、苦，温；有小毒。温中散寒、理气止痛。主治胃痛、心绞痛、关节痛、痈疽疮毒等症。

【用法用量】内服：煎汤，1.5～6g；或研末冲服，每次 1.5～3.0g。外用：鲜叶适量，捣敷。

【注意】小儿忌用。

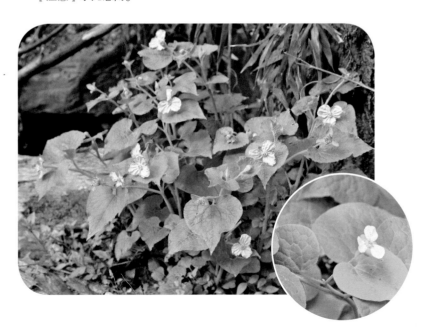

34. 细辛 | Xì Xīn

【拉丁学名】*Asarum sieboldii* Miq.

【别名】小辛、细草、少辛、细条、绿须姜、独叶草、金盆草、万病草、卧龙丹、铃铛花、四两麻、玉香丝等。

【科属分类】马兜铃科 Aristolochiaceae 细辛属 *Asarum*

【植物形态】多年生草本；根状茎直立或横走，直径 2 ~ 3mm，节间长 1 ~ 2cm，有多条须根。叶通常 2 枚，叶片心形或卵状心形，长 4 ~ 11cm，宽

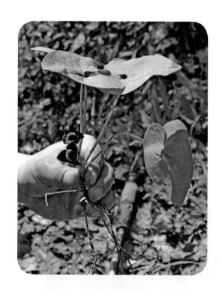

4.5 ~ 13.5cm，先端渐尖或急尖，基部深心形，两侧裂片长 1.5 ~ 4cm，宽 2 ~ 5.5cm，顶端圆形，叶面疏生短毛，脉上较密，叶背仅脉上被毛；叶柄长 8 ~ 18cm，光滑无毛；芽苞叶肾圆形，长与宽各约 13mm，边缘疏被柔毛。花紫黑色；花梗长 2 ~ 4cm；花被管钟状，直径 1 ~ 1.5cm，内壁有疏离纵行脊皱；花被裂片三角状卵形，长约 7mm，宽约 10mm，直立或近平展；雄蕊着生子房中部，花丝与花药近等长或稍长，药隔突出，短锥形；子房半下位或几近上位，球状，花柱 6，较短，顶端 2 裂，柱头侧生。果近球状，直径约 1.5cm，棕黄色。花期 4 ~ 5 月。

【生境分布】产于陕西、甘肃、湖北、四川、贵州。生于海拔 1200 ~ 1700m 林下腐殖土中。

【药用部位】根及根茎入药。

【采收加工】夏季果熟期或初秋采挖，除去泥沙，阴干。

【功能主治】辛，温。祛风散寒，通窍止痛，温肺化饮。用于风寒感冒，头痛，牙痛，鼻塞鼻渊，风湿痹痛，痰饮喘咳。

【用法用量】1 ~ 3g；外用适量。

【注意】不宜与藜芦同用。气虚多汗，血虚头痛，阴虚咳嗽等忌服。

【附方】治风冷头痛，痛则如破，其脉微弦而紧：细辛一两，川芎一两，附子（炮）半两净，麻黄一分。上细切，入连根葱白、姜、枣。每服五钱，水一盏半，煎至一盏，连进三服（《普济方》细辛散）。治鼻塞不通：细辛末少许，吹入鼻中（《普济方》）。治牙齿疼

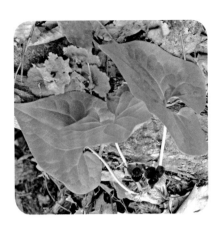

痛：荆芥、细辛、露蜂房各等分，上为粗末，每用三钱，水一大盏，煎至七分，去滓，温漱冷吐（《御药院方》细辛散）。治牙痛：细辛一钱，黄柏一钱，煎水漱口，不可嚼下（《吉林中草药》）。治小儿口疮：细辛末，醋调，贴脐上（《卫生家宝方》）。

35. 双叶细辛 | Shuāng Yè Xì Xīn

【拉丁学名】*Asarum caulescens* Maxim.

【别名】毛乌金七、毛叶细辛、乌金草、草马蹄香等。

【科属分类】马兜铃科 Aristolochiaceae 细辛属 *Asarum*

【植物形态】多年生草本。根状茎横走，节间长 3~5cm，有多条须根。地上茎匍匐，有 1~2 对叶。叶片近心形，长 4~9cm，宽 5~10cm，先端常具长 1~2cm 的尖头，基部心形，两侧裂片长 1.5~2.5cm，宽 2.5~4cm，顶端圆形，常向内弯接近叶柄，两面散生柔毛，叶背毛较密。叶柄长 6~12cm，无毛。芽苞叶近圆形，长宽各约 13mm，边缘密生睫毛，花紫色，花梗长 1~2cm，被柔毛。花被裂片三角状卵形，长约 10mm，宽约 8mm，开花时上部向下反折。雄蕊和花柱上部常伸出花被之外，花丝比花药长约 2 倍，药隔锥尖。子房近下位，略成球状，有 6 纵棱，花柱合生，顶端 6 裂，裂片倒心形，柱头着生于裂缝外侧。果近球状，直径约 1cm。花期 4~5 月。

【生境分布】产于我国陕西、甘肃、湖北、四川、贵州。日本也有分布。

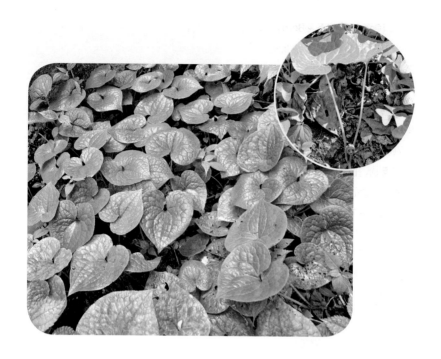

生于海拔 1200 ~ 1700m 的林下腐殖土中。

【药用部位】全草入药。

【采收加工】4 ~ 10 月采挖，晾干。

【功能主治】辛，温。民间用治胃痛有效。

【用法用量】内服：煎汤，1 ~ 3g。外用：适量，研末或煎汤漱口。

【注意】阴虚阳亢及气虚有汗者禁服。反藜芦。

36. 寻骨风 | Xún Gǔ Fēng

【拉丁学名】*Aristolochia mollissima* Hance

【别名】猫耳朵、穿地节、毛香、白毛藤、地丁香、黄木香、白面风、兔子耳等。

【科属分类】马兜铃科 Aristolochiaceae 马兜铃属 *Aristolochia*

【植物形态】木质藤本；根细长，圆柱形；嫩枝密被灰白色长绵毛，老枝无毛，干后常有纵槽纹，暗褐色。叶纸质，卵形、卵状心形，长

3.5～10cm，宽2.5～8cm，顶端钝圆至短尖，基部心形，基部两侧裂片广展，湾缺深1～2cm，边全缘，上面被糙伏毛，下面密被灰色或白色长绵毛，基出脉5～7条，侧脉每边3～4条；叶柄长2～5cm，密被白色长绵毛。花单生于叶腋，花梗长1.5～3cm，直立或近顶端向下弯，中部或中部以下有小苞片；小苞片卵形或长卵形，长5～15mm，宽3～10mm，无柄，顶端短尖，两面被毛与叶相同；花被管中部急遽弯曲，下部长1～1.5cm，直径3～6mm，弯曲处至檐部较下部短而狭，外面密生白色长绵毛，内面无毛；檐部盘状，圆形，直径2～2.5cm，内面无毛或稍被微柔毛，浅黄色，并有紫色网纹，外面密生白色长绵毛，边缘浅3裂，裂片平展，阔三角形，近等大，顶端短尖或钝；喉部近圆形，直径2～3mm，稍呈领状突起，紫色；花药长圆形，成对贴生于合蕊柱近基部，并与其裂片对生；子房圆柱形，长约8mm，密被白色长绵毛；合蕊柱顶端3裂；裂片顶端钝圆，边缘向下延伸，并具乳实状突起。蒴果长圆状或椭圆状倒卵形，长3～5cm，直径1.5～2cm，具6条呈波状或扭曲的棱或翅，暗褐色，密被细绵毛或毛常脱落

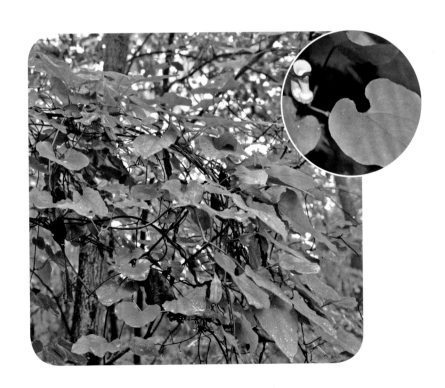

而变无毛，成熟时自顶端向下6瓣开裂；种子卵状三角形，长约4mm，宽约3mm，背面平凸状，具皱纹和隆起的边缘，腹面凹入，中间具膜质种脊。花期4~6月，果期8~10月。

【生境分布】产于陕西南部、山西、山东、河南南部、安徽、湖北、贵州、湖南、江西、浙江和江苏。生于海拔100~850m的山坡、草丛、沟边和路旁等处。

【药用部位】根茎或全草入药。

【采收加工】5月开花前采收，晒干。

【功能主治】辛、苦，平。祛风通络，止痛。用于风湿痹痛，胃痛，睾丸肿痛，跌打伤痛等症。

【用法用量】内服：煎汤，3~5钱；或浸酒。

【注意】阴虚内热者忌用。

【附方】治风湿关节痛：寻骨风全草五钱，五加根一两，地榆五钱。酒水各半，煎浓汁服（《江西民间草药》）。治痈肿：寻骨风一两，车前草一两，苍耳草二钱。水煎服，1日1剂，分2次服（徐州《单方验方新医疗法选编》）。

24. 蛇菰科　Balanophoraceae

37. 筒鞘蛇菰 | Tǒng Qiào Shé Gū

【拉丁学名】*Balanophora involucrata* Hook. f.

【别名】文王一支笔、葛花、鹿仙草、笔包七、鄂蛇菰、葛菌、观音莲、红菌、鸡心七、寄生黄、借母怀胎、九子不离母、地各花等。

【科属分类】蛇菰科 Balanophoraceae 蛇菰属 *Balanophora*

【植物形态】草本，高5~15cm；根茎肥厚，干时脆壳质，近球形，不分枝或偶分枝，直径2.5~5.5cm，黄褐色，很少呈红棕色，表面密集颗粒状小疣瘤和浅黄色或黄白色星芒状皮孔，顶端裂鞘2~4裂，裂片呈不规则三角形或短三角形，长1~2cm；花茎长3~10cm，直径0.6~1cm，大部呈红色，很少呈黄红色；鳞苞片2~5枚，轮生，基部连合呈筒鞘状，顶端离生呈撕裂状，常包着花茎至中部。花雌雄异株（序）；花序均呈卵球形，长1.4~2.4cm，直径1.2~2cm；

雄花较大，直径约 4mm，3 数。花被裂片卵形或短三角形，宽不到 2mm，开展。聚药雄蕊无柄，呈扁盘状，花药横裂。具短梗；雌花子房卵圆形，有细长的花柱和子房柄；附属体倒圆锥形，顶端截形或稍圆形，长 0.7mm。花期 7 ~ 8 月。

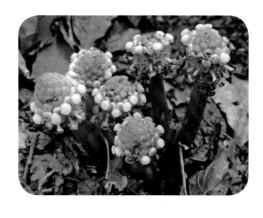

【生境分布】产于西藏、四川、湖北、云南、贵州、湖南。生长于海拔 2300 ~ 3600m 云杉、铁杉和栎木林中。

【药用部位】以全草入药。

【采收加工】秋季采挖，除去泥土、杂质，鲜用或晒干。

【功能主治】苦、涩，寒。清热解毒，凉血止血。主肺热咳嗽，吐血，肠风下血，血崩，风热斑疹，腰痛，小儿阴茎肿，痔疮，疔疮肿毒。

【用法用量】3 ~ 6 钱。外用适量捣烂敷患处。

25. 蓼科　Polygonaceae

38. 草血竭 | Cǎo Xuè Jié

【拉丁学名】*Polygonum paleaceum* Wall. ex HK. f.

【别名】草血结、回头草、土血竭、拱腰老、迁头鸡、一口血、蛇疙瘩、拳参、血三七、金黄鸡、观音倒座、凤凰鸡、睡头蜂、草子、紫参等。

【科属分类】蓼科 Polygonaceae 蓼属 *Polygonum*

【植物形态】多年生草本。根状茎肥厚，弯曲，直径 2 ~ 3cm，黑褐色。茎直立，高 40 ~ 60cm，不分枝，无毛，具细条棱，单生或 2 ~ 3。基生叶革质，狭长圆形或披针形，长 6 ~ 18cm，宽 2 ~ 3cm，顶急尖或微渐尖，基部楔形，稀近圆形，边缘全缘，脉端增厚，微外卷，上面绿色，下面灰绿色，

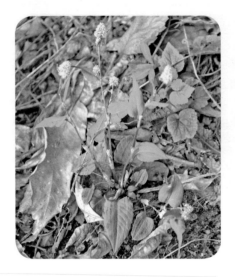

两面无毛；叶柄长 5 ~ 15cm；茎生叶披针形，较小，具短柄，最上部的叶为线形；托叶鞘筒状膜质，下部绿色，上部褐色，开裂。无缘毛。总状花序呈穗状，长 4 ~ 6cm，直径 0.8 ~ 1.2cm，紧密；苞片卵状披针形，膜质，顶端长渐尖；花梗细弱，长 4 ~ 5mm，开展，比苞片长；花被 5 深裂；淡红色或白色，花被片椭圆形，长 2 ~ 2.5mm；雄蕊 8；花柱 3，柱头头状。瘦果卵形，具 3 锐棱，有光泽，长约 2.5mm，包于宿存花被内。花期 7 ~ 8 月，果期 9 ~ 10 月。

【生境分布】分布于湖北、四川、贵州、云南等地。生于高山草原石间，以阴坡为多。

【药用部位】以根茎入药。

【采收加工】夏、秋采收，鲜用或晒干。

【功能主治】苦、涩，微温。散血止血，下气止痛。用于慢性胃炎，胃、十二指肠溃疡，食积，癥瘕积聚，月经不调，浮肿，跌打损伤，外伤出血。

【用法用量】内服：煎汤，1 ~ 3 钱；入散剂或浸酒。

【附方】治男女痞块疼痛，癥瘕积聚：草血竭焙为末。每服一钱，沙糖热酒服。气盛者，加槟榔、台乌（《滇南本草》）。治寒湿气浮肿：草血竭三钱，茴香根三钱，草果子二钱。共为末，同鳅鱼煮吃三四次（《滇南本草》）。治菌痢：草血竭干粉一钱至一钱五分，吞服，一日三次（《云南中草药选》）。治外伤出血：草血竭研粉外涂伤口（《云南中草药选》）。

39. 萹蓄 | Biǎn Xù

【拉丁学名】*Polygonum aviculare* L.

【别名】鸟蓼、扁竹、竹节草、猪牙草、道生草等。

【科属分类】蓼科 Polygonaceae 蓼属 *Polygonum*

【植物形态】一年生草本，高 15 ~ 50cm。茎匍匐或斜上，基部分枝甚多，具明显的节及纵沟纹；幼枝上微有棱角。叶互生；叶柄短，约 2 ~ 3mm，亦有近于无柄者；叶片披针形至椭圆形，长 5 ~ 16mm，宽 1.5 ~ 5mm，先端钝或尖，基部楔形，全缘，绿色，两面无毛；托鞘膜质，抱茎，下部绿色，上部透明无色，具明显脉纹，其上之多数平行脉常伸出成丝状裂片。花 6 ~ 10 朵簇生于叶腋；花梗短；苞片及小苞片均为白色透明膜质；花被绿色，5 深裂，具白色边缘，结果后，边缘变为粉红色；雄蕊通常 8 枚，花丝短；子房长方形，花柱短，柱头 3 枚。瘦果包围于宿存花被内，仅顶端小部分外露，卵形，具 3 棱，长 2 ~ 3mm，黑褐色，具细纹及小点。花期 6 ~ 8 月。果期 9 ~ 10 月。

【生境分布】全国大部分地区均产，以河南、四川、浙江、山东、吉林、河北等地产量较大。生于田野路旁、荒地及河边。

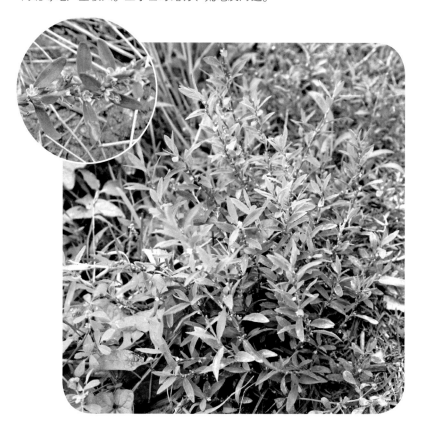

【药用部位】以全草入药。

【采收加工】夏季叶茂盛时采收，除去根及杂质，晒干。

【功能主治】苦，微寒。利尿通淋，杀虫，止痒。用于膀胱热淋，小便短赤，淋沥涩痛，皮肤湿疹，阴痒带下。

【用法用量】内服：煎汤 10 ~ 15g；或入丸、散；杀虫单用 30 ~ 60g，鲜品捣汁饮 50 ~ 100g。外用：适量，煎水洗，捣烂敷或捣汁搽。

【注意】多服泄精气。

【附方】治热淋涩痛：扁竹煎汤频饮（《生生编》）。治大人小儿心经邪热，一切蕴毒，咽干口燥，目赤睛疼，唇焦鼻衄，口舌生疮，咽喉肿痛：车前子、瞿麦、萹蓄、滑石、山栀子仁、甘草（炙）、木通、大黄（煨）各一斤。上为散，每服二钱，水一盏，入灯心煎至七分，去滓。温服，食后临卧，小儿量力少少与之（《局方》八正散）。治小儿蛲虫攻下部痒：扁竹叶一握，切，以水一升，煎取五合，去滓，空腹饮之，虫即下，用其汁煮粥亦佳（《食医心镜》）。治肛门湿痒或痔疮初起：萹蓄二三两。煎汤，趁热先熏后洗（《浙江民间草药》）。

40. 红蓼 | hóng liǎo

【拉丁学名】*Polygonum orientale* L.

【别名】荭草、东方蓼、红草、天蓼、水荭、大蓼、大毛蓼、东方蓼追风草、八字蓼、丹药头、家蓼、水红花草等。

【科属分类】蓼科 Polygonaceae 蓼属 *Polygonum*

【植物形态】一年生草本。茎直立，粗壮，高 1 ~ 2m，上部多分枝，密被开展的长柔毛。叶宽卵形、宽椭圆形或卵状披针形，长 10 ~ 20cm，宽 5 ~ 12cm，顶端渐尖，基部圆形或近心形，微下延，边缘全缘，密生缘毛，两面密生短柔毛，叶脉上密生长柔毛；叶柄长 2 ~ 10cm，具开展的长柔毛；托叶鞘筒状，膜质，长 1 ~ 2cm，被长柔毛，具长缘毛，通常沿顶端具草质、绿色的翅。总状花序呈穗状，顶生或腋生，长 3 ~ 7cm，花紧密，微下垂，通常数个再组成圆锥状，苞片宽漏斗状，长 3 ~ 5mm，草质，绿色，被短柔毛，边缘具长缘毛，每苞内具 3 ~ 5 花。花梗比苞片长。花被 5 深裂椭圆形，淡红色或白色，长 3 ~ 4mm。雄蕊 7，比花被长。花盘明显。花柱 2，中下部合生，比花被长，柱头头状。瘦果近圆形，双凹，直径长 3 ~ 3.5mm，黑褐色，有光泽，包于宿存花被内。花期6~9月，果期8~10月。

【生境分布】除西藏外，广布于全国各地，野生或栽培。生沟边湿地、村边路旁，海拔30~2700m。

【药用部位】茎叶（荭草）、花序（荭草花）及成熟果实（水红花子）入药。

【采收加工】荭草：秋霜后，采割茎叶，洗净，茎切成小段，晒干。荭草花：夏季开花时采收，鲜用或晒干。水红花子果实成熟时割取果穗，晒干，打下果实，除去杂质。

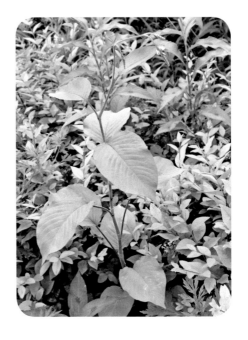

【功能主治】荭草：辛，平，小毒。荭草花：辛，温。水红花子：咸，微寒。荭草：祛风除湿，清热解毒，活血，截疟。主风湿痹痛，痢疾，腹泻，吐泻转筋，水肿，脚气，痈疮疔疖，蛇虫咬伤，小儿疳积疝气，跌打损伤，疟疾。荭草花及水红花子：散血消癥，消积止痛。用于癥瘕痞块，瘿瘤肿痛，食积不消，胃脘胀痛。

【用法用量】荭草：内服：煎汤，9~15g。浸酒或研末。外用：适量，研末或捣敷。或煎汁洗；荭草花：内服：煎汤，3~6g。或研末、熬膏。外用：适量，熬膏贴；水红花子：15~30g。外用适量，熬膏敷患处。

【注意】凡血分无瘀滞及脾胃虚寒者忌服。

【附方】治风湿性关节炎：东方蓼全草一两。水煎服（《新疆中草药手册》）。生肌肉：水红花根煎汤淋洗，仍以其叶晒干研末，撒疮上，每日一次。治胃脘血气作痛：水红花一大撮，水二盅，煎一盅服（《董炳集验方》）。治心气疞痛：水红花为末，热酒服二钱（《摘元方》）。治瘰疬，破者亦治：水荭子不以多少，微炒一半，余一半生用，同为末，好酒调二钱，日三服，食后夜卧各一服（《本草衍义》）。

41. 何首乌 | Hé Shǒu Wū

【拉丁学名】*Fallopia multiflora*（Thunb.）Harald.

【别名】首乌、铁秤砣、红内消、陈知白、马肝石、山精、夜交藤根、血娃娃、小独根、赤首乌、药首乌、何相公等。

【科属分类】蓼科 Polygonaceae 何首乌属 *Fallopia*

【植物形态】多年生草本。块根肥厚，长椭圆形，黑褐色。茎缠绕，长2～4m，多分枝，具纵棱，无毛，微粗糙，下部木质化。叶卵形或长卵形，长3～7cm，宽2～5cm，顶端渐尖，基部心形或近心形，两面粗糙，边缘全缘。叶柄长1.5～3cm。托叶鞘膜质，偏斜，无毛，长3～5mm。花序圆锥状，顶生或腋生，长10～20cm，分枝开展，具细纵棱，沿棱密被小突起。苞片三角状卵形，具小突起，顶端尖，每苞内具2～4花。花梗细弱，长2～3mm，下部具关节，果时延长；花被5深裂，白色或淡绿色，花被片椭圆形，大小不相等，外面3片较大背部具翅，果时增大，花被果时外形近圆形，直径6～7mm。雄蕊8，花丝下部较宽。花柱3，极短，柱头头状。瘦果卵形，具3棱，长2.5～3mm，黑褐色，有光泽，包于宿存花被内。花期

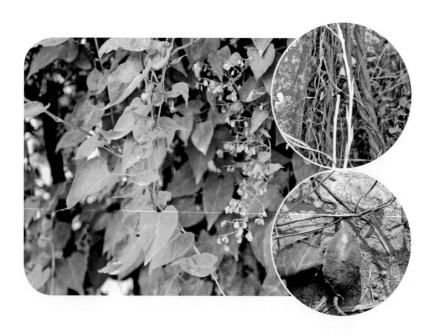

8～9月，果期9～10月。

【生境分布】产于陕西南部、甘肃南部、华东、华中、华南、四川、云南及贵州。生山谷灌丛、山坡林下、沟边石隙，海拔200～3000m。

【药用部位】干燥块根（何首乌）及藤茎（夜交藤）入药。

【采收加工】秋、冬二季叶枯萎时采挖，削去两端，洗净，个大的切成块，干燥。

【功能主治】苦、涩，温。何首乌：补肝，益肾，养血，祛风。治肝肾阴亏，发须早白，血虚头晕，腰膝软弱，筋骨酸痛，遗精，崩漏带下，久疟，久痢，慢性肝炎，痈肿，瘰疬，肠风，痔疾。夜交藤：养心安神，养血通络，止痒。

【用法用量】内服：煎汤，3～5钱；熬膏、浸酒或入丸、散。外用：煎水洗、研末撒或调涂。

【注意】大便溏泄及有湿痰者不宜。

【附方】乌须发，壮筋骨，固精气：炙赤、白何首乌各一斤，赤、白茯苓各一斤，牛膝八两，当归八两（酒炙），枸杞子八两，菟丝子八两（酒炙），补炒骨脂四两。碾末，炼蜜和丸弹子大一百五十丸，每日三丸，晨温酒下，午时姜汤下，卧时盐汤下。其余并丸梧子大，每日空心酒服一百丸，久服极验（《积善堂经验方》七宝美髯丹）。治骨软风，腰膝疼，行履不得，遍身瘙痒：首乌大而有花纹者，同牛膝（锉）各一斤。以好酒一升，浸七宿，曝干，捣末，蜜丸。每日空心食前酒下三五十丸（《经验方》）。治遍身疮肿痒痛：防风、苦参、何首乌、薄荷各等份。上为粗末，每用药半两，水、酒各一半，共用一斗六升，煎十沸，热洗，于避风处睡一觉（《外科精要》何首乌散）。治疥癣满身：何首乌、艾各等份，锉为末。视疮多少用药，并水煎令浓，盆内盛洗，甚解痛生肌（《博济方》）。治自汗不止：何首乌末，水调。封脐中（《濒湖集简方》）。

42. 虎杖 | Hǔ Zhàng

【拉丁学名】*Reynoutria japonica* Houtt.

【别名】酸筒杆、酸桶芦、酸汤秆、大接骨、川筋龙、斑庄、斑杖根、大叶蛇总管、黄地榆等。

【科属分类】蓼科 Polygonaceae 虎杖属 *Reynoutria*

【植物形态】多年生草本。根状茎粗壮，横走。茎直立，高1～2m，粗壮，空心，具明显的纵棱，具小突起，无毛，散生红色或紫红斑点。叶宽卵形或卵状椭圆形，长5～12cm，宽4～9cm，近革质，顶端渐尖，基部宽楔形、截形或近圆形，边缘全缘，疏生小突起，两面无毛，沿叶脉具小突起；叶柄长1～2cm，具小突起。托叶鞘膜质，偏斜，长3～5mm，褐色，具纵脉，无毛，顶端截形，无缘毛，常破裂，早落。花单性，雌雄异株，花序圆锥状，长3～8cm，腋生。苞片漏斗状，长1.5～2mm，顶端渐尖，无缘毛，每苞内具2～4花。花梗长2～4mm，中下部具关节。花被5深裂，淡绿色，雄花花被片具绿色中脉，无翅，雄蕊8，比花被长。雌花花被片外面3片背部具翅，果时增大，翅扩展下延，花柱3，柱头流苏状。瘦果卵形，具3棱，长4～5mm，黑褐色，有光泽，包于宿存花被内。花期8～9月，果期9～10月。

【生境分布】产于陕西南部、甘肃南部、华东、华中、华南、四川、云南及贵州；生山坡灌丛、山谷、路旁、田边湿地，海拔140～2000m。

【药用部位】根茎和根入药。

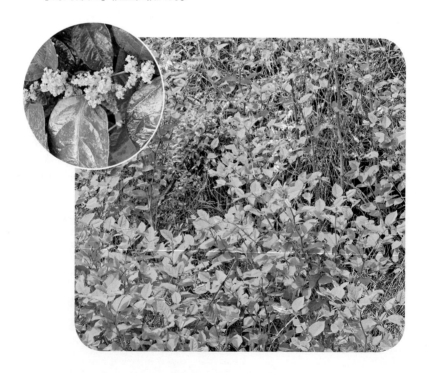

【采收加工】春、秋二季采挖，除去须根，洗净，趁鲜切短段或厚片，晒干。

【功能主治】微苦，微寒。祛风利湿，散瘀定痛，止咳化痰。用于关节痹痛，湿热黄疸，经闭，癥瘕，水火烫伤，跌扑损伤，痈肿疮毒，咳嗽痰多。

【用法用量】9～15g。外用适量，制成煎液或油膏涂敷。

【注意】孕妇慎用。

【附方】治毒攻手足肿，疼痛欲断：虎杖根，锉，煮，适寒温以渍足（《补缺肘后方》）。治筋骨痰火，手足麻木，战摇，瘘软：斑庄根一两，川牛膝五钱，川茄皮五钱，防风五钱，桂枝五钱，木瓜三钱。烧酒三斤泡服（《滇南本草》）。治胆囊结石：虎杖一两，煎服。如兼黄疸可配合连钱草等煎服（《上海常用中草药》）。治五淋：苦杖不计多少，为末。每服二钱，用饭饮下，不拘时候（《姚僧坦集验方》）。治妇人月水不利，腹胁闷，背膊烦疼：虎杖三两，凌霄花一两，没药一两。上药，捣细罗为散。不计时候，以热酒调下一钱（《圣惠方》）。治产后瘀血血痛，及坠扑昏闷：虎杖根，研末，酒服（《本草纲目》）。治肠痔下血：虎杖根，洗去皱皮，锉焙，捣筛，蜜丸如赤豆，陈米饮下（《本草图经》）。治痈肿疼痛：酸汤秆、土大黄为末。调浓茶外敷（《贵阳民间药草》）。

43. 金线草 | Jīn Xiàn Cǎo

【拉丁学名】*Antenoron filiforme*（Thunb.）Rob. et Vaut.

【别名】重阳柳、蟹壳草、毛蓼、白马鞭、人字草、九盘龙、野蓼、一串红等。

【科属分类】蓼科 Polygonaceae 金线草属 *Antenoron*

【植物形态】多年生草本。根状茎粗壮。茎直立，高 50～80cm，具糙伏毛，有纵沟，节部膨大。叶椭圆形或长椭圆形，长 6～15cm，宽 4～8cm，顶端短渐尖或急尖，基部楔形，全缘，两面均具糙伏毛。叶柄长 1～1.5cm，具糙伏毛。托叶鞘筒状，膜质，褐色，长 5～10mm，具短缘毛。总状花序呈穗状，通常数

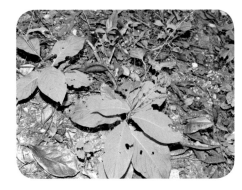

个，顶生或腋生，花序轴延伸，花排列稀疏。花梗长 3 ~ 4mm。苞片漏斗状，绿色，边缘膜质，具缘毛。花被 4 深裂，红色，花被片卵形，果时稍增大，雄蕊 5，花柱 2，果时伸长，硬化，长 3.5 ~ 4mm，顶端呈钩状，宿存，伸出花被之外。瘦果卵形，双凸镜状，褐色，有光泽，长约 3mm，包于宿存花被内。花期 7 ~ 8 月，果期 9 ~ 10 月。

【生境分布】产于陕西南部、甘肃南部、华东、华中、华南及西南地区。生山坡林缘、山谷路旁，海拔 100 ~ 2500m。

【药用部位】全草入药。

【采收加工】夏、秋采收，鲜用或晒干。

【功能主治】辛、苦，凉，有小毒。祛风除湿，理气止痛，止血，散瘀。治风湿骨痛，胃痛，咳血，吐血，便血，血崩，经期腹痛，产后血瘀腹痛，跌打损伤。

【用法用量】内服：煎汤，9 ~ 30g。外用：适量，煎水洗或捣敷。

【附方】治经期腹痛，产后瘀血腹痛：金线草一两，甜酒一两。加水同煎，红糖冲服（《江西草药手册》）。治风湿骨痛：人字草、白九里明各适量。煎水洗浴（《广西中药志》）。治胃痛：金线草茎叶水煎服（《陕西草药》）。治跌打筋骨伤：蓼子七、五花血藤、红酸浆草。泡酒服及外擦（《四川中药志》）。治月经不调及痛经：金线草根半斤，切细和鸡或猪蹄脚，加黄酒炖烂，去滓服食。每行经时服 1 ~ 3 次；治月经不调，经来腹胀，腹中有块：金线草根一两，加益母草三两。水煎，冲黄酒服（《浙江天目山药植志》）。

44. 金荞麦 | Jīn Qiáo Mài

【拉丁学名】*Fagopyrum dibotrys*（D. Don）Hara

【别名】赤地利、金锁银开、天荞麦根、开金锁、贼骨头、透骨消、苦荞头、野荞子、蓝荞头、荞麦三七、野荞麦根、荞当归、铁拳头等。

【科属分类】蓼科 Polygonaceae 荞麦属 *Fagopyrum*

【植物形态】多年生草本。根状茎木质化，黑褐色。茎直立，高 50 ~ 100cm，分枝，具纵棱，无毛。有时一侧沿棱被柔毛。叶三角形，长 4 ~ 12cm，宽 3 ~ 11cm，顶端渐尖，基部近戟形，边缘全缘，两面具乳头状突起或被柔毛。叶柄长可达 10cm。托叶鞘筒状，膜质，褐色，长 5 ~ 10mm，偏斜，顶端截形，无缘毛。花序伞房状，顶生或腋生；苞片卵状披针形，顶端尖，边缘膜质，长约3mm，每苞内具2~4花。花梗中部具关节，与苞片近等长。花被5深裂，白色，花被片长椭圆形，长约2.5mm，雄蕊8，比花被短，花柱3，柱头头状。瘦果宽卵形，具3锐棱，长6~8mm，黑褐色，无光泽，超出宿存花被2~3倍。花期7~9月，果期8~10月。

【生境分布】产于陕西、华东、华中、华南及西南。生山谷湿地、山坡灌丛，海拔250~3200m。

【药用部位】根茎入药。

【采收加工】秋季地上部分枯萎后采收，先割去茎叶，将根刨出，去净泥土，选出作种用根茎后，晒干或阴干，或50℃内炕干也可。

【功能主治】微辛、涩，凉。清热解毒，排脓祛瘀。用于肺脓疡，麻疹肺炎，扁桃体周围脓肿。

【用法用量】内服：煎汤，15~30g；或研末。外用：适量，捣汁或磨汁涂敷。

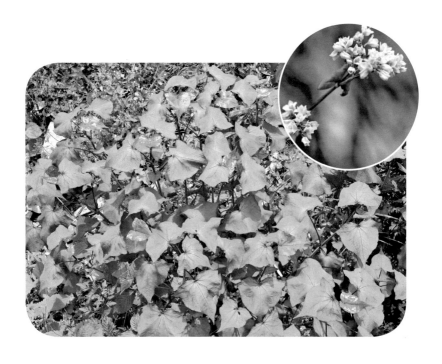

45. 药用大黄 | Yào Yòng Dà Huáng

【拉丁学名】*Rheum officinale* Baill.

【别名】将军、黄良、火参、肤如、蜀大黄、锦纹大黄、锦纹、生军、川军等。

【科属分类】蓼科 Polygonaceae 大黄属 *Rheum*

【植物形态】高大草本，高 1.5～2m，根及根状茎粗壮，内部黄色。茎粗壮，基部直径 2～4cm，中空，具细沟棱，被白色短毛，上部及节部较密。基生叶大型，叶片近圆形，稀极宽卵圆形，直径 30～50cm，或长稍大于宽，顶端近急尖形，基部近心形，掌状浅裂，裂片大齿状三角形，基出脉 5～7 条，叶上面光滑无毛，偶在脉上有疏短毛，下面具淡棕色短毛。叶柄粗圆柱状，与叶片等长或稍短，具楞棱线，被短毛；茎生叶向上逐渐变小，上部叶腋具花序分枝。托叶鞘宽大，长可达 15cm，初时抱茎，后开裂，内面光滑无毛，外面密被短毛。大型圆锥花序，分枝开展，花 4～10 朵成簇互生，绿色到黄白色；花梗细长，长 3～3.5mm，关节在中下部；花被片 6，内外轮近等大，椭圆形或稍窄椭圆形，长 2～2.5mm，宽 1.2～1.5mm，边缘稍不整齐；雄蕊 9，不外露；花盘薄，瓣状；子房卵形或卵圆形，花柱反曲，柱头圆头状。果实长圆状椭圆形，长 8～10mm，宽 7～9mm，顶端圆，中央微下凹，基部浅心形，翅宽约 3mm，纵脉靠近翅的边缘。种子宽卵形。花期 5～6 月，果期 8～9 月。

【生境分布】产于陕西、四川、湖北、贵州、云南等省及河南西南部与湖北交界处。生于海拔 1200～4000m 山沟或林下。多有栽培。

【药用部位】干燥根和根茎入药。

【采收加工】秋末茎叶枯萎或次春发芽前采挖，除去细根，刮去外皮，切瓣或段，绳穿成串干燥或直接干燥。

【功能主治】苦，寒。泻下攻积，清热泻火，凉血解毒，逐瘀通经，利湿退黄。用于实热积滞便秘，血热吐衄，目赤咽肿，痈肿 疔疮，肠痈腹痛，瘀血经闭，产后瘀阻，跌打损伤，湿热痢疾，黄疸尿赤，淋证，水肿；外治烧烫伤。酒大黄善清上焦血分热毒，用于目赤咽肿、齿龈肿痛。熟大黄泻下力缓、泻火解毒，用于火毒疮疡。大黄炭凉血化瘀止血，用于血热有瘀出血证。

【用法用量】内服：煎汤（用于泻下，不宜久煎），1～4 钱；或入丸、散。

外用：研末，水或醋调敷。

　　【注意】凡表证未罢，血虚气弱，脾胃虚寒，无实热、积滞、瘀结，以及胎前、产后，均应慎服。

　　【附方】便秘：大黄2钱，火麻仁5钱，水煎服。用于一般便秘。用于习惯性便秘，实热便秘，食积停滞：大黄、厚朴各3钱，枳实2钱，水煎。另加芒硝2钱冲服。神经性皮炎，脂溢性皮炎，过敏性皮炎：大黄、栀子、白芷各2钱，黄连、滑石、苍术、青黛、石膏各1斤，甘草3.5斤，姜黄2.5斤，骨碎补1.5斤。上药除青黛外，共研细粉与青黛混匀备用。取药粉适量，调麻油摊于纱布上敷患处，每日2~3次。脓胞疮：大黄、黄连各3钱，黄柏1钱，煅石膏2钱，共研细末，香油调搽患处。烧伤：大黄5斤，陈石灰7斤。先将石灰炒热后，再放入大黄，炒至石灰变桃红色，大黄变黑灰色时，筛去石灰，将大黄晾凉，研成细粉，撒在伤面；如只红肿，可将大黄粉调麻油或桐油外涂。冷天注意保温。

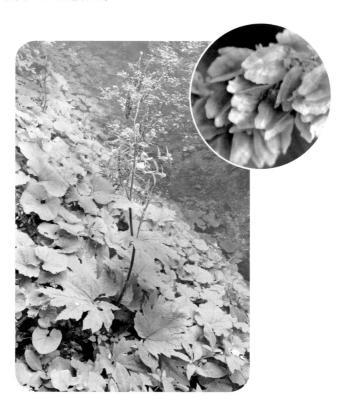

26. 藜科　Chenopodiaceae

46. 地肤 ｜ Dì Fū

【拉丁学名】*Kochia scoparia*（L.）Schrad.

【别名】扫帚苗、地葵、地麦、独扫子、千头子、帚菜子、铁扫把子、扫帚子等。

【科属分类】藜科 Chenopodiaceae 地肤属 *Kochia*

【植物形态】一年生草本，高 50～100cm。根略呈纺锤形。茎直立，圆柱状，淡绿色或带紫红色，有多数条棱，稍有短柔毛或下部几无毛；分枝稀疏，斜上。叶为平面叶，披针形或条状披针形，长 2～5cm，宽 3～7mm，无毛或稍有毛，先端短渐尖，基部渐狭入短柄，通常有 3 条明显的主脉，边缘有疏生的锈色绢状缘毛；茎上部叶较小，无柄，1 脉。花两性或雌性，通常 1～3 个生于上部叶腋，构成疏穗状圆锥状花序，花下有时有锈色长柔毛；花被近球形，淡绿色，花被裂片近三角形，无毛或先端稍有毛；翅端附属物三角形至倒卵形，有时近扇形，膜质，脉不很明显，边缘微波状或具缺刻；花丝丝状，花药淡黄色；柱头 2，丝状，紫褐色，花柱极短。胞果扁球形，果皮膜质，与

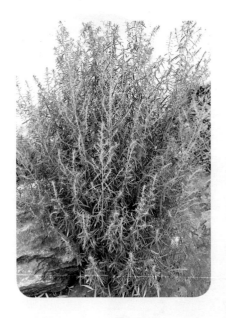

种子离生。种子卵形，黑褐色，长 1.5～2mm，稍有光泽；胚环形，胚乳块状。花期 6～9 月，果期 7～10 月。

【生境分布】全国各地均产。生于田边、路旁、荒地等处。

【药用部位】嫩茎叶（地肤苗）及果实（地肤子）入药。

【采收加工】春、夏季割取嫩茎叶，洗净，鲜用或晒干；秋季果实成熟时采收植株，晒干，打下果实，除去杂质。

【功能主治】地肤苗：苦，寒。地肤子：辛、苦，寒。地肤苗：清热解毒，利尿通淋。治赤白痢，泄泻，热淋，目赤，雀盲，皮肤风热赤肿。地肤子：清热利湿，祛风止痒。用于小便涩痛，阴痒带下，风疹，湿疹，皮肤瘙痒。

【用法用量】内服：煎汤，1~2两；或捣汁。外用：捣汁涂或煎水洗。

【附方】淋病：地肤草二七把，以水二升煎之。亦可长服（《范汪方》）。疗小便数多，或热痛酸楚，手足烦疼：地肤草三两，以水四升，煮取二升半，分三服（《产乳集验方》）。治雀目：地肤子五两，决明子一升。上二味捣筛，米饮和丸。每食后，以饮服二十丸至三十丸（《广济方》地肤子丸）。治吹乳：地肤子为末。每服三钱，热酒冲服，出汗愈（《经验广集》地肤酒）。

47. 土荆芥 | Tǔ Jīng Jiè

【拉丁学名】*Chenopodium ambrosioides* L.

【别名】鹅脚草、臭草、杀虫芥、臭藜藿、钩虫草、狗咬癀等。

【科属分类】藜科 Chenopodiaceae 藜属 *Chenopodium*

【植物形态】一年生或多年生草本，高 50~80cm，有强烈香味。茎直立，多分枝，有色条及钝条棱。枝通常细瘦，有短柔毛并兼有具节的长柔毛，有时近于无毛。叶片矩圆状披针形至披针形，先端急尖或渐尖，边缘具稀疏不整齐的大锯齿，基部渐狭具短柄，上面平滑无毛，下面有散生油点并沿叶脉稍有毛，下部的叶长达 15cm，宽达 5cm，上部叶逐渐狭小而近全缘。花两性及雌性，通常 3~5 个团集，生于上部叶腋；花被裂片 5，较少为 3，绿色，果时通常闭合；雄蕊 5，花药长 0.5mm。花柱不明显，柱头通常 3，较少为 4，丝形，伸出花被外。胞果扁球形，完全包于花被内。种子横生或斜生，黑色或暗红色，平滑，有光泽，边缘钝，直径约 0.7mm。花期和果期的时间都很长。

【生境分布】广西、广东、福建、台湾、江苏、浙江、江西、湖北、湖南、四川等省有野生，喜生于村旁、路边、河岸等处。北方各省常有栽培。

【药用部位】全草入药。

【采收加工】播种当年8～9月果实成熟时，割取全草，放通风处阴干。

【功能主治】辛，苦，微温。有小毒。祛风除湿，杀虫，止痒。用于蛔虫病，钩虫病，蛲虫病；外用治皮肤湿疹，瘙痒，并杀蛆虫。

【用法用量】内服：煎汤，1～2钱（鲜者5～8钱）；或入丸、散。外用：煎水洗或捣敷。

【注意】患神经衰弱，心脏病、肾病及孕妇等忌服。

【附方】治钩虫、蛔虫、蛲虫：土荆芥叶、茎、子阴干研末，酌加糖和米糊为丸，如绿豆大，每次用开水送下一钱，早晚各一次（《福建民间草药》）。治钩虫、蛔虫、绦虫病：土荆芥全草一至二钱，水煎服（《湖南药物志》）。治头虱：土荆芥捣烂加茶油敷（《湖南药物志》）。治脱肛、子宫脱垂：土荆芥鲜草五钱。水煎，日服2次（《湖南药物志》）。治关节风湿痛：土荆芥鲜根五钱。水炖服（《福建中草药》）。治湿疹：土荆芥鲜全草适量。水煎，洗患处（《福建中草药》）。

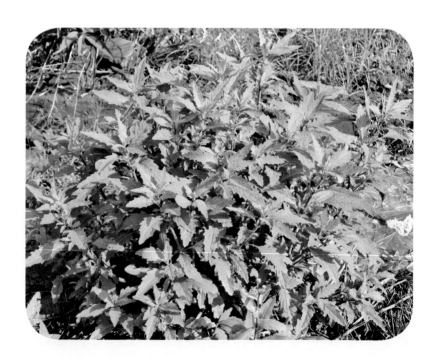

27. 苋科　Amaranthaceae

48. 牛膝 │ Niú Xī

【拉丁学名】*Achyranthes bidentata* Blume

【别名】倒钩草、倒梗草、牛髁膝、山苋菜、对节草、红牛膝、杜牛膝、土牛膝等。

【科属分类】苋科 Amaranthaceae 牛膝属 *Achyranthes*

【植物形态】多年生草本，高 70~120cm；根圆柱形，直径 5~10mm，土黄色；茎有棱角或四方形，绿色或带紫色，有白色贴生或开展柔毛，或近无毛，分枝对生。叶片椭圆形或椭圆披针形，少数倒披针形，长

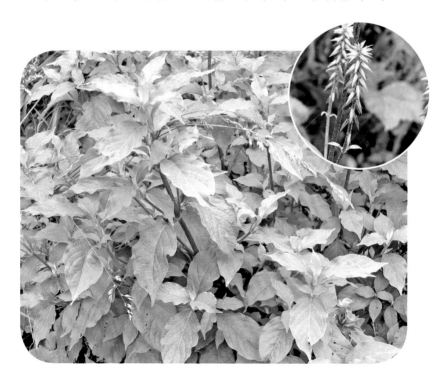

4.5 ~ 12cm，宽 2 ~ 7.5cm，顶端尾尖，尖长 5 ~ 10mm，基部楔形或宽楔形，两面有贴生或开展柔毛。叶柄长 5 ~ 30mm，有柔毛。穗状花序顶生及腋生，长 3 ~ 5cm，花期后反折。总花梗长 1 ~ 2cm，有白色柔毛；花多数，密生，长 5mm。苞片宽卵形，长 2 ~ 3mm，顶端长渐尖；小苞片刺状，长 2.5 ~ 3mm，顶端弯曲，基部两侧各有 1 卵形膜质小裂片，长约 1mm；花被片披针形，长 3 ~ 5mm，光亮，顶端急尖，有 1 中脉。雄蕊长 2 ~ 2.5mm；退化雄蕊顶端平圆，稍有缺刻状细锯齿。胞果矩圆形，长 2 ~ 2.5mm，黄褐色，光滑。种子矩圆形，长 1mm，黄褐色。花期 7 ~ 9 月，果期 9 ~ 10 月。

【生境分布】除东北外全国广布。生于山坡林下，海拔 200 ~ 1750m。

【药用部位】根及茎叶入药。

【采收加工】根：南方在 11 月下旬至 12 月中旬，北方在 10 月中旬至 11 月上旬收获。先割去地上茎叶，依次将根挖出，剪除芦头，去净泥土和杂质。按根的粗细不同，晒至六七成干后，集中室内加盖草席，堆闷 2 ~ 3 天，分级，扎把，晒干。茎叶：春、夏、秋季均可采收，洗净，鲜用。

【功能主治】苦、酸，平。根：补肝肾，强筋骨，逐瘀通经，引血下行。用于腰膝酸痛，筋骨无力，经闭癥瘕，肝阳眩晕。茎叶：治寒湿痿痹，腰膝疼痛，久疟，淋病。

【用法用量】内服：煎汤，3 ~ 5 钱；浸酒、熬膏或入丸、散。外用：捣敷。

【注意】凡中气下陷，脾虚泄泻，下元不固，梦遗失精，月经过多，及孕妇均忌服。

【附方】治小便不利，茎中痛欲死，兼治妇人血结腹坚痛：牛膝一大把并叶，不以多少，酒煮饮之（《肘后方》）。治室女月经不通，脐下坚结，大如杯升，发热往来，下痢羸瘦，此为血瘕：干漆（杵细，炒令烟尽），牛膝（酒浸一宿）各一两六钱（为末）。生地黄四两八钱，取汁，慢火熬，丸如桐子大。空心，米饮或温酒下二丸，日再，勿妄加，病去止药（《三因方》万病丸）。治口中及舌上生疮：牛膝酒渍含漱之，无酒者空含亦佳（《肘后方》）。治湿热下流，两脚麻木，或如火烙之热：苍术六两（米泔浸三宿，细切，焙干），黄柏四两（切片，酒拌略炒），川牛膝（去芦）二两。上为细末，面糊为丸，如桐子大。每服五、七、十丸，空心姜盐汤下，忌鱼腥、荞麦、热面、煎炒等物（《医学正传》三妙丸）。

28. 紫茉莉科　Nyctaginaceae

49. 紫茉莉 | Zǐ Mò Lì

【拉丁学名】*Mirabilis jalapa* L.

【别名】胭脂花、夜饭花、状元花、苦丁香、水粉花、粉子头、夜娇娇、夜晚花、入地老鼠、地雷花等。

【科属分类】紫茉莉科 Nyctaginaceae 紫茉莉属 *Mirabilis*

【植物形态】一年生草本，高可达 1m。根肥粗，倒圆锥形，黑色或黑褐色。茎直立，圆柱形，多分枝，无毛或疏生细柔毛，节稍膨大。叶片卵形或卵状三角形，长 3 ~ 15cm，宽 2 ~ 9cm，顶端渐尖，基部截形或心形，全缘，两面均无毛，脉隆起；叶柄长 1 ~ 4cm，上部叶几无柄。花常数朵簇生枝端。花梗长 1 ~ 2mm；总苞钟形，长约 1cm，5 裂，裂片三角状卵形，顶端渐尖，无毛，具脉纹，果时宿存。花被紫红色、黄色、白色或杂色，高脚碟状，筒部长 2 ~ 6cm，檐部直径 2.5 ~ 3cm，5 浅裂。花午后开放，有香气，

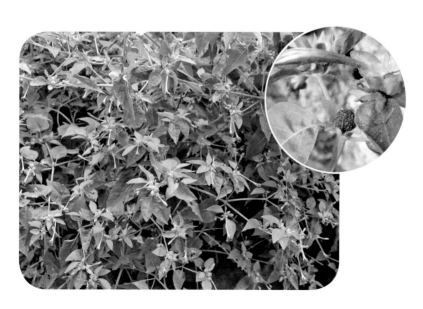

次日午前凋萎。雄蕊 5，花丝细长，常伸出花外，花药球形。花柱单生，线形，伸出花外，柱头头状。瘦果球形，直径 5 ~ 8mm，革质，黑色，表面具皱纹；种子胚乳白粉质。花期 6 ~ 10 月，果期 8 ~ 11 月。

【生境分布】原产热带美洲。我国南北各地常栽培，为观赏花卉，有时逸为野生。

【药用部位】根及全草、叶（紫茉莉叶）、种子内的胚乳（紫茉莉子）入药。

【采收加工】秋后挖根，洗净切片晒干。茎、叶多鲜用，随用随采。

【功能主治】根及全草：甘、淡、凉。叶：甘、淡、微寒。紫茉莉子：甘、微寒。清热利湿，活血调经，解毒消肿。根：扁桃体炎，月经不调，白带，子宫颈糜烂，前列腺炎，泌尿系感染，风湿关节酸痛；全草外用治乳腺炎，跌打损伤，痈疖疔疮，湿疹。叶：清热解毒，祛风渗湿，活血。主痈肿疮毒，疥癣，跌打损伤。果实：清热化斑，利湿解毒。主生斑痣，脓疱疮。

【用法用量】根 3 ~ 5 钱；根、全草、叶外用适量，鲜品捣烂外敷，或煎汤外洗。紫茉莉子外用适量，去外壳研末搽；或煎水洗。

【注意】孕妇忌服。

【附方】治淋浊、白带：白花紫茉莉根一至二两（去皮，洗净，切片），茯苓三至五钱。水煎，饭前服，日服 2 次（《福建民间草药》）。治急性关节炎：鲜紫茉莉根三两。水煎服，体热加豆腐，体寒加猪脚（《福建晋江中草药手册》）。治痈疽背疮：紫茉莉鲜根一株。去皮洗净，加红糖少许，共捣烂，敷患处，日换 2 次（《福建民间草药》）。治葡萄疮：紫茉莉果实内粉末，调冷水涂抹（《福建中草药》）。

29. 商陆科　Phytolaccaceae

50. 商陆 | Shāng Lù

【拉丁学名】*Phytolacca acinosa* Roxb.

【别名】章柳、山萝卜、见肿消、王母牛、倒水莲、金七娘、猪母耳、白母鸡等。

【科属分类】商陆科 Phytolaccaceae 商陆属 *Phytolacca*

【植物形态】多年生草本，高 0.5～1.5m，全株无毛。根肥大，肉质，倒圆锥形，外皮淡黄色或灰褐色，内面黄白色。茎直立，圆柱形，有纵沟，肉质，绿色或红紫色，多分枝。叶片薄纸质，椭圆形、长椭圆形或披针状椭圆形，长 10～30cm，宽 4.5～15cm，顶端急尖或渐尖，基部楔形，渐狭，两面散生细小白色斑点（针晶体），背面中脉凸起。叶柄长 1.5～3cm，粗壮，上面有槽，下面半圆形，基部稍扁宽。总状花序顶生或与叶对生，圆柱状，直立，通常比叶短，密生多花。花序梗长 1～4cm。花梗基部的苞片线形，长约 1.5mm，上部 2 枚小苞片线状披针形，均膜质。花梗细，长 6～10（～13）mm，基部变粗。花两性，直径约 8mm；花被片 5，白色、黄绿色、椭圆形、卵形或长圆形，顶端圆钝，长 3～4mm，宽约 2mm，大小相等，花后常反折。雄蕊 8～10，与花被片近等长，花丝白色，钻形，基部成片状，

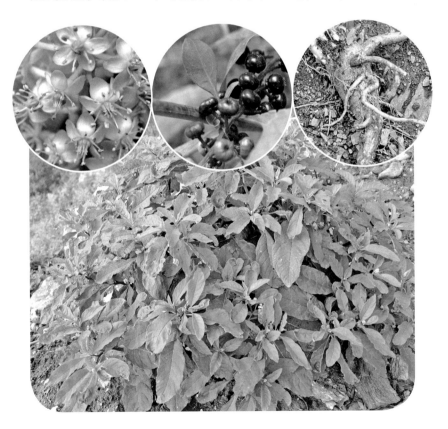

宿存，花药椭圆形，粉红色。心皮通常为 8，有时少至 5 或多至 10，分离；花柱短，直立，顶端下弯，柱头不明显。果序直立。浆果扁球形，直径约 7mm，熟时黑色；种子肾形，黑色，长约 3mm，具 3 棱。花期 5 ~ 8 月，果期 6 ~ 10 月。

【生境分布】我国除东北、内蒙古、青海、新疆外，普遍野生于海拔 500 ~ 3400m 的沟谷、山坡林下、林缘路旁。也栽植于房前屋后及园地中，多生于湿润肥沃地，喜生垃圾堆上。

【药用部位】干燥的根、花、叶入药。

【采收加工】根：秋季至次春采挖，除去须根及泥沙，切成块或片，晒干或阴干。叶：春夏二季采叶，鲜用或晒干备用。花：7 ~ 8 月花期采集，去杂质，晒干或阴干。

【功能主治】苦，性寒；有毒。根：逐水消肿，通利二便，解毒散结。用于水肿胀满，二便不通。外治痈肿疮毒；叶：清热解毒；主痈肿疮毒；花：化痰开窍。主痰湿上蒙，健忘，嗜睡，耳目不聪。

【用法用量】3 ~ 9g。外用鲜品捣烂或干品研末涂敷。

【注意】脾虚水肿及孕妇忌服。

【附方】治水气肿满：生商陆、赤小豆等份，鲫鱼三条（去肠存鳞）。上三味，将两味实鱼腹中，以绵缚之，水三升，缓煮豆烂，去鱼，只取二味，空腹食之，以鱼汁送下，甚者过二日，再为之，不过三剂（《圣济总录》商陆豆方）。治淋巴结结核：商陆三钱，红糖为引，水煎服（《云南中草药》）。治一切肿毒：商陆根和盐少许，捣敷，日再易之；治疮伤水毒：商陆根捣炙，布裹熨之，冷即易之（《千金方》）。

30. 马齿苋科　Portulacaceae

51. 土人参 | Tǔ Rén Shēn

【拉丁学名】*Talinum paniculatum*（Jacq.）Gaertn.

【别名】栌兰、飞来参、瓦参、桃参、申时花、参草、土高丽参、假人参、土洋参、土参、紫人参、瓦坑头、福参、土红参、锥花等。

【科属分类】马齿苋科 Portulacaceae 土人参属 *Talinum*

【植物形态】一年生或多年生草本，全株无毛，高 30~100cm。主根粗壮，圆锥形，有少数分枝，皮黑褐色，断面乳白色。茎直立，肉质，基部近木质，多少分枝，圆柱形，有时具槽。叶互生或近对生，具短柄或近无柄，叶片稍肉质，倒卵形或倒卵状长椭圆形，长 5~10cm，宽 2.5~5cm，顶端急尖，有时微凹，具短尖头，基部狭楔形，全缘。圆锥花序顶生或腋生，较大形，常二叉状分枝，具长花序梗。花小，直径约 6mm。总苞片绿色或近红色，圆形，顶端圆钝，长 3~4mm。苞片 2，膜质，披针形，顶端急尖，长约 1mm。花梗长 5~10mm。萼片卵形，紫红色，早落。花瓣粉红色或淡紫红色，长椭圆形、倒卵形或椭圆形，长 6~12mm，顶端圆钝，稀微凹。雄蕊（10~）15~20，比花瓣短；花柱线形，长约 2mm，基部具关节。柱头 3 裂，稍开展。子房卵球形，长约 2mm。蒴果近球形，直径约 4mm，3 瓣裂，坚纸质；种子多数，扁圆形，直径约 1mm，黑褐色或黑色，有光泽。花期 6~8 月，果期 9~11 月。

【生境分布】原产热带美洲。我国中部和南部均有栽植，有的逸为野生，生于阴湿地。

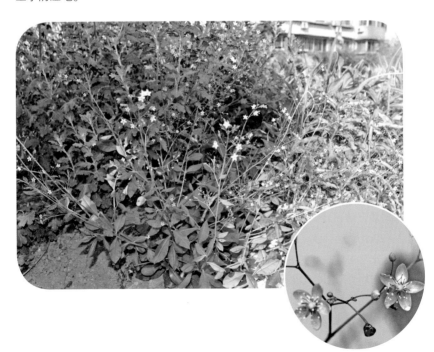

【药用部位】根和叶入药。

【采收加工】秋、冬季挖根洗净、切片晒干；叶则随时可采，或秋季采集，晒干或蒸后晒干备用。

【功能主治】甘，平。补中益气，润肺生津。用于气虚乏力，体虚自汗，脾虚泄泻，肺燥咳嗽，乳汁稀少。

【用法用量】内服：煎汤，1~2两。外用：捣敷。

【附方】治虚劳咳嗽：土洋参、隔山撬、通花根、冰糖。炖鸡服（《四川中药志》）。治多尿症：土高丽参二至三两，金樱根二两。共煎服，日二三次（《福建民间草药》）。治盗汗、自汗：土高丽参二两，猪肚一个。炖服（《闽东本草》）。治劳倦乏力：土人参五钱至一两，或加墨鱼干一只。酒水炖服（《福建中草药》）。治脾虚泄泻：土人参五钱至一两，大枣五钱。水煎服（《福建中草药》）。治乳汁稀少：鲜土人参叶，用油炒当菜食。治痈疔：鲜土人参叶，和红糖捣烂敷患处。

31. 落葵科　Basellaceae

52. 落葵薯 | Luò Kuí Shǔ

【拉丁学名】*Anredera cordifolia*（Tenore）Steenis

【别名】马德拉藤、藤三七、藤七、藤罗菜、藤菜、滑菜果、潺菜、胭脂菜、粘藤、白虎下须、猴子七等。

【科属分类】落葵科 Basellaceae 落葵薯属 *Anredera*

【植物形态】缠绕藤本，长可达数 m。根状茎粗壮。叶具短柄，叶片卵形至近圆形，长 2~6cm，宽 1.5~5.5cm，顶端急尖，基部圆形或心形，稍肉质，腋生小块茎（珠芽）。总状花序具多花，花序轴纤细，下垂，长 7~25cm。苞片狭，不超过花梗长度，宿存。花梗长 2~3mm，花托顶端杯状，花常由此脱落。下面 1 对小苞片宿存，宽三角形，急尖，透明，上面 1 对小苞片淡绿色，比花被短，宽椭圆形至近圆形。花直径约 5mm。花被片白色，渐变黑，开花时张开，卵形、长圆形至椭圆形，顶端钝圆，长约 3mm，宽约 2mm；雄蕊白色，花丝顶端在芽中反折，开花时伸出花外。花柱白色，分裂成 3 个柱头臂，每臂具 1 棍棒状或宽椭圆形柱头。果实、种子未见。花期 6 ~ 10 月。

【生境分布】原产于南美热带地区。我国江苏、浙江、福建、广东、四川、湖北、云南及北京有栽培。

【药用部位】以全草、花、果实及藤上块茎（藤三七）入药。

【采收加工】全草四季可采，鲜用或晒干。藤三七在珠芽形成后采摘，除去杂质，鲜用或晒干。花和果实应季采收。

【功能主治】全草：甘、淡，凉。花：辛、苦，性寒。藤三七：微苦，温。全草：清热解毒，接骨止痛。用于阑尾炎，痢疾，大便秘结，膀胱炎。外用治骨折，跌打损伤，外伤出血，烧烫伤；藤三七：滋补，壮腰膝，消肿散瘀。治腰膝痹痛，病后体弱，跌打损伤，骨折；花：凉血解毒。主痘毒，乳头破裂；果实做面脂美容。

【用法用量】内服：煎汤，30 ~ 60g；或用鸡肉或猪瘦肉炖服。外用：适量，捣敷。

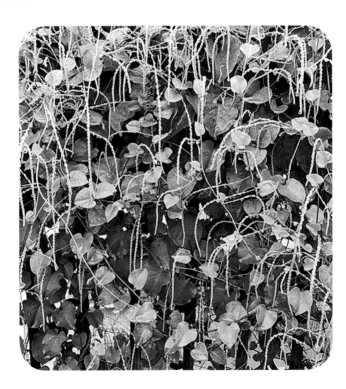

【附方】治跌打扭伤：藤三七、鱼子兰、土牛膝、马茴香。捣敷患部；治大便秘结：鲜落葵叶煮作副食（《泉州本草》）。治小便短涩：鲜落葵每次二两。煎汤代茶频服（《泉州本草》）。治疗疮：鲜落葵十余片。捣烂涂贴，日换 1 ~ 2 次（《福建民间草药》）。治阑尾炎：鲜落葵二至四两。水煎服（《福建中草药》）。

32. 石竹科　Caryophyllaceae

53. 剪红纱花 | Jiǎn Hóng Shā Huā

【拉丁学名】*Lychnis senno* Sieb. et Zucc.

【别名】汉宫秋、剪秋纱、散血沙、甜胆草、甜龙胆等。

【科属分类】石竹科 Caryophyllaceae 剪秋罗属 *Lychnis*

【植物形态】多年生草本，高 50 ~ 100cm，全株被粗毛。根簇生，细圆柱形，黄白色，稍肉质。茎单生，直立，不分枝或上部分枝。叶片椭圆状披针形，长（4 ~)8 ~ 12cm，宽 2 ~ 3cm，基部楔形，顶端渐尖，两面被柔毛，边缘具缘毛。二歧聚伞花序具多数花；花直径 3.5 ~ 5cm，花梗长

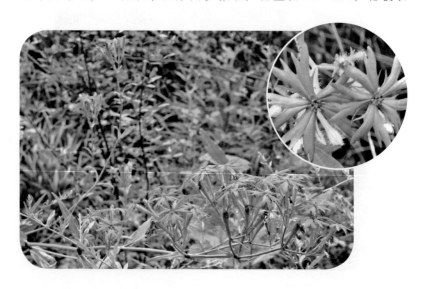

5 ~ 15mm，比花萼短；苞片卵状披针形或披针形，被柔毛；花萼筒状，长（20 ~ ）25 ~ 30mm，直径 2.5 ~ 3.5mm，后期上部微膨大，沿脉被稀疏长柔毛，萼齿三角形，长 2 ~ 4mm，顶端急尖或渐尖，边缘具短缘毛；雌雄蕊柄无毛，长 10 ~ 15mm；花瓣深红色，爪不露或微露出花萼，狭楔形，无毛，瓣片轮廓三角状倒卵形，不规则深多裂，裂片具缺刻状钝齿；雄蕊与花萼近等长，花丝无毛，花药暗紫色。蒴果椭圆状卵形，长 10 ~ 15mm，微长于宿存萼。种子肾形，长约 1mm，红褐色，具小瘤。花期 7 ~ 8 月，果期 8 ~ 9 月。

【生境分布】产于长江流域（东自江苏、浙江，西至湖北、四川、云南）和秦岭（西至甘肃天水、成县）以南。生于海拔 150 ~ 2000m 的疏林下或灌丛草地。国内外广泛栽培。

【药用部位】带根全草入药。

【采收加工】每年 8 月收获 1 次，连根拔出全草，抖去泥沙，晒干。

【功能主治】甘，淡；性寒。清热利尿，散瘀止痛。主外感发热，热淋，泄泻，缠腰火丹，风湿痹痛，跌打损伤。

【用法用量】内服：煎汤，根 9 ~ 15g，全草 15 ~ 30g；或泡洒。外用：适量，研末调敷。

54. 瞿麦 | Qú Mài

【拉丁学名】*Dianthus superbus* L.

【别名】巨句麦、大兰、山瞿麦、瞿麦穗、南天竺草、麦句姜、剪绒花、龙须、四时美、圣笼草子等。

【科属分类】石竹科 Caryophyllaceae 石竹属 *Dianthus*

【植物形态】多年生草本，高 50 ~ 60cm，有时更高。茎丛生，直立，绿色，无毛，上部分枝。叶片线状披针形，长 5 ~ 10cm，宽 3 ~ 5mm，顶端锐尖，中脉特显，基部合生成鞘状，绿色，有时带粉绿色。花 1 或 2 朵生枝端，有时顶下腋生；苞片 2 ~ 3 对，倒卵形，长 6 ~ 10mm，约为花萼 1/4，宽 4 ~ 5mm，顶端长尖；花萼圆筒形，长 2.5 ~ 3cm，直径 3 ~ 6mm，常染紫红色晕，萼齿披针形，长 4 ~ 5mm；花瓣长 4 ~ 5cm，爪长 1.5 ~ 3cm，包于萼筒内，瓣片宽倒卵形，边缘裂至中部或中部以上，通常淡红色或带紫色，稀白色，喉部具丝毛状鳞片；雄蕊和花柱微外露。蒴果圆筒形，与宿存萼等长或微长，顶端 4 裂。种子扁卵圆形，长约 2mm，黑色，有光泽。花期 6 ~ 9 月，果期 8 ~ 10 月。

【生境分布】产于东北、华北、西北及山东、江苏、浙江、江西、河南、湖北、四川、贵州、新疆。生于海拔 400 ~ 3700m 丘陵山地疏林下、林缘、草甸、沟谷溪边。

【药用部位】干燥地上部分入药。

【采收加工】 夏、秋花果期割取全草，除去杂草和泥土，切段或不切段，晒干。

【功能主治】苦，性寒。利小便，清湿热，活血通经。主小便不通，热淋，血淋，石淋，闭经，目赤肿痛，痈肿疮毒，湿疮瘙痒。

【用法用量】内服：煎汤，3 ~ 10g；或入丸、散。外用：适量，煎汤洗；或研末撒。

【注意】脾、肾气虚及孕妇忌服。

【附方】治小便赤涩，癃闭不通，热淋血淋：瞿麦、萹蓄、车前子、滑石、山栀子仁、甘草（炙）、木通、大黄（煨）各一斤。上为散。每服二钱，水一盏，入灯心，煎至七分，去渣，食后临卧温服。小儿量力少少与之（《局

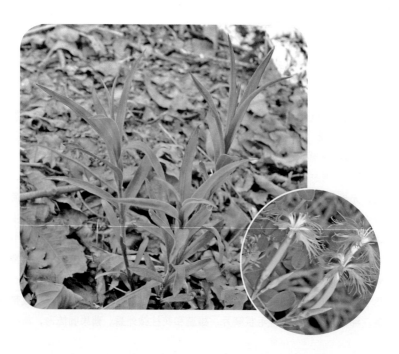

方》八正散）。治小便不利者，有水气，其人苦渴：瓜蒌根二两，茯苓、薯蓣各三两，附子一枚（炮），瞿麦一两。上五味，末之，炼蜜丸梧子大。饮服三丸，日三服，不知，增至七八丸，以小便利、腹中温为知（《金匮要略》瓜蒌瞿麦丸）。治下焦结热，小便黄赤，淋闭疼痛，或有血出，及大小便俱出血者：山栀子（去皮，炒）半两，瞿麦穗一两，甘草（炙）三分。上为末。每服五钱至七钱，水一碗，八连须葱根七个，灯心五十茎，生姜五七片，同煎至七分，时时温服（《局方》立效散）。

55. 高山瞿麦 | Gāo Shān Qú Mài

【拉丁学名】*Dianthus superbus* L. var. *speciosus* Reichb.

【别名】山瞿麦、瞿麦穗、南天竺草、剪绒花等。

【科属分类】石竹科 Caryophyllaceae 石竹属 *Dianthus*

【植物形态】多年生草本，植株较矮。茎丛生，直立，稀疏分枝，绿色，

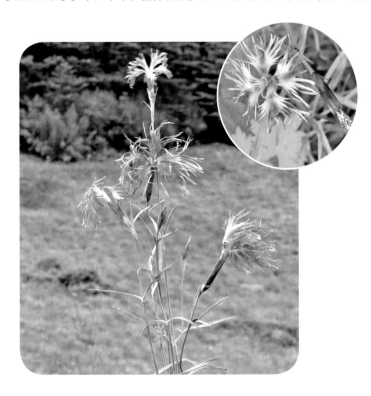

无毛。叶片线状披针形，长 5 ~ 10cm，宽 3 ~ 5mm，顶端锐尖，中脉特显，基部合生成鞘状，绿色，有时带粉绿色。花较大，1 或 2 朵生枝端，有时顶下腋生；直径 4.5 ~ 5cm；花苞片 2 ~ 3 对，椭圆形至宽卵形，顶端具钻形尖（长 2 ~ 5mm）；花萼较短而粗，带紫色，长 2.5 ~ 3cm，直径 4 ~ 7mm，萼齿披针形，长 4 ~ 5mm；花瓣长 4 ~ 5cm，爪长 1.5 ~ 3cm，包于萼筒内，瓣片宽倒卵形，边缘繸裂至中部或中部以上，通常淡红色或带紫色，稀白色，喉部具丝毛状鳞片；雄蕊和花柱微外露。蒴果圆筒形，与宿存萼等长或微长，顶端 4 裂；种子扁卵圆形，长约 2mm，黑色，有光泽。花期 6 ~ 9 月，果期 8 ~ 10 月。

【生境分布】产于吉林、内蒙古、河北、山西、陕西、湖北西部。生于海拔 2100 ~ 3200m 高山林缘路旁、林间空地、山坡草丛及河岸。

【药用部位】干燥地上部分入药。

【采收加工】夏、秋花果期割取全草，除去杂草和泥土，切段或不切段，晒干。

【功能主治】苦，寒。利小便，清湿热，活血通经。主小便不通，热淋，血淋，石淋，闭经，目赤肿痛，痈肿疮毒，湿疮瘙痒。用法同瞿麦。

56. 鹤草 | Hè Cǎo

【拉丁学名】*Silene fortunei* Vis.

【别名】蝇子草、蚊子草、野蚊子草等。

【科属分类】石竹科 Caryophyllaceae 蝇子草属 *Silene*

【植物形态】多年生草本，高 50 ~ 80（~ 100）cm。根粗壮，木质化。茎丛生，直立，多分枝，被短柔毛或近无毛，分泌黏液。基生叶叶片倒披针形或披针形，长 3 ~ 8cm，宽 7 ~ 12（~ 15）mm，基部渐狭，下延成柄状，顶端急尖，两面无毛或早期被微柔毛，边缘具缘毛，中脉明显。聚伞状圆锥花序，小聚伞花序对生，具 1 ~ 3 花，有黏质，花梗细，长 3 ~ 12（~ 15）mm；苞片线形，长 5 ~ 10mm，被微柔毛；花萼长筒状，长 22 ~ ~ 30 mm，直径约 3mm，无毛，基部截形，果期上部微膨大呈筒状棒形，长 25 ~ 30mm，纵脉紫色，萼齿三角状卵形，长 1.5 ~ 2mm，顶端圆钝，边缘膜质，具短缘毛；雌雄蕊柄无毛，果期长 10 ~ 17mm；花瓣淡红色，爪微露出花萼，倒披针形，长

10~15mm，无毛，瓣片平展，轮廓楔状倒卵形，长约15mm，2裂达瓣片的1/2或更深，裂片呈撕裂状条裂副花冠片小，舌状；雄蕊微外露，花丝无毛；花柱微外露。蒴果长圆形，长12~15mm，直径约4mm，比宿存萼短或近等长；种子圆肾形，微侧扁，深褐色，长约1mm。花期6~8月，果期7~9月。

【生境分布】产于长江流域和黄河流域南部，东达福建、台湾，西至四川和甘肃东南部，北抵山东、河北、山西和陕西南部，生于平原或低山草坡或灌丛草地。

【药用部位】全草入药。

【采收加工】夏、秋季采集，洗净，鲜用或晒干。

【功能主治】辛、涩、凉。清热利湿，解毒消肿。用于痢疾，肠炎；外用治蝮蛇咬伤，扭挫伤，关节肌肉酸痛。

【用法用量】内服：煎汤，15~30g；或捣汁。外用：适量，鲜品捣敷。

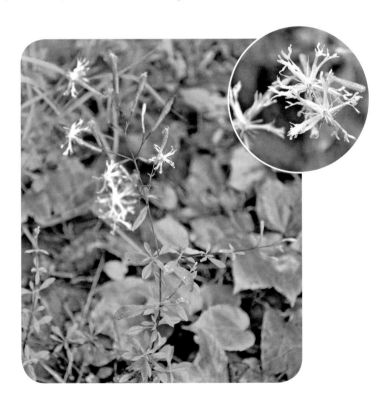

33. 毛茛科　Ranunculaceae

57. 升麻 ｜ Shēng Má

【拉丁学名】*Cimicifuga foetida* L.

【别名】周升麻、周麻、鸡骨升麻、鬼脸升麻等。

【科属分类】毛茛科 Ranunculaceae 升麻属 *Cimicifuga*

【植物形态】根状茎粗壮，坚实，表面黑色，有许多内陷的圆洞状老茎残迹。茎高 1 ~ 2m，基部粗达 1.4cm，微具槽，分枝，被短柔毛。叶为二至三回三出状羽状复叶；茎下部叶的叶片三角形，宽达 30cm；顶生小叶具长柄，菱形，长 7 ~ 10cm，宽 4 ~ 7cm，常浅裂，边缘有锯齿，侧生小叶具短柄或无柄，斜卵形，比顶生小叶略小，表面无毛，背面沿脉疏被白色柔毛；叶柄

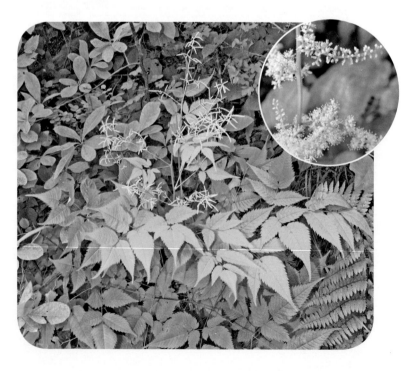

长达 15cm。上部的茎生叶较小，具短柄或无柄。花序具分枝 3 ~ 20 条，长达 45cm，下部的分枝长达 15cm；轴密被灰色或锈色的腺毛及短毛；苞片钻形，比花梗短；花两性；萼片倒卵状圆形，白色或绿白色，长 3 ~ 4mm；退化雄蕊宽椭圆形，长约 3mm，顶端微凹或二浅裂，几膜质；雄蕊长 4 ~ 7mm，花药黄色或黄白色；心皮 2 ~ 5，密被灰色毛，无柄或有极短的柄。蓇葖果长圆形，长 8 ~ 14mm，宽 2.5 ~ 5mm，有伏毛，基部渐狭成长 2 ~ 3mm 的柄，顶端有短喙；种子椭圆形，褐色，长 2.5 ~ 3mm，有横向的膜质鳞翅，四周有鳞翅。7 ~ 9 月开花，8 ~ 10 月结果。

【生境分布】分布于西藏、云南、四川、青海、甘肃、陕西、河南西部和山西。生海拔 1700 ~ 2300m 间的山地林缘、林中或路旁草丛中。

【药用部位】根状茎入药。

【采收加工】拣去杂质，略泡洗净，捞出，润透，切片，晒干。

【功能主治】味辛，甘；性微寒。发表透疹，清热解毒，升举阳气。用于风热头痛，齿痛，口疮，咽喉肿痛，麻疹不透，阳毒发斑，脱肛，子宫脱垂。

【用法用量】内服：煎汤，0.5 ~ 3 钱；或入丸、散。外用：研末调敷，煎水含漱或淋洗。

【注意】上盛下虚，阴虚火旺及麻疹已透者忌服。

【附方】治咽喉闭塞，津液不通：川升麻半两，马蔺子一分，白矾一分，马牙消一分，玄参一分。上药，捣罗为末，炼蜜和丸如楝子大。用薄绵裹，常含一丸咽津（《圣惠方》升麻丸）。治胃热齿痛：升麻煎汤，热漱咽之（《仁斋直指方》）。治血崩：升麻五分，柴胡五分，川芎一钱，白芷一钱，荆芥穗六钱，当归六钱。水二碗，煎一碗，食远服，即止，多不过五、六服（《墨宝斋集验方》）。

58. 小升麻 | Xiǎo Shēng Má

【拉丁学名】*Cimicifuga acerina* (Sieb. et Zucc.) Tanaka

【别名】金龟草、金丝三七、帽辫七、开喉箭、三面刀、茶七、白升麻、米升麻、万年根、拐枣七、棉花七、熊掌七、五角连等。

【科属分类】毛茛科 Ranunculaceae 升麻属 *Cimicifuga*

【植物形态】根状茎横走，近黑色，生多数细根。茎直立，高 25 ~ 110cm，下部近无毛或疏被伸展的长柔毛，上部密被灰色的柔毛。叶 1

或2枚，近基生，为三出复叶；叶片宽达35cm，小叶有长4～12cm的柄；顶生小叶卵状心形，长5～20cm，宽4～18cm，七至九掌状浅裂，浅裂片三角形或斜梯形，边缘有锯齿，侧生小叶比顶生小叶略小并稍斜，表面只在近叶缘处被短糙伏毛，其他部分无毛或偶而也有毛，背面沿脉被白色柔毛；叶柄长达32cm，疏被长柔毛或近无毛。花序顶生，单一或有1～3分枝，长10～25cm；轴密被灰色短柔毛；花小，直径约4mm，近无梗；萼片白色，椭圆形至倒卵状椭圆形，长3～5mm；退化雄蕊圆卵形，长约4.5mm，基部具蜜腺；花药椭圆形，长1～1.5mm，花丝狭线形，长4～7mm；心皮1或2，无毛。蓇葖果长约10mm，宽约3mm，宿存花柱向外方伸展；种子8～12粒，椭圆状卵球形，长约2.5mm，浅褐色，表面有多数横向的短鳞翅，四周无翅。8～9月开花，10月结果。

【药用部位】以根茎入药。

【生境分布】产于四川、湖北、贵州、湖南、广东、浙江、安徽、河南、山西、陕西、甘肃。生于海拔800～2600m间的山地林下或林缘。

【采收加工】夏、秋采挖，洗净，晒干。

【功能主治】甘、苦，寒；有小毒。清热解毒，疏风透疹，活血止痛，降

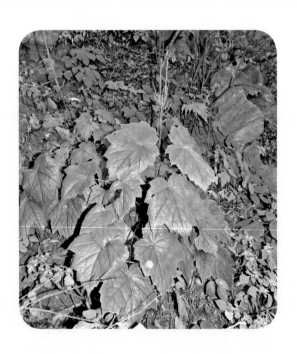

血压。用于咽痛，疔肿，斑疹不透，劳伤，腰腿痛及跌打损伤，高血压。

【用法用量】内服：煎汤，3～9g；或浸酒。外用：适量，捣敷。

【附方】治咽喉干痛：三面刀一钱。嚼含口中，逐渐咽下（《陕西中草药》）。治劳伤内损：鲜金丝三七（切片）二至三两，加白糖炖汁服（《浙江天目山药植志》）。治劳伤，腰腿痛：三面刀、四块瓦各二钱，红三七、钮子七各一钱，红毛七三钱，白酒一斤。浸泡成酒剂，每日早、晚各服一酒盅（《陕西中草药》）。治疔毒：鲜金丝三七加盐捣烂敷患处（《浙江天目山药植志》）。

59. 类叶升麻 | Lèi Yè Shēng Má

【拉丁学名】*Actaea asiatica* Hara

【别名】绿豆升麻、绿升麻、绿衣升麻、马尾升麻等。

【科属分类】毛茛科 Ranunculaceae 类叶升麻属 *Actaea*

【植物形态】根状茎横走，质坚实，外皮黑褐色，生多数细长的根。茎高30～80cm，圆柱形，粗4～9mm，微具纵棱，下部无毛，中部以上被白色

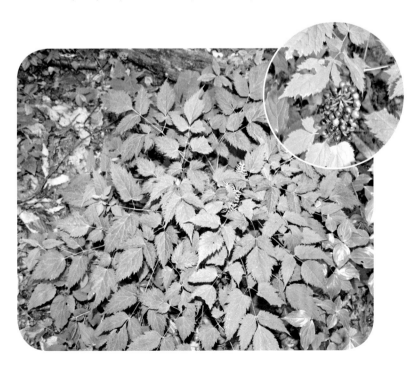

短柔毛，不分枝。叶2~3枚，茎下部的叶为三回三出近羽状复叶，具长柄；叶片三角形，宽达27cm；顶生小叶卵形至宽卵状菱形，长4~8.5cm，宽3~8cm，三裂边缘有锐锯齿，侧生小叶卵形至斜卵形，表面近无毛，背面变无毛；叶柄长10~17cm。茎上部叶的形状似茎下部叶，但较小，具短柄。总状花序长2.5~6cm；轴和花梗密被白色或灰色短柔毛；苞片线状披针形，长约2mm；花梗长5~8mm；萼片倒卵形，长约2.5mm，花瓣匙形，长2~2.5mm，下部渐狭成爪；花药长约0.7mm，花丝长3~5mm；心皮与花瓣近等长。果序长5~17cm，与茎上部叶等长或超出上部叶；果梗粗约1mm；果实紫黑色，直径约6mm；种子约6粒，卵形，有3纵棱，长约3mm，宽约2mm，深褐色。5~6月开花，7~9月结果。

【生境分布】产于西藏东部、云南、四川、湖北、青海、甘肃、陕西、山西、河北、内蒙古南部、辽宁、吉林、黑龙江。生海拔350~3100m间山地林下或沟边阴处，河边湿草地。

【药用部位】以根状茎及全草入药。

【采收加工】秋季采集，分别晒干。

【功能主治】辛、微苦，凉。清肺止咳，清热解毒。用于感冒头痛，百日咳。外用治犬咬伤。

【用法用量】内服：煎汤，3~5钱。外用：捣敷。

【附方】治感冒头痛：绿豆升麻、马鞭草、水杨梅各五钱。煨水服；治百日咳：绿豆升麻根、黄果皮各三钱，土薄荷五钱。煨水服；治疯狗咬伤：绿豆升麻叶适量。捣绒敷伤口，另以紫竹根、棕竹根各二两，煨水服。

60. 铁筷子 | Tiě Kuài Zi

【拉丁学名】*Helleborus thibetanus* Franch.

【别名】黑毛七、九百棒、见春花、九龙丹、九朵云、小桃儿七、铁钢叉、瓦鸟柴、钻石风等。

【科属分类】毛茛科 Ranunculaceae 铁筷子属 *Helleborus*

【植物形态】根状茎直径约4mm，密生肉质长须根。茎高30~50cm，无毛，上部分枝，基部有2~3个鞘状叶。基生叶1~2个，无毛，有长柄；叶片肾形或五角形，长7.5~16cm，宽14~24cm，鸡足状三全裂，中全裂片倒披针形，宽1.6~4.5cm，边缘在下部之上有密锯齿，侧全裂片具短柄，扇形，不等三全裂；叶柄长 20 ~ 24cm。茎生叶近无柄，叶片较基生叶为小，中央全裂片狭椭圆形，侧全裂片不等二或三深裂。花 1 ~ 2 朵生茎或枝端，在基生叶刚抽出时开放，无毛；萼片初粉红色，在果期变绿色，椭圆形或狭椭圆形，长 1.1 ~ 2.3cm，宽 0.5 ~ 1.6cm；花瓣 8 ~ 10，淡黄绿色，圆筒状漏斗形，具短柄，长 5 ~ 6mm，腹面稍二裂；雄蕊长 4.5 ~ 10mm，花药椭圆形，长约 1mm，花丝狭线形；心皮 2 ~ 3，长约 1cm，花柱与子房近等长。蓇葖果，长 1.6 ~ 2.8cm，宽 0.9 ~ 1.2cm，有横脉，喙长约 6mm；种子椭圆形，扁，长 4 ~ 5mm，宽约 3mm，光滑，有 1 条纵肋。4 月开花，5 月结果。

【生境分布】分布于四川（西北部）、甘肃（南部）、陕西（南部）和湖北（西北部）。生海拔 1100 ~ 3700m 间山地林中或灌丛中。

【药用部位】根状茎及根入药。

【采收加工】秋季采挖，洗净，晒干或鲜用。

【功能主治】苦，凉；有小毒。清热解毒，活血散瘀，消肿止痛。用于膀胱炎，尿道炎，疮疡肿毒，跌打损伤。

【用法用量】1 ~ 2 钱，水煎或泡酒服。外用鲜品适量，捣烂敷患处。

【注意】孕妇忌服。服药后两小时内，忌食热物及荞面。

【附方】治跌打损伤：铁筷子、柳叶过山龙各三钱，一口血二钱。浸酒半

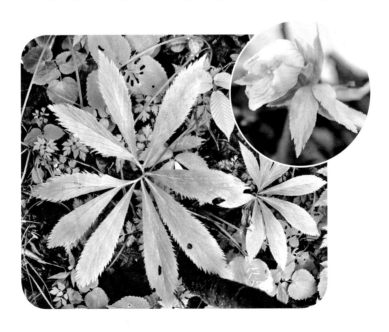

斤。每次服药酒二两，一日两次（《贵阳民间药草》）。镇咳，止腰酸背痛：铁筷子二钱，蜂蜜一两。将铁筷子炒黄，加蜂蜜蒸，一次服完（《贵州民间方药集》）。治风湿痛：铁筷子三钱，石楠藤三钱，兔耳风三钱。泡酒四两。每次服一两。治痨伤咳嗽：铁筷子细须根一两，泡酒半斤。每次服药酒五钱至一两，经常服用。治哮喘：铁筷子须根五分。为末，酒吞服。治妇女腹内血包：铁筷子三钱，红浮萍一两，薄荷一钱，红花二钱。煎水内服：治胃痛：铁筷子、大木姜子、青藤香、广木香各二钱。研末。每次二钱，开水吞服（《贵阳民间药草》）。

61. 乌头 | Wū Tóu

【拉丁学名】*Aconitum carmichaelii* Debx.

【别名】乌喙、奚毒、即子、鸡毒、毒公、耿子、五毒根等。

【科属分类】毛茛科 Ranunculaceae 乌头属 *Aconitum*

【植物形态】块根倒圆锥形，长 2~4cm，粗 1~1.6cm。茎高 60~200cm，中部之上疏被反曲的短柔毛，等距离生叶，分枝。茎下部叶在开花时枯萎。茎中部叶有长柄；叶片薄革质或纸质，五角形，长 6~11cm，宽 9~15cm，基部浅心形三裂达或近基部，中央全裂片宽菱形，有时倒卵状菱形或菱形，急尖，有时短渐尖近羽状分裂，二回裂片约 2 对，斜三角形，生 1~3 枚牙齿，间或全缘，侧全裂片不等二深裂，表面疏被短伏毛，背面通常只沿脉疏被短柔毛；叶柄长 1~2.5cm，疏被短柔毛。顶生总状花序长 6~25cm；轴及花梗多少密被反曲而紧贴的短柔毛；下部苞片三裂，其他的狭卵形至披针形；花梗长 1.5~5.5cm；小苞片生花梗中部或下部，长 3~10mm，宽 0.5~2mm；萼片蓝紫色，外面被短柔毛，上萼片高盔形，高 2~2.6cm，自基部至喙长 1.7~2.2cm，下缘稍凹，喙不明显，侧萼片长 1.5~2cm；花瓣无毛，瓣片长约 1.1cm，唇长约 6mm，微凹，距长 1~2.5mm，通常拳卷；雄蕊无毛或疏被短毛，花丝有 2 小齿或全缘；心皮 3~5，子房疏或密被短柔毛，稀无毛。蓇葖果长 1.5~1.8cm；种子长 3~3.2mm，三棱形，只在二面密生横膜翅。9~10 月开花。

【生境分布】在我国分布于云南、四川、湖北、贵州、湖南、广西、广东、江西、浙江、江苏、安徽、陕西（南部）、河南（南部）、山东（东部）、辽宁（南部）。在四川西部、陕西南部及湖北西部一带分布于海拔

850～2150m，在湖南及江西分布于 700～900m 间，在沿海诸省分布于100～500m 处；生山地草坡或灌丛中。

【药用部位】块根入药。母根（川乌），侧根（附子），附子的加工品有盐附子、黑顺片、白附片。

【采收加工】夏至至小暑间挖出全株，除去地上部茎叶，然后将子根摘下，与母根分开，抖净泥土，晒干。

【功能主治】川乌：辛、苦，热；有大毒。附子：辛、甘，大热；有毒。川乌：祛风除湿，温经止痛。用于风寒湿痹，关节疼痛，心腹冷痛，寒疝作痛，麻醉止痛；附子：回阳救逆，补火助阳，逐风寒湿邪。用于亡阳虚脱，肢冷脉微，阳痿，宫冷，心腹冷痛，虚寒吐泻，阴寒水肿，阳虚外感，寒湿痹痛。

【用法用量】内服：煎汤，3～9g；或研末，1～2g；或入丸、散。内服须炮制后用；入汤剂应先煎 1～2h，以减低其毒性。外用：适量，研末撒或

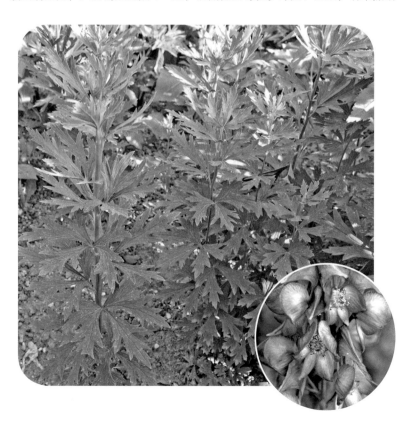

调敷。

【注意】阴虚阳盛，热证疼痛及孕妇禁服。反半夏、瓜蒌、天花粉、川贝母、浙贝母、白蔹、白及。酒浸、酒煎服，易致中毒，应慎服。

62. 蔓乌头 | Màn Wū Tóu

【拉丁学名】*Aconitum volubile* Pall.

【别名】细茎蔓乌头、鸡头草等。

【科属分类】毛茛科 Ranunculaceae 乌头属 *Aconitum*

【植物形态】茎缠绕，无毛或上部疏被反曲短柔毛；分枝。茎中部叶有长柄或稍长柄；叶片坚纸质，五角形，长 7～9cm，宽 8～10cm，基部心形，三全裂，中央全裂片通常具柄，菱状卵形，渐尖，近羽状深裂，二回裂片约 3～4 对，最下面的二回裂片较大，狭菱形，有 2～3 枚三角形小裂片，上部的二回裂片小，狭三角形或狭披针形，侧全裂片斜扇形，不等二裂达基部或近基部，表面疏被紧贴的短柔毛，背面无毛或几无毛；叶柄长为叶片的 1/2 或 2/3。花序顶生或腋生，有 3～5 花；轴和花梗密被淡黄色伸展的短柔毛；

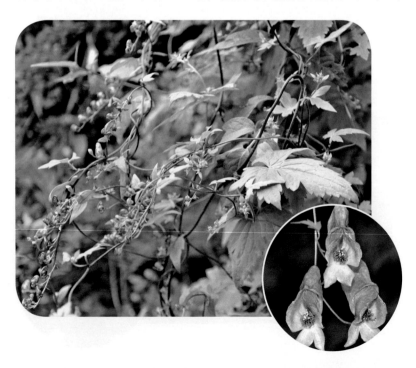

基部苞片三裂，其他的苞片小，线形；花梗长 2 ~ 3.8cm；小苞片生花梗中部以下，线形，长 2 ~ 3mm；萼片蓝紫色，外面被伸展的短柔毛，上萼片高盔形，高 1.8 ~ 2.7cm，自基部至喙长 1 ~ 1.5cm，下缘稍向上斜展，侧萼片长 1 ~ 1.5cm；花瓣无毛，瓣片长 6 ~ 10mm，唇长约为瓣片之半，距长 1.5 ~ 3mm，向后弯曲；雄蕊无毛，花丝全缘；心皮 5，子房被伸展的短柔毛。蓇葖果长 1.5 ~ 1.7cm；种子狭倒金字塔形，长约 2.5mm，密生横膜翅。8 ~ 9 月开花。

【生境分布】在我国分布于辽宁、吉林和黑龙江。生海拔 200 ~ 1000m 间山地草坡或林中。

【药用部位】块根入药。

【采收加工】秋季采挖。以清水漂洗三日，每日换水 2 次，切片，晒干。

【功能主治】性温，味麻；有剧毒。祛风，散寒，止痛，止痉。主风寒湿痹，关节疼痛，神经痛，四肢拘挛，半身不遂，疮疡肿毒。

【注意】使用时应严格掌握剂量，孕妇禁服，酒浸剂只宜外用。

63. 伏毛铁棒锤 | Fú Máo Tiě Bàng Chuí

【拉丁学名】*Aconitum flavum* Hand Mazz.

【别名】铁牛七、一枝箭、三转半、雪上一枝蒿等。

【科属分类】毛茛科 Ranunculaceae 乌头属 *Aconitum*

【植物形态】块根胡萝卜形，长约 4.5cm，粗约 8mm。茎高 35 ~ 100cm，中部以下无毛，在中部或上部被反曲而紧贴的短柔毛，密生多数叶，通常不分枝。茎下部叶在开花时枯萎，中部叶有短柄；叶片宽卵形，长 3.8 ~ 5.5cm，宽 3.6 ~ 4.5cm，基部浅心形，三全裂，全裂片细裂，末回裂片线形，两面无毛，边缘干时稍反卷，疏被短缘毛；叶柄长 3 ~ 4mm。顶生总状花序狭长，长为茎的 1/4 ~ 1/5，有 12 ~ 25 朵

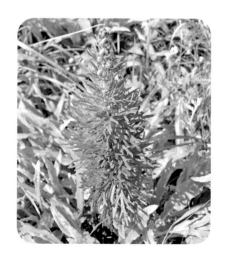

花；轴及花梗密被紧贴的短柔毛；下部苞片似叶，中部以上的苞片线形；花梗长 4～8mm；小苞片生花梗顶部，线形，长 3～6mm；萼片黄色带绿色，或暗紫色，外面被短柔毛，上萼片盔状船形，具短爪，高 1.5～1.6cm，下缘斜升，上部向下弧状弯曲，外缘斜，侧萼片长约 1.5cm，下萼片斜长圆状卵形；花瓣疏被短毛，瓣片长约 7mm，唇长约 3mm，距长约 1mm，向后弯曲；花丝无毛或疏被短毛，全缘；心皮 5，无毛或疏被短毛。菁葖果无毛，长 1.1～1.7cm；种子倒卵状三棱形，长约 2.5mm，光滑，棱具狭翅。8 月开花。

【生境分布】分布于四川西北部、湖北西部、西藏北部、青海、甘肃、宁夏南部、内蒙古南部。生海拔 2000～3700m 山地草坡或疏林下。

【药用部位】块根入药。

【采收加工】7～8 月间采集。除去茎苗，洗净晒干。

【功能主治】苦、辛，温。有大毒。活血祛瘀，驱风除湿，止痛消肿。治跌打损伤，风湿关节痛，牙痛，食积腹痛，妇女痛经，痈肿，冻疮。

【用法用量】外用：适量，研末调敷；或磨汁涂；或煎水洗。内服：煎汤，1.5～3g；或研末冲服，0.06～0.15g。

【注意】内服慎用。孕妇禁服。

【附方】治风湿性关节痛：铁棒锤二至三钱。研粉，加白酒一两，用火点着，蘸洗患部，每日一次（《陕西中草药》）。治牙痛：铁棒锤研末，用牙签棉花，在水中浸湿后蘸药末五厘，涂患处，勿咽下（《北方常用中草药手册》）。治痞块，食积腹痛：铁棒锤三分，天南星二分。研末撒在膏药上，贴脐部（《陕西草药》）。治瘰疬（未破者）：铁棒锤以醋磨汁，涂患处；治冻疮：铁棒锤以水磨汁，涂患处；治刀伤：铁棒锤、芋儿七各三钱，冰片五分，麝香一分，共为细末，外敷伤处。

64. 翠雀 | Cuì Què

【拉丁学名】*Delphinium grandiflorum* L.

【别名】猫眼花、鸽子花、大花飞燕草、鸡爪莲、土黄连等。

【科属分类】毛茛科 Ranunculaceae 翠雀属 *Delphinium*

【植物形态】茎高 35～65cm，与叶柄均被反曲而贴伏的短柔毛，上部有时变无毛，等距地生叶，分枝。基生叶和茎下部叶有长柄；叶片圆五角形，长 2.2~6cm，宽 4~8.5cm，三全裂，中央全裂片近菱形，一至二回三裂近中脉，小裂片线状披针形至线形，宽 0.6~3.5mm，边缘干时稍反卷，侧全裂片扇形，不等二深裂近基部，两面疏被短柔毛或近无毛；叶柄长为叶片的3~4倍，基部具短鞘。总状花序有 3~15 花；下部苞片叶状，其他苞片线形；花梗长 1.5~3.8cm，与轴密被贴伏的白色短柔毛；小苞片生花梗中部或上部，线形或丝形，长 3.5~7mm；萼片紫蓝色，椭圆形或宽椭圆形，长1.2~1.8cm，外面有短柔毛，距钻形，长 1.7~2.3cm，直或末端稍向下弯曲；花瓣蓝色，无毛，顶端圆形；退化雄蕊蓝色，瓣片近圆形或宽倒卵形，顶端全缘或微凹，腹面中央有黄色髯毛；雄蕊无毛；心皮 3，子房密被贴伏的短柔毛。蓇葖果，长 1.4~1.9cm；种子倒卵状四面体形，长约 2mm，沿棱有翅。5~10 月开花。

【生境分布】在我国分布于云南（昆明以北）、四川西北部、湖北、山西、河北、内蒙古、辽宁和吉林的西部、黑龙江。生海拔 500~2800m 山地草坡

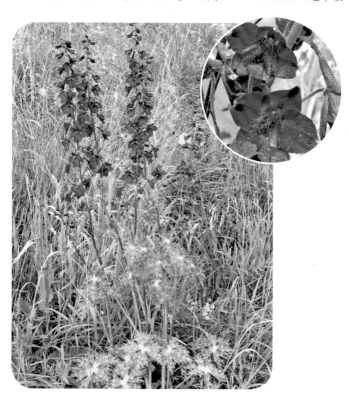

或丘陵砂地。

【药用部位】以根、全草、种子入药。

【采收加工】7~8月采收，漂洗，切段，晒干。

【功能主治】苦，寒，有毒。种子：泻火止痛，杀虫。根：牙痛。全草：灭虱。

【注意】不可内服。

【附方】治风热牙疼：飞燕草五分至一钱。水煎含漱，不可咽下（《东北常用中草药手册》）。治疥癣：飞燕草配苦参研末调擦（《高原中草药治疗手册》）。治头虱：鲜鸡爪连全草，捣碎，水浸洗头（《吉林中草药》）。

65. 还亮草 | Huán Liàng Cǎo

【拉丁学名】*Delphinium anthriscifolium* Hance

【别名】飞燕草、鱼灯苏、蛇衔草、车子野芫荽、还魂草、对叉草、蝴蝶菊等。

【科属分类】毛茛科 Ranunculaceae 翠雀属 *Delphinium*

【植物形态】一年生草本，高 30~70cm，遍体有白色毛。叶片菱状卵形

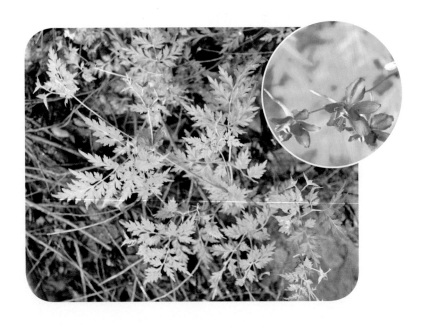

或三角状卵形，长 5 ~ 11cm，宽 4.5 ~ 8cm，2 ~ 3 回羽状全裂，1 回裂片斜卵形，2 回裂片或羽状浅裂，或不分裂而呈狄卵形、披针形，宽 2 ~ 4mm。总状花序具 2 ~ 15 花，花序轴和花梗有微柔毛；花淡青紫色，直径 1cm；萼片 5，堇色，狭长椭圆形，长约 5mm，后方 1 萼片，伸出 1 长距，长超过萼片；花瓣 2 对，上方 1 对斜楔形，中央有浅凹口，下部成距，插入萼距内，下方 1 对卵圆形，深 2 裂，基部成爪；雄蕊多数；心皮 3。蓇葖果，长约 1 ~ 1.6cm，有种子 4 粒。花期 3 ~ 5 月。

【生境分布】产于山西、江苏、安徽、浙江、江西、福建、河南、湖南、广东、广西、贵州。生于海拔 200 ~ 1200m 的丘陵、低山山坡草地或溪边草地。

【药用部位】以全草入药。

【采收加工】夏、秋季采收，洗净，切段，鲜用或晒干。

【功能主治】辛、温；有毒。祛风除湿，通络止痛，化食，解毒。用于风湿痹痛，半身不遂，食积腹胀，荨麻疹，痈疮癣癞。

【用法用量】内服：煎汤，3 ~ 6g。外用：适量，捣敷；或煎汤洗。

【附方】治积食胀满，潮热：还亮草、蓬蘽各一两，麦芽四至五钱。水煎，冲红糖，早晚饭前各服一次（《浙江天目山药植志》）。

66. 纵肋人字果 | Zòng Lèi Rén Zì Guǒ

【拉丁学名】*Dichocarpum fargesii*（Franch.）W. T. Wang et Hsiao

【别名】野黄瓜等。

【科属分类】毛茛科 Ranunculaceae 人字果属 *Dichocarpum*

【植物形态】植物全体无毛。茎高 14 ~ 35cm，中部以上分枝。根状茎粗而不明显，生多数须根。叶基生及茎生，基生叶少数，具长柄，为一回三出复叶；叶片草质，轮廓卵圆形，宽 1.8 ~ 3.5cm；中央指片肾形或扇形，长 5 ~ 12mm，宽 7 ~ 16mm，顶端具 5 浅牙齿，牙齿顶端微凹，叶脉明显，侧生指片轮廓斜卵形，具 2 枚不等大的小叶，上面小叶斜倒卵形，长 6 ~ 14mm，宽 4 ~ 10mm，下面小叶卵圆形，长及宽均 5 ~ 9mm；叶柄长 3 ~ 8cm，基部具鞘；茎生叶似基生叶，渐变小，对生，最下面一对的叶柄长 2cm。花小，直径 6 ~ 7.5mm；苞片无柄，三全裂；花梗纤细，长 1 ~ 3.5cm；萼片白色，倒卵状椭圆形，长 4 ~ 5mm，顶端钝；花瓣金黄色，长约为萼片之半，瓣片近圆形，中部合生成漏斗状，顶端近截形或近圆形，下面有细长的爪；雄蕊10，花药宽椭圆形，黄白色，长约0.3mm，花丝长3～4mm，中部微变宽。蓇葖果线形，长1.2～1.5cm，顶端急尖，喙极短而不明显；种子约9粒，椭圆球形，长1.5～1.8mm，具纵肋。5～6月开花，7月结果。

【生境分布】分布于四川（东部）、贵州、湖北（西部）、河南（西南部）、陕西（南部）和甘肃（东南部）。生海拔1300～1600m间山谷阴湿处。

【药用部位】全草。

【采收加工】夏、秋采收，洗净泥土，晒干。

【功能主治】微甘、苦，凉。健脾益胃，清热明目。主消化不良，风火赤眼，无名肿毒。

【用法用量】内服：煎汤，15～30g。外用：捣敷。

【附方】治消化不良：野黄瓜五钱至一两。煨水当茶饮。治火眼：野黄瓜捣绒，敷眼部。

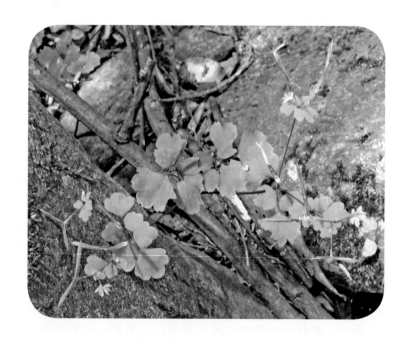

67. 天葵 | Tiān Kuí

【拉丁学名】*Semiaguilegia adoxoides*（DC.）Makino

【别名】紫背天葵、天葵草、千年老鼠屎、金耗子屎、夏无踪、散血球等。

【科属分类】毛茛科 Ranunculaceae 天葵属 *Semiaquilegia*

【植物形态】块根长 1～2cm，粗 3～6mm，外皮棕黑色。茎 1～5 条，高 10～32cm，直径 1～2mm，被稀疏的白色柔毛，分歧。基生叶多数，为掌状三出复叶；叶片轮廓卵圆形至肾形，长 1.2～3cm；小叶扇状菱形或倒卵状菱形，长 0.6～2.5cm，宽 1～2.8cm，三深裂，深裂片又有 2～3 个小裂片，两面均无毛；叶柄长 3～12cm，基部扩大呈鞘状。茎生叶与基生叶相似，惟较小。花小，直径 4～6mm；苞片小，倒披针形至倒卵圆形，不裂或三深裂；花梗纤细，长 1～2.5cm，被伸展的白色短柔毛；萼片白色，常带淡

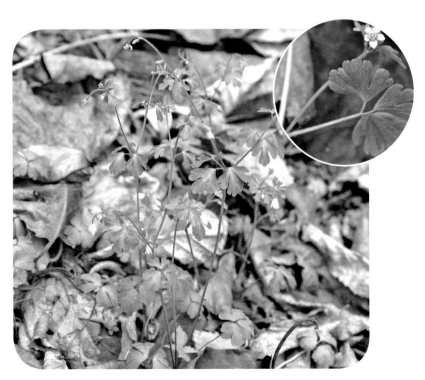

紫色，狭椭圆形，长 4～6mm，宽 1.2～2.5mm，顶端急尖；花瓣匙形，长 2.5～3.5mm，顶端近截形，基部凸起呈囊状；雄蕊退化雄蕊约 2 枚，线状披针形，白膜质，与花丝近等长；心皮无毛。蓇葖果卵状长椭圆形，长 6～7mm，宽约 2mm，表面具凸起的横向脉纹，种子卵状椭圆形，褐色至黑褐色，长约 1mm，表面有许多小瘤状突起。3～4 月开花，4～5 月结果。

【生境分布】在我国分布于四川、贵州、湖北、湖南、广西北部、江西、福建、浙江、江苏、安徽、陕西南部。生海拔 100～1050m 间的疏林下、路旁或山谷地的较阴处。

【药用部位】以块根（天葵子）及全草入药。

【采收加工】天葵子：夏初采挖，洗净，干燥，除去须根。全草：秋季采集，除去杂质，洗净，晒干。

【功能主治】甘、寒。天葵子：清热解毒，消肿散结。用于痈肿疔疮，乳痈，瘰疬，毒蛇咬伤。天葵草：解毒消肿，利水通淋。主瘰疬痈肿，蛇虫咬伤，疝气，小便淋痛。

【用法用量】内服：煎汤，1～3 钱；研末或浸酒。外用：捣敷或捣汁点眼。

【注意】脾虚便溏和小便清利者忌用。

【附方】治痈疽肿毒：鲜天葵根适量，捣烂外敷（《江西草药》）。治瘰疬：紫背天葵子，每岁用一粒，同鲫鱼捣烂敷（《医宗汇编》）。瘰疬、乳癌：天葵根五分，象贝二至三钱，煅牡蛎三至四钱，甘草一钱。同煎服数次（《浙江民间草药》）。治胃热气痛：千年耗子屎二钱。捣烂，开水吞服。治小儿惊风：千年耗子屎五分研末，开水吞服。治外痔：千年耗子屎适量，磨桐油搽患处。如有漏管，用五钱捣绒，外敷患处。治眼翳：千年耗子屎根五个，捣取汁，合人乳点眼（《贵阳民间药草》）。

68. 秦岭耧斗菜 | Qín Lǐng Lóu Dòu Cài

【拉丁学名】*Aquilegia incurvata* Hsiao

【别名】灯笼草、银扁担、灯笼花等。

【科属分类】毛茛科 Ranunculaceae 耧斗菜属 *Aquilegia*

【植物形态】茎高 40～60cm，疏被白色短柔毛。基生叶为二回三出复叶；中央小叶菱状倒卵形，长 1.2～3cm，宽 1.1～2.4cm，顶端钝或有小尖头，基部楔形，三裂，中央裂片有 3 个圆齿，侧生小叶无柄，斜倒卵形，比中央小叶稍小，常二裂，无毛或基部有疏柔毛；叶柄长 4 ~ 10cm。花序有 2 ~ 5 花；苞片三裂；花梗长 6 ~ 10cm，上部有 2 钻形小苞片；花直径约 2.2cm；萼片紫色，椭圆形或卵形，长 1.4 ~ 1.8cm，顶端急尖，无毛；花瓣紫色，无毛，瓣片长方形，长 7 ~ 8mm，距长 1.2 ~ 1.5cm，末端向内螺旋状弯曲；雄蕊长 5 ~ 9mm，花药长圆形，长约 1mm；退化雄蕊披针形，长约 5mm，有柔毛和腺毛；花柱长 5 ~ 6mm。蓇葖果长 1.4 ~ 1.5cm，变无毛。5 ~ 6 月开花。

【生境分布】分布于陕西南部、湖北西北部、甘肃南部、四川东北部。生海拔 1000 ~ 2000m 间山地沟边草地或山坡草地上。

【药用部位】以根入药。

【采收加工】四季可采，洗净，鲜用或晒干。

【功能主治】辛、苦、平。有小毒。祛痰生新，镇痛祛风。主治跌打损伤，瘀血。

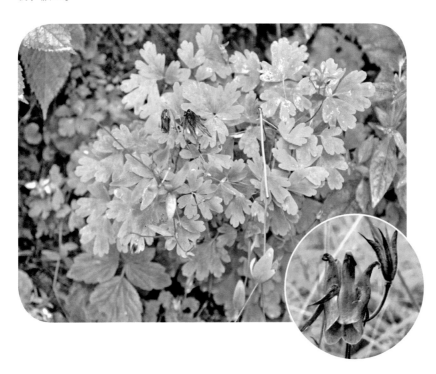

69. 尖叶唐松草 | Jiān Yè Táng Sōng Cǎo

【拉丁学名】*Thalictrum acutifolium*（Hand.–Mazz.）Boivin

【别名】石笋还阳等。

【科属分类】毛茛科 Ranunculaceae 唐松草属 *Thalictrum*

【植物形态】根肉质，胡萝卜形，长约5cm，粗达4mm。植株全部无毛或有时叶背面疏被短柔毛（四川东南和贵州的一些居群）。茎高 25～65cm，中部之上分枝。基生叶 2～3，有长柄，为二回三出复叶；叶片长 7～18cm；小叶草质，顶生小叶有较长柄，卵形，长 2.3～5cm，宽 1～3cm，顶端急尖或钝，基部圆形、圆楔形或心形，不分裂或不明显三浅裂，边缘有疏牙齿，脉在背面稍隆起；叶柄长 10～20cm。茎生叶较小，有短柄。花序稀疏；花梗长 3～8mm；萼片 4，白色或带粉红色，早落，卵形，长约 2mm；雄蕊多数，长达 5mm，花药长圆形，长 0.8～1.3mm，花丝上部倒披针形，比花药宽约 3 倍，下部丝形；心皮 6～12，有细柄，花柱短，腹面生柱头组织。瘦

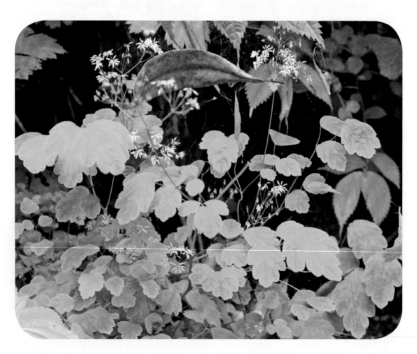

果扁，狭长圆形，稍不对称，有时稍镰状弯曲，长 3 ~ 3.8（ ~ 4.5）mm，宽 0.6 ~ 0.8（ ~ 1.2）mm，有 8 条细纵肋，心皮柄长 1 ~ 2.5mm。4 ~ 7 月开花。

【生境分布】分布于四川东南部、湖北西部、贵州、广西、广东、湖南、江西、福建、浙江、安徽南部。生山地谷中坡地或林边湿润处。

【药用部位】全草入药。

【采收加工】夏、秋采收，洗净根部泥土，鲜用或晒干。

【功能主治】苦，寒。清热解毒。治全身黄肿。

【用法用量】3 ~ 5 钱，水煎服。

70. 偏翅唐松草 | Piān Chì Táng Sōng Cǎo

【拉丁学名】*Thalictrum delavayi* Franch.

【别名】南马尾连、马尾连、马尾黄连、土黄连等。

【科属分类】毛茛科 Ranunculaceae 唐松草属 *Thalictrum*

【植物形态】植株全部无毛。茎高 60 ~ 200cm，分枝。基生叶在开花时枯萎。茎下部和中部叶为三至四回羽状复叶；叶片长达 40cm；小叶草质，大小变异很大，顶生小叶圆卵形、倒卵形或椭圆形，长 0.5 ~ 3cm，宽 0.3 ~ 2.5cm，基部圆形或楔形，三浅裂或不分裂，裂片全缘或有 1 ~ 3 齿，脉平或在背面稍隆起，脉网不明显；叶柄长 1.4 ~ 8cm，基部有鞘；托叶半圆形，边缘分裂或不裂。圆锥花序长 15 ~ 40cm；花梗细，长 0.8 ~ 2.5cm；萼片 4 ~ 5，淡紫色，卵形或狭卵形，长 5.5 ~ 12mm，宽 2.2 ~ 5mm，顶端急尖或微钝；雄蕊多数，长 5 ~ 7mm，花药长圆形，长约 1.5mm，顶端短尖头长 0.1 ~ 0.4mm，花丝近丝形，上部稍宽；心皮 15 ~ 22，子房基部变狭成短柄，花柱短，柱头生花柱腹面。瘦果扁，斜倒卵形，有时稍镰刀形弯曲，长 5 ~ 8mm，宽 2.5 ~ 3.2mm，约有 8 条纵肋，沿腹棱和背棱有狭翅，柄长 1 ~ 3mm，宿存花柱长约 1mm。6 ~ 9 月开花。

【生境分布】产于云南、西藏东部（林芝以东）、四川及湖北西北部。生海拔 1900 ~ 3400m 间山地林边、沟边、灌丛或疏林中。

【药用部位】以根及根茎入药。

【采收加工】春、秋季采挖，抖去泥沙，除去苗茎，晒干。

【功能主治】苦，寒。清热燥湿，泻火解毒。主湿热泻痢，黄疸，白带，风火牙痛，目赤肿痛，疮疡肿毒。

【用法用量】内服：煎汤，0.5~3钱。

【附方】治小儿伤风发热及麻疹将出：马尾黄连、蝉蜕、菊花、大力子、防风、薄荷、甘草，煎汤服（《四川中药志》）。治痢疾，肠炎：马尾黄连九钱，木香三钱。共为细末。每次一至二钱，一日三次服（《新疆中草药手册》）。治湿热呕吐：马尾连一钱半，吴茱萸四分，煎服（《青海常用中草药手册》）。治热病烦渴：马尾连、焦山栀各三钱，煎服（《青海常用中草药册》）。治口舌生疮，结膜炎，扁桃体炎：马尾黄连三钱，黄芩二钱，刺黄柏三钱，栀子三钱，牛蒡子二钱，连翘五钱，甘草二钱。水煎服（《新疆中草药手册》）。治渗出性皮炎：马尾黄连适量，焙干研末，撒患处。或与松花粉各等份同用。如撒后患处干燥起裂，可用香油调敷（《新疆中草药手册》）。治脚癣：马尾黄连五钱，黄柏一两，新鲜猪胆汁一个，冰片三分。先将马尾黄连、黄柏水煎成糊状，去渣，再下猪胆汁，微火煎1~2分钟，离火，待温加冰片搅匀，每晚擦患处（《新疆中草药手册》）。

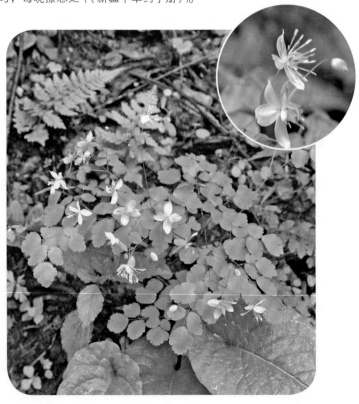

71. 盾叶唐松草 | Dùn Yè Táng Sōng Cǎo

【拉丁学名】*Thalictrum ichangense* Lecoy. ex Oliv.

【别名】岩扫把、龙眼草、石蒜还阳、羊耳、小淫羊藿、连钱草、水香草等。

【科属分类】毛茛科 Ranunculaceae 唐松草属 *Thalictrum*

【植物形态】植株全部无毛。根状茎斜，密生须根；须根有纺锤形小块根。茎高 14 ~ 32cm，不分枝或上部分枝。基生叶长 8 ~ 25cm，有长柄，为一至三回三出复叶；叶片长 4 ~ 14cm；小叶草质，顶生小叶卵形、宽卵形、宽椭圆形或近圆形，长 2 ~ 4cm，宽 1.5 ~ 4cm，顶端微钝至圆形，基部圆形

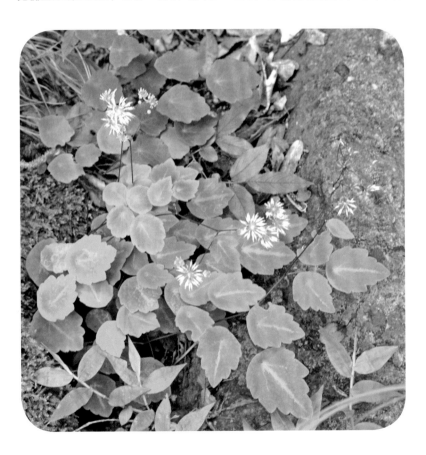

或近截形，三浅裂，边缘有疏齿，两面脉平，小叶柄盾状着生，长 1.5 ~ 2.5cm；叶柄长 5 ~ 12cm。茎生叶 1 ~ 3 个，渐变小。复单歧聚伞花序有稀疏分枝；花梗丝形，长 0.3 ~ 2cm；萼片白色，卵形，长约 3mm，早落；雄蕊长 4 ~ 6mm，花药椭圆形，长约 0.6mm，花丝上部倒披针形，比花药宽，下部丝形；心皮 5 ~ 12 (~ 16)，有细子房柄，柱头近球形，无柄。瘦果近镰刀形，长约 4.5mm，有约 8 条细纵肋，柄长约 1.5mm。

【生境分布】在我国分布于云南（东部）、四川、贵州、湖北（西部）、陕西（南部）、浙江、辽宁（南部）。生山地沟边、灌丛中或林中，在四川、湖北分布于海拔 1300 ~ 1900m 间山地，在辽宁分布于海拔 600m 低山。

【药用部位】根或全草入药。

【采收加工】夏秋采收全草，洗净，鲜用或晒干。

【功能主治】苦，寒；有小毒。清热解毒，除湿，通经，活血。根可治小儿抽风、小儿白口疮（贵州草药）。全草药用，有散寒除风湿、消浮肿等作用。

【用法用量】全草 3 ~ 5 钱，根 0.5 ~ 1 钱，水煎服或泡酒服。外用适量，煎水洗。

72. 黄连 | Huáng Lián

【拉丁学名】*Coptis chinensis* Franch.

【别名】川连、味连、鸡爪连等。

【科属分类】毛茛科 Ranunculaceae 黄连属 *Coptis*

【植物形态】多年生草本，高 15 ~ 25cm。根茎黄色，常分枝，密生须根。叶基生，叶柄长 6 ~ 16cm，无毛；叶片稍带革质，卵状三角形，宽达 10cm，3 全裂；中央裂片稍呈菱形，基部急遽下延成长 1 ~ 1.8cm 的细柄，裂片再作羽状深裂，深裂片 4 ~ 5 对，近长圆形，先端急尖，彼此相距 2 ~ 6mm，边缘具针刺状锯齿；两侧裂片斜卵形，比中央效片短，不等 2 深裂或罕 2 全裂，裂片常再作羽状深裂；上面沿脉被短柔毛，下面无毛。花茎 1 ~ 2，与叶等长或更长；二歧或多歧聚伞花序，生花 3 ~ 8 朵；苞片披针形，3 ~ 5 羽状深裂；萼片 5，黄绿色，长椭圆状卵形至披针形，长 9 ~ 12.5mm，宽 2 ~ 3mm；花瓣线形或线状拉针形，长 5 ~ 6.5mm，先端尖，中央有蜜槽；雄蕊多数，外轮雄蕊比花瓣略短或近等长，花药广椭圆形，黄色；心皮

8～12。菁葖果6～12，具柄，长6～7mm。种子7～8，长椭圆形，长约2mm，褐色。花期2～4月。果期3～6月。

【生境分布】产于四川、贵州、湖北、陕西等地。生海拔500～2000m间的山地林中或山谷阴处，野生或栽培。

【药用部位】以根茎入药。

【采收加工】秋季采挖，除去须根及泥沙，干燥，撞去残留须根。

【功能主治】苦、寒。清热燥湿，泻火解毒。用于湿热痞满，呕吐吞酸，泻痢，黄疸，高热神昏，心火亢盛，心烦不寐，血热吐衄，目赤，牙痛，消渴，痈肿疔疮；外治湿疹，湿疮，耳道流脓。

【用法用量】内服：煎汤，0.5～1钱；或入丸、散。外用：研末调敷、煎水洗或浸汁点眼。

【注意】凡阴虚烦热，胃虚呕恶，脾虚泄泻，五更泄泻慎服。

【附方】治心肾不交，怔忡无寐：生川连五钱，肉桂心五分。研细，白蜜丸。空心淡盐汤下（《四科简效方》交泰丸）。治心下痞，按之濡，其脉关上浮者：大黄二两，黄连一两。上二味，以麻沸汤二升渍之，须臾绞去滓。分

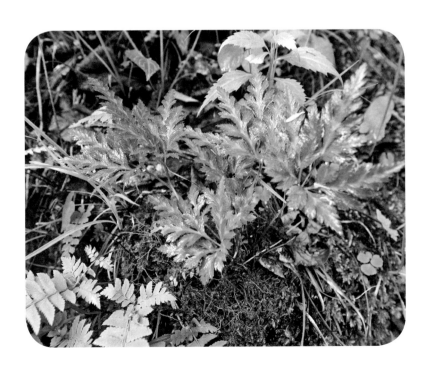

温再服（《伤寒论》大黄黄连泻心汤）。治小结胸病，正在心下，按之则痛，脉浮滑者：黄连一两，半夏半升（洗），栝楼实大者一枚。上三味，以水六升，先煮栝楼，取三升，去滓，内诸药，煮取二升，去滓。分温三服（《伤寒论》小陷胸汤）。治脓疱疮，急性湿疹：黄连、松香、海螵蛸各三钱。共研细末，加黄蜡二钱，放入适量熟胡麻油内溶化，调成软膏。涂于患处，每日三次。涂药前用热毛巾湿敷患处，使疮痂脱落。内蒙古（《中草药新医疗法资料选编》）。治口舌生疮：黄连煎酒，时含呷之（《肘后方》）。

73. 打破碗花花 | Dǎ Pò Wǎn Huā Huā

【拉丁学名】*Anemone hupehensis* Lem.

【别名】野棉花、遍地爬、五雷火、霸王草、满天飞、盖头花、山棉花、火草花、大头翁等。

【科属分类】毛茛科 Ranunculaceae 银莲花属 *Anemone*

【植物形态】植株高（20～）30～120cm。根状茎斜或垂直，长约10cm，粗（2～）4～7mm。基生叶3～5，有长柄，通常为三出复叶，有时1～2个或全部为单叶；中央小叶有长柄（长1～6.5cm），小叶片卵形或宽卵形，长4～11cm，宽3～10cm，顶端急尖或渐尖，基部圆形或心形，不分裂或3～5浅裂，边缘有锯齿，两面有疏糙毛；侧生小叶较小；叶柄长3～36cm，疏被柔毛，基部有短鞘。花葶直立，疏被柔毛；聚伞花序2～3回分枝，有较多花，偶尔不分枝，只有3花；苞片3，有柄（长0.5～6cm），稍不等大，为三出复叶，似基生叶；花梗长3～10cm，有密或疏柔毛；萼片5，紫红色或粉红色，倒卵形，长2～3cm，宽1.3～2cm，外面有短绒毛；雄蕊长约为萼片长度的1/4，花药黄色，椭圆形，花丝丝形；心皮约400，生于球形的花托上，长约1.5mm，子房有长柄，有短绒毛，柱头长方形。聚合果球形，直径约1.5cm；瘦果长约3.5mm，有细柄，密被绵毛。7月至10月开花。

【生境分布】分布于四川、陕西南部、湖北西部、贵州、云南东部、广西北部、广东北部、江西、浙江（天台山）。生海拔400～1800m间低山或丘陵的草坡或沟边。

【药用部位】以根、茎、叶或全草入药。

【采收加工】野生品夏秋采摘，栽培品栽后第二三年，6～8月花未开前，采收全草和根、茎、叶，分别晒干或鲜用。

【功能主治】茎叶：苦、辛，温。有大毒。根：苦，温。有毒。全草：捣烂投入粪坑或污水中，杀蛆虫、子孓。茎叶：杀虫；治顽癣。根：利湿，驱虫，祛瘀。治痢疾，肠炎，蛔虫病，跌打损伤。

【用法用量】内服：煎汤，1~2钱；或研末。外用：煎水洗或捣敷。

【注意】孕妇慎服，肾炎及肾功能不全者禁服。

【附方】治秃疮：野棉花一两，研粉，青胡桃皮四两，共捣烂外敷。治疮疖痈肿，无名肿毒：野棉花适量，捣烂外敷。治跌打损伤：野棉花一两，童便泡24小时，晒干研粉，黄酒冲服，每次五分至一钱，每日服2次。治疟疾：野棉花三钱，水煎服（《陕西中草药》）。

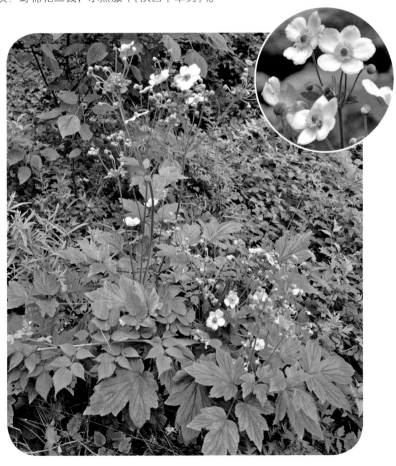

74. 鹅掌草 | É Zhǎng Cǎo

【拉丁学名】*Anemone flaccida* Fr. Schmidt

【别名】地乌、二轮草、林荫银莲花、二轮七、地雷、黑地雷、金串珠、蜈蚣三七等。

【科属分类】毛茛科 Ranunculaceae 银莲花属 *Anemone*

【植物形态】植株高15～40cm。根状茎斜，近圆柱形，粗（2.5～）5～10mm，节间缩短。基生叶1～2，有长柄；叶片薄草质，五角形，长3.5～7.5cm，宽6.5～14cm，基部深心形，三全裂，中全裂片菱形，三裂，末回裂片卵形或宽披针形，有1～3齿或全缘，侧全裂片不等二深裂，表面有疏毛，背面通常无毛或近无毛，脉平；叶柄长10～28cm，无毛或近无毛。花葶只在上部有疏柔毛；苞片3，似基生叶，无柄，不等大，菱状三角形或菱形，长4.5～6cm，三深裂；花梗2～3，长4.2～7.5cm，有疏柔毛；萼片5，白色，倒卵形或椭圆形，长7～10mm，宽4～5.5mm，顶端钝或圆形，外面有疏柔毛；雄蕊长约萼片之半，花药椭圆形，长约0.8mm，花丝丝形；心皮约8，子房密被淡黄色短柔毛，无花柱，柱头近三角形。花期4～6月。果期7～8月。

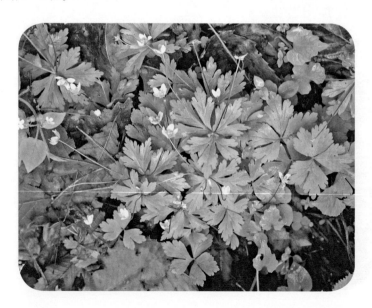

【生境分布】分布于云南西北部、贵州、湖北西部、湖南、江西、浙江西北部、江苏南部、陕西南部、甘肃南部等地区。生山地谷中草地或林下。

【药用部位】以根状茎入药。

【采收加工】鲜用或晒干。

【功能主治】辛、微苦，温。祛风湿，壮筋骨。用于跌打损伤，风湿痛。

【用法用量】内服：煎汤，3～5钱；或浸酒。

【注意】孕妇忌服。

【附方】治风湿：地乌一两，泡酒半斤，每次服三钱。或地乌三钱，白龙须二钱，大血藤、大风藤各五钱。泡酒二斤，每次服一小杯（《贵州民间药物》）。疗伤，发散，助筋骨：鲜蜈蚣三七根二至三两，切片，加白糖炖汁服（《浙江天目山药植志》）。

75. 白头翁 | Bái Tóu Wēng

【拉丁学名】*Pulsatilla chinensis*（Bunge）Regel

【别名】羊胡子花、老冠花、将军草、大碗花、老公花、老姑子花、毛姑朵花等。

【科属分类】毛茛科 Ranunculaceae 白头翁属 *Pulsatilla*

【植物形态】植株高 15～35cm。根状茎粗 0.8～1.5cm。基生叶 4～5，通常在开花时刚刚生出，有长柄；叶片宽卵形，长 4.5～14cm，宽 6.5～16cm，三全裂，中全裂片有柄或近无柄，宽卵形，三深裂，中深裂片楔状倒卵形，少有狭楔形或倒梯形，全缘或有齿，侧深裂片不等二浅裂，侧全裂片无柄或近无柄，不等三深裂，表面变无毛，背面有长柔毛；叶柄长 7～15cm，有密长柔毛。花葶 1～2，有柔毛；苞片 3，基部合生成长 3～10mm 的筒，三深裂，深裂片线形，不分裂或上部三浅裂，背面密被长柔毛；花梗长 2.5～5.5cm，结果时长达 23cm；花直立；萼片蓝紫色，长圆状卵形，长 2.8～4.4cm，宽 0.9～2cm，背面有密柔毛；雄蕊长约为萼片之半。聚合果直径 9～12cm；瘦果纺锤形，扁，长 3.5～4mm，有长柔毛，宿存花柱长 3.5～6.5cm，有向上斜展的长柔毛。4 月至 5 月开花。

【生境分布】在我国分布于四川宝兴、湖北西北部、江苏、安徽、河南、甘肃南部、陕西、山西、山东、河北、内蒙古、辽宁、吉林、黑龙江。生平原和低山山坡草丛中、林边或干旱多石的坡地。

【药用部位】干燥根、茎叶和花入药。

【采收加工】根：春、秋二季采挖，除去泥沙，洗净，润透，切薄片，干燥。

【功能主治】苦，寒。根：清热解毒，凉血止痢。用于热毒血痢，阴痒带下，阿米巴痢。花：治疟疾寒热，白秃头疮。茎叶：治腰膝肢节风痛，浮肿及心脏病。

【注意】虚寒泻痢忌服。

【附方】治热痢下重：白头翁二两，黄连、黄柏、秦皮各三两。上四味，以水七升，煮取二升，去滓。温服一升，不愈更服（《金匮要略》）。治小儿热毒下痢如鱼脑：白头翁半两，黄连二两半（去须，微炒），酸石榴皮一两（微炙，锉）。上捣为散，每服一钱，以水一小盏，煎至五分，去滓。不计时候，量儿大小，加减服之（《圣惠方》白头翁散）。治温疟发作，昏迷如死：白头翁一两，柴胡、半夏、黄芩、槟榔各二钱，甘草七分。水煎服（《本草汇言》）。治外痔肿痛：白头翁草以根捣涂之（《卫生易简方》）。治瘰疬延生，身发寒热：白头翁二两，当归尾、牡丹皮、半夏各一两。炒为末，每服三钱，

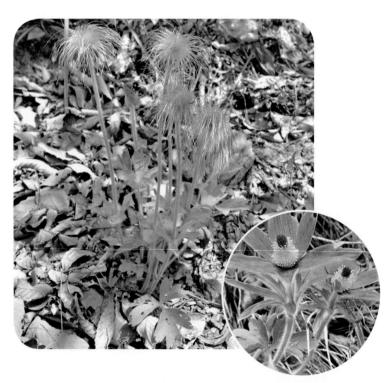

白汤调下（《本草汇言》）。治诸风痛，攻四肢百节：白头翁草一握。烂研，以醇酒投之，顿服（《圣济总录》白头翁酒）。

76. 大花绣球藤 | Dà Huā Xiù Qiú Téng

【拉丁学名】*Clematis montana* Buch. –Ham. ex DC. var. *grandiflora* Hook.

【别名】铁线牡丹、小九股牛、回龙草等。

【科属分类】毛茛科 Ranunculaceae 铁线莲属 *Clematis*

【植物形态】木质藤本。茎圆柱形，有纵条纹；小枝有短柔毛，后变无毛；老时外皮剥落。三出复叶，数叶与花簇生，或对生；小叶片为长圆状椭圆形、狭卵形至卵形，少数为椭圆形或宽卵形，长 3 ~ 9cm，宽 1 ~ 5cm，叶缘疏生粗锯齿至两侧各有 1 个牙齿以至全缘（少数云南标本锯齿较锐而多），两面疏生短柔毛，有时下面较密；花大，直径 5 ~ 11cm，萼片 4，开展，白

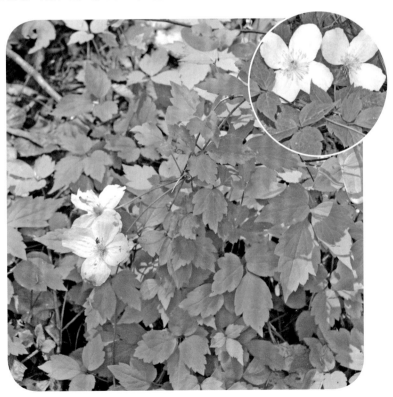

色或外面带淡红色，长圆形至倒卵圆形，长 2.5 ~ 5.5cm，宽 1.5 ~ 3.5cm，顶端圆钝或凸尖，少数微凹，外面沿边缘密生短绒毛，中间无毛或少毛部分呈披针形至椭圆形或不明显，宽常在 0.8 ~ 1.5cm。雄蕊无毛。瘦果扁，卵形或卵圆形，长 4 ~ 5mm，宽 3 ~ 4mm，无毛。花期 4 月至 8 月，果期 7 月至 8 月。

【生境分布】在我国分布于西藏（南部）、云南、四川、贵州、湖南（西部）、湖北（西部）、河南（西部）、陕西（南部）、甘肃（南部）。生山坡灌丛中、山谷沟边。

【药用部位】根或全草。

【采收加工】秋季采收，刮去外皮，晒干。

【功能主治】淡、微辛，平。清热解毒，祛瘀活络，利尿。主治疮痈，并治尿闭，乳腺炎，跌打损伤。

【用法用量】3 ~ 5 钱。水煎服或煎水外洗。

77. 女萎 | Nǚ Wěi

【拉丁学名】*Clematis apiifolia* DC.

【别名】蔓楚、牡丹蔓、山木通、木通草、白木通、穿山藤、苏木通、小叶鸭脚力刚、钥匙藤、花木通、菊叶威灵仙等。

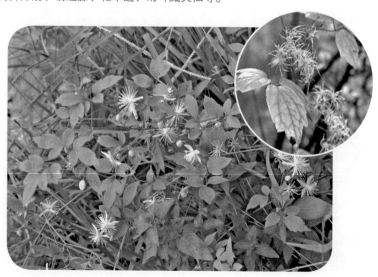

【科属分类】毛茛科 Ranunculaceae 铁线莲属 *Clematis*

【植物形态】藤本。小枝和花序梗、花梗密生贴伏短柔毛。三出复叶，连叶柄长 5～17cm，叶柄长 3～7cm；小叶片卵形或宽卵形，长 2.5～8cm，宽 1.5～7cm，常有不明显 3 浅裂，边缘有锯齿，上面疏生贴伏短柔毛或无毛，下面通常疏生短柔毛或仅沿叶脉较密。圆锥状聚伞花序多花；花直径约 1.5cm；萼片 4，开展，白色，狭倒卵形，长约 8mm，两面有短柔毛，外面较密；雄蕊无毛，花丝比花药长 5 倍。瘦果纺锤形或狭卵形，长 3～5mm，顶端渐尖，不扁，有柔毛，宿存花柱长约 1.5cm。花期 7 月至 9 月，果期 9 月至 10 月。

【生境分布】产于江西、福建、浙江、江苏南部、安徽大别山以南。生海拔 170～1000m 的山野林边。

【药用部位】以藤茎、叶或根入药。

【采收加工】秋季开花时采收带叶茎蔓，扎成小把，晒干或随时采用鲜品。

【功能主治】辛，温；有小毒。消炎消肿，利尿通乳。用于肠炎，痢疾，甲状腺肿大，风湿关节疼痛，尿路感染，乳汁不下。

【用法用量】内服：煎汤，3～5 钱；或入丸剂。外用：烧烟熏。

【附方】治久痢脱肛：女萎（切）一升，烧熏之（《产乳集验方》）。治筋骨疼痛：女萎藤五钱，蔓性千斤拔五钱，路边荆三钱，老钩藤二钱。水煎服（《湖南药物志》）。

34. 芍药科　Paeoniaceae

78. 芍药 | Sháo Yào

【拉丁学名】*Paeonia lactiflora* Pall.

【别名】木芍药、赤芍药、红芍药等。

【科属分类】芍药科 Paeoniaceae 芍药属 *Paeonia*

【植物形态】多年生草本。根粗壮，分枝黑褐色。茎高 40～70cm，无毛。下部茎生叶为二回三出复叶，上部茎生叶为三出复叶；小叶狭卵形，椭圆形或披针形，顶端渐尖，基部楔形或偏斜，边缘具白色骨质细齿，两面无毛，背面沿叶脉疏生短柔毛。花数朵，生茎顶和叶腋，有时仅顶端一朵开放，而近顶端叶腋处有发育不好的花芽，直径 8 ~ 11.5cm；苞片 4 ~ 5，披针形，大小不等；萼片 4，宽卵形或近圆形，长 1 ~ 1.5cm，宽 1 ~ 1.7cm；花瓣 9 ~ 13，倒卵形，长 3.5 ~ 6cm，宽 1.5 ~ 4.5cm，白色，有时基部具深紫色斑块；花丝长 0.7 ~ 1.2cm，黄色；花盘浅杯状，包裹心皮基部，顶端裂片钝圆；心皮 2 ~ 5，无毛。蓇葖果长 2.5 ~ 3cm，直径 1.2 ~ 1.5cm，顶端具喙。花期 5 ~ 6 月；果期 8 月。

【生境分布】在我国分布于东北、华北、陕西及甘肃南部。在东北分布于海拔 480 ~ 700m 的山坡草地及林下，在其他各省分布于海拔 1000 ~ 2300m 的山坡草地。在我国四川、贵州、安徽、山东、浙江等省及各城市公园也有栽培，栽培者，花瓣各色。

【药用部位】干燥根及花蕾入药。

【采收加工】春、秋二季采挖，除去根茎、须根及泥沙，晒干。

【功能主治】清热凉血，散瘀止痛。用于温毒发斑，吐血衄血，目赤肿痛，肝郁胁痛，经闭痛经，癥瘕腹痛，跌扑损伤，痈肿疮疡。芍药花：通经活血。主治妇女闭经，干血痨，赤白带下。

【用法用量】内服：煎汤，1.5 ~ 3 钱；或入丸、散。

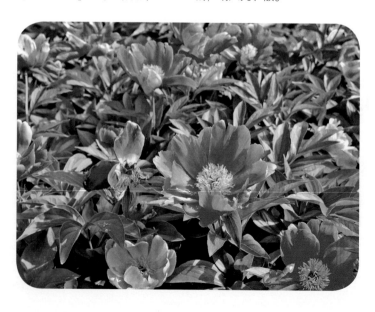

【注意】血虚者慎服。不宜与藜芦同用。

【附方】治妇人气血不和，心胸烦闷，不思饮食，四肢少力，头目昏眩，身体疼痛：牡丹皮、白茯苓、赤芍药、白芷、甘草各一两，柴胡三两（去芦）。上六味为末，每服三钱，水一盏，入姜、枣，煎至七分，温服，食后临卧各一服（《博济方》赤芍药散）。治妇人血崩不止，赤白带下：香附子、赤芍药。上等分，为末，盐一捻，水二盏，煎至一盏，去渣服，食前（《圣惠方》如神散）。治衄血不止：赤芍药为末，水服二钱匕（《事林广记》）。治赤痢多腹痛不可忍：赤芍药二两，黄柏二两（以蜜拌合涂炙令尽，锉）。上药，捣筛为散，每服三钱，以淡浆水一中盏，煎至五分，去滓，不计时候稍热服（《圣惠方》亦芍药散）。治五淋：赤芍药一两，槟榔一个（面裹煨）。上为末，每服一钱，水煎，空心服（《博济方》）。治急性乳腺炎：赤芍一至二两，生甘草二钱。水煎服。如发热加黄芩，另用白蔹根、食盐少许捣敷患处（《单方验方调查资料选编》）。

79. 牡丹 | Mǔ Dān

【拉丁学名】*Paeonia suffruticosa* Andr.

【别名】木芍药、百雨金、洛阳花、富贵、丹皮、粉丹皮等。

【科属分类】芍药科 Paeoniaceae 芍药属 *Paeonia*

【植物形态】落叶灌木。茎高达2m；分枝短而粗。叶通常为二回三出复叶，偶尔近枝顶的叶为3小叶；顶生小叶宽卵形，长7~8cm，宽5.5~7cm，3裂至中部，裂片不裂或2~3浅裂，表面绿色，无毛，背面淡绿色，有时具白粉，沿叶脉疏生短柔毛或近无毛，小叶柄长1.2~3cm；侧生小叶狭卵形或长圆状卵形，长4.5~6.5cm，宽2.5~4cm，不等2裂至3浅裂或不裂，近无柄；叶柄长5~11cm，和叶轴均无毛。花单生枝顶，直径10~17cm；花梗长4~6cm；苞片5，长椭圆形，大小不等；萼片5，绿色，宽卵形，大小不等；花瓣5，或为重瓣，玫瑰色、红紫色、粉红色至白色，通常变异很大，倒卵形，长5~8cm，宽4.2~6cm，顶端呈不规则的波状；雄蕊长1~1.7cm，花丝紫红色、粉红色，上部白色，长约1.3cm，花药长圆形，长4mm；花盘革质，杯状，紫红色，顶端有数个锐齿或裂片，完全包住心皮，在心皮成熟时开裂；心皮5，稀更多，密生柔毛。蓇葖果长圆形，密生黄褐色硬毛。花期5月；果期6月。

【生境分布】产于河南洛阳，山东菏泽，四川彭州，甘肃，安徽亳州、铜陵、巢湖、合肥，河北柏乡，陕西汉中、西安，重庆垫江，全国各地均有栽培。生于向阳及土壤肥沃的地方，常栽培于庭园。

【药用部位】花及根皮入药。

【采收加工】选择栽培3~5年的牡丹，于秋季或春初采挖，洗净泥土，除去须根及茎苗，剖取根皮，晒干。或刮去外皮后，再剖取根皮晒干。前者称"原丹皮"，后者称为"刮丹皮"。

【功能主治】苦、辛，微寒。丹皮：清热凉血，活血化瘀。用于温毒发斑，吐血衄血，夜热早凉，无汗骨蒸，经闭痛经，痈肿疮毒，跌扑伤痛；花：活血调经。用于妇女月经不调，经行腹痛。

【用法用量】内服：煎汤，1.5~3钱；或入丸、散。

【注意】血虚有寒，孕妇及月经过多者慎服。

【附方】治伤寒热毒发疮如豌豆：牡丹皮、山栀子仁、黄芩、大黄（锉、炒）、木香、麻黄。上六味等份，锉如麻豆大。每服三钱匕，水一盏，煎至七分，去滓，温服（《圣济总录》牡丹汤）。治胎前衄血：丹皮、黄芩、蒲黄、白芍、侧柏叶。共为细末，米糊为丸。空心白汤下百丸（《秘传内府经验女科》）。治妇人骨蒸，经脉不通，渐增瘦弱：牡丹皮一两半，桂皮一两，木通一两，芍药一两半，鳖甲二两，土瓜根一两半，桃仁。上七味粗捣筛。每五钱匕，水一盏半，煎至一盏，去滓，分温二服，空心食后各一（《圣济总录》牡丹汤）。

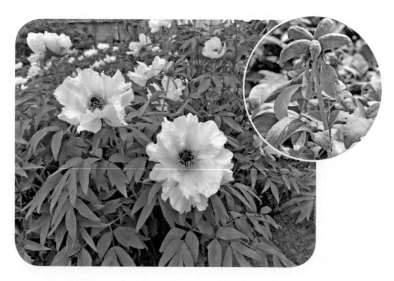

35. 木通科　Lardizabalaceae

80. 猫儿屎 | Māo Ér Shǐ

【拉丁学名】*Decaisnea insignis*（Griff.）Hook. f. et Thoms.

【别名】猫儿子、猫屎瓜、矮杞树、飞天鸟、鸡肠子、猫屎枫、水冬瓜、都哥杆、羊角立、羊角子、粘连子、猫屎包、鬼指头、小苦糖、猫屎筒等。

【科属分类】木通科 Lardizabalaceae 猫儿屎属 *Decaisnea*

【植物形态】直立灌木，高 5m。茎有圆形或椭圆形的皮孔；枝粗而脆，易断，渐变黄色，有粗大的髓部；冬芽卵形，顶端尖，鳞片外面密布小疣凸。羽状复叶长 50 ~ 80cm，有小叶 13 ~ 25 片；叶柄长 10 ~ 20cm；小叶膜质，

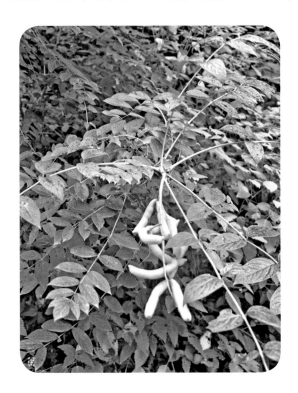

卵形至卵状长圆形，长 6 ~ 14cm，宽 3 ~ 7cm，先端渐尖或尾状渐尖，基部圆或阔楔形，上面无毛，下面青白色，初时被粉末状短柔毛，渐变无毛。总状花序腋生，或数个再复合为疏松、下垂顶生的圆锥花序，长 2.5 ~ 3（4）cm；花梗长 1 ~ 2cm；小苞片狭线形，长约 6mm；萼片卵状披针形至狭披针形，先端长渐尖，具脉纹，中脉部分略被皱波状尘状毛或无毛。雄花：外轮萼片长约 3cm，内轮的长约 2.5cm；雄蕊长 8 ~ 10mm，花丝合生呈细长管状，长 3 ~ 4.5mm，花药离生，长约 3.5mm，药隔伸出于花药之上成阔而扁平、长 2 ~ 2.5mm 的角状附属体，退化心皮小，通常长约为花丝管之半或稍超过，极少与花丝管等长。雌花：退化雄蕊花丝短，合生呈盘状，长约 1.5mm，花药离生，药室长 1.8 ~ 2mm，顶具长 1 ~ 1.8mm 的角状附属状；心皮 3，圆锥形，长 5 ~ 7mm，柱头稍大，马蹄形，偏斜。果下垂，圆柱形，蓝色，长 5 ~ 10cm，直径约 2cm，顶端截平但腹缝先端延伸为圆锥形凸头，具小疣凸，果皮表面有环状缢纹或无；种子倒卵形，黑色，扁平，长约 1cm。花期 4 ~ 6 月，果期 7 ~ 8 月。

【生境分布】产于我国西南部至中部地区。生于海拔 900 ~ 3600m 的山坡灌丛或沟谷杂木林下阴湿处。喜马拉雅山脉地区均有分布。

【药用部位】以根及果实入药。

【采收加工】根随时可采，鲜用或晒干。果熟时采收，晒干。

【功能主治】甘、辛，平。清肺止咳，祛风除湿。用于肺结核咳嗽，风湿关节痛，阴痒。外用治肛门周围糜烂。

【用法用量】根或果 0.5 ~ 1 两，水煎或泡酒服；外用适量，煎水洗或取浓汁外搽患处。

81. 三叶木通 | Sān Yè Mù Tōng

【拉丁学名】*Akebia trifoliata*（Thunb.）Koidz.

【别名】八月札、桴棪子、八月楂、木通子、压惊子、八月瓜、预知子、八月果、牵藤瓜、冷饭包、拉拉果、野香交、羊开口、腊瓜等。

【科属分类】木通科 Lardizabalaceae 木通属 *Akebia*

【植物形态】落叶木质藤本。茎皮灰褐色，有稀疏的皮孔及小疣点。掌状复叶互生或在短枝上的簇生；叶柄直，长 7 ~ 11cm；小叶 3 片，纸质或薄革质，卵形至阔卵形，长 4 ~ 7.5cm，宽 2 ~ 6cm，先端通常钝或略凹入，具小凸尖，基部截平或圆形，边缘具波状齿或浅裂，上面深绿色，下面浅绿色；侧脉每边 5 ~ 6 条，与网脉同在两面略凸起；中央小叶柄长 2 ~ 4cm，侧生小叶柄长 6 ~ 12mm。总状花序自短枝上簇生叶中抽出，下部有 1 ~ 2 朵雌花，以上约有 15 ~ 30 朵雄花，长 6 ~ 16cm；总花梗纤细，长约 5cm。雄花：花梗丝状，长 2 ~ 5mm；萼片 3，淡紫色，阔椭圆形或椭圆形，长 2.5 ~ 3mm；雄蕊 6，离生，排列成杯状，花丝极短，药室在开花时内弯；退化心皮 3，长圆状锥形。雌花：花梗稍较雄花的粗，长 1.5 ~ 3cm；萼片 3，紫褐色，近圆形，长 10 ~ 12mm，宽约 10mm，先端圆而略凹入，开花时广展反折；退化雄蕊 6 枚或更多，小，长圆形，无花丝；心皮 3 ~ 9 枚，离生，圆柱形，直，长（3）4 ~ 6mm，柱头头状，具乳凸，橙黄色。果长圆形，长 6 ~ 8cm，直径 2 ~ 4cm，直或稍弯，成熟时灰白略带淡紫色；种子极多数，扁卵形，长 5 ~ 7mm，宽 4 ~ 5mm，种皮红褐色或黑褐色，稍有光泽。花期 4 ~ 5 月，果期 7 ~ 8 月。

【生境分布】产于河北、山西、山东、河南、湖北、陕西（南部）、甘肃（东南部）至长江流域各省区。生于海拔 250 ~ 2000m 的山地沟谷边疏林或丘陵灌丛中。

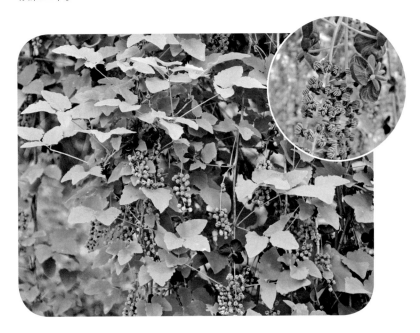

【药用部位】根（木通根）、茎（木通）、果实（八月札）与种子（预知子）均供药用

【采收加工】秋季果实成熟时采摘，置沸水中稍浸泡，取出，晒干或纵切成对，晒干为八月札。种子（预知子）。

【功能主治】甘，寒。疏肝和胃，活血止痛，软坚散结，利小便。主肝胃气滞，脘腹、胁肋胀痛，饮食不消，下痢便泻，疝气疼痛，腰痛，经闭痛经，瘰疬瘰疬，恶性肿瘤。

【用法用量】内服：煎汤，9~15g；大剂量可用30~60g；或浸酒。

【注意】孕妇慎服。

【附方】治淋巴结核：八月札、金樱子、海金沙根各四两，天葵子八两。煎汤分三天服（《苏医中草药手册》）。治胃肠胀闷：三叶木通根或果一两，水煎服（《浙江民间常用草药》）。

82. 大血藤 | Dà Xuè Téng

【拉丁学名】*Sargentodoxa cuneata*（Oliv.）Rehd. et Wils.

【别名】血藤、过山龙、红藤、千年健、见血飞、大活血、黄省藤、红血藤、血木通、五花血藤、血灌肠、花血藤、赤沙藤、山红藤、活血藤等。

【科属分类】木通科 Lardizabalaceae 大血藤属 *Sargentodoxa*

【植物形态】落叶木质藤本，长达到10余m。藤径粗达9cm，全株无毛；当年枝条暗红色，老树皮有时纵裂。三出复叶，或兼具单叶，稀全部为单叶；叶柄长与3~12cm；小叶革质，顶生小叶近棱状倒卵圆形，长4~12.5cm，宽3~9cm，先端急尖，基部渐狭成6~15mm的短柄，全缘，侧生小叶斜卵形，先端急尖，基部内面楔形，外面截形或圆形，上面绿色，下面淡绿色，干时常变为红褐色，比顶生小叶略大，无小叶柄。总状花序长6~12cm，雄花与雌花同序或异序，同序时，雄花生于基部；花梗细，长2~5cm；苞片1枚，长卵形，膜质，长约3mm，先端渐尖；萼片6，花瓣状，长圆形，长0.5~1cm，宽0.2~0.4cm，顶端钝；花瓣6，小，圆形，长约1mm，蜜腺性；雄蕊长3~4mm，花丝长仅为花药一半或更短，药隔先端略突出；退化雄蕊长约2mm，先端较突出，不开裂；雌蕊多数，螺旋状生于卵状突起的花托上，子房瓶形，长约2mm，花柱线形，柱头斜；退化雌蕊线形，长1mm。每一浆果近球形，直径约1cm，成熟时黑蓝色，小果

柄长 0.6~1.2cm。种子卵球形，长约 5mm，基部截形；种皮，黑色，光亮，平滑；种脐显著。花期 4~5 月，果期 6~9 月。

【生境分布】产于陕西、四川、贵州、湖北、湖南、云南、广西、广东、海南、江西、浙江、安徽。常见于山坡灌丛、疏林和林缘等。

【药用部位】干燥藤茎入药。

【采收加工】秋、冬二季采收，除去侧枝，截段，干燥。

【功能主治】苦，平。清热解毒，活血，祛风。用于肠痈腹痛，经闭痛经，风湿痹痛，跌扑肿痛。

【用法用量】内服：煎汤，9~15g；或酒煮、浸酒。外用：适量；捣烂敷患处。

【注意】孕妇慎服。

【附方】治急、慢性阑尾炎：红藤二两，紫花地丁一两。水煎服（《浙江民间常用草药》）。治风湿筋骨疼痛，经闭腰痛：大血藤六钱至一两。水煎服（《湖南农村常用中草药手册》）。治风湿腰腿痛：红藤、牛膝各三钱，青皮、长春七、朱砂七各二钱，水煎服（《陕西中草药》）。治肠胃炎腹痛：大血藤三至五钱，水煎服（《浙江民间常用草药》）。治钩虫病：大血藤、钩藤、喇叭花、凤叉蕨各三钱，水煎服（《湖南农村常用中草药手册》）。治小儿疳积，

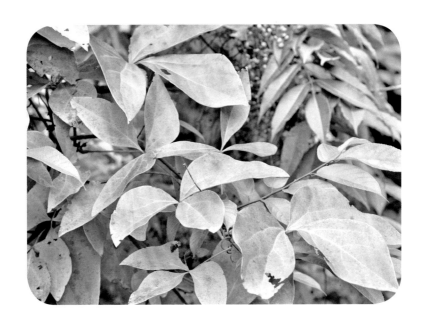

蛔虫或蛲虫症：红藤五钱，或配红石耳五钱，共研细末，拌白糖食（《陕西中草药》）。

36. 小檗科　Berberidaceae

83. 假豪猪刺 │ Jiǎ Háo Zhū Cì

【拉丁学名】*Berberis soulieana* Schneid.

【别名】刺黄连、钢针刺等。

【科属分类】小檗科 Berberidaceae 小檗属 *Berberis*

【植物形态】常绿灌木，高 1～2m，有时可达 3m。老枝圆柱形，有时具棱槽，暗灰色，具稀疏疣点，幼枝灰黄色，圆柱形；茎刺粗状，三分叉，腹面扁平，长 1～2.5cm。叶革质，坚硬，长圆形、长圆状椭圆形或长圆状倒卵形，长 3.5～10cm，宽 1～2.5cm，先端急尖，具 1 硬刺尖，基部楔形，上

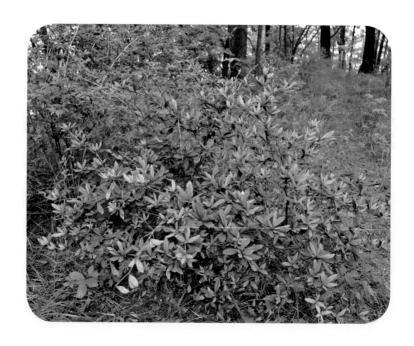

面暗绿色，中脉凹陷，背面黄绿色，中脉明显隆起，不被白粉，两面侧脉和网脉不显，叶缘平展，每边具 5 ~ 18 刺齿；叶柄长仅 1 ~ 2mm。花 7 ~ 20 朵簇生；花梗长 5 ~ 11mm；花黄色；小苞片 2，卵状三角形，长约 2.2mm，宽约 1.5mm，先端急尖，带红色；萼片 3 轮，外萼片卵形，长约 3mm，宽约 2.4mm，中萼片近圆形，长约 5mm，宽约 4mm，内萼片倒卵状长圆形，长约 7mm，宽约 5mm；花瓣倒卵形，长约 5mm，宽 3.8 ~ 4mm，先端缺裂，基部呈短爪，具 2 枚分离腺体；雄蕊长约 3mm，药隔略延伸，先端圆形；胚珠 2 ~ 3 枚。浆果倒卵状长圆形，长 7 ~ 8mm，直径约 5mm，熟时红色，顶端具明显宿存花柱，被白粉。种子 2 ~ 3 枚。花期 3 ~ 4 月，果期 6 ~ 9 月。

【生境分布】产于湖北、四川、陕西、甘肃。生于海拔 600 ~ 1800m 的山沟河边、灌丛、山坡、林中或林缘。

【药用部位】以根及茎皮入药。

【采收加工】夏、秋采收。

【功能主治】苦，寒。清热消炎，消肿止痛。用于肝炎，口舌生疮，小便淋痛，烫伤。

【用法用量】内服：煎汤，3 ~ 5 钱。外用：研末调敷。

84. 匙叶小檗 | Chí Yè Xiǎo Bò

【拉丁学名】*Berberis vernae* Schneid.

【别名】三颗针、铜针刺等。

【科属分类】小檗科 Berberidaceae 小檗属 *Berberis*

【植物形态】落叶灌木，高 0.5 ~ 1.5m。老枝暗灰色，细弱，具条棱，无毛，散生黑色疣点，幼枝常带紫红色；茎刺粗壮，单生，淡黄色，长 1 ~ 3cm。叶纸质，倒披针形或匙状倒披针形，长 1 ~ 5cm，宽 0.3 ~ 1cm，先端圆钝，基部渐狭，上面亮暗绿色，中脉扁平，侧脉微显，背面淡绿色，中脉和侧脉微隆起，两面网脉显著，无毛，不被白粉，也无乳突，叶缘平展，全缘，偶具 1 ~ 3 刺齿；叶柄长 2 ~ 6mm，无毛。穗状总状花序具 15 ~ 35 朵花，长 2 ~ 4cm，包括总梗长 5 ~ 10mm，无毛；花梗长 1.5 ~ 4mm，无毛；苞片披针形，短于花梗，长约 1.3mm；花黄色；小苞片披针形，长约 1mm，常红色；萼片 2 轮，外萼片卵形，长 1.5 ~ 2.1mm，宽约 1mm，先端急尖，内萼片倒卵形，长 2.5～3mm，宽 1.5～2mm；花瓣倒卵状椭圆形，长 1.8～2mm，宽约 1.2mm，先端近急尖，全缘，基部略缩呈爪，具 2 枚分离腺体；雄蕊长约 1.5mm，药隔先端不延伸，平截；胚珠 1～2 枚，近无柄。浆果长圆形，淡红色，长 4～5mm，顶端不具宿存花柱，不被白粉。花期 5～6 月，果期 8～9 月。

【生境分布】产于甘肃、青海、四川、湖北。生于海拔 2200～3850m 的河滩地或山坡灌丛中。

【药用部位】以根、茎及树皮入药。

【采收加工】根于春、秋两季采收，除去须根，洗净，切片，烤干或弱太阳下晒干，不宜曝晒；树皮全年可采。

【功能主治】苦，寒。清热燥湿，泻火解毒。用于湿热痢，腹泻，黄疸，湿疹，疮疡，口疮，目赤，咽痛。

【用法用量】内服：煎汤，0.5～30g；或泡酒。外用：适量，研末调敷。

【注意】本品脾胃虚寒者慎用。

【附方】治血痢：三颗针五钱，红糖五钱。煎水服；治黄疸：三颗针茎五钱。煎水服。治火眼：三颗针根茎磨水点眼角。治刀伤：三颗针根研末，敷

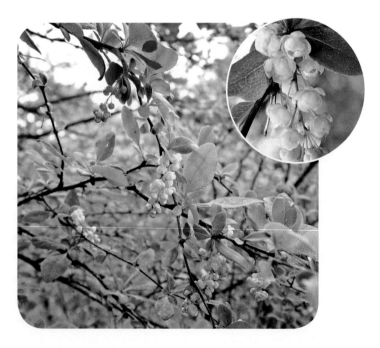

伤口。治跌打损伤：三颗针根一两。泡酒内服外擦（《贵州草药》）。

85. 刺红珠 | Cì Hóng Zhū

【拉丁学名】*Berberis dictyophylla* Franch.

【别名】小檗、子檗、山石榴、三颗针、大山黄刺等。

【科属分类】小檗科 Berberidaceae 小檗属 *Berberis*

【植物形态】落叶灌木，高1～2.5m。老枝黑灰色或黄褐色，幼枝近圆柱形，暗紫红色，常被白粉；茎刺三分叉，有时单生，长1～3cm，淡黄色或灰色。叶厚纸质或近革质，狭倒卵形或长圆形，长1～2.5cm，宽6～8mm，先端圆形或钝尖，基部楔形，上面暗绿色，背面被白粉，中脉隆起，两面侧脉和网脉明显隆起，叶缘平展，全缘；近无柄。花单生；花梗长3～10mm，有时被白粉；花黄色；萼片2轮，外萼片条状长圆形，长约6.5mm，宽约2.5mm，内萼片长圆状椭圆形，长8～9mm，宽约4mm；花瓣狭倒卵形，长约8mm，宽3～6mm，先端全缘，基部缢缩略呈爪，具2枚分离腺体；雄蕊长4.5～5mm，药隔延伸，先端突尖；胚珠3～4枚。浆

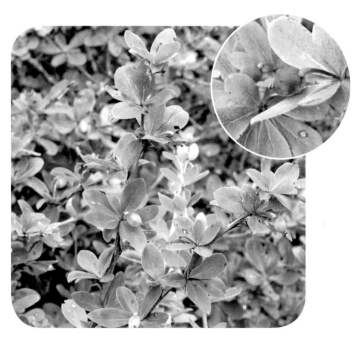

果卵形或卵球形，长9~14mm，直径6~8mm，红色，被白粉，顶端具宿存花柱，有时宿存花柱弯曲。花期5~6月，果期7~9月。

【生境分布】产于云南、四川、湖北、西藏。生于山坡灌丛中、河滩草地、林下、林缘、草坡。海拔2500~4000m。

【药用部位】根和茎、枝入药。

【采收加工】春、秋采挖，除去枝叶、须根及泥土，将皮剥下，分别切片，晒干备用。

【功能主治】苦，寒。清热燥湿，泻火解毒。用于细菌性痢疾，胃肠炎，副伤寒，消化不良，黄疸，肝硬化腹水，泌尿系感染，急性肾炎，扁桃体炎，口腔炎，支气管炎；外用治中耳炎，目赤肿痛，外伤感染。

【用法用量】3~5钱；外用适量，研粉调敷。

【附方】治湿热痹痛：鲜小檗根五钱至一两，猪皮肉适量，水炖服；治瘰疬：鲜小檗根五钱至一两，水煎或调酒服；治燥热唇舌破烂：小檗干树皮切薄片，浸清水中，每取一片含口中（《福建中草药》）。治疮疖肿痛：三颗针，水煎服，并作局部湿敷（《常用中草药图谱》）。治乳痈：鲜小檗根五钱至一两，猪瘦肉适量，水酒煎服（《福建中草药》）。

86. 黄芦木 | Huáng Lú Mù

【拉丁学名】*Berberis amurensis* Rupr.

【别名】小檗、狗奶根、刀口药、黄连、刺黄檗等。

【科属分类】小檗科 Berberidaceae 小檗属 *Berberis*

【植物形态】落叶灌木，高2~3.5m。老枝淡黄色或灰色，稍具棱槽，无疣点；节间2.5~7cm；茎刺三分叉，稀单一，长1~2cm。叶纸质，倒卵状椭圆形、椭圆形或卵形，长5~10cm，宽2.5~5cm，先端急尖或圆形，基部楔形，上面暗绿色，中脉和侧脉凹陷，网脉不显，背面淡绿色，无光泽，中脉和侧脉微隆起，网脉微显，叶缘平展，每边具40~60细刺齿；叶柄长5~15mm。总状花序具10~25朵花，长4~10cm，无毛，总梗长1~3cm；花梗长5~10mm；花黄色；萼片2轮，外萼片倒卵形，长约3mm，宽约2mm，内萼片与外萼片同形，长5.5~6mm，宽3~3.4mm；花瓣椭圆形，长4.5~5mm，宽2.5~3mm，先端浅缺裂，基部稍呈爪，具2枚分离腺体；雄蕊长约2.5mm，药隔先端不延伸，平截；胚珠2枚。浆果长圆形，长约

10mm，直径约6mm，红色，顶端不具宿存花柱，不被白粉或仅基部微被霜粉。花期4~5月，果期8~9月。

【生境分布】产于黑龙江、吉林、辽宁、河北、内蒙古、山东、河南、山西、陕西、湖北、甘肃。生于海拔1100~2850m的山地灌丛、沟谷、林缘、疏林或岩石旁。

【药用部位】根和茎、枝入药。

【采收加工】春、秋采挖，除去枝叶、须根及泥土，将皮剥下，分别切片，晒干备用。

【功能主治】味苦，性寒。清热燥湿，解毒。主肠炎，痢疾，慢性胆囊炎，急慢性肝炎，无名肿毒，丹毒湿疹，烫伤，目赤，口疮。

【用法用量】内服：煎汤，1~3钱；或炖肉服。外用：煎水滴眼；或研末撒；亦可煎水热敷。

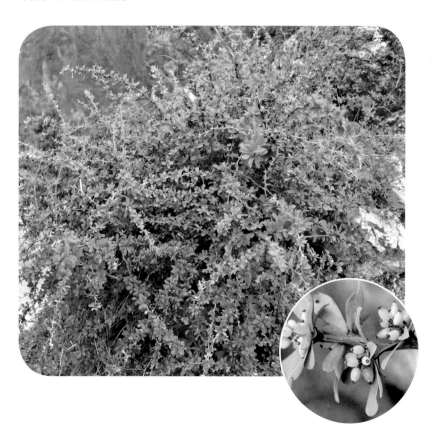

87. 阔叶十大功劳 | Kuò Yè Shí Dà Gōng Láo

【拉丁学名】*Mahonia bealei*（Fort.）Carr.

【别名】土黄柏、土黄连、八角刺、刺黄柏、黄天竹、老鼠刺、老虎刺等。

【科属分类】小檗科 Berberidaceae 十大功劳属 *Mahonia*

【植物形态】灌木或小乔木，高 0.5～4（8）m。叶狭倒卵形至长圆形，长 27～51cm，宽 10～20cm，具 4～10 对小叶，最下一对小叶距叶柄基部 0.5～2.5cm，上面暗灰绿色，背面被白霜，有时淡黄绿色或苍白色，两面叶脉不显，叶轴粗 2～4mm，节间长 3～10cm；小叶厚革质，硬直，自叶下部往上小叶渐次变长而狭，最下一对小叶卵形，长 1.2～3.5cm，宽 1～2cm，具 1～2 粗锯齿，往上小叶近圆形至卵形或长圆形，长 2～10.5cm，宽 2～6cm，基部阔楔形或圆形，偏斜，有时心形，边缘每边具 2～6 粗锯齿，先端具硬尖，顶生小叶较大，长 7～13cm，宽 3.5～10cm，具柄，长 1～6cm。总状花序直立，通常 3～9 个簇生，芽鳞卵形至卵状披针形，长 1.5～4cm，宽 0.7～1.2cm；花梗长 4～6cm；苞片阔卵形或卵状披针形，先端钝，长 3～5mm，宽 2～3mm；花黄色；外萼片卵形，长 2.3～2.5mm，宽 1.5～2.5mm，中萼片椭圆形，长

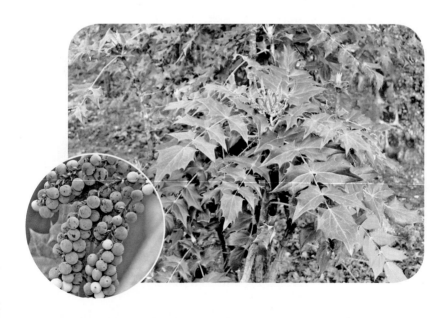

5~6mm，宽3.5~4mm，内萼片长圆状椭圆形，长6.5~7mm，宽4~4.5mm；花瓣倒卵状椭圆形，长6~7mm，宽3~4mm，基部腺体明显，先端微缺；雄蕊长3.2~4.5mm，药隔不延伸，顶端圆形至截形；子房长圆状卵形，长约3.2mm，花柱短，胚珠3~4枚。浆果卵形，长约1.5cm，直径1~1.2cm，深蓝色，被白粉。花期9月至翌年1月，果期3~5月。

【生境分布】产于浙江、安徽、江西、福建、湖南、湖北、陕西、河南、广东、广西、四川等地已广为栽培。生于海拔500~2000m的阔叶林、竹林、杉木林及混交林下、林缘、草坡，溪边、路旁或灌丛中。

【药用部位】以根（刺黄柏）、茎（功劳木）、果实（功劳子）、叶（功劳叶）入药。

【采收加工】根茎在栽后4~5年，秋、冬砍茎杆挖根，晒干或炕干；叶全年可采；6月采摘果序，晒干，搓下果实，去净杂质，晒至足干为度。

【功能主治】苦，寒。根、茎：清热解毒。用于治细菌性痢疾，急性肠胃炎，传染性肝炎，肺炎，肺结核，支气管炎，咽喉肿痛。外用治眼结膜炎，痈疖肿毒，烧、烫伤。叶：滋阴清热。用于治肺结核，感冒。

【用法用量】内服0.5~1两；外用适量。

【注意】脾胃虚寒者慎服。

【附方】治小儿急性扁桃体炎：十大功劳、朱砂根、岗梅、栀子、淡竹叶、木通、射干、甘草各3钱，生石膏4钱。水煎2次，约得100mL，每服50mL，成人倍量。治支气管炎、肺炎：十大功劳根、虎杖、枇杷叶各5钱。每日1剂，水煎分2次服。治急性黄疸型传染性肝炎：十大功劳根3~5钱，赛葵5钱。每日1剂，水煎分3次服。治眼结膜炎：十大功劳叶200g，加蒸馏水1000mL，煮沸，过滤，高压消毒。滴眼，每日数次。治风火牙痛：十大功劳叶三钱。水煎顿服。每日1剂，痛甚者服两剂（《江西草药》）。

88. 八角莲 | Bā Jiǎo Lián

【拉丁学名】*Dysosma versipellis*（Hance）M. Cheng ex Ying

【别名】大八角莲、白角莲、荷叶莲、叶下花、江边一碗水、八角七、八角兵盘七、鬼臼等。

【科属分类】小檗科 Berberidaceae 鬼臼属 *Dysosma*

【植物形态】多年生草本，植株高40~150cm。根状茎粗状，横生，多须根；茎直立，不分枝，无毛，淡绿色。茎生叶2枚，薄纸质，互生，盾状，近圆形，直径达30cm，4~9掌状浅裂，裂片阔三角形，卵形或卵状长圆形，长2.5~4cm，基部宽5~7cm，先端锐尖，不分裂，上面无毛，背面被柔毛，叶脉明显隆起，边缘具细齿；下部叶的柄长12~25cm，上部叶柄长1~3cm。花梗纤细、下弯、被柔毛；花深红色，5~8朵簇生于离叶基部不远处，下垂；萼片6，长圆状椭圆形，长0.6~1.8cm，宽6~8mm，先端急尖，外面被短柔毛，内面无毛；花瓣6，勺状倒卵形，长约2.5cm，宽约8mm，无毛；雄蕊6，长约1.8cm，花丝短于花药，药隔先端急尖，无毛；子房椭圆形，无毛，花柱短，柱头盾状。浆果椭圆形，长约4cm，直径约3.5cm。种子多数。花期3~6月，果期5~9月。

【生境分布】产于湖南、湖北、浙江、江西、安徽、广东、广西、云南、贵州、四川、河南、陕西。生于山坡林下、灌丛中、溪旁阴湿处、竹林下或石灰山常绿林下。海拔300~2400m。

【药用部位】根状茎入药。

【采收加工】夏、秋采挖，除去茎叶和须根，洗净，晒干。

【功能主治】苦、辛，凉；有毒。清热解毒、化痰散结、祛瘀消肿。用于痈肿疔疮、瘰疬、咽喉肿痛、跌打损伤、毒蛇咬伤。

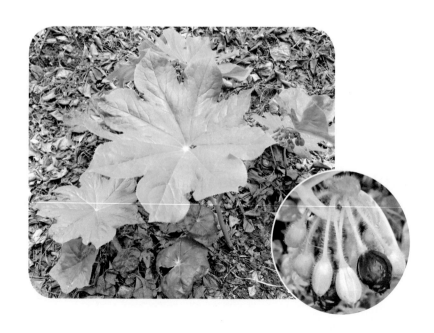

【用法用量】内服：煎汤，3～12g；磨汁，或入丸、散。外用：适量，磨汁或浸醋、酒涂搽；捣烂敷或研末调敷。

【注意】孕妇禁服，体质虚弱者慎服。

【附方】治肿毒初起：八角莲加红糖或酒糟适量，共捣烂敷贴，日换两次（《福建民间草药》）。治疗疮：八角莲二钱，蒸酒服；并用须根捣烂敷患处（《贵阳民间药草》）。治瘰疬：八角莲一至二两，黄酒二两。加水适量煎服（《福建民间草药》）。治带状疱疹：八角莲根研末，醋调涂患处（《广西中草药》）。治跌打损伤：八角莲根一至三钱，研细末，酒送服，每日两次（《江西草药》）。治痰咳：八角莲四钱，猪肺二至四两，糖适量。煲服（《广西中药志》）。治体虚弱，痨伤咳嗽，虚汗盗汗：八角莲三钱，蒸鸽子或炖鸡或炖猪肉半斤服（《贵阳民间药草》）。

89. 南方山荷叶 | Nán Fāng Shān Hé Yè

【拉丁学名】*Diphylleia sinensis* H. L. Li

【别名】江边一碗水、窝儿七、阿儿七、旱荷、黄包袱、金边七、金边一碗水、山荷叶、山花叶、窝儿参、一碗水、中华山荷叶等。

【科属分类】小檗科 Berberidaceae 山荷叶属 *Diphylleia*

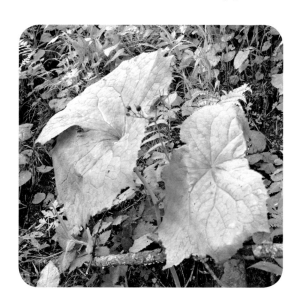

【植物形态】年生草本，高 40～80cm。下部叶柄长 7～20cm，上部叶柄长（2.5）6～13cm 长；叶片盾状着生，肾形或肾状圆形至横向长圆形，下部叶片长 19～40cm，宽 20～46cm，上部叶片长 6.5～31cm，宽 19～42cm，呈 2 半裂，每半裂具 3～6 浅裂或波状，边缘具不规则锯齿，齿端具尖头，上面疏被柔毛或近无毛，背面被柔毛。聚伞花序顶生，具花 10～20 朵，分枝或不分枝，花序轴和花梗被短柔毛；花梗长 0.4～3.7cm；外轮萼片披针形至线状披针形，长 2.3～3.5mm，宽 0.7～1.2mm，内轮萼片宽椭圆形至近圆形，长 4～4.5mm，宽 3.8～4mm；外轮花瓣狭倒卵形至阔倒卵形，长 5～8mm，宽 2.5～5mm；内轮花瓣狭椭圆形至狭倒卵形，长 5.5～8mm，宽 2.5～3.5mm，雄蕊长约 4mm；花丝扁平，长 1.7～2mm，花药长约 2mm；子房椭圆形，长 3～4mm，胚珠 5～11 枚，花柱极短，柱头盘状。浆果球形或阔椭圆形，长 10～15mm，直径 6～10mm，熟后蓝黑色，微被白粉，果梗淡红色。种子 4 枚，通常三角形或肾形，红褐色。花期 5～6 月，果期 7～8 月。

【生境分布】产于湖北、陕西、甘肃、云南、四川。生于落叶阔叶林或针叶林下、竹丛或灌丛下。海拔 1880～3700m。

【药用部位】根茎和须根可供药用。

【采收加工】秋季采挖，去残茎及须根，洗净，阴干备用。

【功能主治】苦、辛，温。有毒。活血化瘀，解毒消肿。用于跌打损伤，风湿筋骨痛，月经不调，小腹疼痛；外用治毒蛇咬伤，痈疖肿毒。

【用法用量】1～2 钱，水煎或酒服；外用适量，捣烂或研粉，用酒、醋调敷患处。

90. 淫羊藿 | Yín Yáng Huò

【拉丁学名】*Epimedium brevicornu* Maxim.

【别名】仙灵脾、牛角花、三叉风、羊角风、三角莲等。

【科属分类】小檗科 Berberidaceae 淫羊藿属 *Epimedium*

【植物形态】多年生草本，植株高 20～60cm。根状茎粗短，木质化，暗棕褐色。二回三出复叶基生和茎生，具 9 枚小叶；基生叶 1～3 枚丛生，具长柄，茎生叶 2 枚，对生；小叶纸质或厚纸质，卵形或阔卵形，长 3～7cm，宽 2.5～6cm，先端急尖或短渐尖，基部深心形，顶生小叶基部裂片圆形，近等大，侧生小叶基部裂片稍偏斜，急尖或圆形，上面常有光泽，网脉显著，背面苍白色，光滑或疏生少数柔毛，基出 7 脉，叶缘具刺齿；花茎具 2 枚对生叶，圆锥花序长 10 ~ 35cm，具 20 ~ 50 朵花，序轴及花梗被腺毛；花梗长 5 ~ 20mm；花白色或淡黄色；萼片 2 轮，外萼片卵状三角形，暗绿色，长 1 ~ 3mm，内萼片披针形，白色或淡黄色，长约 10mm，宽约 4mm；花瓣远较内萼片短，距呈圆锥状，长仅 2 ~ 3mm，瓣片很小；雄蕊长 3 ~ 4mm，伸出，花药长约 2mm，瓣裂。蒴果长约 1cm，宿存花柱喙状，长 2 ~ 3mm。花期 5 ~ 6 月，果期 6 ~ 8 月。

【生境分布】产于陕西、甘肃、山西、河南、青海、湖北、四川。生于林下、沟边灌丛中或山坡阴湿处。海拔 650 ~ 3500m。

【药用部位】干燥地上部分（淫羊藿）及根茎入药。

【采收加工】夏、秋季茎叶茂盛时采挖，除去粗梗及杂质，分部位晒干或阴干。

【功能主治】辛、甘，温。补肾阳，强筋骨，祛风湿。用于阳痿遗精，筋骨痿软，风湿痹痛，麻木拘挛；更年期高血压。

【用法用量】内服：煎汤，1 ~ 3 钱；浸酒、熬膏或入丸、散。外用：煎水洗。

【注意】阴虚而相火易动者忌服。

【附方】治偏风，手足不遂，皮肤不仁：仙灵脾一斤，细锉，以生绢袋

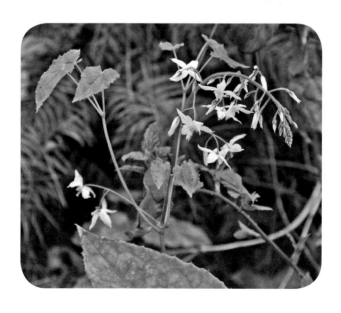

盛，于不津器中，用无灰酒二斗浸之，以厚纸重重密封，不得通气，春夏三日，秋冬五日。每日随性暖饮之，常令醺醺，不得大醉（《圣惠方》）。治目昏生翳：仙灵脾、生王瓜（即小栝楼红色者）等份。为末，每服一钱，茶下，日二服（《圣济总录》）。治牙疼：仙灵脾，不拘多少，为粗末，煎汤漱牙齿（《奇效良方》固牙散）。治小儿雀目，至暮无所见：仙灵脾根半两，晚蚕蛾半两（微炒），射干一分，甘草一分（炙微赤，锉）。捣细罗为散。用羊子肝一枚，切开，掺药二钱在内，以线系定，用黑豆一合，米泔一大盏，煮熟取出，分为二服，以汁下之（《圣惠方》仙灵脾散）。

91. 三枝九叶草 | Sān Zhī Jiǔ Yè Cǎo

【拉丁学名】*Epimedium sagittatum*（Sieb. et Zucc.）Maxim. var. *sagittatum*

【别名】淫羊藿、仙灵脾、牛角花、三叉风、羊角风、三角莲等。

【科属分类】小檗科 Berberidaceae 淫羊藿属 *Epimedium*

【植物形态】多年生草本，植株高 30 ～ 50cm。根状茎粗短，节结状，质

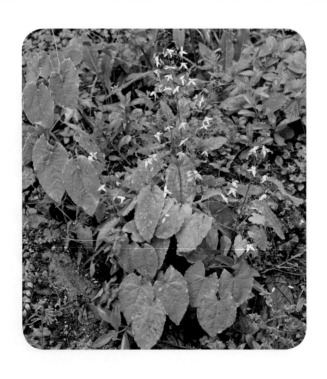

硬，多须根。一回三出复叶基生和茎生，小叶 3 枚；小叶革质，卵形至卵状披针形，长 5~19cm，宽 3~8cm，但叶片大小变化大，先端急尖或渐尖，基部心形，顶生小叶基部两侧裂片近相等，圆形，侧生小叶基部高度偏斜，外裂片远较内裂片大，三角形，急尖，内裂片圆形，上面无毛，背面疏被粗短伏毛或无毛，叶缘具刺齿；花茎具 2 枚对生叶。圆锥花序长 10~20（~30）cm，宽 2~4cm，具 200 朵花，通常无毛，偶被少数腺毛；花梗长约 1cm，无毛；花较小，直径约 8mm，白色；萼片 2 轮，外萼片 4 枚，先端钝圆，具紫色斑点，其中 1 对狭卵形，长约 3.5mm，宽 1.5mm，另 1 对长圆状卵形，长约 4.5mm，宽约 2mm，内萼片卵状三角形，先端急尖，长约 4mm，宽约 2mm，白色；花瓣囊状，淡棕黄色，先端钝圆，长 1.5~2mm；雄蕊长 3~5mm，花药长 2~3mm；雌蕊长约 3mm，花柱长于子房。蒴果长约 1cm，宿存花柱长约 6mm。花期 4~5 月，果期 5~7 月。

【生境分布】产于浙江、安徽、福建、江西、湖北、湖南、广东、广西、四川、陕西、甘肃。生于山坡草丛中、林下、灌丛中、水沟边或岩边石缝中。海拔 200~1750m。

【药用部位】全草入药。

【采收加工】夏、秋季茎叶茂盛时采挖，除去粗梗及杂质，分部位晒干或阴干。

【功能主治】辛、甘，温。补肾阳，强筋骨，祛风湿。用于阳痿遗精，筋骨痿软，风湿痹痛，麻木拘挛；更年期高血压。也可作兽药，有强壮牛马性神经及补精的功效，主治牛马阳痿及神经衰弱、歇斯底里等症。

92. 红毛七 | Hóng Máo Qī

【拉丁学名】*Caulophyllum robustum* Maxim.

【别名】类叶牡丹、葳严仙、海椒七、鸡骨升麻、红毛漆、搜山猫、红毛细辛、火焰叉、金丝七、通天窍等。

【科属分类】小檗科 Berberidaceae 红毛七属 *Caulophyllum*

【植物形态】多年生草本，植株高达 80cm。根状茎粗短。茎生 2 叶，互生，2~3 回三出复叶，下部叶具长柄；小叶卵形，长圆形或阔披针形，长 4~8cm，宽 1.5~5cm，先端渐尖，基部宽楔形，全缘，有时 2~3 裂，上面绿色，背面淡绿色或带灰白色，两面无毛；顶生小叶具柄，侧生小叶近无柄。圆锥花序顶生；花淡黄色，直径 7 ~ 8mm；苞片 3 ~ 6；萼片 6，倒卵形，花瓣状，长 5 ~ 6mm，宽 2.5 ~ 3mm，先端圆形；花瓣 6，远较萼片小，蜜腺状，扇形，基部缢缩呈爪；雄蕊 6，长约 2mm，花丝稍长于花药；雌蕊单一，子房 1 室，具 2 枚基生胚珠，花后子房开裂，露出 2 枚球形种子。果熟时柄增粗，长 7 ~ 8mm。种子浆果状，直径 6 ~ 8mm、微被白粉，熟后蓝黑色，外被肉质假种皮。花期 5 ~ 6 月，果期 7 ~ 9 月。

【生境分布】产于黑龙江、吉林、辽宁、山西、陕西、甘肃、河北、河南、湖南、湖北、安徽、浙江、四川、云南、贵州、西藏。生于林下、山沟阴湿处或竹林下，亦生银杉林下。海拔 950 ~ 3500m。

【药用部位】根及根茎入药。

【采收加工】夏、秋季采挖，除去茎叶、泥土，洗净，晒干。

【功能主治】辛、苦，温。祛风通络，活血调经。主治风湿筋骨疼痛，跌打损伤，妇女月经不调症。

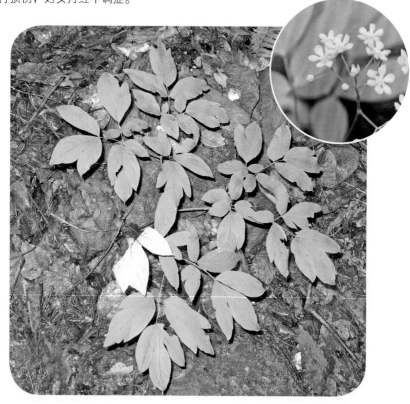

【用法用量】内服：煎汤，3～5钱；或浸酒。

【注意】孕妇忌服。

【附方】治胃气痛：搜山猫一钱。研末，用酒吞服（《贵州草药》）。治关节炎，跌打损伤：红毛七三钱。在300mL酒内泡七天。每日两次，每次10mL（《陕甘宁青中草药选》）。治经血不调：红毛七、白芍、川芎、茯苓各三钱。黄酒和水煎服（《陕甘宁青中草药选》）。治经期少腹结痛：红毛七三钱，小茴香五钱，荞当归三钱，川芎二钱。水煎服，黄酒为引（《陕西中草药》）。治扁桃体炎：红毛七三钱，八爪龙一钱。水煎，口含，亦可咽下（《陕西中草药》）。

37. 防己科　Menispermaceae

93. 青牛胆 | Qīng Niú Dǎn

【拉丁学名】*Tinospora sagittata*（Oliv.）Gagnep.

【别名】金果榄、九牛子、金牛胆、苦胆、金狮藤、九牛胆、九莲子等。

【科属分类】防己科 Menispermaceae 青牛胆属 *Tinospora*

【植物形态】草质藤本，具连珠状块根，膨大部分常为不规则球形，黄色；枝纤细，有条纹，常被柔毛。叶纸质至薄革质，披针状箭形或有时披针状戟形，很少卵状或椭圆状箭形，长7～15cm，有时达20cm，宽2.4～5cm，先端渐尖，有时尾状，基部弯缺常很深，后裂片圆、钝或短尖，常向后伸，有时向内弯以至二裂片重叠，很少向外伸展，通常仅在脉上被短硬毛，有时上面或两面近无毛；掌状脉5条，连同网脉均在下面凸起；叶柄长2.5～5cm或稍长，有条纹，被柔毛或近无毛。花序腋生，常数个或多个簇生，聚伞花序或分枝成疏花的圆锥状花序，长2～10cm，有时可至15cm或更长，总梗、分枝和花梗均丝状；小苞片2，紧贴花萼；萼片6，或有时较多，常大小不等，最外面的小，常卵形或披针形，长仅1～2mm左右，较内面的明显较大，阔卵形至倒卵形，或阔椭圆形至椭圆形，长达3.5mm；花瓣6，肉质，常有爪，瓣片近圆形或阔倒卵形，很少近菱形，基部边缘常反折，长1.4～2mm；雄蕊6，与花瓣近等长或稍长；雌花：萼片与雄花相似；花

瓣楔形，长 0.4mm 左右；退化雄蕊6，常棒状或其中3个稍阔而扁，长约
0.4mm；心皮3，近无毛。核果红色，近球形；果核近半球形，宽约
6~8mm。花期4月，果期秋季。

【生境分布】产于湖北、陕西、四川、西藏、贵州、湖南、江西、福建、
广东、广西和海南。常散生于林下、林缘、竹林及草地上。

【药用部位】块根入药。

【采收加工】秋、冬二季采挖块根，洗净，晒干。

【功能主治】苦，寒。清热解毒，消肿止痛，止咳利咽。主治各种炎症，
咽喉脓肿，感冒，急性菌痢，痈疽疔疖，毒蛇咬伤，淋巴结核，痔疮，烫火
伤，急性胃炎，胃痛。

【用法用量】内服：煎汤，1~3钱；研末或磨汁。外用：捣敷、研末吹
喉或切片含。

【注意】脾胃虚弱者慎服。

【附方】治喉中疼烂：金果榄三钱，冰片一分。为末吹之（《百草镜》）。
治痈疽疔毒恶疮：地胆、苍耳草。捣烂，加好酒稀释，滤汁温服（《四川中药
志》）。治乳腺炎，阑尾炎，疔疮，急性及慢性扁桃体炎，口腔炎，腮腺炎，
急性菌痢等：地苦胆每次二至三钱，开水泡服。或研末，适量外敷（《全展

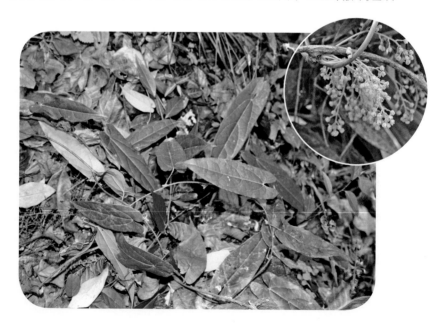

选编·外科》)。治疗口腔溃疡：金果榄磨醋，点敷溃疡面（《遵义医学院附院新医药资料》）。治疗小儿喘息型支气管炎：金果榄三钱，水煎分 2 ~ 3 次服（《遵义医学院附院新医药资料》）。治疗胃痛：青牛胆切片晒干研粉，每次服一钱，一日三次，儿童剂量减半。忌食生冷酸辣食物（《全展选编·内科》）。

94. 千金藤 | Qiān Jīn Téng

【拉丁学名】*Stephania japonica*（Thunb.）Miers

【别名】公老鼠藤、野桃草、爆竹消、朝天药膏、合钱草、金丝荷叶、天膏药等。

【科属分类】防己科 Menispermaceae 千金藤属 *Stephania*

【植物形态】稍木质藤本，全株无毛；根条状，褐黄色；小枝纤细，有直线纹。叶纸质或坚纸质，通常三角状近圆形或三角状阔卵形，长 6 ~ 15cm，通常不超过 10cm，长度与宽度近相等或略小，顶端有小凸尖，基部通常微圆，下面粉白；掌状脉 10 ~ 11 条，下面凸起；叶柄长 3 ~ 12cm，明显盾状着生。复伞形聚伞花序腋生，通常有伞梗 4 ~ 8 条，小聚伞花序近无柄，密集呈头状；花近无梗，雄花：萼片 6 或 8，膜质，倒卵状椭圆形至匙形，长

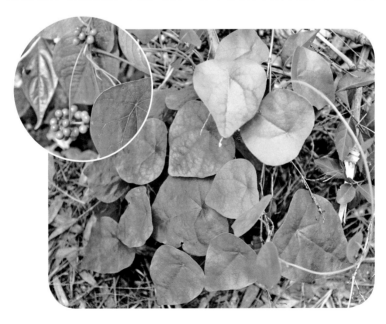

1.2 ~ 1.5mm，无毛；花瓣 3 或 4，黄色，稍肉质，阔倒卵形，长 0.8 ~ 1mm；聚药雄蕊长 0.5 ~ 1mm，伸出或不伸出；雌花：萼片和花瓣各 3 ~ 4 片，形状和大小与雄花的近似或较小；心皮卵状。果倒卵形至近圆形，长约 8mm，成熟时红色；果核背部有 2 行小横肋状雕纹，每行约 8 ~ 10 条，小横肋常断裂，胎座迹不穿孔或偶有一小孔。

【生境分布】我国见于河南（南部）、四川、湖北、湖南、江苏、浙江、安徽、江西、福建。生于村边或旷野灌丛中。

【药用部位】根及藤茎入药。

【采收加工】春秋采集，晒干或鲜用。

【功能主治】苦、辛，寒。祛风活络，止痛，清热解毒，利湿，祛瘀消肿。主治胃痛，腹水，脚气肿胀，跌打损伤，毒蛇咬伤，无名肿毒，风湿性关节炎，偏瘫，痢疾，湿热淋浊，咽喉肿痛，疮疖，尿急尿痛，小便不利，外阴湿疹，牙痛。

【用法用量】内服：煎汤，3 ~ 4 钱；或研末。外用：捣敷或磨汁含咽。

【附方】治风湿性关节炎，偏瘫：先用千金藤根五钱，水煎服，连服七天。然后用千金藤根一两，烧酒一斤，浸七天，每晚睡前服一小杯，连服十天（《浙江民间常用草药》）。治痧气腹痛：千金藤根，刮去青皮，晒干，一半炒至黄色，另一半生用，研末，每服一钱，开水送服（《江西草药手册》）。治腹痛：千金藤根五钱至一两，水煎服（《湖南药物志》）。治脚气肿胀：千金藤根五钱，三白草根五钱，五加皮五钱，水煎服（《江西草药手册》）。治咽喉肿痛：千金藤鲜根五钱至一两，水煎服（《福建中草药》）。治多发性疖肿：千金藤全草一两，或加当归、野艾各五钱，水煎服。治子宫脱垂：千金藤根适量煎汤熏蒸，每天 1 次。另取金樱子根二两，水煎服（《浙江民间常用草药》）。

95. 金线吊乌龟 | Jīn Xiàn Diào Wū Guī

【拉丁学名】*Stephania cepharantha* Hayata

【别名】地不容、山乌龟、白药、白药根、独脚乌桕、铁秤砣、金线吊葫芦、金丝吊鳖、白虾蟆、青藤、细三角藤等。

【科属分类】防己科 Menispermaceae 千金藤属 *Stephania*

【植物形态】草质、落叶、无毛藤本，高通常 1 ~ 2m 或过之；块根团块状或近圆锥状，有时不规则，褐色，生有许多突起的皮孔；小枝紫红色，纤细。叶纸质，三角状扁圆形至近圆形，长通常 2～6cm，宽 2.5～6.5cm，顶端具小凸尖，基部圆或近截平，边全缘或多少浅波状；掌状脉 7～9 条，向下的很纤细；叶柄长 1.5～7cm，纤细。雌雄花序同形，均为头状花序，具盘状花托，雄花序总梗丝状，常于腋生、具小型叶的小枝上作总状花序式排列，雌花序总梗粗壮，单个腋生，雄花：萼片 6，较少 8（或偶有 4），匙形或近楔形，长 1～1.5mm；花瓣 3 或 4（很少 6），近圆形或阔倒卵形，长约 0.5mm；聚药雄蕊很短；雌花：萼片 1，偶有 2～3（～5），长约 0.8mm 或过之；花瓣 2（～4），肉质，比萼片小。核果阔倒卵圆形，长约 6.5mm，成熟时红色；果核背部两侧各有 10～12 条小横肋状雕纹，胎座迹通常不穿孔。花期 4～5 月，果期 6～7 月。

【生境分布】分布地区从西北至陕西汉中地区，东至浙江和台湾，西南至贵州东部和南部，南至广西和广东。适应性较大，既见于村边、旷野、林缘等处土层深厚肥沃的地方（块根常入土很深），又见于石灰岩地区的石缝或石砾中（块根浮露地面）。

【药用部位】块根入药。

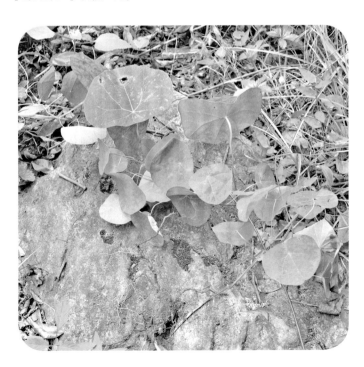

【采收加工】全年可采，秋末冬初采收为好，除去须根，洗净，切片晒干备用。

【功能主治】苦，寒。有小毒。清热解毒，利湿，止痛。用于胃痛，腹痛，急性肠胃炎，风湿性关节炎，疟疾；外用治痈疖肿毒，湿疹。

【用法用量】1~2钱，水煎服，或研粉每次2~5分，每日2~3次，温开水送服；外用适量，研粉调蜂蜜或鸡蛋清敷患处，或煎水外洗。

【附方】治胃痛，气胀腹痛：地不容根研末，每用五分，姜汤送下（《云南中草药》）。催吐：地不容根，生用一至三钱，水煎服（《云南中草药》）。治急性肠胃炎：地不容根干粉二至三分，吞服（《云南中草药选》）。治神经衰弱：地不容根一钱，煎服（《云南中草药选》）。治疟疾：地不容末五分，开水送服，或水煎服（《昆明民间常用草药》）。

38. 木兰科　Magnoliaceae

96. 厚朴 | Hòu Pò

【拉丁学名】*Magnolia officinalis* Rehd. et Wils.

【别名】调羹花、川朴、紫油厚朴、逐折、厚实、厚朴实等。

【科属分类】木兰科 Magnoliaceae 木兰属 *Magnolia*

【植物形态】落叶乔木，高达 20m；树皮厚，褐色，不开裂；小枝粗壮，淡黄色或灰黄色，幼时有绢毛；顶芽大，狭卵状圆锥形，无毛。叶大，近革质，7~9 片聚生于枝端，长圆状倒卵形，长 22~45cm，宽 10~24cm，先端凹缺，成 2 钝圆的浅裂片，基部楔形，全缘而微波状，上面绿色，无毛，下面灰绿色，被灰色柔毛，有白粉；叶柄粗壮，长 2.5~4cm，托叶痕长为叶柄的 2/3。花白色，径 10~15cm，芳香；花梗粗短，被长柔毛，离花被片下 1cm 处具包片脱落痕，花被片 9~12（17），厚肉质，外轮 3 片淡绿色，长圆状倒卵形，长 8~10cm，宽 4~5cm，盛开时常向外反卷，内两轮白色，倒卵状匙形，长 8~8.5cm，宽 3~4.5cm，基部具爪，最内轮 7~8.5cm，花盛开时中内轮直立；雄蕊约 72 枚，长 2~3cm，花药长 1.2~1.5cm，内向开裂，花丝长 4~12mm，红色；雌蕊群椭圆状卵圆形，长 2.5~3cm。聚合果长圆状卵圆形，长9~15cm；蓇葖果具长3~4mm 的喙；种子三角状倒卵形，长约1cm。通常叶较小而狭窄，侧脉较少，呈狭倒卵形，聚合果顶端较狭尖。叶先端凹缺成2钝圆浅裂是与厚朴唯一明显的区别特征。花大单朵顶生，直径10~15cm，白色芳香，与叶同时开放，花期5~6月，果期8~10月。

【生境分布】产于安徽、浙江、江西、福建、湖南、湖北、广东、广西。生于海拔300~1400m的林中。多栽培于山麓和村舍附近。

【药用部位】干燥干皮、根皮及枝皮（厚朴），花蕾（厚朴花），果实（厚朴果）入药。

【采收加工】厚朴：4~6月剥取，根皮及枝皮直接阴干；干皮置沸水中微煮后，堆置阴湿处，"发汗"至内表面变紫褐色或棕褐色时，蒸软，取出，卷成筒状，干燥。花蕾于春季花未开放时采摘，稍蒸后，晒干或低温干燥。厚朴果于9~10月采摘果实，晒干。

【功能主治】厚朴：苦、辛，温。厚朴花：苦，微温。厚朴果：甘，温。厚朴：燥湿消痰，下气除满。用于湿滞伤中，脘痞吐泻，食积气滞，腹胀便秘，痰饮喘咳。花蕾：理气，化湿。用于胸脘痞闷胀满，纳谷不香。果实：

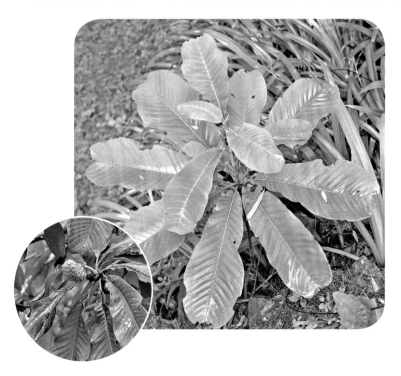

理气，温中，消食。

【用法用量】内服：煎汤，1~3钱；或入丸、散。

【注意】孕妇慎用。

【附方】治腹满痛大便闭者：厚朴八两，大黄四两，枳实五枚。上三味，以水一斗二升，先煮二味，取五升，内大黄煮取三升。温服一升，以利为度（《金匮要略》厚朴三物汤）。治脾胃气不和，不思饮食：厚朴（去粗皮，姜汁涂，炙令香净）二两半，甘草（炙）一两半，苍术（米泔水浸二日，刮去皮）四两，陈皮（去白）二两半。上四味，为末。每服一钱，水一盏，入生姜、枣子同煎七分，去滓温服，空心服之。或杵细末，蜜为丸，如梧桐子大。每服十丸，盐汤嚼下，空心服（《博济方》平胃散）。治虫积：厚朴、槟榔各二钱，乌梅两个。水煎服（《保赤全书》）。

97. 玉兰 | Yù Lán

【拉丁学名】*Magnolia denudata* Desr.

【别名】白玉兰、迎春花、望春花、应春花、木兰、二月花、广玉兰等。

【科属分类】木兰科 Magnoliaceae 玉兰属 *Magnolia*

【植物形态】落叶乔木，高达25m，胸径1m，枝广展形成宽阔的树冠；树皮深灰色，粗糙开裂；小枝稍粗壮，灰褐色；冬芽及花梗密被淡灰黄色长绢毛。叶纸质，倒卵形、宽倒卵形或、倒卵状椭圆形，基部徒长枝叶椭圆形，长10~15(18)cm，宽6~10(12)cm，先端宽圆、平截或稍凹，具短突尖，中部以下渐狭成楔形，叶上深绿色，嫩时被柔毛，后仅中脉及侧脉留有柔毛，下面淡绿色，沿脉上被柔毛，侧脉每边8~10条，网脉明显；叶柄长1~2.5cm，被柔毛，上面具狭纵沟；托叶痕为叶柄长的1/4~1/3。花蕾卵圆形，花先叶开放，直立，芳香，直径10~16cm；花梗显著膨大，密被淡黄色长绢毛；花被片9片，白色，基部常带粉红色，近相似，长圆状倒卵形，长6~8(10)cm，宽2.5~4.5(6.5)cm；雄蕊长7~12mm，花药长6~7mm，侧向开裂；药隔宽约5mm，顶端伸出成短尖头；雌蕊群淡绿色，无毛，圆柱形，长2~2.5cm；雌蕊狭卵形，长3~4mm，具长4mm的锥尖花柱。聚合果圆柱形（在庭院栽培种常因部分心皮不育而弯曲），长12~15cm，直径3.5~5cm；蓇葖果厚木质，褐色，具白色皮孔；种子心形，侧扁，高约9mm，宽约10mm，外种皮红色，内种皮黑色。花期2~3

月（亦常于 7～9 月再开一次花），果期 8～9 月。

【生境分布】产于江西、浙江、河南、湖北、湖南、贵州。生于海拔
500～1000m 的林中。现中国各大城市园林广泛栽培。

【药用部位】干燥花蕾（辛夷花）入药。

【采收加工】冬末春初花未开放时采收，除去枝梗，阴干。

【功能主治】辛，温。散风寒，通鼻窍。用于风寒头痛，鼻塞，鼻渊，鼻
流浊涕。

【用法用量】内服：煎汤，1～3 钱；或入丸、散。外用：研末塞鼻或水
浸蒸馏滴鼻。

【注意】阴虚火旺者忌服。

【附方】治鼻炎、鼻窦炎：辛夷四份，鹅不食草一份。用水浸泡 4～8 小

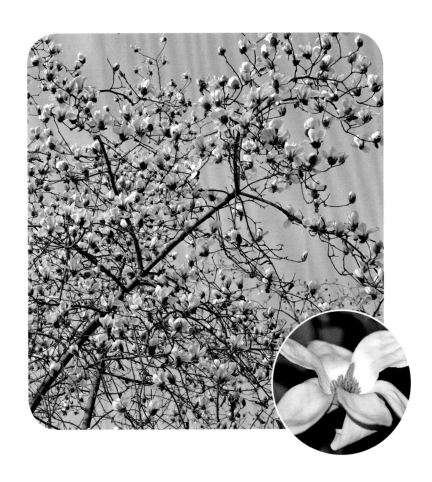

时后蒸馏，取芳香水，滴鼻（《广东中草药处方选编》）。治鼻内窒塞不通，不得喘息：辛夷、芎藭各一两，细辛（去苗）七钱半，木通半两。上为细末。每用少许，绵裹塞鼻中，湿则易之。五，七日瘥（《证治准绳》芎藭散）。治鼻塞不知香味：皂角、辛夷、石菖蒲等份。为末。绵裹塞鼻中（《梅氏验方新编》）。治齿牙作痛，或肿或牙龈浮烂：辛夷一两，蛇床子二两，青盐五钱。共为末掺之（《本草汇言》）。治头面肿痒如虫行（此属风痰）：辛夷一两，白附子、半夏、天花粉、白芷、僵蚕、玄参、赤芍各五钱，薄荷八钱。分作十剂服（《古今医准》）。

98. 鹅掌楸 | É Zhǎng Qiū

【拉丁学名】*Liriodendron chinense*（Hemsl.）Sargent.

【别名】马褂木、双飘树等。

【科属分类】木兰科 Magnoliaceae 鹅掌楸属 *Liriodendron*

【植物形态】乔木，高达 40m，胸径 1m 以上，小枝灰色或灰褐色。叶马褂状，长 4～12（18）cm，近基部每边具 1 侧裂片，先端具 2 浅裂，下面苍白色，叶柄长 4～8（～16）cm。花杯状，花被片 9，外轮 3 片绿色，萼片状，向外弯垂，内两轮 6 片、直立，花瓣状、倒卵形，长 3～4cm，绿色，具黄色纵条纹，花药长 10～16mm，花丝长 5～6mm，花期时雌蕊群超出花被之上，心皮黄绿色。聚合果长 7～9cm，具翅的小坚果长约 6mm，顶端钝或钝尖，具种子 1～2 颗。花期 5 月，果期 9～10 月。

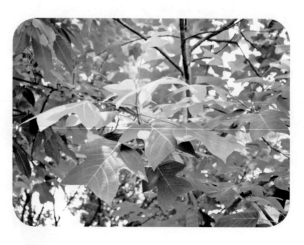

【生境分布】产于陕西、安徽、浙江、江西、福建、湖北、湖南、广西、四川、贵州、云南等省。生于海拔 900 ~ 1 000m 的山地林中。

【药用部位】以根、树皮入药。

【采收加工】夏秋采树皮；秋采根，晒干。

【功能主治】辛，温。皮：祛风除湿，强筋健骨。主治风湿关节痛，肌肉萎缩，风寒咳嗽；根：驱风除湿，强筋壮骨。

【用法用量】根或树皮 0.5 ~ 1 两。

【附方】治瘰证：鹅掌楸根、大血藤各一两，茜草根、一口血各三钱，豇豆、木通各五钱，红花五分。泡酒服；治风湿关节痛：鹅掌楸根、刺桐各一两。煨水服。

99. 八角 | Bā Jiǎo

【拉丁学名】*Illicium verum* Hook.f.

【别名】八角茴香、大茴香、唛角、舶茴香、八角香、八月珠、大料、五香八角等。

【科属分类】木兰科 Magnoliaceae 八角属 *Illicium*

【植物形态】乔木，高 10 ~ 15m；树冠塔形，椭圆形或圆锥形；树皮深灰色；枝密集。叶不整齐互生，在顶端 3 ~ 6 片近轮生或松散簇生，革质，厚革质，倒卵状椭圆形，倒披针形或椭圆形，长 5 ~ 15cm，宽 2 ~ 5cm，先端骤尖或短渐尖，基部渐狭或楔形；在阳光下可见密布透明油点；中脉在叶上面稍凹下，在下面隆起；叶柄长 8 ~ 20mm。花粉红至深红色，单生叶腋或近顶生，花梗长 15 ~ 40mm；花被片 7 ~ 12 片，常 10 ~ 11，常具不明显的半透明腺点，最大的花被片宽椭圆形到宽卵圆形，长 9 ~ 12mm，宽 8 ~ 12mm；雄蕊 11 ~ 20 枚，多为 13、14 枚，长 1.8 ~ 3.5mm，花丝长 0.5 ~ 1.6mm，药隔截形，药室稍为突起，长 1 ~ 1.5mm；心皮通常 8，有时 7 或 9，很少 11，在花期长 2.5 ~ 4.5mm，子房长 1.2 ~ 2mm，花柱钻形，长度比子房长。果梗长 20 ~ 56mm，聚合果，直径 3.5 ~ 4cm，饱满平直，蓇葖果多为 8，呈八角形，长 14 ~ 20mm，宽 7 ~ 12mm，厚 3 ~ 6mm，先端钝或钝尖。种子长 7 ~ 10mm，宽 4 ~ 6mm，厚 2.5 ~ 3mm。正糙果 3 ~ 5 月开花，9 ~ 10 月果熟，春糙果 8 ~ 10 月开花，翌年 3 ~ 4 月果熟。

【生境分布】主产于广西西部和南部（百色、南宁、钦州、梧州、玉林等地区多有栽培），福建、广东、贵州、云南、湖北等省区亦有种植。生于海拔200～700m 的土层深厚，排水良好，肥沃湿润，偏酸性的沙质壤土。

【药用部位】以干燥成熟果实入药。

【采收加工】秋、冬二季果实由绿变黄时采摘，置沸水中略烫后干燥或直接干燥。

【功能主治】辛，温。温阳散寒，理气止痛。用于寒疝腹痛，肾虚腰痛，胃寒呕吐，脘腹冷痛。

【用法用量】内服：煎汤，1～2 钱；或入丸、散。

【注意】阴虚火旺者慎服。另外同属植物中有些品种的果实，具有毒性，

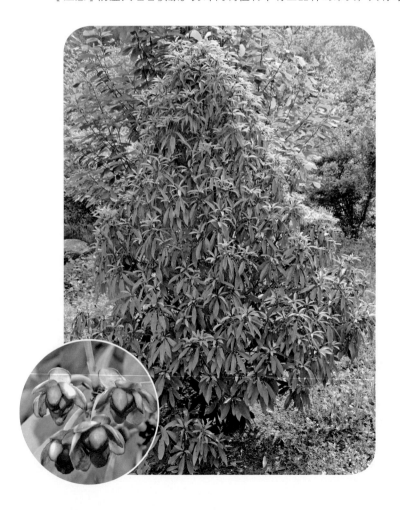

误食可引起中毒，甚至死亡，应加注意。有毒的果实，外形虽与八角茴香相似，但也有区别点，主要为：蓇葖果发育不规则，形体较小，果皮外表皱缩，每一蓇葖果的顶端较尖锐，成向上弯曲鸟嘴状，果梗平直。臭如树胶状，味不佳而苦。有毒物质为莽草毒素、莽草晶毒素等。

【附方】治小肠气坠：八角茴香、小茴香各三钱，乳香少许。水煎服取汗（《仁斋直指方》）。治疝气偏坠：大茴香末一两，小茴香末一两。用猪尿胞一个，连尿入二末于内，系定罐内，以酒煮烂，连胞捣丸如梧子大。每服五十丸，白汤下（《卫生杂兴》）。治腰痛如刺：八角茴香（炒研）每服二钱，食前盐汤下。外以糯米一二升，炒热，袋盛，拴于痛处（《简便单方》）。

39. 五味子科　Schisandraceae

100. 五味子 | Wǔ Wèi Zǐ

【拉丁学名】*Schisandra chinensis*（Turcz.）Baill.

【别名】面藤、山花椒等。

【科属分类】五味子科 Schisandraceae 五味子属 *Schisandra*

【植物形态】落叶木质藤本，除幼叶背面被柔毛及芽鳞具缘毛外余无毛；幼枝红褐色，老枝灰褐色，常起皱纹，片状剥落。叶膜质，宽椭圆形、卵形、倒卵形、宽倒卵形，或近圆形，长（3）5~10（14）cm，宽（2）3~5（9）cm，先端急尖，基部楔形，上部边缘具胼胝质的疏浅锯齿，近基部全缘；侧脉每边3~7条，网脉纤细不明显；叶柄长1~4cm，两侧由于叶基下延成极狭的翅。雄花：花梗长5~25mm，中部以下具狭卵形、长4~8mm的苞片，花被片粉白色或粉红色，6~9片，长圆形或椭圆状长圆形，长6~11mm，宽2~5.5mm，外面的较狭小；雄蕊长约2mm，花药长约1.5mm，无花丝或外3枚雄蕊具极短花丝，药隔凹入或稍凸出钝尖头；雄蕊仅5（6）枚，互相靠贴，直立排列于长约0.5mm的柱状花托顶端，形成近倒卵圆形的雄蕊群；雌花：花梗长17~38mm，花被片和雄花相似；雌蕊群近卵圆形，长2~4mm，心皮17~40，子房卵圆形或卵状椭圆体形，柱头鸡冠状，下端下延成1~3mm的附属体。聚合果长1.5~8.5cm，聚合果柄长

1.5 ~ 6.5cm；小浆果红色，近球形或倒卵圆形，径 6 ~ 8mm，果皮具不明显腺点；种子 1 ~ 2 粒，肾形，长 4 ~ 5mm，宽 2.5 ~ 3mm，淡褐色，种皮光滑，种脐明显凹入成 U 形。花期 5 ~ 7 月，果期 7 ~ 10 月。

【生境分布】产于黑龙江、吉林、辽宁、内蒙古、河北、山西、宁夏、甘肃、山东、湖北。生于海拔 1200 ~ 1700m 的沟谷、溪旁、山坡。

【药用部位】成熟果实入药。

【采收加工】秋季果实成熟尚未脱落时采摘，拣去果枝及杂质，晒干。

【功能主治】酸、甘、温。收敛固涩，益气生津，补肾宁心。用于久嗽虚喘，梦遗滑精，遗尿尿频，久泻不止，自汗，盗汗，津伤口渴，短气脉虚，内热消渴，心悸失眠。

【用法用量】内服：煎汤，0.5 ~ 2 钱；或入丸、散。外用：研末掺或煎水洗。

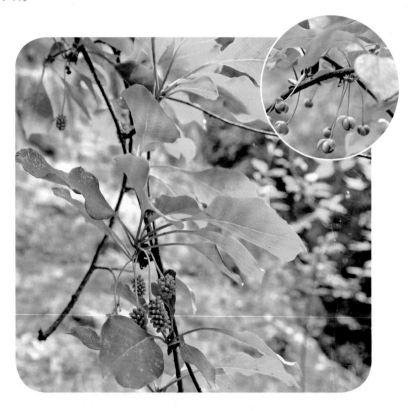

【注意】外有表邪，内有实热，或咳嗽初起、痧疹初发者忌服。

【附方】治肺经感寒，咳嗽不已：白茯苓四两，甘草三两，干姜三两，细辛三两，五味子二两半。上为细末。每服二钱，水一盏，煎至七分，去滓，温服，不以时（《鸡峰普济方》五味细辛汤）。治痰嗽并喘：五味子、白矾等份。为末。每服三钱，以生猪肺炙熟，蘸末细嚼，白汤下（《普济方》）。治热伤元气，肢体倦怠，气短懒言，口干作渴，汗出不止：人参五钱，五味子、麦门冬各三钱。水煎服。（《千金方》生脉散）。治虚劳羸瘦，短气，夜梦，骨肉烦痛，腰背痠痛，动辄微喘：五味子二两，续断二两，地黄一两，鹿茸一两（切片，酥炙），附子一两（炮，去皮脐）。上为末，酒糊丸，如梧桐子大。每服二十丸，盐汤下（《卫生家宝方》五味子丸）。治梦遗虚脱：北五味子一斤，洗净，水浸一宿，以手按去核，再用温水将核洗取余味，通用布滤过，置砂锅内，入冬蜜二斤，慢火熬之，除砂锅斤两外，煮至二斤四两成膏为度。待数日后，略去火性，每服一二匙，空心白滚汤调服（《医学入门》）。

101. 华中五味子 | Huá Zhōng Wǔ Wèi Zǐ

【拉丁学名】*Schisandra sphenanthera* Rehd. et Wils.

【别名】南五味、西五味、秤杆麻、香苏、红铃子、大血藤、紫金藤、钻骨风、小血藤、岩枇杷、内风消、野五味子藤、五香血藤等。

【科属分类】五味子科 Schisandraceae 五味子属 *Schisandra*

【植物形态】落叶木质藤本，全株无毛，很少在叶背脉上有稀疏细柔毛。

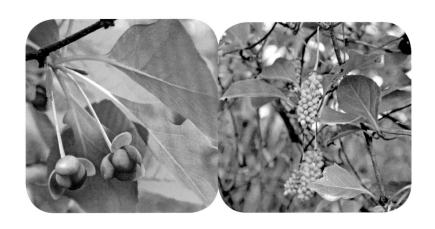

冬芽、芽鳞具长缘毛，先端无硬尖，小枝红褐色，距状短枝或伸长，具密而凸起的皮孔。叶纸质，倒卵形、宽倒卵形，或倒卵状长椭圆形，有时圆形，很少椭圆形，长（3）5～11cm，宽（1.5）3～7cm，先端短急尖或渐尖，基部楔形或阔楔形，干膜质边缘至叶柄成狭翅，上面深绿色，下面淡灰绿色，有白色点，1/2～2/3以上边缘具疏离、胼胝质齿尖的波状齿，上面中脉稍凹入，侧脉每边4～5条，网脉密致，干时两面不明显凸起；叶柄红色，长1～3cm。花生于近基部叶腋，花梗纤细，长2～4.5cm，基部具长3～4mm的膜质苞片，花被片5～9，橙黄色，近相似，椭圆形或长圆状倒卵形，中轮的长6～12mm，宽4～8mm，具缘毛，背面有腺点。雄花：雄蕊群倒卵圆形，径4～6mm；花托圆柱形，顶端伸长，无盾状附属物；雄蕊11～19（23），基部的长1.6～2.5mm，药室内侧向开裂，药隔倒卵形，两药室向外倾斜，顶端分开，基部近邻接，花丝长约1mm，上部1～4雄蕊与花托顶贴生，无花丝；雌花：雌蕊群卵球形，直径5～5.5mm，雌蕊30～60枚，子房近镰刀状椭圆形，长2～2.5mm，柱头冠狭窄，仅花柱长0.1～0.2mm，下延成不规则的附属体。聚合果果托长6～17cm，径约4mm，聚合果梗长3～10cm，成熟小浆红色，长8～12mm，宽6～9mm，具短柄；种子长圆体形或肾形，长约4mm，宽3～3.8mm，高2.5～3mm，种脐斜V字形，长约为种子宽的1/3；种皮褐色光滑，或仅背面微皱。花期4～7月，果期7～9月。

【生境分布】产于山西、陕西、甘肃、山东、江苏、安徽、浙江、江西、福建、河南、湖北、湖南、四川、贵州、云南东北部。生于海拔600～3000m的湿润山坡边或灌丛中。

【药用部位】藤茎、根及成熟果实入药。

【采收加工】果实：秋季果实成熟尚未脱落时采摘，拣去果枝及杂质，晒干。藤茎、根：全年可采，切片，晒干。

【功能主治】果实：酸、甘、温。藤茎、根：酸、温。果实用法功效同五味子。藤茎、根：活血祛风，消肿镇痛。治风湿疼痛，骨折，胃痛，月经不调。

【用法用量】内服：煎汤，0.3～1两；研末服0.3～1钱，或泡酒。

【注意】外有表邪，内有实热，或咳嗽初起、痧疹初发者忌服。

【附方】治风湿疼痛：五香血藤五钱，铁筷子四钱，黑骨藤四钱，骨碎补四钱，见血飞三钱，排风藤三钱。泡酒一斤，每次服酒五钱至一两（《中草药资料》)。治骨折：五香血藤七钱，臭草八钱，百蕊草、珍珠菜、楤木根皮各三钱，加糖及酒适量，煎汤内服，每日1剂。首剂另加广三七一钱，土鳖虫三只，研粉冲服。伤处另用上药加酒适量共捣绒，按常规处理后外敷，小夹板固定，隔日换药一次（《中草药资料》）。

102. 铁箍散 | Tiě Gū Sǎn

【拉丁学名】*Schisandra propinqua* var. *sinensis* Oliv.

【别名】小血藤、香血藤、五香血藤、黄龙藤、蛇毒药、香巴戟、秤砣根、野五味等。

【科属分类】五味子科 Schisandraceae 五味子属 *Schisandra*

【植物形态】落叶木质藤本，全株无毛，当年生枝褐色或变灰褐色，有银白色角质层。叶坚纸质，卵形、长圆状卵形或狭长圆状卵形，长7～11（17）cm，宽2～3.5（5）cm，先端渐尖或长渐尖，基部圆或阔楔形，下延至叶柄，上面干时褐色，下面带苍白色，具疏离的胼胝质齿，有时近全缘，侧脉每边4～8条，网脉稀疏，干时两面均凸起。花橙黄色，常单生或2～3朵聚生于叶腋，或1花梗具数花的总状花序；花梗长6～16mm，具约2小苞片。雄

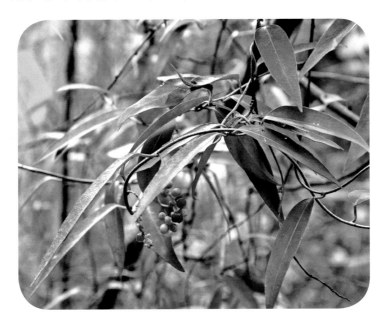

花：花被片 9（15），椭圆形；雄蕊群黄色，6～9 枚，近球形的肉质花托直径约 6mm，每雄蕊钳入横列的凹穴内，花丝甚短，药室内向纵裂；雌花：花被片与雄花相似，雌蕊群卵球形，直径 4～6mm，心皮较小，10～30 枚。聚合果的果托干时黑色，长 3～15cm，直径 1～2mm，具 10～45 成熟心皮，成熟心皮近球形或椭圆体形，直径 6～9mm，具短柄；种子较小，肾形，近圆形长 4～4.5mm，种皮灰白色，种脐狭 V 形，约为宽的 1/3。花期 6～8月，果期 8～9月。

【生境分布】产于陕西、甘肃（南部）、江西、河南、湖北、湖南、四川、贵州、云南（中部至南部）。生于沟谷、岩石山坡林中。海拔 500～2000m。

【药用部位】根及叶入药。

【采收加工】秋季挖根，洗净晒干；夏季采叶，鲜用或晒干研粉。

【功能主治】甘、辛、平。祛风活血，解毒消肿，止痛。根：风湿麻木，跌打损伤，胃痛，月经不调，血栓闭塞性麦管炎。叶：外用治疮疖，毒蛇咬伤，外伤出血。

【用法用量】3～6 钱，水煎或泡酒服；外用适量，鲜叶捣烂敷患处，或干叶研粉撒患处。

【注意】《陕西中草药》："根、茎：反甘草。"

【附方】治风湿筋骨疼痛，跌打损伤：五香血藤根，泡酒内服。气滞腹胀：五香血藤，水煎点酒服。治骨折：五香血藤根、叶，捣烂外敷。治疮疖、乳痈红肿及刀伤出血：五香血藤叶，捣烂敷（《昆明民间常用草药》）。

40. 樟科　Lauraceae

103. 绢毛木姜子 | Juàn Máo Mù Jiāng Zǐ

【拉丁学名】*Litsea sericea*（Nees）Hook. f.

【别名】扫工色尔布等。

【科属分类】樟科 Lauraceae 木姜子属 *Litsea*

【植物形态】落叶灌木或小乔木，高可达 6m；树皮黑褐色。幼枝绿色，密被锈色或黄白色长绢毛；顶芽圆锥形，鳞片无毛或仅上部具短柔毛。叶互生，长圆状披针形，长 8 ~ 12cm，宽 2 ~ 4cm，先端渐尖，基部楔形，纸质，幼时两面密被黄白色或锈色长绢毛，后毛渐脱落上面仅中脉有毛或无毛，下面有稀疏长毛，沿脉毛密且颜色较深，羽状脉，侧脉每边 7 ~ 8 条，在下面突起，连结侧脉之间的小脉微突或不甚明显；叶柄长 1 ~ 1.2cm，被黄白色长绢毛。伞形花序单生于去年枝顶，先叶开放或与叶同时开放；总梗长 6 ~ 7mm，无毛；每一花序有花 8 ~ 20 朵；花梗长 5 ~ 7mm，密被柔毛；花被裂片 6，椭圆形，淡黄色，有 3 条脉；能育雄蕊 9，有时 6 或 12，花丝短，无毛，第 3 轮基部腺体黄色；退化子房卵形。果近球形，直径约 5mm，顶端有明显小尖头；果梗长 1.5 ~ 2cm。花期 4 ~ 5 月，果期 8 ~ 9 月。

【生境分布】产于四川西部、云南西北部、西藏东南部。生于山坡路旁、灌木丛中或针阔混交林中，海拔 400 ~ 3400m。

【药用部位】果实入药。

【采收加工】夏秋季采摘，晒干。

【功能主治】辛，温。利尿消肿、燥湿祛痰、健脾祛湿。治水湿停聚、小便不利、水肿、消化不良。

【用法用量】内服：煎汤服，3 ~ 6g。

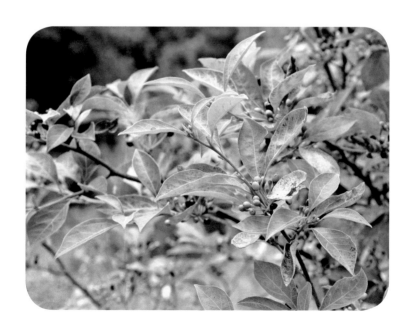

104. 木姜子 | Mù Jiāng Zǐ

【拉丁学名】*Litsea pungens* Hemsl.

【别名】木香子、山胡椒、猴香子、陈茄子、兰香树、生姜材、香桂子、黄花子、辣姜子等。

【科属分类】樟科 Lauraceae 木姜子属 *Litsea*

【植物形态】落叶小乔木，高 3 ~ 10m；树皮灰白色。幼枝黄绿色，被柔毛，老枝黑褐色，无毛。顶芽圆锥形，鳞片无毛。叶互生，常聚生于枝顶，披针形或倒卵状披针形，长 4 ~ 15cm，宽 2 ~ 5.5cm，先端短尖，基部楔形，膜质，幼叶下面具绢状柔毛，后脱落渐变无毛或沿中脉有稀疏毛，羽状脉，侧脉每边 5 ~ 7 条，叶脉在两面均突起；叶柄纤细，长 1 ~ 2cm，初时有柔毛，后脱落渐变无毛。伞形花序腋生；总花梗长 5 ~ 8mm，无毛；每一花序有雄花 8 ~ 12 朵，先叶开放；花梗长 5 ~ 6mm，被丝状柔毛；花被裂片6，黄色，倒卵形，长 2.5mm，外面有稀疏柔毛；能育雄蕊 9，花丝仅基部有柔毛，第 3 轮基部有黄色腺体，圆形；退化雌蕊细小，无毛。果球形，直径 7 ~ 10mm，成熟时蓝黑色；果梗长 1 ~ 2.5cm，先端略增粗。花期 3 ~ 5月，果期 7 ~ 9 月。

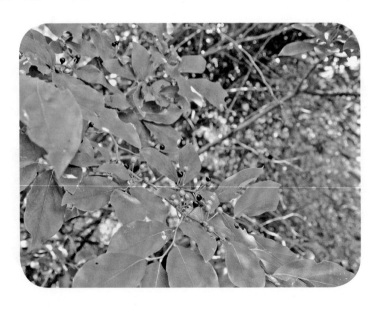

【生境分布】产于湖北、湖南、广东北部、广西、四川、贵州、云南、西藏、甘肃、陕西、河南、山西南部、浙江南部。生于溪旁和山地阳坡杂木林中或林缘，海拔 800~2300m。

【药用部位】果实、茎叶及根入药。

【采收加工】果实 8~9 月采收；茎叶可随采随用；根 8~10 月采挖，洗净，晒干。

【功能主治】性温，味辛。果实：祛风行气，健脾利湿，外用解毒。用于胸腹胀痛，消化不良，腹泻，中暑吐泻。外用治疮痔肿毒。茎叶：散寒止痛，行气消食，透疹。主胃寒腹痛，食积腹胀，麻疹透发不畅。

【用法用量】果实 3~5 钱，水煎服，或 3~5 分，研粉吞服；外用鲜果、叶捣烂敷，或果实研粉调敷患处。

【注意】肠胃有热者忌用。

【附方】治感寒腹痛：木姜子四至五钱。水煎服（《湖南药物志》）。治水泻腹痛：木姜子研末，开水吞服一钱；治发痧气痛：木姜子、青藤香、蜘蛛香各一钱。研末，酒吞服；治关节痛：木姜子一两，雄黄五钱，鸡屎二两。捣烂，炒热，布包，揉擦痛处（《湖南药物志》）。治疔疮：木姜子捣绒外敷（《贵州民间药物》）。治小儿腹胀：木姜子茎一两。水煎服（《湖南药物志》）。

105. 山鸡椒 | Shān Jī Jiāo

【拉丁学名】*Litsea cubeba*（Lour.）Pers.

【别名】山苍子、毕澄茄、澄茄子、山姜子、山香椒、山香根、豆豉姜等。

【科属分类】樟科 Lauracea 木姜子属 *Litsea*

【植物形态】落叶灌木或小乔木，高达 8~10m；幼树树皮黄绿色，光滑，老树树皮灰褐色。小枝细长，绿色，无毛，枝、叶具芳香味。顶芽圆锥形，外面具柔毛。叶互生，披针形或长圆形，长 4~11cm，宽 1.1~2.4cm，先端渐尖，基部楔形，纸质，上面深绿色，下面粉绿色，两面均无毛，羽状脉，侧脉每边 6~10 条，纤细，中脉、侧脉在两面均突起；叶柄长 6~20mm，纤细，无毛。伞形花序单生或簇生，总梗细长，长 6~10mm；苞片边缘有睫毛；每一花序有花 4~6 朵，先叶开放或与叶同时开放，花被裂片 6，宽卵形；能育雄蕊 9，花丝中下部有毛，第 3 轮基部的腺体具短柄；退化雌蕊无毛；雌花中退化雄蕊中下部具柔毛；子房卵形，花柱短，柱头头状。果近球形，直径约5mm，无毛，幼时绿色，成熟时黑色，果梗长2～4mm，先端稍增粗。花期2～3月，果期7～8月。

【生境分布】分布于广东、广西、福建、台湾、浙江、江苏、安徽、湖南、湖北、江西、贵州、四川、云南、西藏。生于向阳的山地、灌丛、疏林或林中路旁、水边，海拔500～3200m。

【药用部位】以果实（荜澄茄）、根及叶入药。

【采收加工】秋季果实成熟时采收。秋季果实成熟时采收，根、叶全年可采，除去杂质，晒干。

【功能主治】辛，温。荜澄茄：温中散寒，行气止痛。用于胃寒呕逆，脘腹冷痛，寒疝腹痛，寒湿郁滞，小便浑浊。根：用于胃寒呕逆，脘腹冷痛，寒疝腹痛，寒湿郁滞，小便浑浊。叶：外用治痈疖肿痛，乳腺炎，虫蛇咬伤，预防蚊虫叮咬。

【用法用量】根0.5～1两；鲜叶捣烂敷患处；荜澄茄：内服：煎汤，0.5～1钱；或入丸、散。外用：研末擦牙或搐鼻。

【注意】阴虚血分有热，发热咳嗽禁用。

【附方】单纯性消化不良：山苍子2钱，茶叶1钱，鸡矢藤3钱。水煎服，每日1剂，分3～4次服；急性乳腺炎：鲜山苍子叶适量与淘米水共捣，

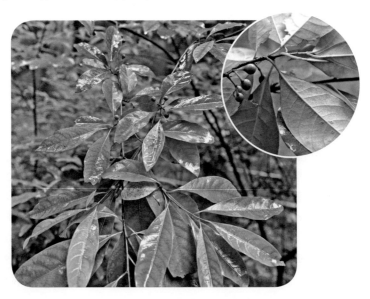

外敷患处；行军引起的脚肿：山苍子叶、三加皮各5钱，仙茅4钱、薄荷、香附各1钱。上药均用鲜品混合捣烂，加白酒适量调匀敷于患处，每日换药1次；治脾胃虚弱，胸膈不快，不进饮食：荜澄茄不拘多少，为细末，姜汁打神曲末煮糊为丸，如桐子大。每饭七十丸，食后淡姜汤下（《济生方》荜澄茄丸）。治中焦痞塞，气逆上攻，心腹疼痛：荜澄茄半两，良姜二两，神曲，青皮，官桂各一两，阿魏半两。上为末，醋、面糊为丸如桐子大。每服二十丸，生姜汤下，不计时候（《宣明论方》荜澄茄丸）。治噎食不纳：荜澄茄、白豆蔻等份。为末。干舐之（《寿域神方》）。治中暑：山鸡椒果实一至二钱。水煎服。

106. 乌药 | Wū Yào

【拉丁学名】*Lindera aggregata*（Sims）Kosterm.

【别名】天台乌、台乌、矮樟、香桂樟、铜钱柴、班皮柴等。

【科属分类】樟科 Lauraceae 山胡椒属 *Lindera*

【植物形态】常绿灌木或小乔木，高可达5m，胸径4cm；树皮灰褐色；根有纺锤状或结节状膨胀，一般长3.5~8cm，直径0.7~2.5cm，外面棕黄色至棕黑色，表面有细皱纹，有香味，微苦，有刺激性清凉感。幼枝青绿色，

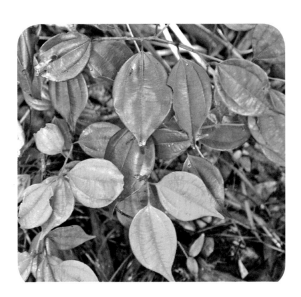

具纵向细条纹，密被金黄色绢毛，后渐脱落，老时无毛，干时褐色。顶芽长椭圆形。叶互生，卵形，椭圆形至近圆形，通常长2.7～5cm，宽1.5～4cm，有时可长达7cm，先端长渐尖或尾尖，基部圆形，革质或有时近革质，上面绿色，有光泽，下面苍白色，幼时密被棕褐色柔毛，后渐脱落，偶见残存斑块状黑褐色毛片，两面有小凹窝，三出脉，中脉及第一对侧脉上面通常凹下，少有凸出，下面明显凸出；叶柄长0.5～1cm，有褐色柔毛，后毛被渐脱落。伞形花序腋生，无总梗，常6～8花序集生于一1～2mm长的短枝上，每花序有一苞片，一般有花7朵；花被片6，近等长，外面被白色柔毛，内面无毛，黄色或黄绿色，偶有外乳白内紫红色；花梗长约0.4mm，被柔毛。雄花花被片长4mm，宽约2mm；雄蕊长3～4mm，花丝被疏柔毛，第三轮的有2宽肾形具柄腺体，着生花丝基部，有时第二轮的也有腺体1～2枚；退化雌蕊坛状。雌花花被片长2～5mm，宽约2mm，退化雄蕊长条片状，被疏柔毛，长约1.5mm，第三轮基部着生2具柄腺体；子房椭圆形，长约1.5mm，被褐色短柔毛，柱头头状。果卵形或有时近圆形，长0.6～1cm，直径4～7mm。花期3～4月，果期5～11月。

【生境分布】产于浙江、湖北、江西、福建、安徽、湖南、广东、广西、台湾等省区。生于海拔200～1000m向阳坡地、山谷或疏林灌丛中。

【药用部位】干燥块根（乌药）、叶（乌药叶）、果实（乌药子）供药用。

【采收加工】冬、春二季采挖；以初夏采者粉性大，质量好。挖取后，除去须根，洗净晒干。

【功能主治】辛，温。乌药：顺气止痛，温肾散寒。用于胸腹胀痛，气逆喘急，膀胱虚冷，遗尿尿频，疝气，痛经。乌药叶：温中，理气，止痛。治腹中寒痛，小便滑数，食积，风湿关节痛。乌药子：散寒回阳，温中和胃。主阴毒伤寒，寒性吐泻，疝气腹痛。

【用法用量】内服：煎汤，5～10g，或入丸、散。外用：适量，研末调敷。

【注意】气虚及内热证患者禁服；孕妇及体虚者慎服。

【附方】治心腹气痛：乌药，水磨浓汁一盏，入橘皮一片，苏一叶，煎服（《濒湖集简方》）。治浑身胀痛，气血凝滞者：香附、乌药，共细末，酒下四、五分（《慎斋遗书》香附散）。治气厥头痛，妇人气盛头痛及产后头痛：川芎、天台乌药等份，为末。每服二钱，葱、茶清下（《本草纲目》）。治产后逆气，食滞胀痛：陈皮、藿香、枳壳各钱半，厚朴一钱，泽泻、乌药、香附各二钱，

木香七分至一钱，煎服（《沈氏尊生书》排气饮）。产后腹痛：乌药、当归，
为末，豆淋酒调下（《朱氏集验医方》乌药散）。

41. 罂粟科　Papaveraceae

107. 五脉绿绒蒿 | Wǔ Mài Lù Róng Hāo

【拉丁学名】*Meconopsis quintuplinervia* Regel

【别名】毛叶兔耳风、欧摆完保、野毛金莲、毛果七、欧贝完保等。

【科属分类】罂粟科 Papaveraceae 绿绒蒿属 *Meconopsis*

【植物形态】多年生草本，高 30～50cm，基部盖以宿存的叶基，其上密
被淡黄色或棕褐色、具多短分枝的硬毛。须根纤维状，细长。叶全部基生，

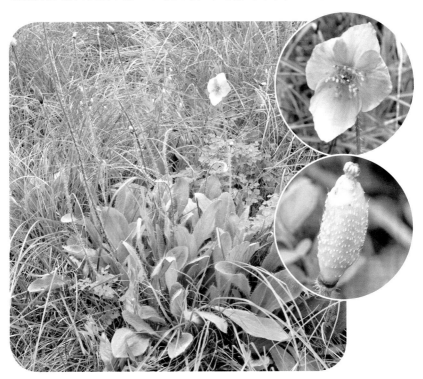

莲座状，叶片倒卵形至披针形，长 2~9cm，宽 1~3cm，先端急尖或钝，基部渐狭并下延入叶柄，边缘全级，两面密被淡黄色或棕褐色、具多短分枝的硬毛。明显具 3~5 条纵脉；叶柄长 3~6cm。花葶 1~3，具肋，被棕黄色、具分枝且反折的硬毛，上部毛较密。花单生于基生花葶上，下垂。花芽宽卵形；萼片长约 2cm，宽约 1.5cm，外面密被棕黄色、具分枝的硬毛；花瓣 4~6，倒卵形或近圆形，长 3~4cm，宽 2.5~3.7cm，淡蓝色或紫色；花丝丝状，长 1.5~2cm，与花瓣同色或白色，花药长圆形，长 1~1.5mm，淡黄色；子房近球形、卵珠形或长圆形，长 5~8mm，密被棕黄色、具分枝的刚毛，花柱短，长 1~1.5mm，柱头头状，3~6 裂。蒴果椭圆形或长圆状椭圆形，长 1.5~2.5cm，密被紧贴的刚毛，3~6 瓣自顶端微裂。种子狭卵形，长约 3mm，黑褐色，种皮具网纹和皱褶。花果期 6~9 月。

【生境分布】产于湖北西部、四川西北部、西藏东北部、青海东北部、甘肃南部、陕西西部，生于海拔 2300~4600m 的阴坡灌丛中或高山草地。

【药用部位】带根全草及花入药。

【采收加工】6~8 月采收，洗净，分部位阴干。

【功能主治】全草：辛，平。花：微甘辛，寒。全草：镇痉息风，定喘，清热解毒。治肝炎，胆囊炎，肺炎，肺结核，胃溃疡，小儿惊风，肺炎，咳喘。花：清热。治肝炎，胆囊炎，肺炎，肺结核，胃溃疡。

【用法用量】内服：煎汤，1~2 钱。

108. 罂粟 | Yīng Sù

【拉丁学名】*Papaver somniferum* L.

【别名】鸦片、大烟、米壳花、罂子粟、御米、象谷、米囊、囊子、阿芙蓉等。

【科属分类】罂粟科 Papaveraceae 罂粟属 *Papaver*

【植物形态】一年生草本，无毛或稀在植株下部或总花梗上被极少的刚毛，高 30~60（~100）cm，栽培者可达 1.5m。主根近圆锥状，垂直。茎直立，不分枝，无毛，具白粉。叶互生，叶片卵形或长圆形，长 7~25cm，先端渐尖至钝，基部心形，边缘为不规则的波状锯齿，两面无毛，具白粉，叶脉明显，略突起；下部叶具短柄，上部叶无柄、抱茎。花单生；花梗长达 25cm，无毛或稀散生刚毛。花蕾卵圆状长圆形或宽卵形，长 1.5~3.5cm，宽 1~3cm，无毛；萼片 2，宽卵形，绿色，边缘膜质；花瓣 4，近圆形或近扇形，长 4~7cm，宽 3~11cm，边缘浅波状或各式分裂，白色、粉红色、红色、紫色或杂色；雄蕊多数，花丝线形，长 1~1.5cm，白色，花药长圆形，长 3~6mm，淡黄色；子房球形，直径 1~2cm，绿色，无毛，柱头（5~）8~12（~18），辐射状，连合成扁平的盘状体，盘边缘深裂，裂片具细圆齿。蒴果球形或长圆状椭圆形，长 4~7cm，直径 4~5cm，无毛，成熟时褐色。种子多数，黑色或深灰色，表面呈蜂窝状。花果期 3~11 月。

【生境分布】原产于南欧，我国许多地区有关药物研究单位有栽培。

【药用部位】种子（罂粟）、嫩苗（罂粟嫩苗）、果实的乳汁（鸦片）、果壳（罂果壳）等供药用。

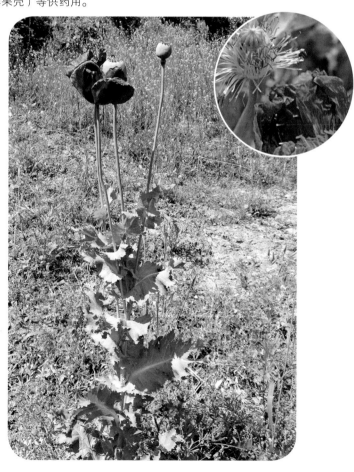

【采收加工】罂粟：6~8月果实焦黄时，采摘果实，收取种子，晒干；罂果壳：秋季将成熟果实或已割取浆汁后的成熟果实摘下，破开，除去种子和枝梗，干燥；罂粟嫩苗：2~3月采摘，洗净。

【功能主治】罂粟：甘，平。罂粟壳：酸、涩，平，有毒。罂粟嫩苗：甘，平，无毒。罂粟：健脾开胃，清热利水。主泄泻，痢疾，反胃。罂粟壳：敛肺，涩肠，止痛。用于久咳，久泻，脱肛，脘腹疼痛。

【用法用量】内服：煎汤，3~6g；或入丸、散。

【注意】本品易成瘾，不宜常服；儿童禁用。

【附方】治反胃不下饮食：白罂粟米二合，人参末三大钱，生山芋五寸长。三物以水一升二合，煮取六合，入生姜汁及盐花少许，搅匀，分二服，不计早晚食之，亦不妨别服汤丸（《南唐食医方》罂粟粥法）。治久嗽不止：粟壳去筋，蜜炙为末，每服五分，蜜汤下（《世医得效方》）。治水泄不止：罂粟壳一枚，乌梅肉、大枣肉各十枚。水一杯，煎七分，温服。

109. 秃疮花 | Tū Chuāng Huā

【拉丁学名】*Dicranostigma leptopodum*（Maxim.）Fedde

【别名】秃子花、勒马回等。

【科属分类】罂粟科 Papaveraceae 秃疮花属 *Dicranostigma*

【植物形态】通常为多年生草本，高25~80cm，全体含淡黄色液汁，被短柔毛，稀无毛。主根圆柱形。茎多，绿色，具粉，上部具多数等高的分枝。基生叶丛生，叶片狭倒披针形，长10~15cm，宽2~4cm，羽状深裂，裂片4~6对，再次羽状深裂或浅裂，小裂片先端渐尖，顶端小裂片3浅裂，表面绿色，背面灰绿色，疏被白色短柔毛；叶柄条形，长2~5cm，疏被白色短柔毛，具数条纵纹；茎生叶少数，生于茎上部，长1~7cm，羽状深裂、浅裂或二回羽状深裂，裂片具疏齿，先端三角状渐尖；无柄。花1~5朵于茎和分枝先端排列成聚伞花序；花梗长2~2.5cm，无毛；具苞片。花芽宽卵形，长约1cm；萼片卵形，长0.6~1cm，先端渐尖成距，距末明显扩大成匙形，无毛或被短柔毛；花瓣倒卵形至回形，长1~1.6cm，宽1~1.3cm，黄色；雄蕊多数，花丝丝状，长3~4mm，花药长圆形，长1.5~2mm，黄色；子房狭圆柱形，长约6mm，绿色，密被疣状短毛，花柱短，柱头2裂，直立。蒴果线形，长4~7.5cm，粗约2mm，绿色，无毛，2瓣自顶端开裂至近基部。种子卵珠形，长约 0.5mm，红棕色，具网纹。花期 3 ~ 5 月，果期 6 ~ 7 月。

【生境分布】产于云南西北部、四川西部、西藏南部、青海东部、甘肃南部至东南部、陕西秦岭北坡、湖北西部、山西南部、河北西南部和河南西北部，生于海拔 400 ~ 3700m 的草坡或路旁，田埂、墙头、屋顶也常见。

【药用部位】带根全草入药。

【采收加工】春、夏两季均可采挖带根全草，阴干或鲜用。

【功能主治】苦，寒。清热解毒，消肿止痛，杀虫。治风火牙痛、咽喉痛、扁桃体炎、淋巴结核、秃疮、疮疖疥癣、痈疽。

【用法用量】内服：煎汤，9 ~ 15g。外用：适量，捣敷，或煎水洗。

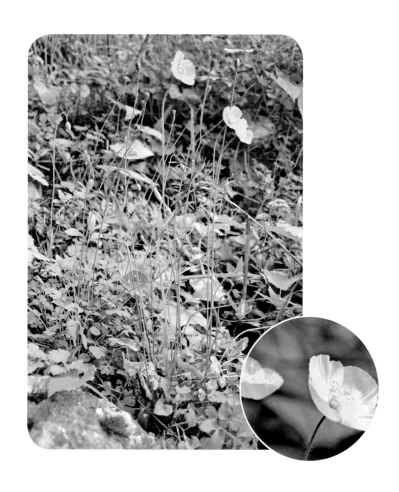

【附方】治牙痛，咽喉痛：秃疮花四钱，水煎，加白糖适量服（《陕西中草药》）。治秃疮，顽癣：鲜秃疮花捣成泥状，敷贴患部（《陕西草药》）。

110. 金罂粟 ┃ Jīn Yīng Sù

【拉丁学名】*Lophorum lasiocarpum*（Oliv.）Fedde
【别名】人血草、豆叶七、人血七、大人血七、野人血草、大金盆等。
【科属分类】罂粟科 Papaveraceae 金罂粟属 *Stylophorum*
【植物形态】草本，高30~50（~100）cm，具血红色液汁。茎直立，通常不分枝，无毛。基生叶数枚，叶片轮廓倒长卵形，大头羽状深裂，长13~25cm，裂片4~7对，疏离，侧裂片卵状长圆形，长3~5cm，具有不规则的锯齿或圆齿状锯齿，下部羽片较小，顶生裂片宽卵形，长7~10cm，宽5~7cm，边缘具有不等的粗齿，表面绿色，背面具白粉，两面无毛；叶柄长7~10cm，无毛；茎生叶2~3枚，生于茎上部，近对生或近轮生，叶片同基生叶，叶柄较短。花4~7朵，于茎先端排列成伞形花序；花梗长5~15cm；苞片狭卵形，渐尖，长1~1.5cm。萼片卵形，长约1cm，急尖，外面被短柔毛；花瓣黄色，倒卵状圆形，长约2cm；雄蕊长约1.2cm，花丝丝状，花药长圆形，长约1.5mm；子房圆柱形，长约1.2cm，被短毛，花柱长约3mm，柱头2裂，裂片大，近平展。蒴果狭圆柱形，长5~8cm，粗约

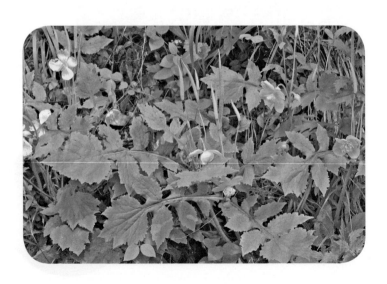

5mm，被短柔毛。种子多数，卵圆形，长约 1mm，具网纹，有鸡冠状的种阜。花期 4～8 月，果期 6～9 月。

【生境分布】产于湖北西部、陕西南部和四川东部。生于海拔 600～1800m 的林下或沟边。

【药用部位】以带根全草或根入药。

【采收加工】7～9 月间采挖，去净泥土、杂质，晒干。除去种子和枝梗，干燥。

【功能主治】苦、涩、平。活血散瘀，止痛止血。用于跌打损伤，外伤出血，月经不调，疮疖，咳血，吐血，鼻衄，尿血，便血，疮疖。

【用法用量】内服：根，煎汤，1～2 钱。外用：全株，生捣敷或晒干研末调敷。

【附方】治跌打损伤：大人血七（根）二钱。水煎服。治外伤出血：大人血七（全株）、索骨丹、红三七各等量，共研细粉，撒敷伤口。治疮疖：大人血七（全株）、螺丝七各等量，共研细粉，用醋调敷患处。

111. 荷青花 | Hé Qīng Huā

【拉丁学名】*Hylomecon japonica*（Thunb.）Prantl

【别名】鸡蛋黄花、刀豆三七、水菖兰七、拐枣七、大叶老鼠七、乌筋七、补血草、小菜子七等。

【科属分类】罂粟科 Papaveraceae 荷青花属 *Hylomecon*

【植物形态】多年生草本，高 15～40cm，具黄色液汁，疏生柔毛，老时无毛。根茎斜生，长 2～5cm，白色，果时橙黄色，肉质，盖以褐色、膜质的鳞片，鳞片圆形，直径 4～8mm。茎直立，不分枝，具条纹，无毛，草质，绿色转红色至紫色。基生叶少数，叶片长 10～15（～20）cm，羽状全裂，裂片 2～3 对，宽披针状菱形、倒卵状菱形或近椭圆形，长 3～7（～10）cm，宽 1～5cm，先端渐尖，基部楔形，边缘具不规则的圆齿状锯齿或重锯齿，表面深绿色，背面淡绿色，两面无毛；具长柄；茎生叶通常 2，稀 3，叶片同基生叶，具短柄。花 1～2（～3）朵排列成伞房状，顶生，有时也腋生；花梗直立，纤细，长 3.5～7cm。花芽卵圆形，长 8～10mm，无毛或疏被毛；萼片卵形，长 1～1.5cm，外面散生卷毛或无毛，芽时覆瓦状排列，花期脱落；花瓣倒卵圆形或近圆形，长 1.5～2cm，芽时覆瓦状排列，花期突然增大，基部具短爪；雄蕊黄色，长约 6mm，花丝丝状，花药圆形或长圆形；子房长约 7mm，花柱极短，柱头 2 裂。蒴果长 5 ~ 8cm，粗约 3mm，无毛，2 瓣裂，具长达 1cm 的宿存花柱。种子卵形，长约 1.5mm。花期 4 ~ 7 月，果期 5 ~ 8 月。

【生境分布】产于我国东北至华中、华东（南至安徽、浙江）。生于海拔 300 ~ 1800（~ 2400）m 的林下、林缘或沟边。

【药用部位】以根入药。

【采收加工】全年可采。

【功能主治】苦，平。祛风除湿，舒筋活络，散瘀消肿。用于劳伤过度，风湿性关节炎，跌打损伤及经血不调。

【用法用量】内服：煎汤，1 ~ 3 钱；或泡酒。

【附方】治劳伤四肢乏力，面黄肌瘦：荷青花三至四钱，加红糖、黄酒蒸熟。每日早晚饭前各服一次（《浙江天目山药植志》）。

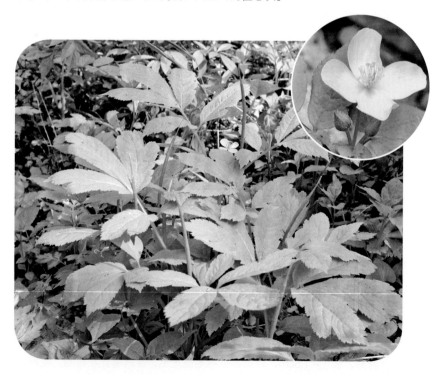

112. 白屈菜 | Bái Qū Cài

【拉丁学名】*Chelidonium majus* L.

【别名】土黄连、地黄连、牛金花、八步紧、断肠草、雄黄草、山黄连、假黄连、小野人血草、黄汤子等。

【科属分类】罂粟科 Papaveraceae 白屈菜属 *Chelidonium*

【植物形态】多年生草本，高 30～60（～100）cm。主根粗壮，圆锥形，侧根多，暗褐色。茎聚伞状多分枝，分枝常被短柔毛，节上较密，后变无毛。基生叶少，早凋落，叶片倒卵状长圆形或宽倒卵形，长 8～20cm，羽状全裂，全裂片 2～4 对，倒卵状长圆形，具不规则的深裂或浅裂，裂片边缘圆齿状，表面绿色，无毛，背面具白粉，疏被短柔毛；叶柄长 2～5cm，被柔毛或无毛，基部扩大成鞘；茎生叶长 2～8cm，宽 1～5cm；叶柄长 0.5～1.5cm，其他同基生叶。伞形花序多花；花梗纤细，长 2～8cm，幼时被长柔

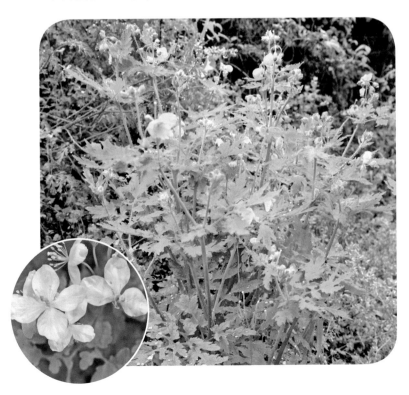

毛，后变无毛；苞片小，卵形，长 1 ~ 2mm。花芽卵圆形，直径 5 ~ 8mm；萼片卵圆形，舟状，长 5 ~ 8mm，无毛或疏生柔毛，早落；花瓣倒卵形，长约 1cm，全缘，黄色；雄蕊长约 8mm，花丝丝状，黄色，花药长圆形，长约 1mm；子房线形，长约 8mm，绿色，无毛，花柱长约 1mm，柱头 2 裂。蒴果狭圆柱形，长 2 ~ 5cm，粗 2 ~ 3mm，具通常比果短的柄。种子卵形，长约 1mm 或更小，暗褐色，具光泽及蜂窝状小格。花果期 4 ~ 9 月。

【生境分布】我国大部分省区均有分布，生于海拔 500 ~ 2200m 的山坡、山谷林缘草地或路旁、石缝。

【药用部位】以全草入药。

【采收加工】盛花期采收，割取地上部分，晒干，贮放于通风干燥处。亦可鲜用。

【功能主治】苦，凉；有毒。清热解毒，止痛，止咳。用于胃炎，胃溃疡，腹痛，肠炎，痢疾，黄疸，慢性气管炎，百日咳；外用治水田皮炎，毒虫咬伤，可消肿。亦可作农药。

【用法用量】内服：煎汤，0.5 ~ 2 钱。外用：捣汁涂。

【附方】治肠胃疼痛：白屈菜、丁香、乌贼骨、浙贝母、胆南星、冬瓜仁。水煎服（《四川中药志》）。治疮肿：鲜白屈菜捣烂敷患处（《辽宁常用中草药手册》）。治胃痛，泻痢腹痛，咳嗽：白屈菜五分至二钱，水煎服（《东北常用中草药手册》）。治顽癣：鲜白屈菜用 50% 的酒精浸泡，擦患处（《辽宁常用中草药手册》）。治稻田皮炎，毒虫咬伤，疥癣：白屈菜捣烂外敷或制成浸膏涂患处（《东北常用中草药手册》）。

113. 血水草 | Xuè Shuǐ Cǎo

【拉丁学名】*Eomecon chionantha* Hance

【别名】广扁线、捆仙绳、黄水芋、水黄莲、扒山虎、黄水草、见血参、兜蓬莱、雪花罂粟、斗蓬草、马蹄草、金手圈等。

【科属分类】罂粟科 Papaveraceae 血水草属 *Eomecon*

【植物形态】多年生无毛草本，具红黄色液汁。根橙黄色，根茎匍匐。叶全部基生，叶片心形或心状肾形，稀心状箭形，长 5 ~ 26cm，宽 5 ~ 20cm，先端渐尖或急尖，基部耳垂，边缘呈波状，表面绿色，背面灰绿色，掌状脉 5 ~ 7 条，网脉细，明显；叶柄条形或狭条形，长 10 ~ 30cm，带蓝灰色，基部略扩大成狭鞘。花葶灰绿色略带紫红色，高 20 ~ 40cm，有 3 ~ 5 花，排列成聚伞状伞房花序；苞片和小苞片卵状披针形，长 2 ~ 10mm，先端渐尖，边缘薄膜质；花梗直立，长 0.5 ~ 5cm。花芽卵珠形，长约 1cm，先端渐尖；萼片长 0.5 ~ 1cm，无毛；花瓣倒卵形，长 1 ~ 2.5cm，宽 0.7 ~ 1.8cm，白色；花丝长 5 ~ 7mm，花药黄色，长约 3mm；子房卵形或狭卵形，长 0.5 ~ 1cm，无毛，花柱长 3 ~ 5mm，柱头 2 裂，下延于花柱上。蒴果狭椭圆形，长约 2cm，宽约 0.5cm，花柱延长达 1cm（果未成熟）。花期 3 ~ 6 月，果期 6 ~ 10 月。

【生境分布】产于安徽、浙江西南部、江西、福建北部和西部、广东、广西、湖南、湖北西南部、四川东部和东南部、贵州、云南（东北及东南部），生于海拔 1400 ~ 1800m 的林下、灌丛下或溪边、路旁。

【药用部位】以全草、根及根茎入药。

【采收加工】全草：秋季采集全草，晒干或鲜用。根及根茎：9 ~ 10 月采，晒干或鲜用。

【功能主治】全草：苦，寒；有毒。根及根茎：苦、辛，凉；有小毒。全

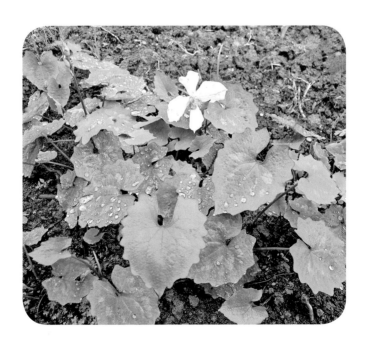

草：清热解毒，活血止痛，止血。用于劳伤咳嗽、跌打损伤、毒蛇咬伤、便血、痢疾。根及根茎：清热解毒；散瘀止痛。用于风热目赤肿痛，咽喉疼痛，尿路感染，疮疡疔肿，毒蛇咬伤，产后小腹瘀痛，跌打损伤及湿疹、疥癣。

【用法用量】全草：内服：煎汤，6～30g；或浸酒。外用：适量，鲜草捣烂敷；或晒干研末调敷；或煎水洗。根及根茎：内服：煎汤，5～15g；或浸酒。外用：适量，捣烂敷；或研末调敷。

【附方】治劳伤腰脊痛：广扁线、红丝线、金腰带、筋骨草。泡酒服（《四川中药志》）。治小儿胎毒、疮痒：黄水芋、苦参根、燕窝泥各等份，共为末，调菜油涂。或煎水洗亦可（《贵州民间药物》）。

114. 博落回 ︱ Bó Luò Huí

【拉丁学名】*Macleaya cordata*（Willd.）R. Br.

【别名】号筒梗、三钱三、泡通珠、博落筒、山号筒、山麻骨、猢狲竹、空洞草、角罗吹、号角斗竹、亚麻筒、号桐树、翻牛白、狮子爪等。

【科属分类】罂粟科 Papaveraceae 博落回属 *Macleaya*

【植物形态】直立草本，基部木质化，具乳黄色浆汁。茎高1～4m，绿色，光滑，多白粉，中空，上部多分枝。叶片宽卵形或近圆形，长5～27cm，宽5～25cm，先端急尖、渐尖、钝或圆形，通常7或9深裂或浅裂，裂片半圆形、方形、三角形或其他，边缘波状、缺刻状、粗齿或多细齿，表面绿色，无毛，背面多白粉，被易脱落的细绒毛，基出脉通常5，侧脉2对，稀3对，细脉网状，常呈淡红色；叶柄长1～12cm，上面具浅沟槽。大型圆锥花序多花，长15～40cm，顶生和腋生；花梗长2～7mm；苞片狭披针形。花芽棒状，近白色，长约1cm；萼片倒卵状长圆形，长约1cm，舟状，黄白色；花瓣无；雄蕊24～30，花丝丝状，长约5mm，花药条形，与花丝等长；子房倒卵形至狭倒卵形，长2～4mm，先端圆，基部渐狭，花柱长约1mm，柱头2裂，下延于花柱上。蒴果狭倒卵形或倒披针形，长1.3～3cm，粗5～7mm，先端圆或钝，基部渐狭，无毛。种子4～6（～8）枚，卵珠形，长1.5～2mm，生于缝线两侧，无柄，种皮具排成行的整齐的蜂窝状孔穴，有狭的种阜。花果期6～11月。

【生境分布】我国长江以南、南岭以北的大部分省区均有分布，南至广东，西至贵州，西北达甘肃南部，生于海拔150～830m的丘陵或低山林中、灌丛中或草丛间。

【药用部位】根或全草入药。

【采收加工】秋、冬季采收，根茎与茎叶分开，晒干。放干燥处保存。鲜用随时可采。

【功能主治】辛、苦，寒；有大毒。消肿，解毒，杀虫。主治指疗，脓肿，急性扁桃体炎，中耳炎，滴虫性阴道炎，下肢溃疡，烫伤，顽癣。

【用法用量】外用：适量，捣敷；或煎水熏洗；或研末调敷。

【注意】本品有毒，禁内服。口服易引起中毒，轻者出现口渴、头晕、恶心、呕吐、胃烧灼感及四肢麻木、乏力；重者出现烦躁、嗜睡、昏迷、精神异常、心律失常而死亡。

【附方】治恶疮，白癜风：博落回、百丈青、鸡桑灰等份。为末敷（《本草纲目拾遗》）。治指疗：博落回根皮、倒地拱根等份。加食盐少许，同浓茶汁捣烂，敷患处（《江西民间草药验方》）。治臁疮：博落回全草，烧存性，研

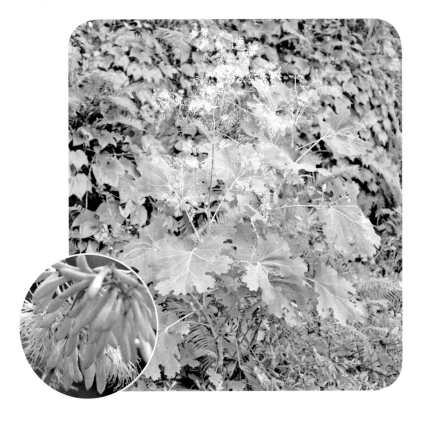

极细末，撒于疮口内，或用麻油调搽，或同生猪油捣和成膏敷贴（《江西民间草药验方》）。治下肢溃疡：博落回煎水洗；另用叶二张，中夹白糖，放锅内蒸几分钟，取出贴患部，每日换一次。也可用博落回（鲜根）两斤，煎浓汁，调蜡烛油涂疮口周围，外用纱布包扎。治中耳炎：博落回同白酒研末，澄清后用灯心洒滴耳内。治黄癣（癞痢）：先剃发，再用博落回二两，明矾一两，煎水洗，每日一次，共七天；治水、火烫伤：博落回根研末，棉花子油调搽。

115. 延胡索 | Yán Hú Suǒ

【拉丁学名】*Corydalis yanhusuo* W. T. Wang ex Z. Y. Su et C. Y. Wu

【别名】延胡、玄胡索、元胡索、元胡等。

【科属分类】罂粟科 Papaveraceae 紫堇属 *Corydalis*

【植物形态】多年生草本，高 10 ~ 30cm。块茎圆球形，直径（0.5 ~ ）1 ~ 2.5cm，质黄。茎直立，常分枝，基部以上具 1 鳞片，有时具 2 鳞片，通常具 3 ~ 4 枚茎生叶，鳞片和下部茎生叶常具腋生块茎。叶二回三出或近三回三出，小叶三裂或三深裂，具全缘的披针形裂片，裂片长 2 ~ 2.5cm，宽 5 ~ 8mm；下部茎生叶常具长柄；叶柄基部具鞘。总状花序疏生 5 ~ 15 花。

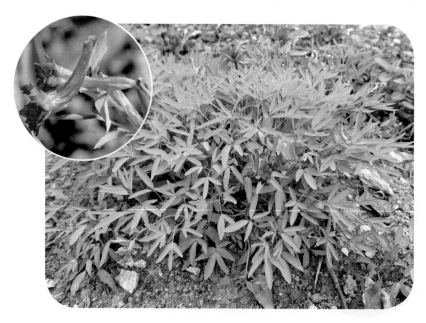

苞片披针形或狭卵圆形，全缘，有时下部的稍分裂，长约 8mm。花梗花期长约 1cm，果期长约 2cm。花紫红色。萼片小，早落。外花瓣宽展，具齿，顶端微凹，具短尖。上花瓣长（1.5～）2～2.2cm，瓣片与距常上弯；距圆筒形，长 1.1～1.3cm；蜜腺体约贯穿距长的 1/2，末端钝。下花瓣具短爪，向前渐增大成宽展的瓣片。内花瓣长 8～9mm，爪长于瓣片。柱头近圆形，具较长的 8 乳突。蒴果线形，长 2～2.8cm，具 1 列种子。

【生境分布】产于安徽、江苏、浙江、湖北、河南。生丘陵草地，有的地区有引种栽培（陕、甘、川、滇和北京）。

【药用部位】块茎入药。

【采收加工】夏初茎叶枯萎时采挖，除去须根，洗净，置沸水中煮至恰无白心时，取出，晒干。

【功能主治】辛，苦，温。活血，行气，止痛。用于胸胁、脘腹疼痛，经闭痛经，产后瘀阻，跌扑肿痛。

【用法用量】内服：煎汤，1.5～3 钱；或入丸、散。

【注意】孕妇慎用。

【附方】治下痢腹痛：延胡索三钱，米饮服之，痛即减，调理而安（《本草纲目》）。治疝气危急：玄胡索（盐炒）、全蝎（去毒，生用）等份。为末，每服半钱，空心盐酒下（《仁斋直指方》）。治小儿盘肠气痛：延胡索、茴香等份。炒研，空心米饮，量儿大小与服（《卫生易简方》）。治偏正头痛不可忍者：玄胡索七枚，青黛二钱，牙皂两个（去皮子）。为末，水和丸如杏仁大。每以水化一丸，灌入病人鼻内，当有涎出（《永类钤方》）。治小便尿血：延胡索一两，朴消七钱半。为末，每服四钱，水煎服（《类证活人书》）。

116. 顶冠黄堇 | Dǐng Guān Huáng Jǐn

【拉丁学名】*Corydalis acropteryx* Fedde

【别名】石黄连、岩黄连、岩连、菊花黄连、土黄连等。

【科属分类】罂粟科 Papaveraceae 紫堇属 *Corydalis*

【植物形态】多年生草本，高 50cm 以上。主根稍粗壮。茎直立，具分枝，小枝劲直。基生叶数枚，连同叶柄长达 10cm，叶柄长，具鞘，叶片轮廓卵形，二回五数分裂，第一回全裂片具较长柄，疏离，第二回全裂片具较短柄，裂片之间汇合，大多具 3 浅裂，末回裂片长圆形或近倒卵状长圆形，先端急尖，略具小尖头，表面绿色，背面具白粉，中脉粗壮，带紫色；茎生叶少数，与基生叶同形。总状花序生于茎和分枝先端，侧生者较短，劲直，有 10 ~ 15 花，排列密集；苞片下部者近二回羽状深裂，上部者匙状，3 浅裂；花梗劲直，长为苞片的 1/2，花期后悬垂。萼片鳞片状，具齿状缺刻，凋而不落；花瓣黄色，上花瓣长约 1.5cm，花瓣片先端略上升，具宽尖头，边缘稍反折，背部鸡冠状突起高和短，超出先端，边缘具齿裂，距圆筒形，略长于花瓣片；下花瓣舟状，边缘呈波状，鸡冠状突起仅在先端并超出之，内花瓣提琴形，花瓣片倒卵形，基部平截，爪长圆状披针形，比瓣片短；花药小，花丝披针形，蜜腺体贯穿距的一半多；子房狭长圆形，花柱粗壮，稍短于子房，柱头近正方形，上端具 4 乳突。蒴果倒卵状圆柱形，长 1 ~ 1.3cm，粗约 3mm，先端圆，基部渐狭，近念珠状，具 6 ~ 8 枚种子。种子近球形，黑色，具不明显的小斑点。花果期 7 ~ 8 月。

【生境分布】产于四川（北部和西部）、湖北，生于海拔（2300 ~）3300 ~ 3800m 的冷杉林下、林缘。

【药用部位】全草入药。

【采收加工】夏、秋采集，洗净泥土，晒干。

【功能主治】苦，凉。清热解毒，利湿，止痛止血。主肝炎，口舌糜烂，火眼，目翳，痢疾，腹泻，腹痛，痔疮出血。

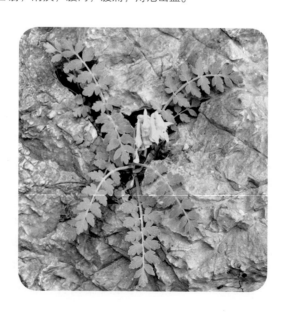

【用法用量】内服：煎汤，3 ~ 15g。外用：适量，研末点患处。

【附方】治火眼、翳障：岩黄连、龙胆草各一钱，梅片五分。共研末，装瓷杯内蒸透，用灯心草蘸药点入眼内。治痔疮出血及红痢：岩黄连五钱，蒸酒二两服。治急性腹痛：岩黄连二钱，生吃。

42. 十字花科　Cruciferae

117. 独行菜 ｜ Dú Xíng Cài

【拉丁学名】*Lepidium apetalum* Willd.

【别名】腺茎独行菜、辣辣根、羊辣罐、拉拉罐、白花草等。

【科属分类】十字花科 Cruciferae 独行菜属 *Lepidium*

【植物形态】一年或二年生草本，高 5 ~ 30cm；茎直立，有分枝，无毛或具微小头状毛。基生叶窄匙形，一回羽状浅裂或深裂，长 3 ~ 5cm，宽 1 ~ 1.5cm；叶柄长 1 ~ 2cm；茎上部叶线形，有疏齿或全缘。总状花序在果期可延长至 5cm；萼片早落，卵形，长约 0.8mm，外面有柔毛；花瓣不存或

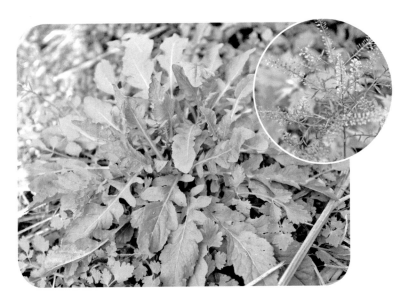

退化成丝状，比萼片短；雄蕊 2 或 4。短角果近圆形或宽椭圆形，扁平，长 2～3mm，宽约 2mm，顶端微缺，上部有短翅，隔膜宽不到 1mm；果梗弧形，长约 3mm。种子椭圆形，长约 1mm，平滑，棕红色。花果期 5～7 月。

【生境分布】产于东北、华北、江苏、浙江、安徽、西北、西南。生在海拔 400～2000m 山坡、山沟、路旁及村庄附近。为常见的田间杂草。

【药用部位】全草及种子（北葶苈子）供药用。

【采收加工】全草：夏季采收，洗净，晒干或鲜用。北葶苈子：夏季果实成熟时，割取全草，晒干，打下种子，筛净杂质。

【功能主治】辛，苦；寒。泻肺平喘，行水消肿。用于痰涎壅肺，喘咳痰多，胸胁胀满，不得平卧，胸腹水肿，小便不利；肺原性心脏病水肿。

【用法用量】内服：煎汤，包煎。1.5～3 钱；或入丸、散。外用：煎水洗或研末调敷。

【注意】肺虚喘咳、脾虚肿满者忌服。

【附方】治上气咳嗽，长引气不得卧，或水肿，或遍体气肿，或单面肿，或足肿：葶苈子三升，微熬，捣筛为散，以清酒五升渍之，春夏三日，秋冬七日。初服如胡桃许大，日三夜一，冬日二夜二，量其气力，取微利为度，如患急困者，不得待日满，亦可以绵细绞即服（《外台秘要》）。治腹满口舌干燥，此肠间有水气：防己、椒目、葶苈、大黄各一两。上四味，末之，蜜丸如梧子大。先食饮服一丸，日三服，稍增，口中有津液，渴者，加芒硝半两（《金匮要略》己椒苈黄丸）。治头风疼痛：葶苈子为末，以酒淋汁沐头，（《肘后方》）。

118. 菘蓝 | Sōng Lán

【拉丁学名】*Isatis indigotica* Fortune

【别名】大蓝、大蓝根、大青根、靛青根等。

【科属分类】十字花科 Cruciferae 菘蓝属 *Isatis*

【植物形态】二年生草本，高 40～100cm；茎直立，绿色，顶部多分枝，植株光滑无毛，带白粉霜。基生叶莲座状，长圆形至宽倒披针形，长 5～15cm，宽 1.5～4cm，顶端钝或尖，基部渐狭，全缘或稍具波状齿，具柄；基生叶蓝绿色，长椭圆形或长圆状披针形，长 7～15cm，宽 1～4cm，基部叶耳不明显或为圆形。萼片宽卵形或宽披针形，长 2～2.5mm；花瓣黄白，宽楔形，长3～4mm，顶端近平截，具短爪。短角果近长圆形，扁平，无毛，边缘有翅；果梗细长，微下垂。种子长圆形，长3～3.5mm，淡褐色。花期4～5月，果期5～6月。

【生境分布】原产于我国，全国各地均有栽培。

【药用部位】根及叶入药。

【采收加工】根于秋季采挖，除去泥沙，晒干，称"板蓝根"。叶夏、秋二季分2～3次采收，除去杂质，晒干，称"大青叶"。

【功能主治】苦，寒。根：清热解毒，凉血利咽。主治温毒发斑，舌绛紫暗，痄腮，喉痹，烂喉丹痧，大头瘟疫，丹毒，痈肿。叶：清热，解毒，凉血。主治温病发热，发斑，风热感冒，咽喉肿烂，流脑，乙脑，肺炎，腮腺炎，火眼，疮疹。

【用法用量】内服：煎汤，0.5～1两。

【注意】根：体虚而无实火热毒者忌服。叶：脾胃虚寒者忌服。

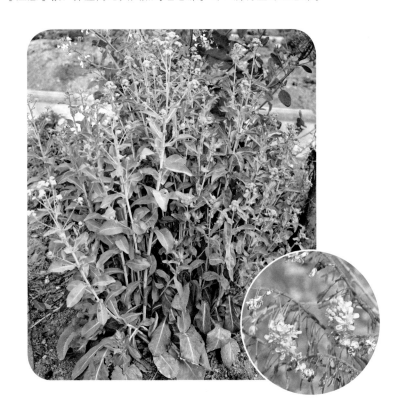

【附方】治流行性感冒：板蓝根一两，羌活五钱。煎汤，一日2次分服，连服二至三日（《江苏验方草药选编》）。预防流行性腮腺炎及治肝炎：板蓝根一两。水煎服（《辽宁常用中草药手册》）。治肝硬化：板蓝根一两，茵陈四钱，郁金二钱，苡米三钱。水煎服（《辽宁常用中草药手册》）。

119. 菥蓂 ｜ Xī Míng

【拉丁学名】*Thlaspi arvense* L.

【别名】大荠、蔑菥、大蕺、马辛、析目、荣目、马驹、老荠、郭璞注、遏蓝菜、花叶荠、水荠、老鼓草、瓜子草、苏败酱等。

【科属分类】十字花科 Cruciferae 菥蓂属 *Thlaspi*

【植物形态】一年生草本，高9~60cm，无毛；茎直立，不分枝或分枝，具棱。基生叶倒卵状长圆形，长3~5cm，宽1~1.5cm，顶端圆钝或急尖，基部抱茎，两侧箭形，边缘具疏齿；叶柄长1~3cm。总状花序顶生；花白色，直径约2mm；花梗细，长5~10mm；萼片直立，卵形，长约2mm，顶端圆钝；花瓣长圆状倒卵形，长2~4mm，顶端圆钝或微凹。短角果倒卵形或近圆形，长13~16mm，宽9~13mm，扁平，顶端凹入，边缘有翅宽约3mm。种子每室2~8个，倒卵形，长约1.5mm，稍扁平，黄褐色，有同

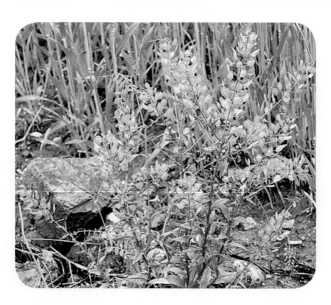

心环状条纹。花期 3 ~ 4 月，果期 5 ~ 6 月。

【生境分布】分布几遍全国。生在平地路旁，沟边或村落附近。

【药用部位】全草及种子入药。

【采收加工】春、夏采集全草，晒干；夏秋采果枝，晒干，打下种子。

【功能主治】全草：苦、甘，平。种子：辛、苦，微温。全草：清肝明目，和中利湿，解毒消肿。用于目赤肿痛，脘腹胀痛，胁痛，肠痛，水肿，带下，疮疖痈肿。种子：祛风除湿，和胃止痛。用于风湿性关节炎，腰痛，急性结膜炎，胃痛，肝炎。

【用法用量】内服：煎汤，0.5 ~ 1 两。

【附方】治肾炎：蔊菜鲜全草一至二两。水煎服（《福建中草药》）。治产后子宫内膜炎：蔊菜干全草五钱。水煎，调红糖服（《福建中草药》）。

120. 蔊菜 | Hàn Cài

【拉丁学名】*Rorippa indica*（L.）Hiern.

【别名】野菜子、铁菜子、野油菜、干油菜、山芥菜、地豇豆等。

【科属分类】十字花科 Cruciferae 蔊菜属 *Rorippa*

【植物形态】一二年生直立草本，高 20 ~ 40cm，植株较粗壮，无毛或具

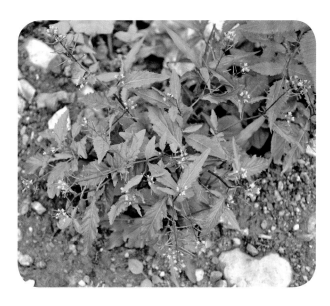

疏毛。茎单一或分枝,表面具纵沟。叶互生,基生叶及茎下部叶具长柄,叶形多变化,通常大头羽状分裂,长 4 ~ 10cm,宽 1.5 ~ 2.5cm,顶端裂片大,卵状披针形,边缘具不整齐牙齿,侧裂片 1 ~ 5 对;茎上部叶片宽披针形或匙形,边缘具疏齿,具短柄或基部耳状抱茎。总状花序顶生或侧生,花小,多数,具细花梗;萼片 4,卵状长圆形,长 3 ~ 4mm;花瓣 4,黄色,匙形,基部渐狭成短爪,与萼片近等长;雄蕊 6,2 枚稍短。长角果线状圆柱形,短而粗,长 1 ~ 2cm,宽 1 ~ 1.5mm,直立或稍内弯,成熟时果瓣隆起;果梗纤细,长 3 ~ 5mm,斜升或近水平开展。种子每室 2 行,多数,细小,卵圆形而扁,一端微凹,表面褐色,具细网纹;子叶缘倚胚根。花期 4 ~ 6 月,果期 6 ~ 8 月。

【生境分布】产于山东、河南、江苏、浙江、福建、台湾、湖南、湖北、江西、广东、陕西、甘肃、四川、云南。生于路旁、田边、园圃、河边、屋边墙脚及山坡路旁等较潮湿处,海拔 230 ~ 1450m。

【药用部位】全草入药。

【采收加工】夏秋采集全草,晒干或鲜用。

【功能主治】辛,凉。清热利尿,活血,镇咳,祛风湿。主治感冒发烧,热咳,咽喉肿痛,慢性支气管炎,风湿性关节炎,肝炎,疮疖疔痈,毒蛇咬伤,水肿,跌打损伤。

【用法用量】内服:煎汤,0.5 ~ 1 两(鲜者 1 ~ 2 两)。外用:捣敷。

【注意】蔊菜不能和黄荆叶同用,否则引起肢体麻木。

【附方】治风寒感冒:蔊菜一至二两,葱白三至五钱。水煎服(《福建中草药》)。治热咳:野油菜一两五钱。煎水服(《贵阳民间药草》)。治头目眩晕:野油菜(嫩的)切碎调鸡蛋,用油炒食(《贵阳民间药草》)。治胃脘痛:干蔊菜一两。水煎服(《福建中草药》)。治关节风湿痛:鲜蔊菜二两。水煎服(《福建中草药》)。治麻疹不透:鲜蔊菜全草,1 ~ 2 岁每次一两,2 岁以上每次二两。捣汁,调食盐少许,开水冲服。治鼻窦炎:鲜蔊菜适量。和雄黄少许捣烂,塞鼻腔内。治蛇头疔:鲜蔊菜和三黄末(中成药)捣烂外敷,或调鸭蛋清外敷(《福建中草药》)。治疔疮,痈肿:野油菜,捣烂敷患处。治漆疮:鲜野油菜,捣汁外搽。治跌打肿痛:鲜蔊菜二至四两。热酒冲服,渣外敷(《福建中草药》)。

43. 景天科　Crassulaceae

121. 瓦松 | Wǎ Sōng

【拉丁学名】*Orostachys fimbriatus*（Turcz.）Berger

【别名】流苏瓦松、瓦花、狗指甲、昨叶荷草、屋上无根草、向天草、厝莲、干滴落、猫头草、天蓬草、瓦霜、瓦宝塔、瓦莲花、屋松等。

【科属分类】景天科 Crassulaceae 瓦松属 *Orostachys*

【植物形态】二年生草本。一年生莲座丛的叶短；莲座叶线形，先端增大，为白色软骨质，半圆形，有齿；二年生花茎一般高 10～20cm，小的只长 5cm，高的有时达 40cm；叶互生，疏生，有刺，线形至披针形，长可达 3cm，宽 2～5mm。花序总状，紧密，或下部分枝，可呈宽 20cm 的金字塔形；苞片线状渐尖；花梗长达 1cm，萼片 5，长圆形，长 1～3mm；花瓣 5，红色，披针状椭圆形，长 5～6mm，宽 1.2～1.5mm，先端渐尖，基部 1mm 合生；雄蕊 10，与花瓣同长或稍短，花药紫色；鳞片 5，近四方形，长 0.3～0.4mm，先端稍凹。蓇葖果 5，长圆形，长 5mm，喙细，长 1mm；种子多数，卵形，细小。花期 8～9 月，果期 9～10 月。

【生境分布】产于湖北、安徽、江苏、浙江、青海、宁夏、甘肃、陕西、河南、山东、山西、河北、内蒙古、辽宁、黑龙江。生于海拔 1600m 以下，在甘肃、青海可到海拔 3500m 以下的山坡石上或屋瓦上。

【药用部位】全草入药。

【采收加工】夏、秋采收，将全株连根拔起，除去根及杂质，反

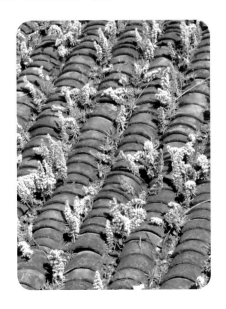

复晒几次至干，或鲜用。

【功能主治】酸、苦，凉，有毒。凉血止血，清热解毒，收湿剑疮。主吐血，鼻衄，便血，血痢，热淋，月经不调，疔疮痈肿，痔疮，湿疹，烫伤，肺炎，肝炎，宫颈糜烂，乳糜尿。

【用法用量】内服：煎汤，5~15g，捣汁，或入丸剂。外用：适量，捣敷。或煎水熏洗。或研末调敷。

【注意】脾胃虚寒者忌用。

【附方】治鼻衄：鲜瓦松二斤。洗净，阴干，捣烂，用纱布绞取汁，加砂糖五钱拌匀，倾入瓷盘内，晒干成块。每次服五分至一钱，每日2次，温开水送服。忌辛辣刺激食物和热开水（《全展选编·五官科》）。治热毒酒积，肠风血痢：瓦松八两，白芍药五钱，炮姜末五钱。煎减半，空心饮（《唐本草》）。治痔疮：瓦松炖猪大肠头服，鲜瓦松，煎水熏洗患处（《浙江民间常用草药》）。治湿疹：瓦松（晒干），烧灰研末，合茶油调抹，止痛止痒（《泉州本草》）。治唇裂生疮：瓦花、生姜。入盐少许捣涂（《摘元方》）。治牙龈肿痛：瓦花、白矾等分。水煎漱之（《摘元方》）。

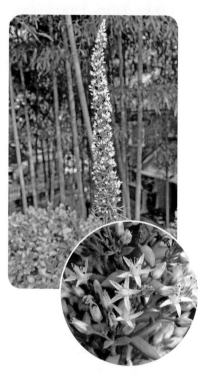

122. 石莲 | Shí Lián

【拉丁学名】*Sinocrassula indica*（Decne.）Berger

【别名】莲花还阳、碎骨还阳、狗牙还阳、蛇舌莲、绿花石莲花、石灯台等。

【科属分类】景天科 Crassulaceae 石莲属 *Sinocrassula*

【植物形态】二年生草本，无毛。根须状。花茎高15~60cm，直立，常被微乳头状突起。基生叶莲座状，匙状长圆形，长3.5~6cm，宽1~1.5cm；茎生叶互生，宽倒披针状线形至近倒卵形，上部的渐缩小，长2.5~3cm，宽4~10mm，渐尖。花序圆锥状或近伞房状，总梗长5~6cm；

苞片似叶而小；萼片 5，宽三角形，长 2mm，宽 1mm，先端稍急尖；花瓣 5，红色，披针形至卵形，长 4 ~ 5mm，宽 2mm，先端常反折；雄蕊 5，长 3 ~ 4mm；鳞片 5，正方形，长 0.5mm，先端有微缺；心皮 5，基部 0.5 ~ 1mm 合生，卵形，长 2.5 ~ 3mm，先端急狭，花柱长不及 1mm。蓇葖果的喙反曲；种子平滑。花期 7 ~ 10 月。

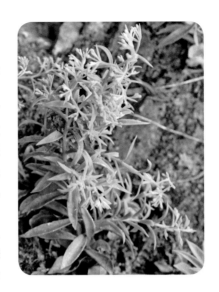

【生境分布】产于西藏、云南、广西、贵州、四川、湖南、湖北、陕西、甘肃。生于海拔 500 ~ 1200m 的河岸及山坡岩石上。

【药用部位】全草入药。

【采收加工】夏、秋季采收，鲜用或切段晒干。

【功能主治】味甘，淡，性凉。活血散瘀，消肿止痛。治跌打损伤及外伤肿痛。

123. 景天三七 | Jǐng Tiān Sān Qī

【拉丁学名】*Sedum aizoon* L.

【别名】土三七、墙头三七、见血散、血山草、破血丹、六月淋、费菜等。

【科属分类】景天科 Crassulaceae 景天属 *Sedum*

【植物形态】多年生肉质草本，高 20 ~ 80cm，全株无毛。根状茎粗短，近木质化。茎直立，圆柱形，粗壮，不分枝，有时从基部抽出 1 ~ 3 条，基部常紫色。叶互生或近于对生；叶片长 3.5 ~ 8cm，宽 1.2 ~ 2cm，先端钝或稍尖，基部楔形，几无柄，边缘有不整齐的锯齿。聚伞花序顶生，花枝平展，多花，花下有苞叶；萼片 5，线形至披针形，不等长，长约为花瓣的 1/2；花瓣 5，黄色，长圆形呈椭圆状披针形，长 6 ~ 10mm，先端有短尖；雄蕊 10，2 轮，均较花瓣短；鳞片 5，正方形或半圆形；心皮 5，稍开展，卵状长圆形，长 6 ~ 7mm，先端突狭成花柱，基部稍合生，腹面凸起。蓇葖果，黄色或红棕色，呈星芒状排列。种子细小，褐色，平滑，椭圆形，边缘有狭翅。花期 6 ~ 7 月，果期 8 ~ 9 月。

【生境分布】分布于黑龙江、吉林、内蒙古、山西、陕西、宁夏、甘肃、青海、山东、江苏、安徽、浙江、江西、湖北、四川等地。生于多石的山坡上。

【药用部位】以根或全草入药。

【采收加工】春秋采挖根部，洗净晒干。全草随用随采，或秋季采集晒干。

【功能主治】甘、微酸，平。散瘀止血，安神镇痛。用于血小板减少性紫癜，衄血，吐血，咯血，牙龈出血，消化道出血，子宫出血，心悸，烦躁失眠。外用治跌打损伤，外伤出血，烧烫伤。

【用法用量】内服：煎汤，3 ~ 5 钱（鲜品 2 ~ 3 两）。外用：捣敷。

【附方】治吐血，咳血，鼻衄，牙龈出血，内伤出血：鲜土三七二至三两。水煎或捣汁服，连服数日。治癫病，惊悸，失眠，烦躁惊狂：鲜土三七二至三两，猪心一个（不要剖割，保留内部血液），置瓦罐中炖熟，去草，当天分两次吃，连吃 10 ~ 30 天；治白带，崩漏：鲜土三七二至三两。水煎服；治跌打损伤：鲜景天三七适量。捣烂外敷（《上海常用中草药》）。治尿血：景天三七五钱。加红糖引，水煎服（《山西中草药》）。

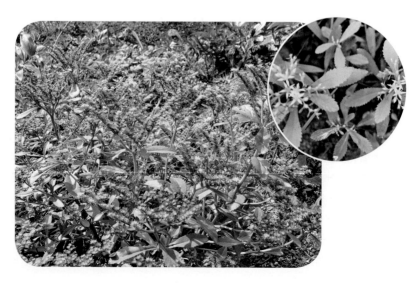

124. 垂盆草 | Chuí Pén Cǎo

【拉丁学名】*Sedum sarmentosum* Bunge

【别名】狗牙半支、石指甲、半支莲、养鸡草、狗牙齿、瓜子草等。

【科属分类】景天科 Crassulaceae 景天属 *Sedum*

【植物形态】多年生草本。不育枝及花茎细，匍匐而节上生根，直到花序之下，长 10 ~ 25cm。3 叶轮生，叶倒披针形至长圆形，长 15 ~ 28mm，宽 3 ~ 7mm，先端近急尖，基部急狭，有距。聚伞花序，有 3 ~ 5 分枝，花少，宽 5 ~ 6cm；花无梗；萼片 5，披针形至长圆形，长 3.5 ~ 5mm，先端钝，基部无距；花瓣 5，黄色，披针形至长圆形，长 5 ~ 8mm，先端有稍长的短尖；雄蕊 10，较花瓣短；鳞片 10，楔状四方形，长 0.5mm，先端稍有微缺；心皮 5，长圆形，长 5 ~ 6mm，略叉开，有长花柱。种子卵形，长 0.5mm。花期 5 ~ 7 月，果期 8 月。

【生境分布】产于福建、贵州、四川、湖北、湖南、江西、安徽、浙江、江苏、甘肃、陕西、河南、山东、山西、河北、辽宁、吉林、北京（模式产地）。生于海拔 1600m 以下山坡阳处或石上。

【药用部位】以全草入药。

【采收加工】夏、秋二季采收，除去杂质。鲜用或干燥。

【功能主治】甘、淡，凉。清利湿热，解毒。用于湿热黄疸，小便不利，痈肿疮疡，急、慢性肝炎。

【用法用量】内服：煎汤，15 ~ 30g；鲜品 50 ~ 100g；或捣汁。外用：适量，捣敷。或研末调搽。或取汁外涂。或煎水湿敷。

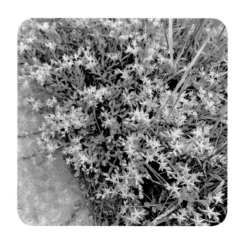

【注意】脾胃虚寒者慎服。

【附方】治水火烫伤：鲜草洗净捣汁外涂；治痈初起：除煎汤内服外，同时用鲜草洗净捣烂外敷；治疗毒蛇咬伤：单用鲜草半斤，用冷开水洗净，捣烂绞汁内服，每日 1 ~ 2 次。也可配合半枝莲、野菊花、鬼针草、车前草、生大黄等药煎汤内服，并用鲜草洗净捣烂外敷。

125. 大苞景天 │ Dà Bāo Jǐng Tiān

【拉丁学名】*Sedum amplibracteatum* K. T. Fu

【别名】苞叶景天、灯台菜、一朵云、山胡豆、鸡爪七、活血草等。

【科属分类】景天科 Crassulaceae 景天属 *Sedum*

【植物形态】一年生草本。茎高 15 ~ 50cm。叶互生，上部为 3 叶轮生，下部叶常脱落，叶菱状椭圆形，长 3 ~ 6cm，宽 1 ~ 2cm，两端渐狭，钝，常聚生在花序下，有叶柄，长达 1cm。苞片圆形或稍长，与花略同长。聚伞花序常三歧分枝，每枝有 1 ~ 4 花，无梗；萼片 5，宽三角形，长 0.5 ~ 0.7mm，有钝头；花瓣 5，黄色，长圆形，长 5 ~ 6mm，宽 1 ~ 1.5mm，近急尖，中脉不显；雄蕊 10 或 5，较花瓣稍短；鳞片 5，近长方形至长圆状匙形，长 0.7 ~ 0.8mm；心皮 5，略叉开，基部 2mm 合生，长 5mm，花柱长。蓇葖果有种子 1 ~ 2；种子大，纺锤形，长 2 ~ 3mm，有微乳头状突起。花期 6 ~ 9 月，果期 8 ~ 11 月。

【生境分布】产于陕西、甘肃、河南、湖北、湖南、四川、贵州、云南。

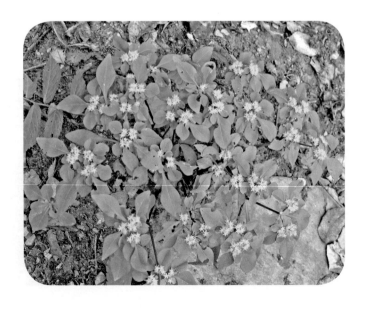

生于海拔 1100 ~ 2800m 的山坡林下阴湿处。

【药用部位】以全草入药。

【采收加工】夏、秋季采收，洗净，晒干。

【功能主治】甘、淡，寒。清热解毒，活血行瘀。用于产后腹痛，胃痛，大便燥结，烫火伤。

【用法用量】内服：煎汤 6 ~ 12g。外用：适量，捣敷。

126. 山飘风 ｜ Shān Piāo Fēng

【拉丁学名】*Sedum major*（Hemsl.）Migo

【别名】豆瓣还阳、豆瓣菜、山飘香等。

【科属分类】景天科 Crassulaceae 景天属 *Sedum*

【植物形态】小草本，高 10cm，基部分枝或不分枝。4 叶轮生，叶圆形至卵状圆形，一对大的长宽各 4cm，小的一对常稍小或较小，先端圆或钝，基部急狭，入于假叶柄，或几无柄，全缘。伞房状花序，总梗长 1.5 ~ 3cm；花梗长 3 ~ 5mm；萼片 5，近正三角形，长 0.5mm，钝；花瓣 5，白色，长圆状披针形，长 3 ~ 4mm，宽 1 ~ 1.2mm；雄蕊 10，长 3mm；鳞片 5，长方形，长 0.8mm；心皮 5，椭圆状披针形，长 3 ~ 4mm，直立，基部 1mm

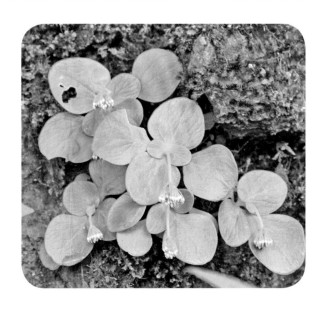

合生。种子少数。花期 7 ~ 10 月。

【生境分布】产于西藏、云南、四川、湖北、陕西。生于海拔 1000 ~ 2500m（四川、云南、湖北、陕西）或 2700 ~ 4300m（西藏）的山坡林下石上。

【药用部位】以全草入药。

【采收加工】夏、秋季拔取全草，除去泥土，洗净，晒干。

【功能主治】淡，凉。清热解毒，活血止痛。用于月经不调，痨伤腰痛，鼻衄，烧伤，跌打损伤，外伤出血，疖痈。

【用法用量】内服：煎汤，6 ~ 9g。外用：适量，捣烂敷。

127. 大叶火焰草 | Dà Yè Huǒ Yàn Cǎo

【拉丁学名】*Sedum drymarioides* Hance

【别名】狗牙风、荷莲豆景天、毛佛甲草等。

【科属分类】景天科 Crassulaceae 景天属 *Sedum*

【植物形态】一年生草本。植株全体有腺毛。茎斜上，分枝多，细弱，高 7 ~ 25cm。下部叶对生或 4 叶轮生，上部叶互生，卵形至宽卵形，长 2 ~ 4cm，宽 1.4 ~ 2.5cm，先端急尖，圆钝，基部宽楔形并下延成柄，叶柄长 1 ~ 2cm。花序疏圆锥状；花少数，两性；花梗长 4 ~ 8mm；萼片 5，长圆形至披针形，长 2mm，先端近急尖；花瓣 5，白色，长圆形，长 3 ~ 4mm，先端渐尖；雄蕊

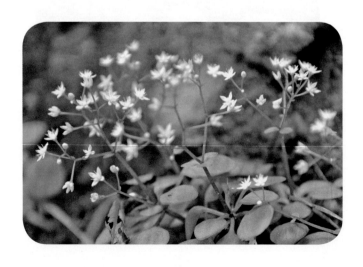

10，长 2~3mm；鳞片 5，宽匙形，先端有微缺至浅裂；心皮 5，长
2.5~5mm，略叉开。种子长圆状卵形，有纵纹。花期 4 月（福建以南）至
5~6 月（浙江等省），果期 8 月。

【生境分布】产于广西、广东、台湾、福建、湖北东部、湖南、江西、安
徽、浙江、河南商城。生于海拔 940m 以下低山阴湿岩石上。

【药用部位】全草入药。

【采收加工】夏季采收，晒干。

【功能主治】微苦，凉。清热解毒，凉血止血。主热毒疮疡，乳痈，丹
毒，无名肿毒，水火烫伤，咽喉肿痛，牙龈炎，血热吐血，咯血，鼻衄，外
伤出血。

【用法用量】内服：煎汤，10~30g，鲜品 50~100g；或捣汁。外用：
适量，捣敷。

128. 菱叶红景天 | Líng Yè Hóng Jǐng Tiān

【拉丁学名】*Rhodiola henryi*（Diels）S. H. Fu

【别名】豌豆七、白三七、打不死、还阳参、接骨丹、三步接骨丹等。

【科属分类】景天科 Crassulaceae 红景天属 *Rhodiola*

【植物形态】多年生草本。根颈直立，直径 7~10mm，先端被披针状三
角形鳞片。花茎直立，高 30~40cm，不分枝。3 叶轮生，卵状菱形至椭圆

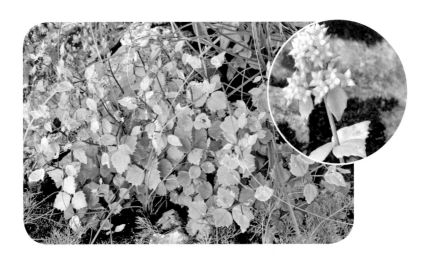

状菱形，长 1 ~ 3cm，宽 0.8 ~ 2cm，先端急尖，基部宽楔形至圆形，边缘有疏锯齿 3 ~ 6 个，膜质，干后带黄绿色，无柄。聚伞圆锥花序，高 3 ~ 7cm，宽 2 ~ 7cm；雌雄异株；萼片 4，线状披针形，长 1mm，花瓣 4，黄绿色，长圆状披针形，长 2mm，宽 1mm；雄蕊 8，长 1.6mm，淡黄绿色；鳞片 4，匙状四方形，长 0.5mm，宽 0.2mm，先端有微缺；雌花心皮 4，黄绿色，长圆状披针形，长 2mm，花柱长 0.5mm 在内。蓇葖果上部叉开，呈星芒状。花期 5 月，果期 6 ~ 7 月。

【生境分布】产于四川、湖北、甘肃、陕西、河南。生于海拔 1000 ~ 3300m 的山坡沟边岩石上。

【药用部位】全草入药。

【采收加工】夏季采收全草，鲜用或晒干。

【功能主治】苦、涩，凉。散瘀止痛，止血，安神。主跌打损伤，骨折，外伤出血，月经不调，痛经，失眠。

【用法用量】内服：煎汤，6 ~ 9g；或泡酒。外用：适量，鲜品捣敷。

44. 虎耳草科　Saxifragaceae

129. 七叶鬼灯檠 | Qī Yè Guǐ Dēng Qíng

【拉丁学名】*Rodgersia aesculifolia* Batalin

【别名】索骨丹、猻合山、黄药子、猪屎七、称杆七、金毛狗、红骡子、山藕、宝剑叶、慕荷、水五龙等。

【科属分类】虎耳草科 Saxifragaceae 鬼灯檠属 *Rodgersia*

【植物形态】多年生草本，高 0.8 ~ 1.2m。根状茎圆柱形，横生，直径 3 ~ 4cm，内部微紫红色。茎具棱，近无毛。掌状复叶具长柄，柄长 15 ~ 40cm，基部扩大呈鞘状，具长柔毛，腋部和近小叶处，毛较多；小叶片 5 ~ 7，草质，倒卵形至倒披针形，长 7.5 ~ 30cm，宽 2.7 ~ 12cm，先端短渐尖，基部楔形，边缘具重锯齿，腹面沿脉疏生近无柄之腺毛，背面沿脉具长柔毛，基部无柄。多歧聚伞花序圆锥状，长约 26cm，花序轴和花梗均被白色膜片状毛，并混有少量腺毛；花梗长 0.5 ~ 1mm；萼片（6 ~）5，开展，

近三角形，长 1.5 ~ 2mm，宽约 1.8mm，先端短渐尖，腹面无毛或具极少
（1 ~ 3 枚）近无柄之腺毛，背面和边缘具柔毛和短腺毛，具羽状脉和弧曲脉，
脉于先端不汇合、半汇合至汇合（同时存在）；雄蕊长 1.2 ~ 2.6mm；子房近
上位，长约 1mm，花柱 2，长 0.8 ~ 1mm。蒴果卵形，具喙；种子多数，褐
色，纺锤形，微扁，长 1.8 ~ 2mm。花果期 5 ~ 10 月。

【生境分布】产于陕西、宁夏、甘肃、河南（西部）、湖北（西部）、四川
和云南。生于海拔 1100 ~ 3400m 的林下、灌丛、草甸和石隙。

【采收加工】秋季采挖，除去茎叶、须根，洗净，切片，晒干或烘干。

【药用部位】根茎入药。

【功能主治】苦、涩，平；有小毒。清热化湿，止血生肌。主治湿热下
痢，久泻，白浊，带下，崩漏，吐血，衄血，大便出血，疮毒，金疮。

【用法用量】2 ~ 5 钱，外用适量，捣烂敷或煎水洗患处。

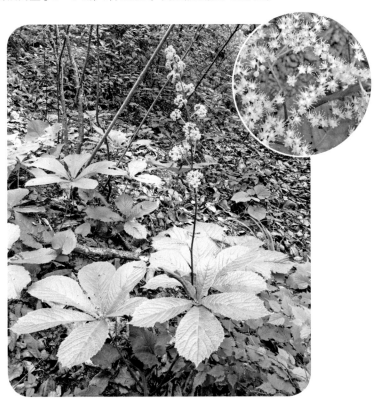

130. 落新妇 | Luò Xīn Fù

【拉丁学名】*Astilbe chinensis*（Maxim.）Franch. et Savat.

【别名】小升麻、术活、马尾参、山花七、阿根八、铁火钳、猪痫三七、金毛三七、野升麻、阴阳虎等。

【科属分类】虎耳草科 Saxifragaceae 落新妇属 *Astilbe*

【植物形态】多年生草本，高 50 ~ 100cm。根状茎暗褐色，粗壮，须根多数。茎无毛。基生叶为二至三回三出羽状复叶；顶生小叶片菱状椭圆形，侧生小叶片卵形至椭圆形，长 1.8 ~ 8cm，宽 1.1 ~ 4cm，先端短渐尖至急尖，边缘有重锯齿，基部楔形、浅心形至圆形，腹面沿脉生硬毛，背面沿脉疏生硬毛和小腺毛；叶轴仅于叶腋部具褐色柔毛；茎生叶 2 ~ 3，较小。圆锥

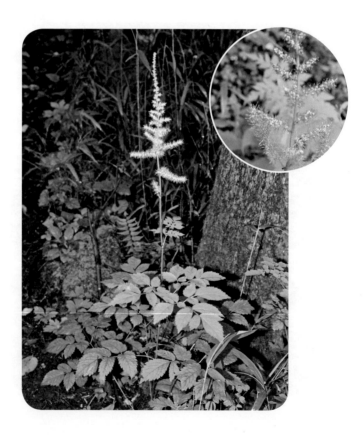

花序长 8 ~ 37cm，宽 3 ~ 4（ ~ 12）cm；下部第一回分枝长 4 ~ 11.5cm，通常与花序轴成 15 ~ 30 度角斜上；花序轴密被褐色卷曲长柔毛；苞片卵形，几无花梗；花密集；萼片 5，卵形，长 1 ~ 1.5mm，宽约 0.7mm，两面无毛，边缘中部以上生微腺毛；花瓣 5，淡紫色至紫红色，线形，长 4.5 ~ 5mm，宽 0.5 ~ 1mm，单脉；雄蕊 10，长 2 ~ 2.5mm；心皮 2，仅基部合生，长约 1.6mm。蒴果长约 3mm；种子褐色，长约 1.5mm。花果期 6 ~ 9 月。

【生境分布】产于黑龙江、吉林、辽宁、河北、山西、陕西、甘肃、青海、山东、浙江、江西、河南、湖北、湖南、四川、云南等省。生于海拔 390 ~ 3600m 的山谷、溪边、林下、林缘和草甸等处。

【药用部位】根茎及全草入药。

【采收加工】全草秋季采挖洗净，晒干。根茎夏、秋季采，除去须根、鳞片、绒毛，鲜用或晒干。

【功能主治】全草：苦，凉。根茎：涩，温。全草：祛风，清热，止咳。主风热感冒，头身疼痛，咳嗽，活血祛瘀，祛风除湿，止痛。主治跌打损伤，风湿性关节炎，胃痛，肠炎等。根茎：活血祛瘀，止痛，解毒。治跌打损伤，关节筋骨疼痛，胃痛，手术后疼痛。

【用法用量】内服：煎汤，5 ~ 8 钱（鲜品 0.5 ~ 1 两），或浸酒。外用：捣敷。

【附方】治风热感冒：马尾参五钱，煨水服（《贵州草药》）。治劳动过度筋骨酸痛：落新妇鲜根一两。切薄片，黄酒适量，蒸熟取汁，分三次，饭前服，渣嚼服。忌食酸、芥菜；手术后止痛：落新妇根五、六钱。水煎服；治毒蛇咬伤：落新妇鲜根一两。嚼汁服或水煎服，渣外敷伤口（《浙江民间常用草药》）。

131. 红毛虎耳草 | Hóng Máo Hǔ Ěr Cǎo

【拉丁学名】*Saxifraga rufescens* Balf. f.

【别名】红毛大字草、金丝草、耳朵红、铜钱草、倒垂莲等。

【科属分类】虎耳草科 Saxifragaceae 虎耳草属 *Saxifraga*

【植物形态】多年生草本，高 16 ~ 40cm。根状茎较长。叶均基生，叶片肾形、圆肾形至心形，长 2.4 ~ 10cm，宽 3.2 ~ 12cm，先端钝，基部心形，9~11浅裂，裂片阔卵形，具齿牙，有时再次3浅裂，两面和边缘均被腺毛；叶柄长 3.7~15.5cm，被红褐色长腺毛。花葶密被红褐色长腺毛。多歧聚伞花序圆锥状，长 6~18cm，具 10~31 花；花序分枝纤细，长 2.2~9cm，具 2~4 花，被腺毛；花梗长 0.6~3.5cm，被腺毛；苞片线形，长 2.3~6mm，宽 0.5~1.1mm，边缘具长腺毛；萼片在花期开展至反曲，卵形至狭卵形，长 1.3~4mm，宽 0.5~1.8mm，先端钝或短渐尖，腹面无毛，背面和边缘具腺毛，3 脉于先端汇合；花瓣白色至粉红色，5 枚，通常其 4 枚较短，披针形至狭披针形，长 4~4.5mm，宽 1~2.3mm，先端稍渐尖，边缘多少具腺睫毛，基部具长 0.3~0.6mm 之爪，具 3（~7）脉，为弧曲脉序，其 1 枚最长，披针形至线形，长 9.6~18.8mm，宽 1.3~4.6mm，先端钝或渐尖，边缘多少具腺睫毛，基部具长 0.8~1mm 之爪，3~9脉，通常为弧曲脉序；雄蕊长 4.5~5.5mm，花丝棒状；子房上位，卵球形，长 1.3~2.5mm，花柱长 1.6~3mm。蒴果弯垂，长 4~4.5mm。

【生境分布】产于湖北西部、四川、云南和西藏东南部（察隅）。生于海拔 1000~4000m 的林下、林缘、灌丛、高山草甸及岩壁石隙。

【药用部位】以全草入药。

【采收加工】全年可采。但以花后采者为好。

【功能主治】苦、辛，寒；有小毒。清热解毒。用于小儿发热，咳嗽气

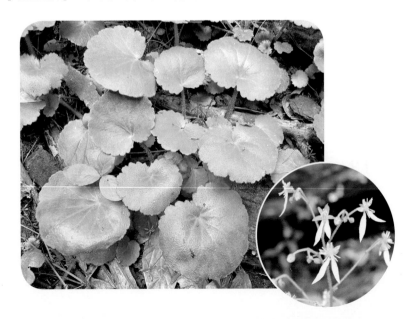

喘。外用治中耳炎，耳郭溃烂，疔疮，疖肿，湿疹。

　　【用法用量】内服：煎汤，10～15g。外用：捣汁滴，或煎水熏洗。

　　【注意】本品有毒，勿过量。

　　【附方】治中耳炎：鲜虎耳草叶捣汁滴入耳内（《浙江民间常用草药》）。治荨麻疹：虎耳草、青黛。煎服（《四川中药志》）。治湿疹，皮肤瘙痒：鲜虎耳草一斤，切碎，加95％酒精拌湿，再加30％酒精1000mL浸泡一周，去渣，外敷患处（《南京地区常用中草药》）。治冻疮溃烂：鲜虎耳草叶捣烂敷患处（《南京地区常用中草药》）。

132. 黄水枝 ｜ Huáng Shuǐ Zhī

　　【拉丁学名】*Tiarella polyphylla* D. Don

　　【别名】博落、水前胡、防风七、掌叶天青地红、野毛棉花等。

　　【科属分类】虎耳草科 Saxifragaceae 黄水枝属 *Tiarella*

　　【植物形态】多年生草本，高20～45cm；根状茎横走，深褐色，直径3～6mm。茎不分枝，密被腺毛。基生叶具长柄，叶片心形，长2～8cm，宽2.5～10cm，先端急尖，基部心形，掌状3～5浅裂，边缘具不规则浅齿，两面密被腺毛；叶柄长2～12cm，基部扩大呈鞘状，密被腺毛；托叶褐色；

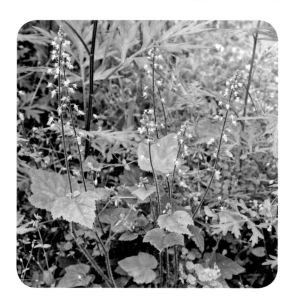

茎生叶通常 2 ~ 3 枚，与基生叶同型，叶柄较短。总状花序长 8 ~ 25cm，密被腺毛；花梗长达 1cm，被腺毛；萼片在花期直立，卵形，长约 1.5mm，宽约 0.8mm，先端稍渐尖，腹面无毛，背面和边缘具短腺毛，3 至多脉；无花瓣；雄蕊长约 2.5mm，花丝钻形；心皮 2，不等大，下部合生，子房近上位，花柱 2。蒴果长 7 ~ 12mm；种子黑褐色，椭圆球形，长约 1mm。花果期 4 ~ 11 月。

【生境分布】产于陕西南部、甘肃、江西、台湾、湖北、湖南、广东、广西、四川、贵州、云南和西藏（南部）。生于海拔 980 ~ 3800m 的林下、灌丛和阴湿地。

【药用部位】全草入药。

【采收加工】夏、秋采挖，晒干。

【功能主治】苦，寒。清热解毒，活血祛瘀，消肿止痛。用于痈疖肿毒，跌打损伤，肝炎，咳嗽气喘。

【用法用量】内服：煎汤，9 ~ 15g；或浸酒。外用捣烂。

【附方】治咳嗽气喘：鲜黄水枝一两，芫荽四至五钱，水煎冲红糖。每日早晚饭前各服一次，忌食酸辣、萝卜菜（《江西草药手册》）。

133. 大叶金腰 | Dà Yè Jīn Yāo

【拉丁学名】*Chrysosplenium macrophyllum* Oliv.

【别名】马耳朵草、龙舌草、岩窝鸡、岩乌金菜、龙香草等。

【科属分类】虎耳草科 Saxifragaceae 金腰属 *Chrysosplenium*

【植物形态】多年生草本，高 17 ~ 21cm；不育枝长 23 ~ 35cm，其叶互生，具柄，叶片阔卵形至近圆形，长 0.3 ~ 1.8cm，宽 0.4 ~ 1.2cm，边缘具 11 ~ 13 圆齿，腹面疏生褐色柔毛，背面无毛，叶柄长 0.8 ~ 1cm，具褐色柔毛。花茎疏生褐色长柔毛。基生叶数枚，具柄，叶片革质，倒卵形，长 2.3 ~ 19cm，宽 1.3 ~ 11.5cm，先端钝圆，全缘或具不明显之微波状小圆齿，基部楔形，腹面疏生褐色柔毛，背面无毛；茎生叶通常 1 枚，叶片狭椭圆形，长 1.2 ~ 1.7cm，宽 0.5 ~ 0.75cm，边缘通常具 13 圆齿，背面无毛，腹面和边缘疏生褐色柔毛。多歧聚伞花序长 3 ~ 4.5cm；花序分枝疏生褐色柔毛或近无毛；苞叶卵形至阔卵形，长 0.6 ~ 2cm，宽 0.5 ~ 1.4cm，先端钝状急尖，边缘通常具 9~15 圆齿（有时不明显），基部楔形，柄长 3~10mm；萼片近卵形至阔卵形，长 3~3.2mm，宽 2.5~3.9mm，先端微凹，无毛；雄蕊高出萼片，长 4~6.5mm；子房半下位，花柱长约 5mm，近直上；无花盘。蒴果长 4~4.5mm，先端近平截而微凹，2 果瓣近等大，喙长 3~4mm；种子黑褐色，近卵球形，长约 0.7mm，密被微乳头突起。花果期 4~6 月。

【生境分布】产于陕西南部、安徽南部、浙江西北部、江西、湖北、湖南、广东北部、四川东部、贵州和云南东部。生于海拔 1000~2236m 的林下或沟旁阴湿处。

【药用部位】以全草入药。

【采收加工】夏秋采集，晒干或鲜用。

【功能主治】苦、涩，寒。清热解毒，生肌收敛。主治臁疮，烫火伤。

【用法用量】外用鲜品适量，捣烂取汁或煎熬膏搽患处。

【附方】治臁疮：鲜虎皮草适量，捣烂取汁，加雄黄或冰片少许，调匀涂搽患处（《陕西中草药》）。治烫伤：虎皮草、刺黄连根各等量。水煎熬膏，涂搽患处（《陕西中草药》）。

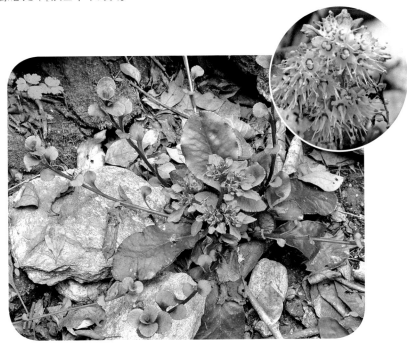

134. 中华金腰 | Zhōng Huá Jīn Yāo

【拉丁学名】*Chrysosplenium sinicum* Maxim.

【别名】华金腰子、牙鸣马、猫眼睛、金钱苦叶草等。

【科属分类】虎耳草科 Saxifragaceae 金腰属 *Chrysosplenium*

【植物形态】多年生草本，高（3～）10～20（～33）cm；不育枝发达，出自茎基部叶腋，无毛，其叶对生，叶片通常阔卵形、近圆形，稀倒卵形，长 0.52～1.7（～7.8）cm，宽 0.85～1.7（～4.5）cm，先端钝，边缘具 11～29 钝齿（稀为锯齿），基部宽楔形至近圆形，两面无毛，有时顶生叶背面疏生褐色乳头突起，叶柄长（0.5～）2～8（～17）mm，顶生叶之腋部具长 0.2～2.5mm 之褐色卷曲髯毛。花茎无毛。叶通常对生，叶片近圆形至阔卵形，长 6～10.5mm，宽 7.5～11.5mm，先端钝圆，边缘具 12～16 钝齿，基部宽楔形，无毛，叶柄长 6～10mm；近叶腋部有时具褐色乳头突起。聚伞花序长 2.2～3.8cm，具 4～10 花；花序分枝无毛；苞叶阔卵形、卵形至近狭卵形，长 4～18mm，宽 9～10mm，边缘具 5～16 钝齿，基部宽楔形至偏斜形，无毛，柄长 1～7mm，近苞腋部具褐色乳头突起；花梗无毛；花黄绿色；萼片在花期直立，阔卵形至近阔椭圆形，长 0.8～2.1mm，宽 1～2.4mm，先端钝；雄蕊 8，长约 1mm；子房半下位，花柱长约 0.4mm；

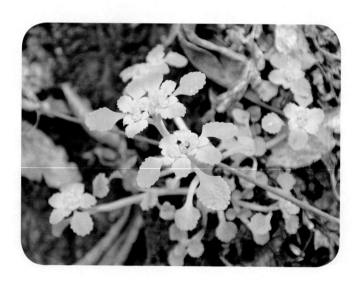

无花盘。蒴果长 7～10mm，2 果瓣明显不等大，叉开，喙长 0.3～1.2mm；种子黑褐色，椭球形至阔卵球形，长 0.6～0.9mm，被微乳头突起，有光泽。花果期 4～8 月。

【生境分布】产于吉林、辽宁、河北、山西、陕西、甘肃、青海、安徽、江西、河南、湖北、四川等省；朝鲜、前苏联、蒙古也有。生于海拔 500～3550m 的林下或山沟阴湿处。

【药用部位】以全草入药。

【采收加工】8～9 月采，洗净，晒干。

【功能主治】苦，寒。清热解毒，退黄。用于黄疸，淋证，膀胱结石，胆道结石，疔疮。

【用法用量】内服：煎汤，6～9g，外用；适量，捣敷。

【附方】治尿道感染，小便涩痛：华金腰子配青蒿、车前、萹蓄煎服。治胆道结石及肝炎黄疸：华金腰子配茵陈、郁金、枳壳煎服。治膀胱结石：华金腰子配苜蓿花、瞿麦煎服（《高原中草药治疗手册》）。

135. 短柱梅花草 | Duǎn Zhù Méi Huā Cǎo

【拉丁学名】*Parnassia brevistyla* (Brieg.) Hand.–Mazz.

【科属分类】虎耳草科 Saxifragaceae 梅花草属 *Parnassia*

【别名】梅花草。

【植物形态】多年生草本，高 11～23cm。根状茎圆柱形，块状等形状多样，其上有褐色膜质鳞片，其下长出多数较发达纤维状根。基生叶 2～4，具长柄；叶片卵状心形或卵形，长 1.8～2.5cm，宽 1.5～3.5cm，先端急尖，基部弯缺甚深呈深心形，全缘，上面深绿色，下面淡绿色，有 5～7（～9）条脉；叶柄长 3～9cm，扁平，向基部逐渐加宽；托叶膜质，大部贴生于叶柄，边有流苏状毛，早落。茎 2～4，近中部或偏上有 1 茎生叶，茎生叶与基生叶同形，通常较小，其基部常有铁锈色的附属物，有时结合成小片状，无柄半抱茎。花单生于茎顶，直径 1.8～3（～5）cm；萼筒浅，萼片长圆形、卵形或倒卵形，长 4～6mm，宽 3～4mm，先端圆，全缘，中脉明显，在基部和内面常有紫褐色小点；花瓣白色，宽倒卵形或长圆倒卵形，长 1～1.5（2.5）cm，宽 5～10mm，先端圆，基部渐窄成楔形，具长 1.8～4mm 之爪，上部 2/3 的边缘呈浅而不规则啮蚀状，1/3 之下部具短而流苏状毛，有

5～7条紫红色脉，并布满紫红色小斑点；雄蕊5，花丝长约5mm，向基部逐渐加宽达1.2mm（常有一种短花丝，长仅1.2mm），花药椭圆形，长约2mm，顶生，药隔连合并伸长呈匕首状，长度不等，先端渐尖；退化雄蕊5，长2.5～4mm，具长约2mm、宽约1.5mm之柄，头部宽约4.5mm，先端浅3裂，裂片深度为头部长度1/4～1/3，为全长1/6或更短，披针形或长圆形，先端渐尖或截形，偶有呈盘状或头状，中间裂片短而窄，为两侧裂片宽度1/3，两侧裂片先端常出现2裂，全长为花丝长度1/2；子房卵球形，花柱短，不伸出退化雄蕊之外，偶有伸出者，柱头3裂，裂片短。蒴果倒卵球形，各角略加厚；种子多数，长圆形，褐色，有光泽。花期7～8月，果期9月开始。

【生境分布】产于四川西部和北部、湖北西部、西藏东北部、云南西北部和甘肃、陕西南部。生于山坡阴湿的林下和林缘、云杉林间空地、山顶草坡下或河滩草地，海拔2800～4390m。

【药用部位】全草入药。

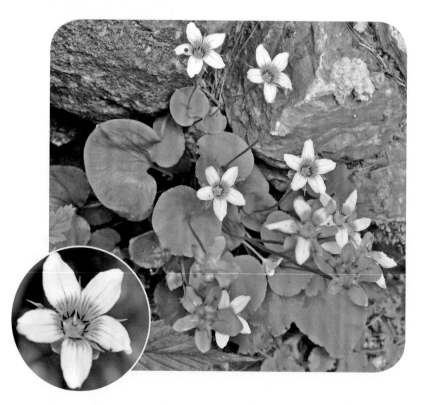

【采收加工】夏季开花时采收，晒干。

【功能主治】苦，凉。清热解毒，凉血止血。主治发热，内伤出血。

【用法用量】内服：煎汤，9～15g。

136. 常山 │ Cháng Shān

【拉丁学名】*Dichroa febrifuga* Lour.

【别名】恒山、蜀漆、土常山、黄常山、白常山等。

【科属分类】虎耳草科 Saxifragaceae 常山属 *Dichroa*

【植物形态】灌木，高1～2m；小枝圆柱状或稍具四棱，无毛或被稀疏短柔毛，常呈紫红色。叶形状大小变异大，常椭圆形、倒卵形、椭圆状长圆形或披针形，长6～25cm，宽2～10cm，先端渐尖，基部楔形，边缘具锯齿或粗齿，稀波状，两面绿色或一至两面紫色，无毛或仅叶脉被皱卷短柔毛，稀下面被长柔毛，侧脉每边8～10条，网脉稀疏；叶柄长1.5～5cm，无毛或疏被毛。伞房状圆锥花序顶生，有时叶腋有侧生花序，直径3～20cm，花蓝色或白色；花蕾倒卵形，盛开时直径6～10mm；花梗长3～5mm；花萼倒圆锥形，4～6裂；裂片阔三角形，急尖，无毛或被毛；花瓣长圆状椭圆形，

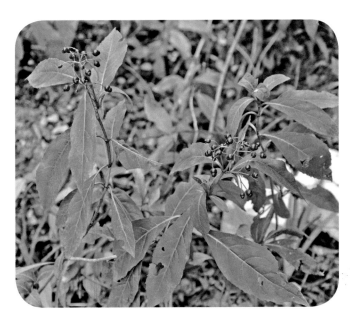

稍肉质，花后反折；雄蕊 10~20 枚，一半与花瓣对生，花丝线形，扁平，初与花瓣合生，后分离，花药椭圆形；花柱 4（5~6），棒状，柱头长圆形，子房 3/4 下位。浆果直径 3~7mm，蓝色，干时黑色；种子长约 1mm，具网纹。花期 2~4 月，果期 5~8 月。

【生境分布】产于陕西、甘肃、江苏、安徽、浙江、江西、福建、台湾、湖北、湖南、广东、广西、四川、贵州、云南和西藏。生于海拔 200~2000m 阴湿林中。

【药用部位】干燥根入药。

【采收加工】秋季采挖，除去须根，洗净，晒干。

【功能主治】苦、辛，寒；有毒。涌吐痰涎，截疟。用于痰饮停聚，胸膈痞塞，疟疾。

【用法用量】内服 5~9g。

【注意】有催吐副作用，用量不宜过大，孕妇慎用。

【附方】治胸中多痰，头疼不欲食及饮酒：常山四两，甘草半两。水七升，煮取三升，内半升蜜，服一升，不吐更服。无蜜亦可（《补缺肘后方》）。治山岚瘴疟，寒热往来，或二日三日一发：常山（锉）、厚朴（去粗皮，生姜汁炙熟）各一两，草豆蔻（去皮）、肉豆蔻（去壳）各两枚，乌梅（和核）七枚，槟榔（锉）、甘草（炙）各半两。上七味，粗捣筛，每服二钱匕，水一盏，煎至六分，去滓，候冷，未发前服，如热吃即吐（《圣济总录》常山饮）。

137. 绣球 | Xiù Qiú

【拉丁学名】*Hydrangea macrophylla*（Thunb.）Ser.

【别名】八仙花、紫阳花、粉团花等。

【科属分类】虎耳草科 Saxifragaceae 绣球属 *Hydrangea*

【植物形态】灌木，高 1~4m；茎常于基部发出多数放射枝而形成一圆形灌丛；枝圆柱形，粗壮，紫灰色至淡灰色，无毛，具少数长形皮孔。叶纸质或近革质，倒卵形或阔椭圆形，长 6~15cm，宽 4~11.5cm，先端骤尖，具短尖头，基部钝圆或阔楔形，边缘于基部以上具粗齿，两面无毛或仅下面中脉两侧被稀疏卷曲短柔毛，脉腋间常具少许髯毛；侧脉 6~8 对，直，向上斜举或上部近边缘处微弯拱，上面平坦，下面微凸，小脉网状，两面明显；叶柄粗壮，长 1~3.5cm，无毛。伞房状聚伞花序近球形，直径 8~20cm，具短的总花梗，分枝粗壮，近等长，密被紧贴短柔毛，花密集，多数不育；不育花萼片 4，阔物卵形、近圆形或阔卵形，长 1.4～2.4cm，宽 1～2.4cm，粉红色、淡蓝色或白色；孕性花极少数，具 2～4mm 长的花梗；萼筒倒圆锥状，长 1.5～2mm，与花梗疏被卷曲短柔毛，萼齿卵状三角形，长约 1mm；花瓣长圆形，长 3～3.5mm；雄蕊 10 枚，近等长，不突出或稍突出，花药长圆形，长约 1mm；子房大半下位，花柱 3，结果时长约 1.5mm，柱头稍扩大，半环状。蒴果未成熟，长陀螺状，连花柱长约 4.5mm，顶端突出部分长约 1mm，约等于蒴果长度的 1/3；种子未熟。花期 6～8 月。

【生境分布】产于山东、江苏、安徽、浙江、福建、河南、湖北、湖南、广东及其沿海岛屿、广西、四川、贵州、云南等省区。野生或栽培。生于山谷溪旁或山顶疏林中，海拔 380～1700m。

【药用部位】叶入药。

【采收加工】春、夏季采收，晒干。

【功能主治】苦、微辛，寒；有小毒。抗疟清热。主治疟疾，心热惊悸，烦躁，可治心脏病。

【用法用量】内服：煎汤，3～4 钱。外用：水煎洗或磨汁涂。

【附方】治疟疾：八仙花叶三钱，黄常山二钱，水煎服。治肾囊风：粉团花七朵，水煎洗患处（《现代实用中药》）。

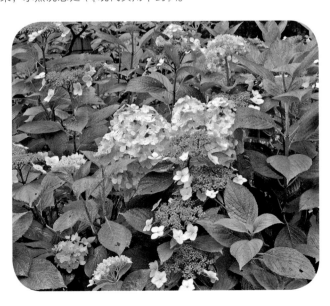

45. 金缕梅科 Hamamelidaceae

138. 枫香树 | Fēng Xiāng Shù

【拉丁学名】*Liquidambar formosana*

【别名】路路通、九孔子、枫实、枫果、枫香果、狼目、九空子、枫木球等。

【科属分类】金缕梅科 Hamamelidaceae 枫香树属 *Liquidambar*

【植物形态】落叶乔木，高达 30m，胸径最大可达 1m，树皮灰褐色，方块状剥落；小枝干后灰色，被柔毛，略有皮孔；芽体卵形，长约 1cm，略被微毛，鳞状苞片敷有树脂，干后棕黑色，有光泽。叶薄革质，阔卵形，掌状 3 裂，中央裂片较长，先端尾状渐尖；两侧裂片平展；基部心形；上面绿色，干后灰绿色，不发亮；下面有短柔毛，或变秃净仅在脉腋间有毛；掌状脉 3～5 条，在上下两面均显著，网脉明显可见；边缘有锯齿，齿尖有腺状突；叶柄长达 11cm，常有短柔毛；托叶线形，游离，或略与叶柄连生，长 1～1.4cm，

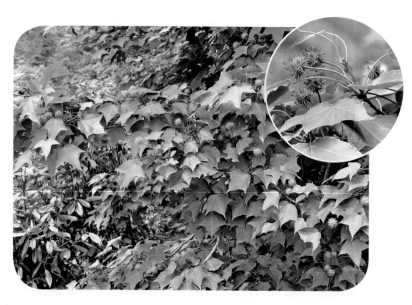

红褐色，被毛，早落。雄性短穗状花序常多个排成总状，雄蕊多数，花丝不等长，花药比花丝略短。雌性头状花序有花 24 ~ 43 朵，花序柄长 3 ~ 6cm，偶有皮孔，无腺体；萼齿 4 ~ 7 个，针形，长 4 ~ 8mm，子房下半部藏在头状花序轴内，上半部游离，有柔毛，花柱长 6 ~ 10mm，先端常卷曲。头状果序圆球形，木质，直径 3 ~ 4cm；蒴果下半部藏于花序轴内，有宿存花柱及针刺状萼齿。种子多数，褐色，多角形或有窄翅。

【生境分布】产于我国秦岭及淮河以南各省，北起河南、山东，东至台湾，西至四川、云南及西藏，南至广东。性喜阳光，多生于平地，村落附近，及低山的次生林。

【药用部位】干燥成熟果序入药。

【采收加工】冬季果实成熟后采收，除去杂质，干燥。

【功能主治】苦，平。祛风活络，利水通经。用于关节痹痛，麻木拘挛，水肿胀满，乳少经闭

【用法用量】内服：煎汤；3 ~ 10g；或煅存性研末服。外用：适量，研末敷；或烧烟闻嗅。

【注意】经水过多及孕妇忌用。

【附方】治风湿肢节痛：路路通、秦艽、桑枝、海风藤、橘络、苡仁。水煎服（《四川中药志》）。治荨麻疹：枫木球一斤。煎浓汁，每天 3 次，每次六钱，空心服（《湖南药物志》）。治耳内流黄水：路路通五钱。煎服（《浙江民间草药》）。

46. 蔷薇科　Rosaceae

139. 粉花绣线菊 | Fěn Huā Xiù Xiàn Jú

【拉丁学名】*Spiraea japonica* L. f.

【别名】蚂蟥梢、火烧尖、土黄连、尖叶绣球菊、狭叶绣球菊、吹火筒、空心杆等。

【科属分类】蔷薇科 Rosaceae 绣线菊属 *Spiraea*

【植物形态】直立灌木，高达 1.5m；枝条细长，开展，小枝近圆柱形，

无毛或幼时被短柔毛；冬芽卵形，先端急尖，有数个鳞片。叶片卵形至卵状椭圆形，长 2 ~ 8cm，宽 1 ~ 3cm，先端急尖至短渐尖，基部楔形，边缘有缺刻状重锯齿或单锯齿，上面暗绿色，无毛或沿叶脉微具短柔毛，下面色浅或有白霜，通常沿叶脉有短柔毛；叶柄长 1 ~ 3mm，具短柔毛。复伞房花序生于当年生的直立新枝顶端，花朵密集，密被短柔毛；花梗长 4 ~ 6mm；苞片披针形至线状披针形，下面微被柔毛；花直径 4 ~ 7mm；花萼外面有稀疏短柔毛，萼筒钟状，内面有短柔毛；萼片三角形，先端急尖，内面近先端有短柔毛；花瓣卵形至圆形，先端通常圆钝，长 2.5 ~ 3.5mm，宽 2 ~ 3mm，粉红色；雄蕊 25 ~ 30，远较花瓣长；花盘圆环形，约有 10 个不整齐的裂片。蓇葖果半开张，无毛或沿腹缝有稀疏柔毛，花柱顶生，稍倾斜开展，萼片常直立。花期 6 ~ 7 月，果期 8 ~ 9 月。

【生境分布】原产于日本、朝鲜，我国各地栽培供观赏。

【药用部位】根叶叶入药。

【采收加工】全年采根，洗净晒干。叶春、秋采收，鲜用或晒干研末用。

【功能主治】根：苦，凉。叶：淡，平。绣线菊根：止咳，明目，镇痛。治咳嗽，眼赤，目翳，头痛。绣线菊叶：消肿解毒，去腐生肌。治慢性骨髓炎。

【用法用量】内服：煎汤，9 ~ 15g。外用：适量，煎水熏洗，鲜捣敷或研末调涂。

【附方】治咳嗽，吐痰成泡，周身酸痛：土黄连干品二两。熬水服。治风

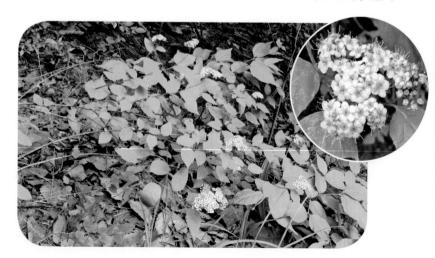

眼目翳：土黄连二钱，冰片五分，人乳三钱。加水蒸熟，点眼角。治眼睛红痛及头痛：土黄连五钱，紫苏叶二钱，白菊花一钱。熬水服及熏洗（《贵州民间药物》）。治头痛：绣线菊根、何首乌各三至五钱。水煎服（《浙江民间常用草药》）。治慢性骨髓炎：绣线菊鲜叶捣烂敷，或干叶研粉适量，加烧酒敷瘘管口，胶布固定，每两日换药一次，连敷三四周（《浙江民间常用草药》）。

140. 中华绣线菊 | Zhōng Huá Xiù Xiàn Jú

【拉丁学名】*Spiraea chinensis* Maxim.

【别名】鸡骨树、铁黑汉条、土黄连、华绣线菊等。

【科属分类】蔷薇科 Rosaceae 绣线菊属 *Spiraea*

【植物形态】灌木，高 1.5～3m；小枝呈拱形弯曲，红褐色，幼时被黄色绒毛，有时无毛；冬芽卵形，先端急尖，有数枚鳞片，外被柔毛。叶片菱状卵形至倒卵形，长 2.5～6cm，宽 1.5～3cm，先端急尖或圆钝，基部宽楔形或圆形，边缘有缺刻状粗锯齿，或具不显明 3 裂，上面暗绿色，被短柔毛，脉纹深陷，下面密被黄色绒毛，脉纹突起；叶柄长 4～10mm，被短绒毛。伞形花序具花 16～25 朵；花梗长 5～10mm，具短绒毛；苞片线形，被短柔毛；花直径 3～4mm；萼筒钟状，外面有稀疏柔毛，内面密被柔毛；萼片卵状披针形，先端长渐尖，内面有短柔毛；花瓣近圆形，先端微凹或圆钝，长

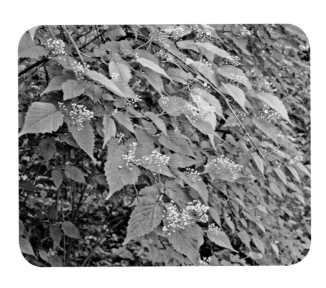

与宽约 2~3mm，白色；雄蕊 22~25，短于花瓣或与花瓣等长；花盘波状圆环形或具不整齐的裂片；子房具短柔毛，花柱短于雄蕊。蓇葖果开张，全体被短柔毛，花柱顶生，直立或稍倾斜，具直立，稀反折萼片。花期 3~6 月，果期 6~10 月。

【生境分布】产于内蒙古、河北、河南、陕西、湖北、湖南、安徽、江西、江苏、浙江、贵州、四川、云南、福建、广东、广西。生于山坡灌木丛中、山谷溪边、田野路旁，海拔 500~2040m。

【药用部位】根及叶入药。

【采收加工】全年采根，洗净晒干。叶春、秋采收，鲜用或晒干研末用。

【功能主治】根：苦，凉。叶：淡，平。绣线菊根：止咳，明目，镇痛。治咳嗽，眼赤，目翳，头痛；绣线菊叶：消肿解毒，去腐生肌。治慢性骨髓炎。

141. 绣线梅 | Xiù Xiàn Méi

【拉丁学名】*Neillia thrysiflora* D.Don

【别名】复序南梨等。

【科属分类】蔷薇科 Rosaceae 绣线梅属 *Neillia*

【植物形态】直立灌木，高达 2m；小枝细弱，有棱角，红褐色，微被柔

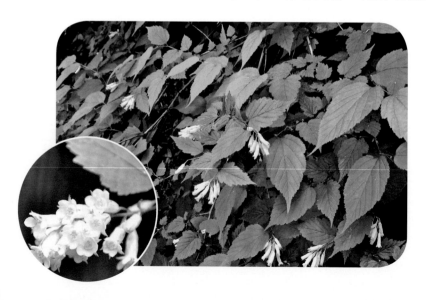

毛或近于无毛；冬芽卵形，先端稍钝，红褐色，有 2 ~ 4 枚外露的鳞片，边缘微被柔毛，在开花枝上叶腋间常有 2 ~ 3 芽迭生。叶片卵形至卵状椭圆形，近花序叶片常呈卵状披针形，长 6 ~ 8.5cm，宽 4 ~ 6cm，先端长渐尖，基部圆形或近心形，通常基部 3 深裂，稀有不规则的 3 ~ 5 浅裂，边缘有尖锐重锯齿，下面沿叶脉有稀疏柔毛或近于无毛；叶柄长 1 ~ 1.5cm，微被毛或近于无毛；托叶卵状披针形，有稀疏锯齿，长约 6mm，两面近于无毛。顶生圆锥花序，直径 6 ~ 15.5cm，花梗长约 3mm，总花梗和花梗均微被柔毛；苞片小，卵状披针形，内外被毛；花直径约 4mm；萼筒钟状，长 2 ~ 3mm，外面微被短柔毛；萼片三角形，先端尾尖，约与萼筒等长，内外两面微被短柔毛；花瓣倒卵形，白色，长约 2mm；雄蕊 10 ~ 15，花丝短，着生在萼筒边缘；子房无毛或在缝上微被毛，内含胚珠（8）10 ~ 12。蓇葖果长圆形，宿萼外面密被柔毛和稀疏长腺毛；种子 8 ~ 10，卵形，亮褐色，长约 1.5mm。花期 7 月，果期 9 ~ 10 月。

【生境分布】产于云南西北部（贡山）及湖北西部。生于山地丛林中，海拔 1000 ~ 3000m。

【药用部位】根入药。

【采收加工】秋季采挖，洗净，晒干。

【功能主治】苦，凉。利水除湿，凉血止血。主治水肿、咳血。

142. 灰栒子 | Huī Xún Zǐ

【拉丁学名】*Cotoneaster acutifolius* Turcz.

【别名】栒子等。

【科属分类】蔷薇科 Rosaceae 栒子属 *Cotoneaster*

【植物形态】落叶灌木，高 2 ~ 4m；枝条开张，小枝细瘦，圆柱形，棕褐色或红褐色，幼时被长柔毛。叶片椭圆卵形至长圆卵形，长 2.5 ~ 5cm，宽 1.2 ~ 2cm，先端急尖，稀渐尖，基部宽楔形，全缘，幼时两面均被长柔毛，下面较密，老时逐渐脱落，最后常近无毛；叶柄长 2 ~ 5mm，具短柔毛；托叶线状披针形，脱落。花 2 ~ 5 朵成聚伞花序，总花梗和花梗被长柔毛；苞片线状披针形，微具柔毛；花梗长 3 ~ 5mm；花直径 7 ~ 8mm；萼筒钟状或短筒状，外面被短柔毛，内面无毛；萼片三角形，先端急尖或稍钝，外面具短柔毛，内面先端微具柔毛；花瓣直立，宽倒卵形或长圆形，长约4mm，宽3mm，先端圆钝，白色外带红晕；雄蕊10～15，比花瓣短；花柱通常2，离生，短于雄蕊，子房先端密被短柔毛。果实椭圆形稀倒卵形，直径7～8mm，黑色，内有小核2～3个。花期5～6月，果期9～10月。

【生境分布】产于内蒙古、河北、山西、河南、湖北、陕西、甘肃、青海、西藏。生于海拔1400～3700m的山坡、山麓、山沟及丛林中。

【药用部位】以枝、叶及果实入药。

【采收加工】6～8月采收。

【功能主治】苦、涩，平。凉血，止血。用于鼻衄，牙龈出血，月经过多。

【用法用量】内服：煎汤，1～3钱。

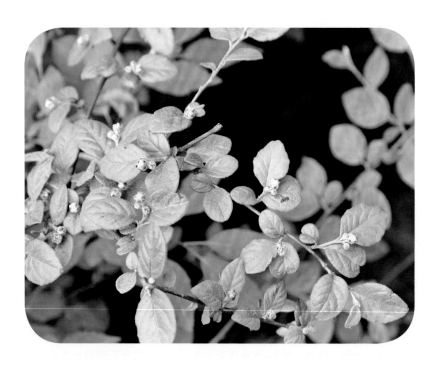

143. 山楂 │ Shān Zhā

【拉丁学名】*Crataegus pinnatifida* Bunge

【别名】山里红等。

【科属分类】蔷薇科 Rosaceae 山楂属 *Crataegus*

【植物形态】落叶乔木，高达 6m，树皮粗糙，暗灰色或灰褐色；刺长约 1~2cm，有时无刺；小枝圆柱形，当年生枝紫褐色，无毛或近于无毛，疏生皮孔，老枝灰褐色；冬芽三角卵形，先端圆钝，无毛，紫色。叶片宽卵形或三角状卵形，稀菱状卵形，长 5~10cm，宽 4~7.5cm，先端短渐尖，基部截形至宽楔形，通常两侧各有 3~5 羽状深裂片，裂片卵状披针形或带形，先端短渐尖，边缘有尖锐稀疏不规则重锯齿，上面暗绿色有光泽，下面沿叶脉有疏生短柔毛或在脉腋有髯毛，侧脉 6~10 对，有的达到裂片先端，有的达到裂片分裂处；叶柄长 2~6cm，无毛；托叶草质，镰形，边缘有锯齿。伞房花序具多花，直径 4~6cm，总花梗和花梗均被柔毛，花后脱落，减少，花梗长 4~7mm；苞片膜质，线状披针形，长 6~8mm，先端渐尖，边缘具

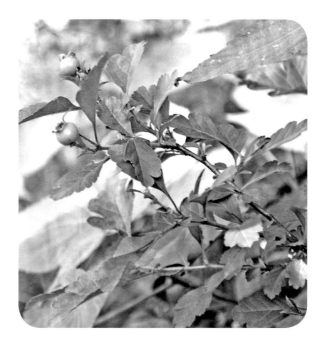

腺齿，早落；花直径约 1.5cm；萼筒钟状，长 4~5mm，外面密被灰白色柔毛；萼片三角卵形至披针形，先端渐尖，全缘，约与萼筒等长，内外两面均无毛，或在内面顶端有髯毛；花瓣倒卵形或近圆形，长 7~8mm，宽 5~6mm，白色；雄蕊 20，短于花瓣，花药粉红色；花柱 3~5，基部被柔毛，柱头头状。果实近球形或梨形，直径 1~1.5cm，深红色，有浅色斑点；小核 3~5，外面稍具棱，内面两侧平滑；萼片脱落很迟，先端留一圆形深洼。花期 5~6 月，果期 9~10 月。

【生境分布】产于黑龙江、吉林、辽宁、内蒙古、河北、河南、山东、山西、陕西、江苏、湖北西部。生于山坡林边或灌木丛中。海拔 100~1500m。

【药用部位】以根、叶及果实（山楂）入药。

【采收加工】秋季果实成熟时采收，切片，干燥。

【功能主治】山楂：酸、甘，微温。山楂根：甘，平。山楂叶：酸，平。山楂：消食健胃，行气散瘀。用于肉食积滞，胃脘胀满，泻痢腹痛，瘀血经闭，产后瘀阻，心腹刺痛，疝气疼痛，高脂血症。焦山楂消食导滞作用增强。用于肉食积滞，泻痢不爽。山楂根：消积，祛风，止血。治食积，痢疾，关节痛，咯血。山楂叶：止痒，敛疮，降血压。主漆疮，溃疡不敛，高血压病。

【用法用量】内服：煎汤，2~4 钱；或入丸、散。外用：煎水洗或捣敷。

【注意】脾胃虚弱者慎服。

【附方】治一切食积：山楂四两，白术四两，神曲二两。上为末，蒸饼丸，梧子大，服七十丸，白汤下（《丹溪心法》）。治食肉不消：山楂肉四两，水煮食之，并饮其汁（《简便单方》）。治诸滞腹痛：山楂一味煎汤饮（《方脉正宗》）。治痢疾赤白相兼：山楂肉不拘多少，炒研为末，每服一二钱，红痢蜜拌，白痢红白糖拌，红白相兼，蜜砂糖各半拌匀，白汤调，空心下（《医钞类编》）。治老人腰痛及腿痛：棠梂子、鹿茸（炙）等份。为末，蜜丸梧子大，每服百丸，日二服（《本草纲目》）。治关节痛：山楂根、紫藤根、活血龙、桂枝、络石藤、忍冬藤各三至五钱。煎汁冲酒服。

144. 皱皮木瓜 | Zhòu Pí Mù Guā

【拉丁学名】*Chaenomeles speciosa*（Sweet）Nakai

【别名】贴梗海棠、铁脚梨、宣木瓜、木瓜、楙等。

【科属分类】蔷薇科 Rosaceae 木瓜属 *Chaenomeles*

【植物形态】落叶灌木，高达 2m，枝条直立开展，有刺；小枝圆柱形，微屈曲，无毛，紫褐色或黑褐色，有疏生浅褐色皮孔；冬芽三角卵形，先端急尖，近于无毛或在鳞片边缘具短柔毛，紫褐色。叶片卵形至椭圆形，稀长椭圆形，长 3 ~ 9cm，宽 1.5 ~ 5cm，先端急尖稀圆钝，基部楔形至宽楔形，边缘具有尖锐锯齿，齿尖开展，无毛或在萌蘖上沿下面叶脉有短柔毛；叶柄长约 1cm；托叶大形，草质，肾形或半圆形，稀卵形，长 5 ~ 10mm，宽 12 ~ 20mm，边缘有尖锐重锯齿，无毛。花先叶开放，3 ~ 5 朵簇生于二年生老枝上；花梗短粗，长约 3mm 或近于无柄；花直径 3 ~ 5cm；萼筒钟状，外面无毛；萼片直立，半圆形稀卵形，长 3 ~ 4mm。宽 4 ~ 5mm，长约萼筒之半，先端圆钝，全缘或有波状齿，及黄褐色睫毛；花瓣倒卵形或近圆形，基部延伸成短爪，长 10 ~ 15mm，宽 8 ~ 13mm，猩红色，稀淡红色或白色；雄蕊 45 ~ 50，长约花瓣之半；花柱 5，基部合生，无毛或稍有毛，柱头头状，有不显明分裂，约与雄蕊等长。果实球形或卵球形，直径 4 ~ 6cm，黄色或带黄绿色，有稀疏不显明斑点，味芳香；萼片脱落，果梗短或近于无梗。花期 3 ~ 5 月，果期 9 ~ 10 月。

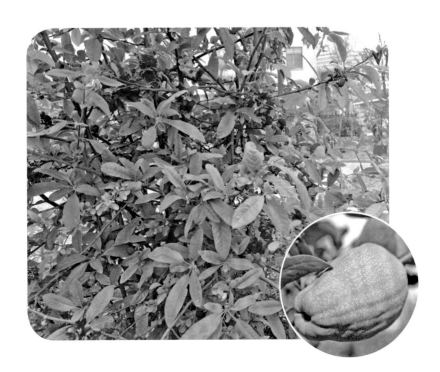

【生境分布】栽培或野生，分布于华东、华中及西南各地。主产安徽、浙江、湖北、四川等地。此外，湖南、福建、河南、陕西、江苏亦产。安徽宣城产者，习称宣木瓜，质量较佳。

【药用部位】干燥近成熟果实入药。

【采收加工】夏、秋二季果实绿黄时采收，置沸水中烫至外皮灰白色，对半纵剖，晒干。

【功能主治】酸，温。平肝舒筋，和胃化湿。用于湿痹拘挛，腰膝关节酸重疼痛，吐泻转筋，脚气水肿。

【用法用量】内服 6 ~ 9g。

【注意】不可多食，损齿及骨。忌铅、铁。

【附方】治吐泻转筋：木瓜一枚（大者，四破），陈仓米一合，以水二大盏，煎至一盏半，去滓，时时温一合服之（《圣惠方》）。治泻不止：米豆子二两，木瓜、干姜、甘草各一两。为细末，每服二钱，米饮调，不以时（《鸡峰普济方》木瓜汤）。治腰痛，补益壮筋骨：牛膝二两（温酒浸，切，焙），木瓜一枚（去顶、穰，入艾叶一两蒸熟），巴戟（去心）、茴香（炒）、木香各一两，桂心半两（去皮）。上为细末，入熟木瓜和艾叶同杵千下，如硬，更下蜜，丸如梧子大，每服二十丸，空心盐汤下（《御药院方》木瓜丸）。治脚膝筋急痛：煮木瓜令烂，研作浆粥样，用裹痛处，冷即易，一宿三、五度，热裹便差。煮木瓜时，入一半酒同煮之（《食疗本草》）。

145. 樱桃 | Yīng Táo

【拉丁学名】*Cerasus pseudocerasus*（Lindl.）G. Don

【别名】含桃、荆桃、山朱樱、朱果、樱珠、家樱桃、楔桃、朱樱、朱桃、麦英、朱茱、麦甘酣、牛桃、朱樱桃、樱、李桃、奈桃、紫樱、樱珠、蜡樱、紫桃等。

【科属分类】蔷薇科 Rosaceae 樱属 *Cerasus*

【植物形态】乔木，高 2 ~ 6m，树皮灰白色。小枝灰褐色，嫩枝绿色，无毛或被疏柔毛。冬芽卵形，无毛。叶片卵形或长圆状卵形，长 5 ~ 12cm，宽 3 ~ 5cm，先端渐尖或尾状渐尖，基部圆形，边有尖锐重锯齿，齿端有小腺体，上面暗绿色，近无毛，下面淡绿色，沿脉或脉间有稀疏柔毛，侧脉 9 ~ 11 对；叶柄长 0.7 ~ 1.5cm，被疏柔毛，先端有 1 或 2 个大腺体；托叶早落，披针形，有羽裂腺齿。花序伞房状或近伞形，有花 3 ~ 6 朵，先叶开放；总苞倒卵状椭圆形，褐色，长约 5mm，宽约 3mm，边有腺齿；花梗长 0.8 ~ 1.9cm，被疏柔毛；萼筒钟状，长 3 ~ 6mm，宽 2 ~ 3mm，外面被疏柔毛，萼片三角卵圆形或卵状长圆形，先端急尖或钝，边缘全缘，长为萼筒的一半或过半；花瓣白色，卵圆形，先端下凹或二裂；雄蕊 30 ~ 35 枚，栽培者可达 50 枚；花柱与雄蕊近等长，无毛。核果近球形，红色，直径 0.9 ~ 1.3cm。花期 3 ~ 4 月，果期 5 ~ 6 月。

【生境分布】产于辽宁、河北、陕西、甘肃、山东、河南、江苏、浙江、江西、四川、湖北。生于山坡阳处或沟边，常栽培，海拔 300 ~ 600m。

【药用部位】以叶（樱桃叶）、树枝（樱桃枝）、核（樱桃核）及果实（樱桃水）入药。

【采收加工】樱桃核：夏采叶及果实，捡果核洗净，晒干。树枝：四季可采。樱桃水：用鲜樱桃数斤，装入瓷坛内封固，埋入土中，约深 1m 许，经 7 ~ 10 天取出，坛中樱桃已自化为水，即将果核除去，留取清汁备用。

【功能主治】核：辛，平。叶：甘，平。樱桃枝：辛，甘；性温。樱桃水：甘，平。核：清热透疹。用于麻疹不透；叶：透疹、解毒。用于麻疹不

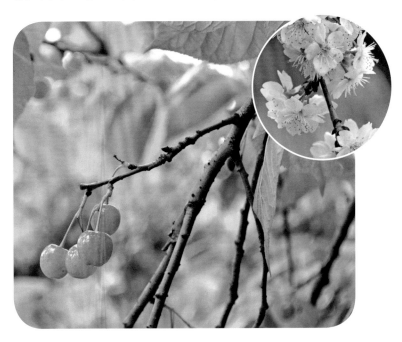

透。外用治毒蛇咬伤；树枝：温中行气，止咳，去斑。主胃寒脘痛，咳嗽，雀斑。樱桃水：治疹发不出，冻疮，汤火伤。

【用法用量】树枝：内服：煎汤 3 ~ 10g；外用：适量，煎水洗。樱桃水：内服：适量，炖温。外用：适量，擦。

146. 山莓 │ Shān Méi

【拉丁学名】*Rubus corchorifolius* L. f.

【别名】树莓、山抛子、牛奶泡、五月泡、刺葫芦、吊杆泡、薅秧泡、黄莓、猪母泡、高脚泡等。

【科属分类】蔷薇科 Rosaceae 悬钩子属 *Rubus*

【植物形态】直立灌木，高 1 ~ 3m；枝具皮刺，幼时被柔毛。单叶，卵形至卵状披针形，长 5 ~ 12cm，宽 2.5 ~ 5cm，顶端渐尖，基部微心形，有时近截形或近圆形，上面色较浅，沿叶脉有细柔毛，下面色稍深，幼时密被细柔毛，逐渐脱落至老时近无毛，沿中脉疏生小皮刺，边缘不分裂或 3 裂，通常不育枝上的叶 3 裂，有不规则锐锯齿或重锯齿，基部具 3 脉；叶柄长 1 ~ 2cm，疏生小皮刺，幼时密生细柔毛；托叶线状披针形，具柔毛。花单生

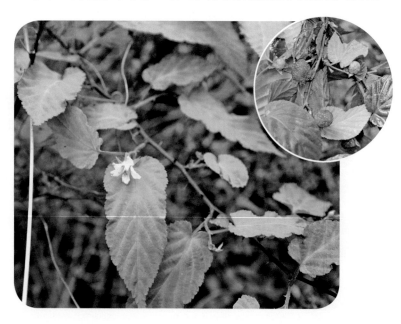

或少数生于短枝上；花梗长 0.6 ~ 2cm，具细柔毛；花直径可达 3cm；花萼外密被细柔毛，无刺；萼片卵形或三角状卵形，长 5 ~ 8mm，顶端急尖至短渐尖；花瓣长圆形或椭圆形，白色，顶端圆钝，长 9 ~ 12mm，宽 6 ~ 8mm，长于萼片；雄蕊多数，花丝宽扁；雌蕊多数，子房有柔毛。果实由很多小核果组成，近球形或卵球形，直径 1 ~ 1.2cm，红色，密被细柔毛；核具皱纹。花期 2 ~ 3 月，果期 4 ~ 6 月。

【生境分布】除东北、甘肃、青海、新疆、西藏外，全国均有分布。普遍生于向阳山坡、溪边、山谷、荒地和疏密灌丛中潮湿处，海拔 200 ~ 2200m。

【药用部位】以根和叶入药。

【采收加工】秋季挖根，洗净，切片晒干。自春至秋可采叶，洗净，切碎晒干。

【功能主治】根：苦、涩、平。叶：苦，凉。果食用。根：活血，止血，祛风利湿。用于吐血，便血，肠炎、痢疾，风湿关节痛，跌打损伤，月经不调，白带。叶：消肿解毒。外用治痈疖肿毒。

【用法用量】根 0.5 ~ 1 两；叶外用适量，鲜品捣烂敷患处。

147. 棣棠花 | Dì Táng Huā

【拉丁学名】*Kerria japonica*（L.）DC.

【别名】鸡蛋黄花、土黄条、画眉杠、三月花、青通花、通花条、地棠、黄度梅、金棣棠、黄榆叶梅、麻叶棣棠、金钱花、蜂棠花、小通花、清明花、金旦子花等。

【科属分类】蔷薇科 Rosaceae 棣棠花属 *Kerria*

【植物形态】落叶灌木，高 1 ~ 2m，稀达 3m；小枝绿色，圆柱形，无毛，常拱垂，嫩枝有棱角。叶互生，三角状卵形或卵圆形，顶端长渐尖，基部圆形、截形或微心形，边缘有尖锐重锯齿，两面绿色，上面无毛或有稀疏柔毛，下面沿脉或脉腋有柔毛；叶柄长 5 ~ 10mm，无毛；托叶膜质，带状披针形，有缘毛，早落。单花，着生在当年生侧枝顶端，花梗无毛；花直径 2.5 ~ 6cm；萼片卵状椭圆形，顶端急尖，有小尖头，全缘，无毛，果时宿存；花瓣黄色，宽椭圆形，顶端下凹，比萼片长 1 ~ 4 倍。瘦果倒卵形至半球形，褐色或黑褐色，表面无毛，有皱褶。花期 4 ~ 6 月，果期 6 ~ 8 月。

【生境分布】产于甘肃、陕西、山东、河南、湖北、江苏、安徽、浙江、福建、江西、湖南、四川、贵州、云南。生山坡灌丛中，海拔 200 ~ 3000m。

【药用部位】花、枝叶及茎髓入药。

【采收加工】4 ~ 5 月采花，晒干。

【功能主治】苦、涩，平。花：化痰止咳。用于肺结核咳嗽。茎、叶：祛风利湿，解毒。用于风湿关节痛，小儿消化不良。外用治痈疖肿毒，荨麻疹，湿疹。茎髓：作为通草代用品入药，有催乳利尿之效。

【用法用量】内服：煎汤，3 ~ 5 钱。外用：煎水洗。

【附方】治久咳：棣棠花，蜂糖蒸服（《四川中药志》）。治风丹，热毒疮：棣棠花枝叶煎水外洗（《重庆草药》）。治风湿关节炎：棣棠茎叶二钱，水煎服（《云南中草药》）。治水肿：棣棠花一钱，青木香一钱半，何首乌一钱，隔山消一钱，桑皮三钱，木贼一钱，通草一钱，车前子二钱。水煎服（《湖南药物志》）。

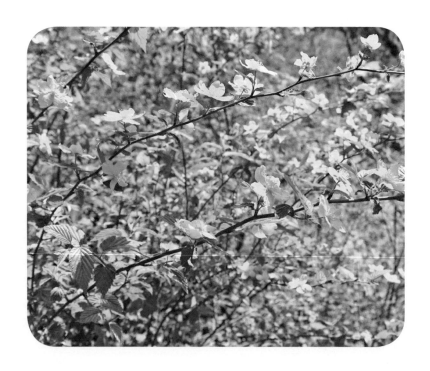

148. 翻白草 | Fān Bái Cáo

【拉丁学名】*Potentilla discolor* Bge.

【别名】鸡腿根、天藕、翻白委陵菜、叶下白、鸡爪参等。

【科属分类】蔷薇科 Rosaceae 委陵菜属 *Potentilla*

【植物形态】多年生草本。根粗壮，下部常肥厚呈纺锤形。花茎直立，上升或微铺散，高 10～45cm，密被白色绵毛。基生叶有小叶 2～4 对，间隔 0.8～1.5cm，连叶柄长 4～20cm，叶柄密被白色绵毛，有时并有长柔毛；小叶对生或互生，无柄，小叶片长圆形或长圆披针形，长 1～5cm，宽 0.5～0.8cm，顶端圆钝，稀急尖，基部楔形、宽楔形或偏斜圆形，边缘具圆钝锯齿，稀急尖，上面暗绿色，被稀疏白色绵毛或脱落几无毛，下面密被白色或灰白色绵毛，脉不显或微显，茎生叶 1～2，有掌状 3～5 小叶；基生叶托叶膜质，褐色，外面被白色长柔毛，茎生叶托叶草质，绿色，卵形或宽卵形，边缘常有缺刻状牙齿，稀全缘，下面密被白色绵毛。聚伞花序有花数朵至多朵，疏散，花梗长 1～2.5cm，外被绵毛；花直径 1～2cm；萼片三角状卵形，副萼片披针形，比萼片短，外面被白色绵毛；花瓣黄色，倒卵形，顶端微凹或圆钝，比萼片长；花柱近顶生，基部具乳头状膨大，柱头稍微扩大。

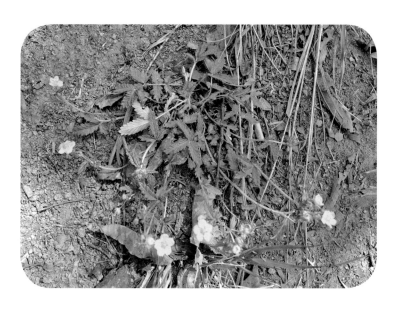

瘦果近肾形，宽约 1mm，光滑。花果期 5 ~ 9 月。

【生境分布】产于黑龙江、辽宁、内蒙古、河北、山西、陕西、山东、河南、江苏、安徽、浙江、江西、湖北、湖南、四川、福建、台湾、广东。生荒地、山谷、沟边、山坡草地、草甸及疏林下，海拔 100 ~ 1850m。

【药用部位】全草或根入药。

【采收加工】采收期宜在夏、秋季，将全草连块根挖出，抖去泥土，洗净，晒干或鲜用。

【功能主治】甘、微苦，平。清热解毒，凉血止血。用于肠炎，细菌性痢疾，阿米巴痢疾，吐血，衄血，便血，白带；外用治创伤，痈疖肿毒。

【用法用量】内服：煎汤，3 ~ 5 钱（鲜者 1 ~ 2 两）；或浸酒。外用：捣敷。

【附方】治疟疾寒热及无名肿毒：翻白草根五、七个，煎酒服之（《本草纲目》）。治吐血不止：翻白草。每用五、七颗，嚼咀，水二钟，煎一钟，空心服（《本草纲目》）。治大便下血：翻白草根一两五钱，猪大肠不拘量。加水同炖，去渣，取汤及肠同服（《江西民间草药验方》）。治血友病：鲜翻白草二至三两。煎汤服，每天 1 剂。同时将鲜草捣烂，外敷出血处（江苏《中草药新医疗法资料选编》）。治脾胃虚弱白带：翻白草配浮萍参、鸡屎藤、隔山撬、糯米草根、土茯苓、苦荞头、仙鹤草。水煎服（《成都中草药》）。

149. 委陵菜 | Wěi Líng Cài

【拉丁学名】*Potentilla chinensis* Ser.

【别名】天青地白、野鸡脖子、痢疾草、一白草、生血丹、扑地虎、五虎噙血、翻白菜、小毛药、虎爪菜、蛤蟆草、老鸦翎、老鸦爪、地区草等。

【科属分类】蔷薇科 Rosaceae 委陵菜属 *Potentilla*

【植物形态】多年生草本。根粗壮，圆柱形，稍木质化。花茎直立或上升，高 20 ~ 70cm，被稀疏短柔毛及白色绢状长柔毛。基生叶为羽状复叶，有小叶 5 ~ 15 对，间隔 0.5 ~ 0.8cm，连叶柄长 4 ~ 25cm，叶柄被短柔毛及绢状长柔毛；小叶片对生或互生，上部小叶较长，向下逐渐减小，无柄，长圆形、倒卵形或长圆披针形，长 1 ~ 5cm，宽 0.5 ~ 1.5cm，边缘羽状中裂，裂片三角卵形，三角状披针形或长圆披针形，顶端急尖或圆钝，边缘向下反卷，上面绿色，被短柔毛或脱落几无毛，中脉下陷，下面被白色绒毛，沿脉被白色绢状长柔毛，茎生叶与基生叶相似，唯叶片对数较少；基生叶托叶近膜质，褐色，外面被白色绢状长柔毛，茎生叶托叶草质，绿色，边缘锐裂。伞房状聚伞花序，花梗长 0.5~1.5cm，基部有披针形苞片，外面密被短柔毛；花直径通常 0.8~1cm，稀达 1.3cm；萼片三角卵形，顶端急尖，副萼片带形或披针形，顶端尖，比萼片短约 1 倍且狭窄，外面被短柔毛及少数绢状柔毛；花瓣黄色，宽倒卵形，顶端微凹，比萼片稍长；花柱近顶生，基部微扩大，稍有乳头或不明显，柱头扩大。瘦果卵球形，深褐色，有明显皱纹。花果期 4~10 月。

【生境分布】产于黑龙江、吉林、辽宁，内蒙古、河北、山西、陕西、甘肃、山东、河南、江苏、安徽、江西、湖北、湖南、台湾、广东、广西、四川、贵州、云南、西藏。生山坡草地、沟谷、林缘、灌丛或疏林下，海拔 400~3200m。

【药用部位】以干燥全草入药。

【采收加工】春季未抽茎时采挖，除去泥沙，晒干。

【功能主治】苦，寒。清热解毒，凉血止痢。用于赤痢腹痛，久痢不止，痔疮出血，痈肿疮毒。

【用法用量】内服：煎汤，0.5~1 两；研末或浸酒。外用：煎水洗，捣敷或研末撒。

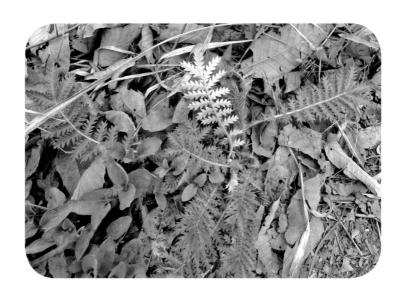

【附方】治久痢不止：天青地白、白木槿花各五钱，煎水吃。治赤痢腹痛：天青地白细末五分。开水吞服，饭前服用；治疗疮初起：天青地白根一两。煎水服。治癫痫：天青地白根（去心）一两，白矾三钱。加酒浸泡，温热内服，连发连服，服后再服白矾粉一钱（《贵阳民间药草》）。

【备注】本品在大部分地区作翻白草入药；少数地区作白头翁使用，称为"黄州白头翁"。

150. 玫瑰 | Méi Gui

【拉丁学名】*Rosa rugosa* Thunb.

【别名】徘徊花、笔头花、湖花、刺玫花、刺玫菊等。

【科属分类】蔷薇科 Rosaceae 蔷薇属 *Rosa*

【植物形态】直立灌木，高可达 2m；茎粗壮，丛生；小枝密被绒毛，并有针刺和腺毛，有直立或弯曲、淡黄色的皮刺，皮刺外被绒毛。小叶 5～9，连叶柄长 5～13cm；小叶片椭圆形或椭圆状倒卵形，长 1.5～4.5cm，宽 1～2.5cm，先端急尖或圆钝，基部圆形或宽楔形，边缘有尖锐锯齿，上面深绿色，无毛，叶脉下陷，有褶皱，下面灰绿色，中脉突起，网脉明显，密被绒毛和腺毛，有时腺毛不明显；叶柄和叶轴密被绒毛和腺毛；托叶大部贴生于叶柄，离生部分卵形，边缘有带腺锯齿，下面被绒毛。花单生于叶腋，或数朵簇生，苞片卵形，边缘有腺毛，外被绒毛；花梗长 5～25mm，密被绒毛和腺毛；花直径 4～5.5cm；萼片卵状披针形，先端尾状渐尖，常有羽状裂片而扩展成叶状，上面有稀疏柔毛，下面密被柔毛和腺毛；花瓣倒卵形，重瓣至半重瓣，芳香，紫红色至白色；花柱离生，被毛，稍伸出萼筒口外，比雄蕊短很多。果扁球形，直径 2～2.5cm，砖红色，肉质，平滑，萼片宿存。花期 5～6 月，果期 8～9 月。

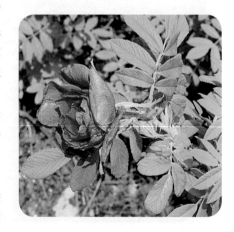

【生境分布】原产于我国华北以及日本和朝鲜。我国各地均

有栽培。

【药用部位】花蕾入药。

【采收加工】5~6月盛花期前，采摘已充分膨大但未开放的花蕾。文火烘干或阴干；或采后装入纸袋，贮石灰缸内，封盖，每年梅雨期更换新石灰。

【功能主治】甘、微苦，温。行气解郁，和血止痛。用于肝胃气痛，食少呕恶，月经不调，跌扑伤痛。

【用法用量】内服：煎汤，1~2钱；浸酒或熬膏。

【附方】治肝胃气痛：玫瑰花阴干，冲汤代茶服（《本草纲目拾遗》）。治肝郁吐血，月汛不调：玫瑰花蕊三百朵，初开者，去心蒂。新汲水砂铫内煎取浓汁，滤去渣，再煎，白冰糖一斤收膏，早晚开水冲服。瓷瓶密收，切勿泄气。如专调经，可用红糖收膏（《饲鹤亭集方》玫瑰膏）。治肺病咳嗽吐血：鲜玫瑰花捣汁炖冰糖服（《泉州本草》）。治乳痈初起，郁证宜此：玫瑰花初开者，阴干、燥者三十朵。去心蒂，陈酒煎，食后服（《百草镜》）。

151. 金樱子 | Jīn Yīng Zǐ

【拉丁学名】*Rosa laevigata* Michx.

【别名】糖罐子、刺头、倒挂金钩、黄茶瓶等。

【科属分类】蔷薇科 Rosaceae 蔷薇属 *Rosa*

【植物形态】常绿攀援灌木，高可达 5m；小枝粗壮，散生扁弯皮刺，无毛，幼时被腺毛，老时逐渐脱落减少。小叶革质，通常 3，稀 5，连叶柄长 5~10cm；小叶片椭圆状卵形、倒卵形或披针状卵形，长 2~6cm，宽 1.2~3.5cm，先端急尖或圆钝，稀尾状渐尖，边缘有锐锯齿，上面亮绿色，无毛，下面黄绿色，幼时沿中肋有腺毛，老时逐渐脱落无毛；小叶柄和叶轴有皮刺和腺毛；托叶离生或基部与叶柄合生，披针形，边缘有细齿，齿尖有腺体，早落。花单生于叶腋，直径 5~7cm；花梗长 1.8~2.5cm，偶有 3cm者，花梗和萼筒密被腺毛，随果实成长变为针刺；萼片卵状披针形，先端呈叶状，边缘羽状浅裂或全缘，常有刺毛和腺毛，内面密被柔毛，比花瓣稍短；花瓣白色，宽倒卵形，先端微凹；雄蕊多数；心皮多数，花柱离生，有毛，比雄蕊短很多。果梨形、倒卵形，稀近球形，紫褐色，外面密被刺毛，果梗长约 3cm，萼片宿存。花期 4~6 月，果期 7~11 月。

【生境分布】产于陕西、安徽、江西、江苏、浙江、湖北、湖南、广东、广西、台湾、福建、四川、云南、贵州。生于向阳的山野、田边、溪畔灌木丛中，海拔 200 ~ 1600m。

【药用部位】根、嫩叶、花及果实（金樱子）入药。

【采收加工】金樱子 10 ~ 11 月间，果实红熟时采摘，晒干，除去毛刺。叶全年均可采收嫩叶，多鲜用。

【功能主治】金樱子：酸、甘、涩，平；嫩叶：苦、平；花：酸，平。根：固精涩肠。治滑精，遗尿，痢疾泄泻，崩漏带下，子宫脱垂，痔疾，烫伤。金樱子：固精缩尿，涩肠止泻。用于遗精滑精，遗尿尿频，崩漏带下，久泻久痢。嫩叶：清热解毒，活血止血，止带。主痈肿疔疮，烫伤，痢疾，闭经，崩漏，带下，创伤出血。花：治遗精、遗尿，小便频数，久泄泻。

【附方】治梦遗，精不固：金樱子十斤，剖开去子毛，于木臼内杵碎。水二升，煎成膏子服（《明医指掌》金樱子膏）。治小便频数，多尿小便不禁：金樱子（去净外刺和内瓤）和猪小肚一个。水煮服（《泉州本草》）。治男子下消、滑精，女子白带：金樱子去毛、核一两。水煎服，或和猪膀胱，或和冰糖炖服（《闽东本草》）。治白浊：金樱子、芡实肉（研为粉）各等份，制丸，如梧桐子大。每服三十丸，酒吞，食前服；治脾泄下利，止小便利，涩精气：金樱子去其子，以水淘洗过，烂捣，入大锅以水煎成膏。每服取一匙，用暖

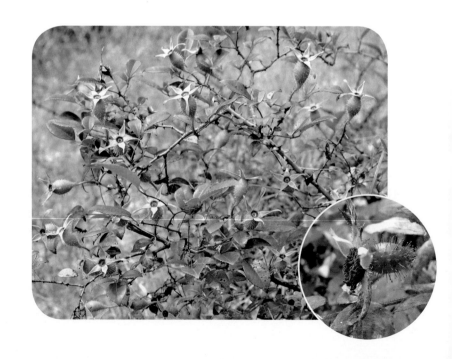

酒一盏，调服（《寿亲养老新书》金樱子煎）。治久虚泄泻下痢：金樱子一两，党参三钱。水煎服（《泉州本草》）。治久痢脱肛：金樱子一两，鸡蛋一枚炖服（《闽东本草》）。治小儿遗尿：金樱子根五钱至一两，鸡蛋一枚。同煮，去渣，连蛋带汤服（《湖南药物志》）。治子宫脱垂：金樱子根四两，加水煎熬四至五小时，去渣取汁，临睡前加甜酒或三花酒二至四两冲服；治汤火伤：金樱根洗净，去表面粗皮，取二层皮切碎，加糯米少许，同擂烂，再加适量清水，放入锅内煮沸，过滤，待冷，用鸭毛蘸药汁搽涂患处，日二三次（《江西民间草药验方》）。

152. 龙芽草 | Lóng Yá Cǎo

【拉丁学名】*Agrimonia pilosa* Ledeb

【别名】脱力草、瓜香草、老牛筋、狼芽草、金顶龙牙、黄龙尾、毛脚茵等。

【科属分类】蔷薇科 Rosaceae 龙芽草属 *Agrimonia*

【植物形态】多年生草本。根多呈块茎状，周围长出若干侧根，根茎短，基部常有 1 至数个地下芽。茎高 30~120cm，被疏柔毛及短柔毛，稀下部被稀疏长硬毛。叶为间断奇数羽状复叶，通常有小叶 3~4 对，稀 2 对，向上减少至 3 小叶，叶柄被稀疏柔毛或短柔毛；小叶片无柄或有短柄，倒卵形，倒卵椭圆形或倒卵披针形，长 1.5~5cm，宽 1~2.5cm，顶端急尖至圆钝，稀渐尖，基部楔形至宽楔形，边缘有急尖到圆钝锯齿，上面被疏柔毛，稀脱落几无毛，下面通常脉上伏生疏柔毛，稀脱落几无毛，有显著腺点；托叶草质，绿色，镰形，稀卵形，顶端急尖或渐尖，边缘有尖锐锯齿或裂片，稀全缘，茎下部托叶有时卵状披针形，常全缘。花序穗状总状顶生，分枝或不分枝，花序轴被柔毛，花梗长 1~5mm，被柔毛；苞片通常深 3 裂，裂片带形，小苞片对生，卵形，全缘或边缘分裂；花直径 6~9mm；萼片 5，三角卵形；花瓣黄色，长圆形；雄蕊 5~8~15 枚；花柱 2，丝状，柱头头状。果实倒卵圆锥形，外面有 10 条肋，被疏柔毛，顶端有数层钩刺，幼时直立，成熟时靠合，连钩刺长 7~8mm，最宽处直径 3~4mm。花果期 5~12 月。

【生境分布】主产于江苏、浙江、湖北等地，全国其他各地亦有生产。生于海拔 100~3800m 的溪边、路旁、草地、灌丛、林缘及疏林下。

【药用部位】以地上部分（仙鹤草）或地下冬芽（鹤草芽）入药。

【采收加工】仙鹤草：夏、秋间，在枝叶茂盛未开花时，割取全草，除去杂质残根，洗净、润透、切断、晒干；鹤草芽：于地上部分枯萎后采集（9～11月）直至翌年春植株萌发前（3～4月），挖出根部，取下冬芽，去掉地下根部，但可留冬芽上的须根，洗净晒干或于55℃以下烘干。

【功能主治】仙鹤草：苦、涩、平。鹤草芽：苦、涩、凉。仙鹤草：收敛止血，截疟，止痢，解毒，补虚。用于咯血，吐血，崩漏下血，疟疾，血痢，痈肿疮毒，阴痒带下，脱力劳伤。鹤草芽：驱虫，用于绦虫证。

【用法用量】仙鹤草：内服：煎汤，3～5钱（鲜者0.5～1两），捣汁或入散剂。外用：捣敷。鹤草芽：研粉吞服，每次30～45g，小儿0.7～0.8g/kg。每日一次，早起空腹服用。

【注意】鹤草芽：有效成分几乎不溶于水，不宜入煎剂。

【附方】治鼻血及大便下血：仙鹤草、蒲黄、茅草根、大蓟。煎服（《四

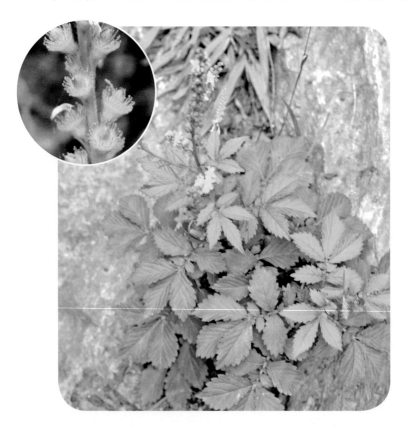

川中药志》)。治妇人月经或前或后，有时腰痛、发热，气胀：黄龙尾二钱，杭芍三钱，川芎一钱五分，香附一钱，红花二分，水煎，点酒服。如经血紫黑，加苏木、黄芩；腹痛加延胡索、小茴香（《滇南本草》)。治贫血衰弱，精力痿顿：仙鹤草一两，红枣十个。水煎，一日数回分服（《现代实用中药》)。治小儿疳积：龙芽草五至七钱，去根及茎上粗皮，合猪肝三至四两，加水同煮至肝熟，去渣，饮汤食肝（《江西民间草药验方》)。治过敏性紫癜：仙鹤草三两，生龟板一两，枸杞根、地榆炭各二两。水煎服（苏医《中草药手册》)。治乳痈，初起者消，成脓者溃，且能令脓出不多：龙芽草一两，白酒半壶，煎至半碗，饱后服（《百草镜》)。

153. 地榆 | Dì Yú

【拉丁学名】*Sanguisorba officinalis* L.

【别名】玉札、山枣子、酸赭、鼠尾地榆、西地榆、地芽、马连鞍、花椒地榆、水橄榄根、线形地榆、水槟榔、山枣参、蕨苗参、红地榆、岩地芨、血箭草等。

【科属分类】蔷薇科 Rosaceae 地榆属 *Sanguisorba*

【植物形态】多年生草本，高 30～120cm。根粗壮，多呈纺锤形，稀圆柱形，表面棕褐色或紫褐色，有纵皱及横裂纹，横切面黄白或紫红色，较平正。茎直立，有棱，无毛或基部有稀疏腺毛。基生叶为羽状复叶，有小叶4～6对，叶柄无毛或基部有稀疏腺毛；小叶片有短柄，卵形或长圆状卵形，长1～7cm，宽0.5～3cm，顶端圆钝稀急尖，基部心形至浅心形，边缘有多数粗大圆钝稀急尖的锯齿，两面绿色，无毛；茎生叶较少，小叶片有短柄至几无柄，长圆形至长圆披针形，狭长，基部微心形至圆形，顶端急尖；基生叶托叶膜质，褐色，外面无毛或被稀疏腺毛，茎生叶托叶大，草质，半卵形，外侧边缘有尖锐锯齿。穗状花序椭圆形，圆柱形或卵球形，直立，通常长1～3（4）cm，横径0.5～1cm，从花序顶端向下开放，花序梗光滑或偶有稀疏腺毛；苞片膜质，披针形，顶端渐尖至尾尖，比萼片短或近等长，背面及边缘有柔毛；萼片4枚，紫红色，椭圆形至宽卵形，背面被疏柔毛，中央微有纵棱脊，顶端常具短尖头；雄蕊4枚，花丝丝状，不扩大，与萼片近等长或稍短；子房外面无毛或基部微被毛，柱头顶端扩大，盘形，边缘具流苏状乳头。果实包藏在宿存萼筒内，外面有斗棱。花果期7～10月。

【生境分布】产于黑龙江、吉林、辽宁、内蒙古、河北、山西、陕西、甘肃、青海、新疆、山东、河南、江西、江苏、浙江、安徽、湖南、湖北、广西、四川、贵州、云南、西藏。生草原、草甸、山坡草地、灌丛中、疏林下，海拔 30 ~ 3000m。

【药用部位】干燥根入药。

【采收加工】春季将发芽时或秋季植株枯萎后采挖，除去须根，洗净，干燥，或趁鲜切片，干燥。

【功能主治】苦、酸、涩，微寒。凉血止血，解毒敛疮。用于便血，痔血，血痢，崩漏，水火烫伤，痈肿疮毒。

【用法用量】9 ~ 15g。外用适量，研末涂敷患处。

【附方】治血痢不止：地榆二两，甘草半两。上二味粗捣筛。每服五钱七，以水一盏，煎取七分，去渣，温服，日二夜一（《圣济总录》地榆汤）。治妇人漏下赤色不止，令人黄瘦虚渴：地榆二两（细锉），以醋一升，煮十余沸，去渣，食前稍热服一合。亦治呕血（《圣惠方》）。治原发性血小板减少性紫癜：生地榆、太子参各一两，或加怀牛膝一两，水煎服，连服二月（《内蒙古中草药新医疗法资料选编》）。治无名肿毒，疔肿，痈肿，深部脓肿：地榆500g，田基黄200g，研末，田七粉5 ~ 15g。调入700g凡士林中成膏，外敷患处（《广西中草药新医疗法处方集》）。治湿疹：地榆面、煅石膏面各二十

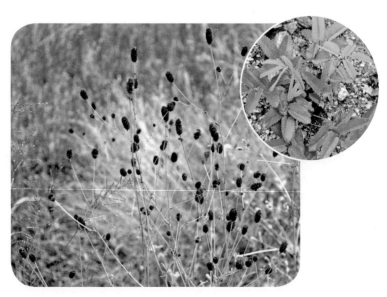

两，枯矾一两。研匀，加凡士林三十至四十两，调膏外敷；治面疮赤肿焮痛：地榆八两（细锉），水一斗，煮至五升，去渣，适寒温洗之（《小儿卫生总微方论》）。

154. 高山地榆 | Gāo Shān Dì Yú

【拉丁学名】*Sanguisorba alpina* Bge.

【别名】山地瓜、猪人参、血箭草等。

【科属分类】蔷薇科 Rosaceae 地榆属 *Sanguisorba*

【植物形态】多年生草本，根粗壮，圆柱形。茎高 30～80cm，无毛或几无毛。叶为羽状复叶，有小叶 4～7（9）对，叶柄无毛，小叶有柄；小叶片椭圆形或长椭圆形，稀卵形，长 1.5～7cm，宽 1～4 cm，基部截形至微心形，顶端圆钝或几圆形，边缘有缺刻状尖锐锯齿，两面绿色无毛；茎生叶与基生叶相似，惟向上小叶对数逐渐减少，且小叶基部常圆形至宽楔形；基生叶托叶膜质，黄褐色，无毛，茎生叶托叶革质，绿色，卵形或弯弓呈半圆形，边缘有缺刻状尖锐锯齿。穗状花序圆柱形，稀椭圆形，从基部向上逐渐开放，初时较短，花后伸长，下垂，通常长 1～4cm，伸长后可达 5cm，横径 0.6～1.2cm，花序梗初时被疏柔毛，以后脱落无毛；苞片淡黄褐色，卵状披

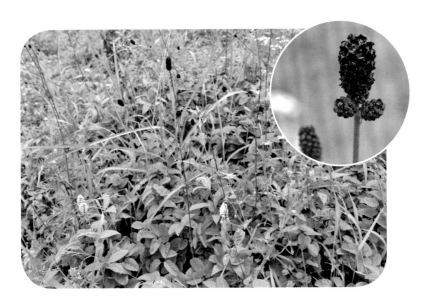

针形或匙状披针形，边缘及外面密被柔毛，未开花时显著比花蕾长，比萼片长1~2倍；萼片白色，或微带淡红色，卵形；雄蕊4枚，花丝从下部开始微扩大至中部，到顶端渐狭明显比花药窄，比萼片长2~3倍。果被疏柔毛，萼片宿存。花果期7~8月。

【生境分布】产于宁夏、甘肃、新疆、湖北西部。生山坡、沟谷水边、沼地及林缘，海拔1200~2700m。

【药用部位】干燥根入药。

【采收加工】春季将发芽时或秋季植株枯萎后采挖，除去须根，洗净，干燥，或趁鲜切片，干燥。

【功能主治】苦、酸、涩，微寒。凉血止血，解毒敛疮。用于便血，痔血，血痢，崩漏，水火烫伤，痈肿疮毒。

【用法用量】【附方】同地榆。

47. 豆科　Leguminosae

155. 云实 ｜ Yún Shí

【拉丁学名】*Caesalpinia decapetala*（Roth）Alston

【别名】药王子、铁场豆、马豆、水皂角、天豆、百鸟不停、老虎刺尖、到钩刺、黄牛刺、马豆、牛王刺、药王子、阎王刺等。

【科属分类】豆科 Leguminosae 云实属 *Caesalpinia*

【植物形态】藤本；树皮暗红色；枝、叶轴和花序均被柔毛和钩刺。二回羽状复叶长20~30cm；羽片3~10对，对生，具柄，基部有刺1对；小叶8~12对，膜质，长圆形，长10~25mm，宽6~12mm，两端近圆钝，两面均被短柔毛，老时渐无毛；托叶小，斜卵形，先端渐尖，早落。总状花序顶生，直立，长15~30cm，具多花；总花梗多刺；花梗长3~4cm，被毛，在花萼下具关节，故花易脱落；萼片5，长圆形，被短柔毛；花瓣黄色，膜质，圆形或倒卵形，长10~12mm，盛开时反卷，基部具短柄；雄蕊与花瓣近等长，花丝基部扁平，下部被绵毛；子房无毛。荚果长圆状舌形，长6~12cm，宽2.5~3cm，脆革质，栗褐色，无毛，有光泽，沿腹缝线膨胀成狭翅，成熟时沿腹缝线开裂，先端具尖喙；种子6~9颗，椭圆状，长约11mm，宽约6mm，种皮棕色。花果期4~10月。

【生境分布】产于广东、广西、云南、四川、贵州、湖南、湖北、江西、福建、浙江、江苏、安徽、河南、河北、陕西、甘肃等省区。生于山坡灌丛中及平原、丘陵、河旁等地。

【药用部位】根及种子入药。

【采收加工】全年均可挖根，洗净切斜片，晒干或炕干；秋季采果实，除去果皮，取种子晒干。

【功能主治】根：辛、苦，温。种子：辛，温；有毒。根：发散风寒，消肿止痛。主治喉痛，牙痛，感冒，腮腺炎，风湿痛，乳腺炎，毒蛇咬伤等症。种子：清热除湿，杀虫。主治痢疾，疟疾，消渴，小儿疳积。

【用法用量】内服：煎汤，3~5钱；或入丸剂。

【附方】治疟疾：云实三钱，水煎服（《江西草药手册》）。治痢疾：阎王刺种子三钱炒焦，红糖五钱。水煎服（《贵州草药》）。治一般感冒，头眩，全身酸痛：云实根三钱，五匹风三钱（体虚时，加兰布正一钱）。加水两碗，煎汁一饭碗，一次服用（《贵州民间方药集》）。治凉寒头痛，肢体筋骨作痛：云实根一两，或加火葱头数枚，酒煨服（《重庆草药》）。

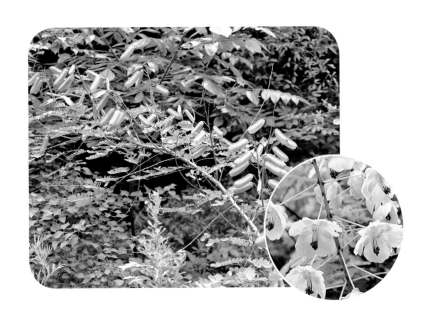

156. 决明 │ Jué Míng

【拉丁学名】*Cassia tora* Linn

【别名】草决明、羊明、羊角、马蹄决明、还瞳子、假绿豆、马蹄子、羊角豆等。

【科属分类】豆科 Leguminosae 决明属 *Cassia*

【植物形态】一年生亚灌木状草本，高 1 ~ 2m。叶长 4 ~ 8cm；叶柄上无腺体；叶轴上每对小叶间有棒状的腺体 1 枚；小叶 3 对，膜质，倒卵形或倒卵状长椭圆形，长 2 ~ 6cm，宽 1.5 ~ 2.5cm，顶端圆钝而有小尖头，基部渐狭，偏斜，上面被稀疏柔毛，下面被柔毛；小叶柄长 1.5 ~ 2mm；托叶线状，被柔毛，早落。花腋生，通常 2 朵聚生；总花梗长 6 ~ 10mm；花梗长 1 ~ 1.5cm，丝状；萼片稍不等大，卵形或卵状长圆形，膜质，外面被柔毛，长约 8mm；花瓣黄色，下面二片略长，长 12 ~ 15mm，宽 5 ~ 7mm；能育雄蕊 7 枚，花药四方形，顶孔开裂，长约 4mm，花丝短于花药；子房无柄，被白色柔毛。荚果纤细，近四棱形，两端渐尖，长达 15cm，宽 3 ~ 4mm，膜质；种子约 25 颗，菱形，光亮。花果期 8 ~ 11 月。

【生境分布】原产于美洲热带地区，中国长江以南各省区普遍分布。生于

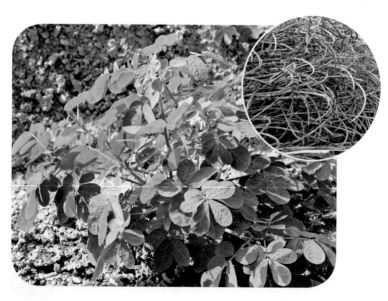

山坡、旷野及河滩沙地上。

【药用部位】干燥成熟种子入药。

【采收加工】秋季采收成熟果实，晒干，打下种子，除去杂质。

【功能主治】甘、苦、咸，微寒。清热明目，润肠通便。用于目赤涩痛，羞明多泪，头痛眩晕，目暗不明，大便秘结。

【用法用量】9～15g。

【注意】泄泻和血压低者慎用。

【附方】治目赤肿痛：决明子炒研，茶调，敷两太阳穴，干则易之。亦治头风热痛（《摘元方》）。治雀目：决明子二两，地肤子一两。上药，捣细罗为散。每于食后，以清粥饮调下一钱（《圣惠方》）。

157. 紫荆 | Zǐ Jīng

【拉丁学名】*Cercis chinensis* Bunge.

【别名】肉红、内消、紫荆木皮、白林皮等。

【科属分类】豆科 Leguminosae 紫荆属 *Cercis*

【植物形态】丛生或单生灌木，高 2～5m；树皮和小枝灰白色。叶纸质，

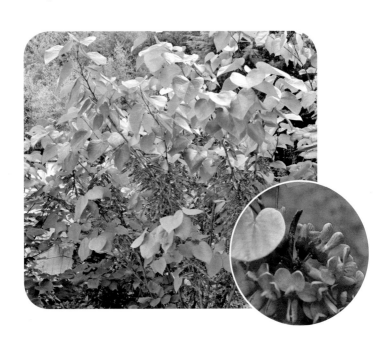

近圆形或三角状圆形，长5~10cm，宽与长相若或略短于长，先端急尖，基部浅至深心形，两面通常无毛，嫩叶绿色，仅叶柄略带紫色，叶缘膜质透明，新鲜时明显可见。花紫红色或粉红色，2~10余朵成束，簇生于老枝和主干上，尤以主干上花束较多，越到上部幼嫩枝条则花越少，通常先于叶开放，但嫩枝或幼株上的花则与叶同时开放，花长1~1.3cm；花梗长3~9mm；龙骨瓣基部具深紫色斑纹；子房嫩绿色，花蕾时光亮无毛，后期则密被短柔毛，有胚珠6~7颗。荚果扁狭长形，绿色，长4~8cm，宽1~1.2cm，翅宽约1.5mm，先端急尖或短渐尖，喙细而弯曲，基部长渐尖，两侧缝线对称或近对称；果颈长2~4mm；种子2~6颗，阔长圆形，长5~6mm，宽约4mm，黑褐色，光亮。花期3~4月；果期8~10月。

【生境分布】产于我国东南部，北至河北，南至广东、广西，西至云南、四川，西北至湖北、陕西，东至浙江、江苏和山东等省区。为一常见的栽培植物，多植于庭园、屋旁、寺街边，少数生于密林或石灰岩地区。

【药用部位】花和树皮入药。

【采收加工】4~5月采花，晒干；7~8月剥取树皮，晒干。

【功能主治】苦，平。紫荆皮：活血，通淋，解毒。主妇女月经不调，瘀滞腹痛，风湿痹痛，小便淋痛，喉痹，痈肿，疥癣，跌打损伤，蛇虫咬伤；紫荆花：清热凉血，通淋解毒。主热淋，血淋，疮疡，风湿筋骨痛。

【用法用量】紫荆皮：内服：煎汤，6~15g；或浸酒；或入丸、散。外用：适量，研末调敷；紫荆花：内服：煎汤，3~6g；外用：适量，研末敷。

【注意】孕妇忌服。

【附方】治产后诸淋：紫荆皮五钱。半酒半水煎，温服（《妇人良方补遗》）。治一切痈疽、发背、流注、诸肿毒冷热不明者：川紫荆皮五两，独活三两，赤芍药二两，白英一两，石菖蒲一两。为末，用葱汤调热敷（《仙传外科集验方》）。治痔疮肿痛：紫荆皮五钱。新水食前煎服（《仁斋直指方》）。治鼻中疳疮：紫荆花阴干为末贴之（《卫生易简方》）。

158. 槐 | Huái

【拉丁学名】*Sophora japonica* Linn.

【别名】槐米、白槐、柚花、金药树、护房树、豆槐等。

【科属分类】豆科 Leguminosae 槐属 *Sophora*

【植物形态】乔木，高达 25m；树皮灰褐色，具纵裂纹。当年生枝绿色，无毛。羽状复叶长达 25cm；叶轴初被疏柔毛，旋即脱净；叶柄基部膨大，包裹着芽；托叶形状多变，有时呈卵形，叶状，有时线形或钻状，早落；小叶 4～7 对，对生或近互生，纸质，卵状披针形或卵状长圆形，长 2.5～6cm，宽 1.5～3cm，先端渐尖，具小尖头，基部宽楔形或近圆形，稍偏斜，下面灰白色，初被疏短柔毛，旋变无毛；小托叶 2 枚，钻状。圆锥花序顶生，常呈金字塔形，长达 30cm；花梗比花萼短；小苞片 2 枚，形似小托叶；花萼浅钟状，长约 4mm，萼齿 5，近等大，圆形或钝三角形，被灰白色短柔毛，萼管近无毛；花冠白色或淡黄色，旗瓣近圆形，长和宽约 11mm，具短柄，有紫色脉纹，先端微缺，基部浅心形，翼瓣卵状长圆形，长 10mm，宽 4mm，先端浑圆，基部斜戟形，无皱褶，龙骨瓣阔卵状长圆形，与翼瓣等长，宽达 6mm；雄蕊近分离，宿存；子房近无毛。荚果串珠状，长 2.5～5cm 或稍长，径约 10mm，种子间缢缩不明显，种子排列较紧密，具肉质果皮，成熟后不开裂，具种子 1～6 粒；种子卵球形，淡黄绿色，干后黑褐色。花期 7～8 月，果期 8～10 月。

【生境分布】原产于中国，现南北各省区广泛栽培，华北和黄土高原地区尤为多见。现各国均有引种。

【药用部位】花（槐花）、花蕾（槐米）、果实（槐角）及根入药。

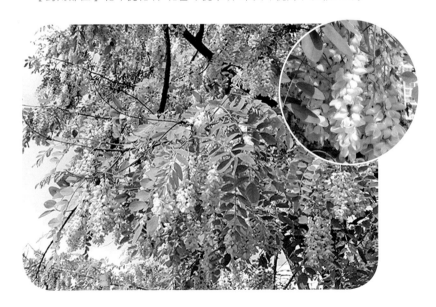

【采收加工】夏季花蕾形成时采收，及时干燥，除去枝、梗和杂质。亦可在花开放时，在树下铺布、席等，将花打落，收集晒干。根全年均可采，挖取根部，洗净，晒干。冬季采收果实，除去杂质，干燥。

【功能主治】花及花蕾：甘，平。槐角：苦，寒。花及花蕾：凉血止血，清肝明目。主治肠风便血，痔疮下血，血痢，尿血，血淋，崩漏，吐血，衄血，肝热头痛，目赤肿痛，痈肿疮疡。根：散瘀消肿，杀虫。主治痔疮，喉痹，蛔虫病。果实（槐角）清热泻火。

【注意】脾胃虚寒及孕妇忌服。

【附方】治小便尿血：槐角子三钱，车前、茯苓、木通各二钱，甘草七分。水煎服（《杨氏简易方》）。治脱肛：槐花，槐角。上二味等份，炒香黄，为细末。用羊血蘸药，炙熟食之，以酒送下，或以猪膘去皮，蘸药炙服（《百一选方》）。

159. 苦参 | Kǔ Shēn

【拉丁学名】*Sophora flavescens* Alt.

【别名】地槐、白茎地骨、野槐等。

【科属分类】豆科 Leguminosae 槐属 *Sophora*

【植物形态】草本或亚灌木，稀呈灌木状，通常高 1m 左右，稀达 2m。茎具纹棱，幼时疏被柔毛，后无毛。羽状复叶长达 25cm；托叶披针状线形，渐尖，长 6~8mm；小叶 6~12 对，互生或近对生，纸质，形状多变，椭圆形、卵形、披针形至披针状线形，长 3~4(~6)cm，宽（0.5~)1.2~2cm，先端钝或急尖，基部宽楔开或浅心形，上面无毛，下面疏被灰白色短柔毛或近无毛。中脉下面隆起。总状花序顶生，长 15~25cm；花多数，疏或稍密；花梗纤细，长约 7mm；苞片线形，长约 2.5mm；花萼钟状，明显歪斜，具不明显波状齿，完全发育后近截平，长约 5mm，宽约 6mm，疏被短柔毛；花冠比花萼长 1 倍，白色或淡黄白色，旗瓣倒卵状匙形，长 14~15mm，宽 6~7mm，先端圆形或微缺，基部渐狭成柄，柄宽 3mm，翼瓣单侧生，强烈皱褶几达瓣片的顶部，柄与瓣片近等长，长约 13mm，龙骨瓣与翼瓣相似，稍宽，宽约 4mm，雄蕊 10，分离或近基部稍连合；子房近无柄，被淡黄白色柔毛，花柱稍弯曲，胚珠多数。荚果长 5~10cm，种子间稍缢缩，呈不明显串珠状，稍四棱形，疏被短柔毛或近无毛，成熟后开裂成 4 瓣，有种子1~5粒；种子长卵形，稍压扁，深红褐色或紫褐色。花期6~8月，果期7~10。

【生境分布】产于我国南北各省区。生于山坡、沙地草坡灌木林中或田野附近，海拔1500m以下。

【药用部位】干燥根入药。

【采收加工】春、秋二季采挖，除去根头和小支根，洗净，干燥，或趁鲜切片，干燥。

【功能主治】苦，寒。清热燥湿，杀虫，利尿。用于热痢，便血，黄疸尿闭，赤白带下，阴肿阴痒，湿疹，湿疮，皮肤瘙痒，疥癣麻风，外用治滴虫性阴道炎。

【用法用量】4.5~9g。外用适量，煎汤洗患处。

【注意】脾胃虚寒者忌服；不宜与藜芦同用。

【附方】治血痢不止：苦参炒焦为末，水丸梧子大，每服十五丸，米饮下（《仁存堂经验方》）。治下部疮漏：苦参煎汤，日日洗之（《仁斋直指方》）。治大肠脱肛：苦参、五倍子、陈壁土等份。煎汤洗之，以木贼末敷之（《医方摘要》）。灼烧疼痛：苦参不以多少，为细末，用香油调搽（《卫生宝鉴》）。

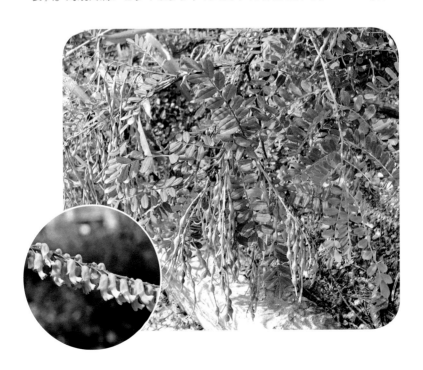

160. 白刺花 | Bái Cì Huā

【拉丁学名】*Sophora davidii*（Franch.）Skeels

【别名】铁马胡烧、狼牙槐、狼牙刺、马蹄针、马鞭采、白刻针、白花刺、苦刺花等。

【科属分类】豆科 Leguminosae 槐属 *Sophora*

【植物形态】灌木或小乔木，高 1~2m，有时 3~4m。枝多开展，小枝初被毛，旋即脱净，不育枝末端明显变成刺，有时分叉。羽状复叶；托叶钻状，部分变成刺，疏被短柔毛，宿存；小叶 5~9 对，形态多变，一般为椭圆状卵形或倒卵状长圆形，长 10~15mm，先端圆或微缺，常具芒尖，基部钝圆形，上面几无毛，下面中脉隆起，疏被长柔毛或近无毛。总状花序着生于小枝顶端；花小，长约 15mm，较少；花萼钟状，稍歪斜，蓝紫色，萼齿 5，不等大，圆三角形，无毛；花冠白色或淡黄色，有时旗瓣稍带红紫色，旗瓣倒卵状长圆形，长 14mm，宽 6mm，先端圆形，基部具细长柄，柄与瓣片近等长，反折，翼瓣与旗瓣等长，单侧生，倒卵状长圆形，宽约 3mm，具 1 锐尖耳，明显具海棉状皱褶，龙骨瓣比翼瓣稍短，镰状倒卵形，具锐三角形耳；雄蕊 10，等长，基部连合不到三分之一；子房比花丝长，密被黄褐色柔毛，花柱变曲，无毛，胚珠多数，荚果非典型串珠状，稍压扁，长 6~8cm，宽 6~7mm，开裂方式与砂生槐同，表面散生毛或近无毛，有种子 3~5 粒；种子卵球形，长约 4mm，径约 3mm，深褐色。花期

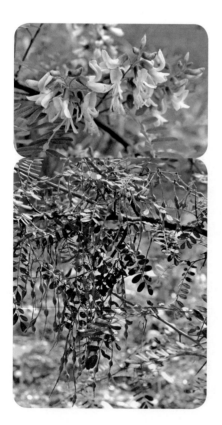

3～8月，果期6～10月。

【生境分布】产于华北、陕西、甘肃、河南、江苏、浙江、湖北、湖南、广西、四川、贵州、云南、西藏。生于河谷沙丘和山坡路边的灌木丛中，海拔2500m以下。

【药用部位】根、花和叶入药。

【采收加工】白刺花：3～5月花未放足时采收，鲜用或晒干。白刺花叶：夏、秋季采收嫩叶，鲜用或晒干。根夏季采收。

【功能主治】花叶：苦，凉。根：苦，寒。根：凉血解毒，清热解暑。主治暑热烦渴，衄血，便血，疔疮肿毒，疥癣，烫伤，阴道滴虫。叶：凉血，解毒，杀虫。主衄血，便血，疔疮肿毒，疥癣，烫伤，阴道滴虫。花：清热解暑。主暑热烦渴。

【用法用量】内服：煎汤，9～15g。外用：适量，捣敷。花内服：泡茶，1～3g。

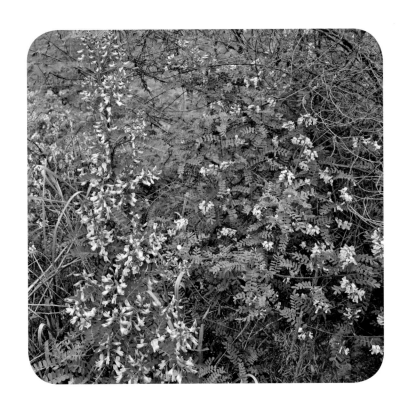

【附方】治便血：白花刺根、苦参各三钱。煨水服（《贵州草药》）。

161. 香花崖豆藤 | Xiāng Huā Yá Dòu Téng

【拉丁学名】*Millettia dielsiana* Harms

【别名】山鸡血藤等。

【科属分类】豆科 Leguminosae 崖豆藤属 *Millettia*

【植物形态】攀援灌木，长 2~5m。茎皮灰褐色，剥裂，枝无毛或被微毛。羽状复叶长 15~30cm；叶柄长 5~12cm，叶轴被稀疏柔毛，后秃净，上面有沟；托叶线形，长 3mm；小叶 2 对，间隔 3~5cm，纸质，披针形，长圆形至狭长圆形，长 5~15cm，宽 1.5~6cm，先端急尖至渐尖，偶钝圆，基部钝圆，偶近心形，上面有光泽，几无毛，下面被平伏柔毛或无毛，侧脉 6~9 对，近边缘环结，中脉在上面微凹，下面甚隆起，细脉网状，两面均显著；小叶柄长 2~3mm；小托叶锥刺状，长 3~5mm。圆锥花序顶生，宽大，长达 40cm，生花枝伸展，长 6~15cm，较短时近直生，较长时成扇状开展并下垂，花序轴多少被黄褐色柔毛；花单生，近接；苞片线形，锥尖，略短于花梗，宿存，小苞片线形，贴萼生，早落，花长 1.2~2.4cm；花梗长

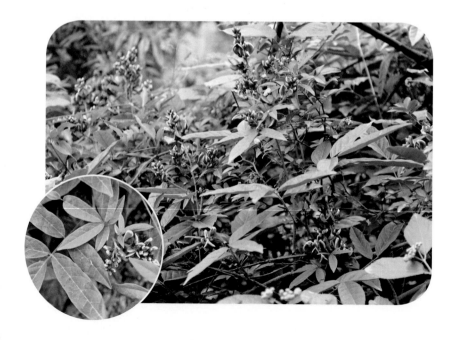

约 5mm；花萼阔钟状，长 3~5mm，宽 4~6mm，与花梗同被细柔毛，萼齿短于萼筒，上方 2 齿几全合生，其余为卵形至三角状披针形，下方 1 齿最长；花冠紫红色，旗瓣阔卵形至倒阔卵形，密被锈色或银色绢毛，基部稍呈心形，具短瓣柄，无胼胝体，翼瓣甚短，约为旗瓣的 1/2，锐尖头，下侧有耳，龙骨瓣镰形；雄蕊二体，对旗瓣的 1 枚离生；花盘浅皿状；子房线形，密被绒毛，花柱长于子房，旋曲，柱头下指，胚珠 8~9 粒。荚果线形至长圆形，长 7~12cm，宽 1.5~2cm，扁平，密被灰色绒毛，果瓣薄，近木质，瓣裂，有种子 3~5 粒；种子长圆状凸镜形，长约 8cm，宽约 6cm，厚约 2cm。花期 5~9 月，果期 6~11 月。

【生境分布】产于陕西、甘肃、安徽、浙江、江西、福建、湖北、湖南、广东、海南、广西、四川、贵州、云南。生于山坡杂木林与灌丛中，或谷地、溪沟和路旁。

【药用部位】根、花入药。

【采收加工】根全年采收，晒干。

【功能主治】苦、甘，温。活血，舒筋。治腰膝酸痛，麻木瘫痪，月经不调。

【用法用量】内服：煎汤，4~6 钱；或浸酒。外用：捣烂敷伤处。

【附方】治关节风湿痛：鸡血藤干根一至二两。酒、水煎服。治腰痛：鸡血藤干根一两，或加猪骨煎服。治跌打损伤：鸡血藤鲜根一至二两。酒、水煎服。治鼻衄：岩豆藤花、白茅根各二钱。煎水服。

162. 紫藤 | Zǐ Téng

【拉丁学名】*Wisteria sinensis*（Sims）Sweet

【别名】藤萝、招豆藤、朱藤、藤花菜、紫金藤、轿藤、藤萝、黄纤藤、紫藤豆、藤花子、紫金藤子、藤萝子等。

【科属分类】豆科 Leguminosae 紫藤属 *Wisteria*

【植物形态】落叶藤本。茎左旋，枝较粗壮，嫩枝被白色柔毛，后秃净；冬芽卵形。奇数羽状复叶长 15~25cm；托叶线形，早落；小叶 3~6 对，纸质，卵状椭圆形至卵状披针形，上部小叶较大，基部 1 对最小，长 5~8cm，宽 2~4cm，先端渐尖至尾尖，基部钝圆或楔形，或歪斜，嫩叶两面被平伏毛，后秃净；小叶柄长 3~4mm，被柔毛；小托叶刺毛状，长 4~5mm，宿存。总状花序发自去年年短枝的腋芽或顶芽，长 15～30cm，径 8～10cm，花序轴被白色柔毛；苞片披针形，早落；花长 2～2.5cm，芳香；花梗细，长 2～3cm；花萼杯状，长 5～6mm，宽 7～8mm，密被细绢毛，上方 2 齿甚钝，下方 3 齿卵状三角形；花冠细绢毛，上方 2 齿甚钝，下方 3 齿卵状三角形；花冠紫色，旗瓣圆形，先端略凹陷，花开后反折，基部有 2 胼胝体，翼瓣长圆形，基部圆，龙骨瓣较翼瓣短，阔镰形，子房线形，密被绒毛，花柱无毛，上弯，胚珠 6～8 粒。荚果倒披针形，长 10～15cm，宽 1.5～2cm，密被绒毛，悬垂枝上不脱落，有种子 1～3 粒；种子褐色，具光泽，圆形，宽 1.5cm，扁平。花期 4 月中旬至 5 月上旬，果期 5～8 月。

【生境分布】产于河北以南黄河长江流域及陕西、河南、湖北、广西、贵州、云南。

【药用部位】根（紫藤根）、茎叶及种子（紫藤子）入药。

【采收加工】茎叶夏、秋采收；根全年均可采，除去泥土，洗净，切片，晒干；种子冬季果实成熟时采收，除去果壳，晒干。

【功能主治】根：甘，温。茎叶、种子：甘，微温；有小毒。茎叶、种子：健脾除湿，解毒杀虫。治食物中毒，腹痛，吐泻，蛔虫病，关节疼痛。根：祛风除湿，舒筋活络。主痛风，痹证。

【用法用量】内服，煎汤，9～15g。

【注意】种子内含氰化合物，用量过大有中毒的可能，虽能治疗蛲虫病，

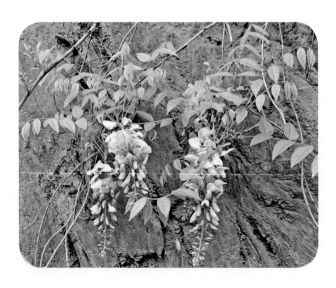

但不宜久服。紫藤苷及树脂均有毒，能引起呕吐、腹泻乃至虚脱。

【附方】治痛风：紫藤根五钱。配其他痛风药煎服（《浙江民间草药》）。
治关节炎：紫藤根、枸骨根、菝葜根（均鲜品）各一两。水煎米酒兑服（《江
西草药手册》）。治食物中毒、腹痛、吐泻，并治蛲虫病：紫藤子炒熟一两，
鱼腥草四至五钱，醉鱼草根七至八钱。水煎（须煎透），早、晚各服一次
（《浙江天目山药植志》）。

163. 长柄山蚂蝗 | Cháng Bǐng Shān Mǎ Huáng

【拉丁学名】*Podocarpium podocarpum*（DC.）Yang et Huang
【别名】逢人打、扁草子等。
【科属分类】豆科 Leguminosae 长柄山蚂蝗属 *Podocarpium*
【植物形态】直立草本，高 50~100cm。根茎稍木质；茎具条纹，疏被

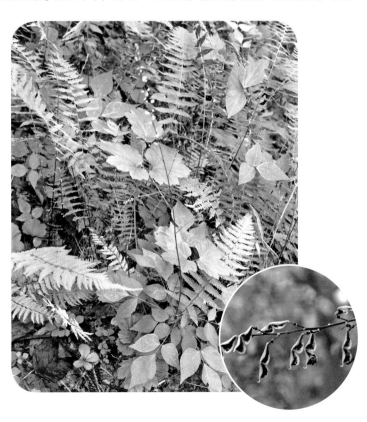

伸展短柔毛。叶为羽状三出复叶，小叶3；托叶钻形，长约7mm，基部宽0.5~1mm，外面与边缘被毛；叶柄长2~12cm，着生茎上部的叶柄较短，茎下部的叶柄较长，疏被伸展短柔毛；小叶纸质，顶生小叶宽倒卵形，长4~7cm，宽3.5~6cm，先端凸尖，基部楔形或宽楔形，全缘，两面疏被短柔毛或几无毛，侧脉每边约4条，直达叶缘，侧生小叶斜卵形，较小，偏斜，小托叶丝状，长1~4mm；小叶柄长1~2cm，被伸展短柔毛。总状花序或圆锥花序，顶生或顶生和腋生，长20~30cm，结果时延长至40cm；总花梗被柔毛和钩状毛；通常每节生2花，花梗长2~4mm，结果时增长至5~6mm；苞片早落，窄卵形，长3~5mm，宽约1mm，被柔毛；花萼钟形，长约2mm，裂片极短，较萼筒短，被小钩状毛；花冠紫红色，长约4mm，旗瓣宽倒卵形，翼瓣窄椭圆形，龙骨瓣与翼瓣相似，均无瓣柄；雄蕊单体；雌蕊长约3mm，子房具子房柄。荚果长约1.6cm，通常有荚节2，背缝线弯曲，节间深凹入达腹缝线；荚节略呈宽半倒卵形，长5~10mm，宽3~4mm，先端截形，基部楔形，被钩状毛和小直毛，稍有网纹；果梗长约6mm；果颈长3~5mm。花、果期8~9月。

【生境分布】产于河北、江苏、浙江、安徽、江西、山东、河南、湖北、湖南、广东、广西、四川、贵州、云南、西藏、陕西、甘肃等省区。生于山坡路旁、草坡、次生阔叶林下或高山草甸处，海拔120~2100m。

【药用部位】以根及全草入药。

【采收加工】夏秋采，洗净晒干。

【功能主治】苦，平。祛风活络，解毒消肿。用于跌打损伤，风湿性关节炎，腰痛，乳腺炎，毒蛇咬伤。

【附方】治疳疾：山马蝗四钱，狼把草二钱，羊角豆全草五钱。水煎服。治麻疹：山蚂蝗一钱五分，野高粱二钱，黄荆条二钱，野油麻一钱五分，地胡椒二钱。水煎服（《湖南药物志》）。

164. 四川长柄山蚂蝗 Sì Chuān Cháng Bǐng Shān Mǎ Huáng

【拉丁学名】*Podocarpium podocarpum*（DC.）Yang et Huang var. *szechuenense*（Craib）Yang et Huang

【别名】四川山蚂蝗、比子草等。

【科属分类】豆科 Leguminosae 长柄山蚂蝗属 *Podocarpium*

【植物形态】直立草本，高 50～100cm。根茎稍木质；茎具条纹，疏被伸展短柔毛。叶为羽状三出复叶，小叶 3；托叶钻形，长约 7mm，基部宽 0.5～1mm，外面与边缘被毛；叶柄长 2～12cm，着生茎上部的叶柄较短，茎下部的叶柄较长，疏被伸展短柔毛；小叶纸质，顶生小叶宽倒卵形，长 4～7cm，宽 3.5～6cm，先端凸尖，基部楔形或宽楔形，全缘，两面疏被短柔毛或几无毛，侧脉每边约 4 条，直达叶缘，侧生小叶斜卵形，较小，偏斜，小托叶丝状，长 1～4mm；小叶柄长 1～2cm，被伸展短柔毛。总状花序或圆锥花序，顶生或顶生和腋生，长 20～30cm，结果时延长至 40cm；总花梗被柔毛和钩状毛；通常每节生 2 花，花梗长 2～4mm，结果时增长至 5～6mm；苞片早落，窄卵形，长 3～5mm，宽约 1mm，被柔毛；花萼钟形，长约 2mm，裂片极短，较萼筒短，被小钩状毛；花冠紫红色，长约 4mm，旗瓣宽倒卵形，翼瓣窄椭圆形，龙骨瓣与翼瓣相似，均无瓣柄；雄蕊单体；雌蕊长约 3mm，子房具子房柄。荚果长约 1.6cm，通常有荚节 2，背缝线弯曲，节间深凹入达腹缝线；荚节略呈宽半倒卵形，长 5～10mm，宽 3～4mm，先端截形，基部楔形，被钩状毛和小直毛，稍有网纹；果梗长约 6mm；果颈长 3～5mm。花、果期 8～9 月。

【生境分布】产于湖北、湖南、广东北部、四川、贵州、云南、陕西、甘

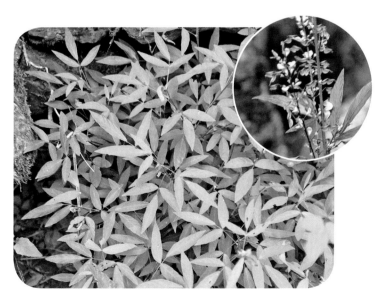

肃。生于山沟路旁、灌丛及疏林中，海拔 300～2000m。

【药用部位】以根及全草入药。

【采收加工】夏秋采，洗净晒干。

【功能主治】苦，平。祛风湿，散瘀，消肿。治哮喘，风湿痛，崩中带下，乳痈，跌打损伤。

165. 常春油麻藤 | Cháng Chūn Yóu Má Téng

【拉丁学名】*Mucuna sempervirens* Hemsl.

【别名】牛马藤、大血藤等。

【科属分类】豆科 Leguminosae 黧豆属 *Mucuna*

【植物形态】常绿木质藤本，长可达 25m。老茎直径超过 30cm，树皮有皱纹，幼茎有纵棱和皮孔。羽状复叶具 3 小叶，叶长 21～39cm；托叶脱落；叶柄长 7～16.5cm；小叶纸质或革质，顶生小叶椭圆形，长圆形或卵状椭圆形，长 8～15cm，宽 3.5～6cm，先端渐尖头可达 15cm，基部稍楔形，侧生小叶极偏斜，长 7～14cm，无毛；侧脉 4～5 对，在两面明显，下面凸起；小叶柄长 4～8mm，膨大。总状花序生于老茎上，长 10～36cm，每节上有 3 花，无香气或有臭味；苞片和小苞片不久脱落，苞片狭倒卵形，长宽各

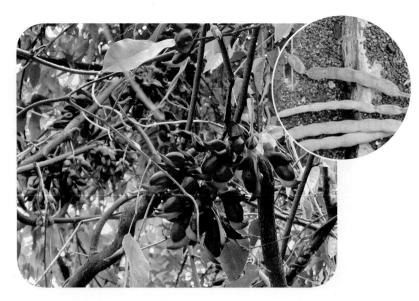

15mm；花梗长 1 ~ 2.5cm，具短硬毛；小苞片卵形或倒卵形；花萼密被暗褐色伏贴短毛，外面被稀疏的金黄色或红褐色脱落的长硬毛，萼筒宽杯形，长 8 ~ 12mm，宽 18 ~ 25mm；花冠深紫色，干后黑色，长约 6.5cm，旗瓣长 3.2 ~ 4cm，圆形，先端凹达 4mm，基部耳长 1 ~ 2mm，翼瓣长 4.8 ~ 6cm，宽 1.8 ~ 2cm，龙骨瓣长 6 ~ 7cm，基部瓣柄长约 7mm，耳长约 4mm；雄蕊管长约 4cm，花柱下部和子房被毛。果木质，带形，长 30 ~ 60cm，宽 3 ~ 3.5cm，厚 1 ~ 1.3cm，种子间缢缩，近念珠状，边缘多数加厚，凸起为一圆形脊，中央无沟槽，无翅，具伏贴红褐色短毛和长的脱落红褐色刚毛，种子 4 ~ 12 颗，内部隔膜木质；带红色，褐色或黑色，扁长圆形，长约 2.2 ~ 3cm，宽 2 ~ 2.2cm，厚 1cm，种脐黑色，包围着种子的 3/4。花期 4 ~ 5 月，果期 8 ~ 10 月。

【生境分布】分布于四川、贵州、云南、陕西南部（秦岭南坡）、湖北、浙江、江西、湖南、福建、广东、广西。生于海拔 300 ~ 3000m 的亚热带森林，灌木丛，溪谷，河边。

【药用部位】种子和藤茎。种子称"鲎豆"。藤茎称"油麻藤"。

【采收加工】全年可采，除去枝叶，切片，晒干。

【功能主治】性温，味苦。行血补血，通经活络。治关节风湿痛、跌打损伤、血虚、月经不调及经闭。

166. 葛 | Gě

【拉丁学名】*Pueraria lobata*（Willd.）Ohwi

【别名】野葛、葛藤、葛根、葛麻藤等。

【科属分类】豆科 Leguminosae 葛属 *Pueraria*

【植物形态】粗壮藤本，长可达 8m，全体被黄色长硬毛，茎基部木质，有粗厚的块状根。羽状复叶具 3 小叶；托叶背着，卵状长圆形，具线条；小托叶线状披针形，与小叶柄等长或较长；小叶三裂，偶尔全缘，顶生小叶宽卵形或斜卵形，长 7 ~ 15（ ~ 19）cm，宽 5 ~ 12（ ~ 18）cm，先端长渐尖，侧生小叶斜卵形，稍小，上面被淡黄色、平伏的疏柔毛。下面较密；小叶柄被黄褐色绒毛。总状花序长 15 ~ 30cm，中部以上有颇密集的花；苞片线状披针形至线形，远比小苞片长，早落，小苞片卵形，长不及 2mm；花 2 ~ 3 朵聚生于花序轴的节上；花萼钟形，长 8 ~ 10mm，被黄褐色柔毛，裂片披针形，渐尖，比萼管略长；花冠长 10 ~ 12mm，紫色，旗瓣倒卵形，基部有 2 耳及一黄色硬痂状附属体，具短瓣柄，翼瓣镰状，较龙骨瓣为狭，基部有线形、向下的耳，龙骨瓣镰状长圆形，基部有极小、急尖的耳；对旗瓣的 1 枚雄蕊仅上部离生；子房线形，被毛。荚果长椭圆形，长 5 ~ 9cm，宽 8 ~ 11mm，扁平，被褐色长硬毛。花期 9 ~ 10 月，果期 11 ~ 12 月。

【生境分布】产于我国南北各地，除新疆、青海及西藏外，分布几遍全国。生于山地疏或密林中。

【药用部位】干燥的根和花入药。

【采收加工】根：秋、冬二季采挖，野葛多趁鲜切成厚片或小块，干燥；花：立秋后当花未全放时采收，去掉梗叶，晒干。

【功能主治】甘、辛，凉。根：解肌退热，生津，透疹，升阳止泻。用于外感发热头痛，项背强痛，口渴，消渴，麻疹不透，热痢，泄泻，高血压颈项强痛。花：解酒醒脾。治伤酒发热烦渴，不思饮食，呕逆吐酸，吐血，肠风下血。

【用法用量】内服：煎汤，1.5 ~ 3 钱；或捣汁。外用：捣敷。

【附方】治伤寒温疫，风热壮热，头痛、肢体痛，疮疹已发未发：升麻、干葛（细锉）、芍药、甘草（锉，炙）各等份。同为粗末，每服四钱，水一盏

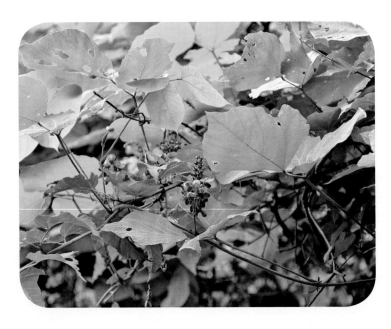

半，煎至一盏，量大小与之，温服无时（《阎氏小儿方》升麻葛根汤）。治斑疹初发，壮热，点粒未透：葛根、升麻、桔梗、前胡、防风各一钱，甘草五分。水煎服（《全幼心鉴》）。治心热吐血不止：生葛根汁半大升，顿服（《广利方》）。治鼻衄，终日不止，心神烦闷：生葛根，捣取汁，每服一小盏（《圣惠方》）。治妊娠热病心闷：葛根汁二升，分作三服（《伤寒类要》）。治酒醉不醒：葛根汁一斗二升，饮之，取醒，止（《千金方》）。

167. 鹿藿 | Lù Huò

【拉丁学名】*Rhynchosia volubilis* Lour.

【别名】老鼠眼、痰切豆、鹿豆、野绿豆、老鼠眼、野毛豆、门瘦、酒壶藤、乌眼睛豆、大叶野绿豆、鬼豆根、藤黄豆、乌晴珠、光眼铃铃藤、鬼眼睛、一条根等。

【科属分类】豆科 Leguminosae 鹿藿属 *Rhynchosia*

【植物形态】缠绕草质藤本。全株各部多少被灰色至淡黄色柔毛；茎略具棱。叶为羽状或有时近指状3小叶；托叶小，披针形，长3~5mm，被短柔毛；叶柄长2~5.5cm；小叶纸质，顶生小叶菱形或倒卵状菱形，长3~8cm，宽3~5.5cm，先端钝，或为急尖，常有小凸尖，基部圆形或阔楔形，两面均被灰色或淡黄色柔毛，下面尤密，并被黄褐色腺点；基出脉3；小叶柄长2~4mm，侧生小叶较小，常偏斜。总状花序长1.5~4cm，1~3个腋生；花长约1cm，排列稍密集；花梗长约2mm；花萼钟状，长约5mm，裂片披针形，外面被短柔毛及腺点；花冠黄色，旗瓣近圆形，有宽而内弯的耳，翼瓣倒卵状长圆形，基部一侧具长耳，龙骨瓣具喙；雄蕊二体；子房被毛及密集的小腺点，胚珠2颗。荚果长圆形，红紫色，长1~1.5cm，宽约8mm，极扁平，在种子间略收缩，稍被毛或近无毛，先端有小喙；种子通常2颗，椭圆形或近肾形，黑色，光亮。花期5~8月，果期

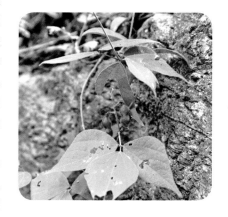

9 ~ 12 月。

【生境分布】产于江南各省。常生于海拔 200 ~ 1000m 的山坡路旁草丛中。

【药用部位】茎叶及根入药。

【采收加工】茎叶：5 ~ 6 月采收，鲜用或晒干，贮干燥处。根：秋季挖，除去泥土，洗净，鲜用或晒干。

【功能主治】苦，平。消积散结，消肿止痛，舒筋活络。用于小儿疳积，牙痛，神经性头痛，颈淋巴结结核，风湿关节炎，腰肌劳损；外用治痈疖肿毒，蛇咬伤。

【用法用量】内服：煎汤，9 ~ 15g。外用：适量，捣敷。

【附方】治惯发性头痛：鲜鹿藿七钱，水煎服；治妇女产褥热：鹿藿茎叶三至五钱，水煎服；治瘰疬：鹿藿五钱，豆腐适量，加水同煮服；治流注，痈肿：鲜鹿藿叶适量。捣烂，酌加烧酒捣匀。外敷（《江西草药手册》）。治小儿疳积：鹿藿根三钱，水煎服（《湖南药物志》）。治月经痛：鹿藿根三钱，川芎三钱，木防己四钱，算盘子根三钱。水煎服（《湖南药物志》）。

168. 杭子梢 │ Háng Zǐ Shāo

【拉丁学名】*Campylotropis macrocarpa*（Bge.）Rehd.

【别名】豆角柴、干枝柳、三叶豆等。

【科属分类】豆科 Leguminosae 杭子梢属 *Campylotropis*

【植物形态】灌木，高 1 ~ 2（3）m。小枝贴生或近贴生或长柔毛，嫩枝毛密，少有具绒毛，老枝常无毛。羽状复叶具 3 小叶；托叶狭三角形、披针形或披针状钻形，长（2）3 ~ 6mm；叶柄长（1）1.5 ~ 3.5cm，稍密生短柔毛或长柔毛，少为毛少或无毛，枝上部（或中部）的叶柄常较短，有时长不及 1cm；小叶椭圆形或宽椭圆形，有时过渡为长圆形，长（2 ~ ）3 ~ 7cm，宽 1.5 ~ 3.5（ ~ 4）cm，先端圆形、钝或微凹，具小凸尖，基部圆形，稀近楔形，上面通常无毛，脉明显，下面通常贴生或近贴生短柔毛或长柔毛，疏生至密生，中脉明显隆起，毛较密。总状花序单一（稀二）腋生并顶生，花序连总花梗长 4 ~ 10cm 或有时更长，总花梗长 1 ~ 4（ ~ 5）cm，花序轴密生开展的短柔毛或微柔毛总花梗常斜生或贴生短柔毛，稀为具绒毛；苞片卵状披针形，长 1.5 ~ 3mm，早落或花后逐渐脱落，小苞片近线形或披针形，长 1~1.5mm，早落；花梗长（4~）6~12mm，具开展的微柔毛或短柔毛，极稀贴生毛；花萼钟形，长 3~4（~5）mm，稍浅裂或近中裂，稀稍深裂或深裂，通常贴生短柔毛，萼裂片狭三角形或三角形，渐尖，下方萼裂片较狭长，上方萼裂片几乎全部合生或少有分离；花冠紫红色或近粉红色，长 10~12（~13）mm，稀为长不及 10mm，旗瓣椭圆形、倒卵形或近长圆形等，近基部狭窄，瓣柄长 0.9~1.6mm，翼瓣微短于旗瓣或等长，龙骨瓣呈直角或微钝角内弯，瓣片上部通常比瓣片下部（连瓣柄）短 1~3（3.5）mm。荚果长圆形、近长圆形或椭圆形，长（9~）10~14（~16）mm，宽（3.5~）4.5~5.5（~6）mm，先端具短喙尖，果颈长 1~1.4（~1.8）mm，稀短于 1mm，无毛，具网脉，边缘生纤毛。花、果期（5~）6~10 月。

【生境分布】产于河北、山西、陕西、甘肃、山东、江苏、安徽、浙江、江西、福建、河南、湖北、湖南、广西、四川、贵州、云南、西藏等省区。生于山坡、灌丛、林缘、山谷沟边及林中，海拔 150~1900m，稀达 2000m 以上。

【药用部位】根入药。

【采收加工】夏、秋季采收，挖取根部，洗净，切片，晒干。

【功能主治】性温，味甘。祛瘀止痛，清热利湿。

【附方】治跌打损伤：干枝柳适量。加甜酒捣绒，敷患处；治刀伤：干枝

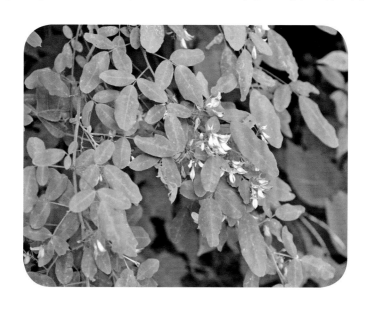

柳适量。捣绒，敷伤口；治痢疾：干枝柳五钱。煨水服。

169. 锦鸡儿 | Jǐn Jī Ér

【拉丁学名】*Caragana sinica*（Buc' hoz）Rehd.

【别名】阳雀花、金雀花、大绣花针、土黄芪、粘粘袜、酱瓣子、黄雀梅、黄棘等。

【科属分类】豆科 Leguminosae 锦鸡儿属 *Caragana*

【植物形态】灌木，高1～2m。树皮深褐色；小枝有棱，无毛。托叶三角形，硬化成针刺，长5～7mm；叶轴脱落或硬化成针刺，针刺长7～15（25）mm；小叶2对，羽状，有时假掌状，上部1对常较下部的为大，厚革质或硬纸质，倒卵形或长圆状倒卵形，长1～3.5cm，宽5～15mm，先端圆形或微缺，具刺尖或无刺尖，基部楔形或宽楔形，上面深绿色，下面淡绿色。花单生，花梗长约1cm，中部有关节；花萼钟状，长12～14mm，宽6～9mm，基部偏斜；花冠黄色，常带红色，长2.8～3cm，旗瓣狭倒卵形，具短瓣柄，翼瓣稍长于旗瓣，瓣柄与瓣片近等长，耳短小，龙骨瓣宽钝；子房无毛。荚果圆筒状，长3～3.5cm，宽约5mm。花期4～5月，果期7月。

【生境分布】产于河北、陕西、江苏、江西、浙江、福建、河南、湖北、

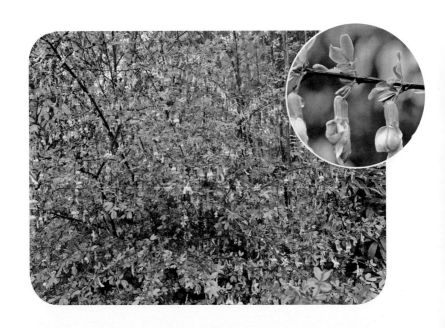

湖南、广西（北部）、四川、贵州、云南。生于山坡和灌丛。

【药用部位】根和花入药。

【采收加工】花 4 月中旬采收，晒干，防虫。根全年可采，挖得后，洗净泥沙，除去须根及黑褐色皮，鲜用或晒干用。或再剖去木心，将净皮切段后晒干。

【功能主治】根：甘、微辛，平。花：甘，温。根：滋补强壮，活血调经，祛风利湿。用于高血压病，头昏头晕，耳鸣眼花，体弱乏力，月经不调，白带，乳汁不足，风湿关节痛，跌打损伤。花：补气益肾。主肾虚耳鸣，头晕眼花，头痛，肺痨咳嗽，小儿疳积。

【用法用量】根 0.5 ~ 1 两；花 4 ~ 6 钱。

170. 南苜蓿 | Nán Mù Xu

【拉丁学名】*Medicago polymorpha* L.

【别名】牧蓿、怀风、光风、连枝草、光风草、金花菜、草头、母齐头、黄花草子等。

【科属分类】豆科 Leguminosae 苜蓿属 *Medicago*

【植物形态】一二年生草本，高 20 ~ 90cm。茎平卧、上升或直立，近四棱形，基部分枝，无毛或微被毛。羽状三出复叶；托叶大，卵状长圆形，长 4 ~ 7mm，先端渐尖，基部耳状，边缘具不整齐条裂，成丝状细条或深齿状缺刻，脉纹明显；叶柄柔软，细长，长 1 ~ 5cm，上面具浅沟；小叶倒卵形或三角状倒卵形，几等大，长 7 ~ 20mm，宽 5 ~ 15mm，纸质，先端钝，近截平或凹缺，具细尖，基部阔楔形，边缘在 1/3 以上具浅锯齿，上面无毛，下面被疏柔毛，无斑纹。花序头状伞形，具花（1）2 ~ 10 朵；总花梗腋生，纤细无毛，长 3 ~ 15mm，通常比叶短，花序轴先端不呈芒状尖；苞片甚小，尾尖；花长 3 ~ 4mm；花梗不到 1mm；萼钟形，长约 2mm，萼齿披针形，与萼筒近等长，无毛或稀被毛；花冠黄色，旗瓣倒卵形，先端凹缺，基部阔楔形，比翼瓣和龙骨瓣长，翼瓣长圆形，基部具耳和稍阔的瓣柄，齿突甚发达，龙骨瓣比翼瓣稍短，基部具小耳，成钩状；子房长圆形，镰状上弯，微被毛。荚果盘形，暗绿褐色，顺时针方向紧旋 1.5 ~ 2.5（~ 6）圈，直径（不包括刺长）4 ~ 6（~ 10）mm，螺面平坦无毛，有多条辐射状脉纹，近边缘处环结，每圈具棘刺或瘤突 15 枚；种子每圈 1 ~ 2 粒。种子长肾形，长约 2.5mm，宽 1.25mm，棕褐色，平滑。花期 3～5 月，果期 5～6 月。

【生境分布】产于长江流域以南各省区，以及陕西、甘肃、贵州、云南。常栽培或呈半野生状态。

【药用部位】以全草及根入药。

【采收加工】夏、秋收割，晒干，或鲜用。

【功能主治】全草：苦、微涩，平。根：苦、微涩，寒。全草：健胃，清热利尿。主治肠炎，尿路结石，夜盲。根：清湿热，利尿。治黄疸，尿路结石，夜盲。

【用法用量】内服：捣汁，3～5 两；研末，2～3 钱。

【附方】治膀胱结石：鲜南苜蓿三至五两，捣汁服（苏医《中草药手册》）。治浮肿：苜蓿叶五钱（研末），豆腐一块，猪油三两。炖熟一次服下，连续服用（《吉林中草药》）。治黄疸，尿路结石：南苜蓿根五钱至一两。水煎服（苏医《中草药手册》）。

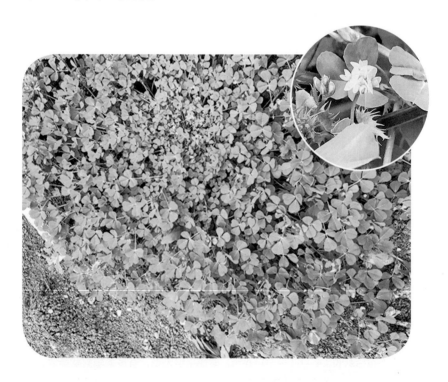

48. 酢浆草科　Oxalidaceae

171. 酢浆草 | Cù Jiāng Cǎo

【拉丁学名】*Oxalis corniculata* L.

【别名】酸浆草、酸酸草、斑鸠酸、三叶酸、酸味草、雀儿草、雀林草等。

【科属分类】酢浆草科 Oxalidaceae 酢浆草属 *Oxalis*

【植物形态】草本，高 10～35cm，全株被柔毛。根茎稍肥厚。茎细弱，多分枝，直立或匍匐，匍匐茎节上生根。叶基生或茎上互生；托叶小，长圆形或卵形，边缘被密长柔毛，基部与叶柄合生，或同一植株下部托叶明显而上部托叶不明显；叶柄长 1～13cm，基部具关节；小叶 3，无柄，倒心形，

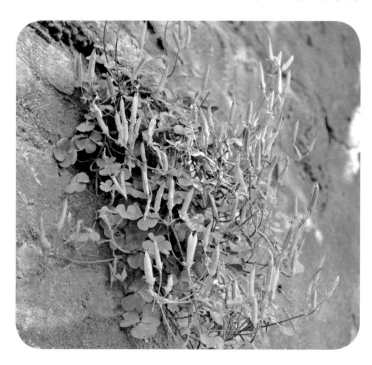

长 4～16mm，宽 4～22mm，先端凹入，基部宽楔形，两面被柔毛或表面无毛，沿脉被毛较密，边缘具贴伏缘毛。花单生或数朵集为伞形花序状，腋生，总花梗淡红色，与叶近等长；花梗长 4～15mm，果后延伸；小苞片 2，披针形，长 2.5～4mm，膜质；萼片 5，披针形或长圆状披针形，长 3～5mm，背面和边缘被柔毛，宿存；花瓣 5，黄色，长圆状倒卵形，长 6～8mm，宽 4～5mm；雄蕊 10，花丝白色半透明，有时被疏短柔毛，基部合生，长、短互间，长者花药较大且早熟；子房长圆形，5 室，被短伏毛，花柱 5，柱头头状。蒴果长圆柱形，长 1～2.5cm，5 棱。种子长卵形，长 1～1.5mm，褐色或红棕色，具横向肋状网纹。花、果期 2～9 月。

【生境分布】全国广布。生于山坡草池、河谷沿岸、路边、田边、荒地或林下阴湿处等。

【药用部位】全草入药。

【采收加工】四季可采，以夏秋有花果时采药效较好，除去泥沙，晒干。

【功能主治】酸，寒。清热利尿，散瘀消肿，凉血止痛。主治尿路感染，淋证，结石，黄疸，腹泻，痢疾，肠炎，乳痈，烧烫伤，跌打损伤，痈肿疮疖，脚癣，湿疹等症。

【用法用量】内服：煎汤，9～15g，鲜品 30～60g；或研末；或鲜品绞汁饮。外用：适量，煎水洗、捣烂敷、捣汁涂或煎水漱口。

【附方】治痢疾：酢浆草研末，每服五钱，开水送服（《湖南药物志》）。治尿结尿淋：酸浆草二两，甜酒二两。共同煎水服，日服 3 次（《贵阳民间药草》）。治赤白带下：三叶酸草，阴干为末，空心温酒服三钱匕（《千金方》）。治麻疹：酸味草每用二至三钱。水煎服（《岭南采药录》）。治齿龈腐烂：鲜酢浆草和食盐少许，捣烂绞汁，用消毒棉花蘸汁，擦洗患处，一日三、五次（《江西民间草药》）。治咽喉肿痛：鲜酢浆草一至二两，食盐少许。共捣烂，用纱布包好含于口中；或煎汤漱口。并治口腔炎（《闽东本草》）。治乳痈：酢浆草五钱。水煎服，渣捣烂外敷（《湖药物志》）。治腹部痈肿：鲜酢浆草二两。放碗内捣出汁，热甜酒冲，去渣服（《江西民间草药》）。

49. 牻牛儿苗科　Geraniaceae

172. 老鹳草 | Lǎo Guàn Cǎo

【拉丁学名】*Geranium wilfordii* Maxim.

【别名】老鹳嘴、老鸦嘴、贯筋、老贯筋、老牛筋、五叶草等。

【科属分类】牻牛儿苗科 Geraniaceae 老鹳草属 *Geranium*

【植物形态】多年生草本，高 30 ~ 50cm。根茎直生，粗壮，具簇生纤维状细长须根，上部围以残存基生托叶。茎直立，单生，具棱槽，假二叉状分枝，被倒向短柔毛，有时上部混生开展腺毛。叶基生和茎生叶对生；托叶卵状三角形或上部为狭披针形，长 5 ~ 8mm，宽 1 ~ 3mm，基生叶和茎下部叶具长柄，柄长为叶片的 2 ~ 3 倍，被倒向短柔毛，茎上部叶柄渐短或近无柄；基生叶片圆肾形，长 3 ~ 5cm，宽 4 ~ 9cm，5 深裂达 2/3 处，裂片倒卵状楔形，下部全缘，上部不规则状齿裂，茎生叶 3 裂至 3/5 处，裂片长卵形或宽

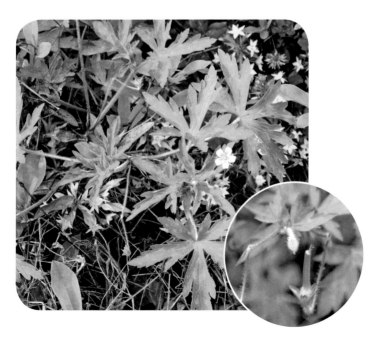

楔形，上部齿状浅裂，先端长渐尖，表面被短伏毛，背面沿脉被短糙毛。花序腋生和顶生，稍长于叶，总花梗被倒向短柔毛，有时混生腺毛，每梗具2花；苞片钻形，长3~4mm；花梗与总花梗相似，长为花的2~4倍，花、果期通常直立；萼片长卵形或卵状椭圆形，长5~6mm，宽2~3mm，先端具细尖头，背面沿脉和边缘被短柔毛，有时混生开展的腺毛；花瓣白色或淡红色，倒卵形，与萼片近等长，内面基部被疏柔毛；雄蕊稍短于萼片，花丝淡棕色，下部扩展，被缘毛；雌蕊被短糙状毛，花柱分枝紫红色。蒴果长约2cm，被短柔毛和长糙毛。花期6~8月，果期8~9月。

【生境分布】分布于东北、华北、华东、华中、陕西、甘肃和四川。生于海拔1800m以下的低山林下、草甸。

【药用部位】干燥地上部分入药。

【采收加工】夏、秋二季果实近成熟时采割，捆成把，晒干。

【功能主治】辛、苦，平。祛风湿，通经络，止泻痢。用于风湿痹痛，麻木拘挛，筋骨酸痛，泄泻痢疾。

【用法用量】内服：煎汤，9~15g；或浸酒；或熬膏。外用：适量，捣烂加酒炒热外敷或制成软膏涂敷。

【附方】治筋骨瘫痪：老鹳草、筋骨草、舒筋草，炖肉服（《四川药志》）。治筋骨疼痛，通行经络，去诸风：新鲜老鹳草洗净，置一百斤于铜锅内，加水煎煮两次，过滤，再将滤液浓缩至约三十斤，加饮用酒五两，煮十分钟，最后加入熟蜂蜜六斤，混合拌匀，煮20分钟，待冷装罐（《中药经验鉴别法》老鹳草膏）。

50. 蒺藜科　Zygophyllaceae

173. 蒺藜 | Jí Lí

【拉丁学名】*Tribulus terrester* L.

【别名】刺蒺藜、白蒺藜、硬蒺藜、蒺骨子等。

【科属分类】蒺藜科 Zygophyllaceae 蒺藜属 *Tribulus*

【植物形态】一年生草本。茎平卧，无毛，被长柔毛或长硬毛，枝长

20~60cm，偶数羽状复叶，长1.5~5cm；小叶对生，3~8对，矩圆形或斜短圆形，长5~10mm，宽2~5mm，先端锐尖或钝，基部稍偏科，被柔毛，全缘。花腋生，花梗短于叶，花黄色；萼片5，宿存；花瓣5；雄蕊10，生于花盘基部，基部有鳞片状腺体，子房5棱，柱头5裂，每室3~4胚珠。果有分果瓣5，硬，长4~6mm，无毛或被毛，中部边缘有锐刺2枚，下部常有小锐刺2枚，其余部位常有小瘤体。花期5~8月，果期6~9月。

【生境分布】广泛分布于我国东北部、北部、东部、南部至西部、西南部及西藏南部。生于林下、林缘、灌丛及山谷湿地。海拔100~3350m。

【药用部位】根、花及果实入药。

【采收加工】根秋季挖，洗净泥土，晒干；果实秋季成熟时采割植株，晒干，打下果实，除去杂质。花5~8月采收，阴干或烘干。

【功能主治】辛、苦，微温。有小毒。果实：平肝解郁，活血祛风，明目，止痒。用于头痛眩晕，胸胁胀痛，乳闭乳痈，目赤翳障，风疹瘙痒。根：行气破血。主牙齿外伤动摇。花：祛风和血。主白癜风。

【用法用量】内服：煎汤，0.5~2两；或捣汁饮。外用：捣敷。

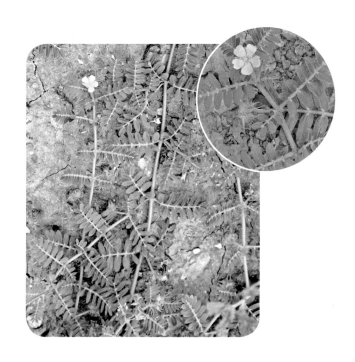

51. 芸香科 Rutaceae

174. 两面针 | Liǎng Miàn Zhēn

【拉丁学名】*Zanthoxylum nitidum*（Roxb.）DC.

【别名】钉板刺、入山虎、麻药藤、入地金牛、叶下穿针、红倒钩簕、大叶猫爪簕等。

【科属分类】芸香科 Rutaceae 花椒属 *Zanthoxylum*

【植物形态】幼龄植株为直立的灌木，成龄植株为攀援于其他树上的木质藤本。老茎有翼状蜿蜒而上的木栓层，茎枝及叶轴均有弯钩锐刺，粗大茎干上部的皮刺其基部呈长椭圆形枕状凸起，位于中央的针刺短且纤细。叶有小叶（3）5～11片，萌生枝或苗期的叶其小叶片长可达16～27cm，宽5～9cm；小叶对生，成长叶硬革质，阔卵形或近圆形，或狭长椭圆形，长3～12cm，宽1.5～6cm，顶部长或短尾状，顶端有明显凹口，凹口处有油点，边缘有疏浅裂齿，齿缝处有油点，有时全缘；侧脉及支脉在两面干后均明显且常微凸起，中脉在叶面稍凸起或平坦；小叶柄长2～5mm，稀近于无柄。花序腋生。花4基数；萼片上部紫绿色，宽约1mm；花瓣淡黄绿色，卵状椭圆形或长圆形，长约3mm；雄蕊长5～6mm，花药在授粉期为阔椭圆形至近圆球形，退化雌蕊半球形，垫状，顶部4浅裂；雌花的花瓣较宽，无退化雄蕊或为极细小的鳞片状体；子房圆球形，花柱粗而短，柱头头状。果梗长2～5mm，

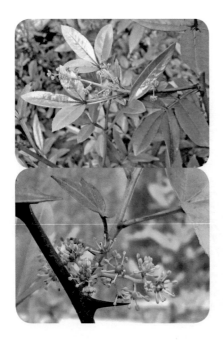

稀较长或较短；果皮红褐色，单个分果瓣径 5.5 ~ 7mm，顶端有短芒尖；种子圆珠状，腹面稍平坦，横径 5 ~ 6mm。花期 3 ~ 5 月，果期 9 ~ 11 月。

【生境分布】产于台湾、福建、广东、海南、广西、贵州及云南。生于海拔 800m 以下的温热地方，山地、丘陵、平地的疏林、灌丛中、荒山草坡的有刺灌丛中较常见。

【药用部位】根或枝叶入药。

【采收加工】全年可采，洗净，切片，晒干。

【功能主治】苦、辛，温；有小毒。活血化瘀，行气止痛，祛风通络，解毒消肿。用于跌扑损伤，胃痛，牙痛，风湿痹痛。毒蛇咬伤；外治烧烫伤。

【用法用量】5 ~ 10g。外用：适量，研末调敷或煎水洗患处。

【注意】不能过量服用。忌与酸味食物同服。

【附方】治喉闭，水饮不入：入地金牛根，擂烂，用黄糖煮，做成弹子，含化（《本草求原》）。治风湿骨痛：两面针根皮三钱，鸡蛋一只。水煎服（《陆川本草》）。止牙痛：两面针四两，了哥王一两。加入 75% 酒精 500mL（浸），用棉花蘸药水塞入患处（《中草药新医疗法处方集》）。治对口疮：两面针鲜根皮配红糖少许，捣烂外敷（《福建中草药》）。

175. 白鲜 | Bái Xiǎn

【拉丁学名】*Dictamnus dasycarpus* Turcz.

【别名】八股牛、山牡丹、羊鲜草、羊蹄草、地羊鲜、好汉拔、金雀儿椒、千斤拔、臭哄哄、大茴香、臭彀头等。

【科属分类】芸香科 Rutaceae 白鲜属 *Dictamnus*

【植物形态】茎基部木质化的多年生宿根草本，高 40 ~ 100cm。根斜生，肉质粗长，淡黄白色。茎直立，幼嫩部分密被长毛及水泡状凸起的油点。叶有小叶 9 ~ 13 片，小叶对生，无柄，位于顶端的一片则具长柄，椭圆至长圆形，长 3 ~ 12cm，宽 1 ~ 5cm，生于叶轴上部的较大，叶缘有细锯齿，

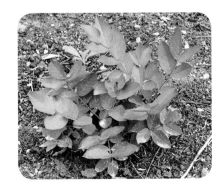

叶脉不甚明显，中脉被毛，成长叶的毛逐渐脱落；叶轴有甚狭窄的翼叶。总状花序长可达30cm；花梗长1~1.5cm；苞片狭披针形；萼片长6~8mm，宽2~3mm；花瓣白带淡紫红色或粉红带深紫红色脉纹，倒披针形，长2~2.5cm，宽5~8mm；雄蕊伸出于花瓣外；萼片及花瓣均密生透明油点。成熟的蓇葖果沿腹缝线开裂为5个分果瓣，每分果瓣又深裂为2小瓣，瓣的顶角短尖，内果皮蜡黄色，有光泽，每分果瓣有种子2~3粒；种子阔卵形或近圆球形，长3~4mm，厚约3mm，光滑。花期5月，果期8~9月。

【生境分布】产于黑龙江、吉林、辽宁、内蒙古、河北、山东、河南、山西、宁夏、甘肃、陕西、新疆、安徽、江苏、江西（北部）、四川、湖北等省区。生于丘陵土坡或平地灌木丛中或草地或疏林下，石灰岩山地亦常见。

【药用部位】干燥根皮入药。

【采收加工】春、秋二季采挖根部，除去泥沙及粗皮，剥取根皮，干燥。

【功能主治】苦，寒。清热燥湿，祛风解毒。用于湿热疮毒，黄水淋漓，湿疹，风疹，疥癣疮癞，风湿热痹，黄疸尿赤。

【用法用量】内服：煎汤，2~5钱。外用：煎水洗。

【注意】虚寒证忌服。

【附方】治肺藏风热，毒气攻皮肤瘙痒，胸膈不利，时发烦躁：白鲜皮、防风、人参、知母、沙参各一两，黄芩三分。上六味捣罗为散。每服二钱匕，水一盏，煎至六分，温服，食后临卧（《圣济总录》白鲜皮散）。疗产后中风，虚人不可服他药者：白鲜皮三两。以水三升，煮取一升，分服。耐酒者可酒、水等份煮之（《小品方》一物白鲜汤）。

176. 吴茱萸 | Wú Zhū Yú

【拉丁学名】*Evodia rutaecarpa*（Juss.）Benth.

【别名】吴萸、茶辣、辣子、臭辣子、吴椒、臭泡子、漆辣子、曲药子、气辣子等。

【科属分类】芸香科 Rutaceae 吴茱萸属 *Evodia*

【植物形态】小乔木或灌木，高3~5m，嫩枝暗紫红色，与嫩芽同被灰黄或红锈色绒毛，或疏短毛。叶有小叶5~11片，小叶薄至厚纸质，卵形、椭圆形或披针形，长6~18cm，宽3~7cm，叶轴下部的较小，两侧对称或一侧的基部稍偏斜，边全缘或浅波浪状，小叶两面及叶轴被长柔毛，毛密如毡状，或仅中脉两侧被短毛，油点大且多。花序顶生；雄花序的花彼此疏离，雌花序的花密集或疏离；萼片及花瓣均 5 片，偶有 4 片，镊合排列；雄花花瓣长 3~4mm，腹面被疏长毛，退化雌蕊 4~5 深裂，下部及花丝均被白色长柔毛，雄蕊伸出花瓣之上；雌花花瓣长 4~5mm，腹面被毛，退化雄蕊鳞片状或短线状或兼有细小的不育花药，子房及花柱下部被疏长毛。果序宽（3~）12cm，果密集或疏离，暗紫红色，有大油点，每分果瓣有 1 种子；种子近圆球形，一端钝尖，腹面略平坦，长 4~5mm，褐黑色，有光泽。花期 4~6 月，果期 8~11 月。

【生境分布】产于秦岭以南各地，但海南未见有自然分布，曾引进栽培，均生长不良。生于平地至海拔 1500m 山地疏林或灌木丛中，多见于向阳坡地。各地有小或大量栽种。

【药用部位】干燥近成熟果实（吴茱萸）、根及叶入药。

【采收加工】吴茱萸：8~11 月果实尚未开裂时，剪下果枝，晒干或低温干燥，除去枝、叶、果梗等杂质。根及叶夏秋采集。

【功能主治】吴茱萸：辛、苦，热；有小毒。根：辛、苦，热。叶：辛苦，热。吴茱萸：散寒止痛，降逆止呕，助阳止泻。用于厥阴头痛，寒疝腹痛，寒湿脚气，经行腹痛，脘腹胀痛，呕吐吞酸，五更泄泻，外治口疮，高血压。根：行气温中，杀虫。治脘腹冷痛，泄泻，下痢，风寒头痛，腰痛，疝气，经闭腹痛，蛲虫病。叶：散寒，止痛，敛疮。主霍乱转筋，心腹冷痛，头痛，疮疡肿毒。

【用法用量】内服：煎汤，0.5~2 钱；或入丸、散。外用：蒸热熨，研

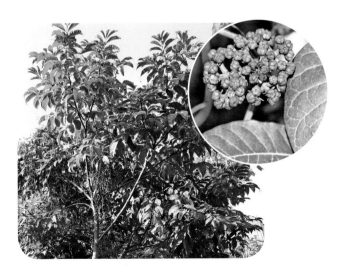

末调敷或煎水洗。

【注意】阴虚火旺者忌服。

【附方】治食已吞酸，胃气虚冷者：吴茱萸、干姜（炮）等份。为末，汤服一钱（《圣惠方》）。治呕而胸满，及干呕吐涎沫，头痛者：吴茱萸一升，人参三两，生姜六两，大枣十二枚。上四味，以水五升，煮取三升，温服七合，日三服（《金匮要略》吴茱萸汤）。治头风：吴茱萸三升，水五升，煮取三升，以绵拭发根（《千金翼方》）。治湿疹：炒吴茱萸一两，乌贼骨七钱，硫黄二钱。共研细末备用。湿疹患处渗出液多者撒干粉。无渗出液者用蓖麻油或猪板油化开调抹，隔日一次，上药后用纱布包扎（《全展选编·皮肤科》）。治大寒犯脑头痛：酒拌吴茱萸叶，袋盛蒸熟，更互枕熨之，痛止为度（《本草纲目》）。

177. 臭节草 | Chòu Jié Cǎo

【拉丁学名】*Boenninghausenia albiflora*（Hook.）Reichb.

【别名】松风草、小黄药、白虎草、石胡椒、松气草、老蛇骚、蛇皮草、蛇盘草、臭虫草、断根草、烫伤草等。

【科属分类】芸香科 Rutaceae 石椒草属 *Boenninghausenia*

【植物形态】常绿草本，分枝甚多，枝、叶灰绿色，稀紫红色，嫩枝的髓部大而空心，小枝多。叶薄纸质，小裂片倒卵形、菱形或椭圆形，长

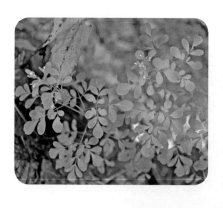

1～2.5cm，宽 0.5～2cm，背面灰绿色，老叶常变褐红色。花序有花甚多，花枝纤细，基部有小叶；萼片长约 1mm；花瓣白色，有时顶部桃红色，长圆形或倒卵状长圆形，长 6～9mm，有透明油点；8 枚雄蕊长短相间，花丝白色，花药红褐色；子房绿色，基部有细柄。分果瓣长约 5mm，子房柄在结果时长 4～8mm，每分果瓣有种子 4 粒，稀 3 或 5 粒；种子肾形，长约 1mm，褐黑色，表面有细瘤状凸起。花果期 7～11 月。

【生境分布】分布于湖北、安徽、江苏、浙江、江西、湖南、广东、广西一带的常生于海拔 700～1000m 的山地；见于四川、云南和西藏的多生于海拔 1500～2800m 山地草丛中或疏林下，土山或石岩山地均有。

【药用部位】全草及根入药。

【采收加工】全草：春、夏、秋季均可采集，晒干或鲜用。根：夏季采挖，除去泥沙，鲜用。

【功能主治】甘，微寒。全草：解表截疟，活血散瘀，解毒。用于疟疾，感冒发热，支气管炎，跌打损伤。外用治外伤出血，痈疖疮疡；根：解毒消肿。主疮疖肿毒。

【用法用量】3～5钱，水煎服或泡酒服。外用适量，捣烂敷患处。捣浆，洗肿毒。

52. 楝科 Meliaceae

178. 楝 | Liàn

【拉丁学名】*Melia azedarach* L.

【别名】苦楝、楝树、楝树果、楝枣子、苦楝树、森树、翠树、紫花树、川楝皮、金铃子、川楝实等。

【科属分类】楝科 Meliaceae 楝属 *Melia*

【植物形态】落叶乔木，高达十余米；树皮灰褐色，纵裂。分枝广展，小枝有叶痕。叶为2～3回奇数羽状复叶，长20～40cm；小叶对生，卵形、椭圆形至披针形，顶生一片通常略大，长3～7cm，宽2～3cm，先端短渐尖，基部楔形或宽楔形，多少偏斜，边缘有钝锯齿，幼时被星状毛，后两面均无毛，侧脉每边12～16条，广展，向上斜举。圆锥花序约与叶等长，无毛或幼时被鳞片状短柔毛；花芳香；花萼5深裂，裂片卵形或长圆状卵形，先端急尖，外面被微柔毛；花瓣淡紫色，倒卵状匙形，长约1cm，两面均被微柔毛，通常外面较密；雄蕊管紫色，无毛或近无毛，长7～8mm，有纵细脉，管口有钻形、2～3齿裂的狭裂片10枚，花药10枚，着生于裂片内侧，且与裂片互生，长椭圆形，顶端微凸尖；子房近球形，56室，无毛，每室有胚珠2颗，花柱细长，柱头头状，顶端具5齿，不伸出雄蕊管。核果球形至椭圆形，长1～2cm，宽8～15mm，内果皮木质，4～5室，每室有种子1颗；种子椭圆形。花期4～5月，果期10～12月。

【生境分布】产于我国黄河以南各省区，较常见；生于低海拔旷野、路旁或疏林中，目前已广泛引为栽培。

【药用部位】树皮（苦楝皮）、花（楝花）、叶（苦楝叶）及果实（川楝子）都可入药。

【采收加工】川楝子：冬季果实成熟时采收，除去杂质，干燥。苦楝皮：春、秋二季剥取，晒干，或除去粗皮，晒干。花4～5月采收，晒干、阴干或烘干。

【功能主治】苦，寒；有毒。苦楝皮：清热燥湿、杀虫。主治蛔虫病、绕虫病、涤虫病、阴道滴虫、疥癣等症。川楝子：舒肝行气止痛，驱虫。用于胸胁、脘腹胀痛，疝痛，虫积腹痛。叶：清热燥湿，杀虫止痒，行气止痛。主湿疹瘙痒，疮癣疥癞，蛇虫咬伤，滴虫性阴道炎，疝气疼痛，跌打肿痛。花：清热祛湿，杀虫，止痒。主热痱，头癣。

【用法用量】煎汤内服，2～3钱（鲜者1～2两）；或入丸、散。外用：煎水洗或研末调敷。

【注意】体弱及脾胃虚寒者忌服。

【附方】治小儿虫痛不可忍者：苦楝根白皮二两，白芜荑半两。为末，每服一钱，水一小盏，煎取半盏，放冷，待发时服，量大小加减，无时（《小儿卫生总微论方》抵圣散）。治瘰疹：楝皮浓煎浴（《斗门方》）。治疥疮风虫：楝根皮、皂角（去皮子）等份。为末，猪脂调涂（《奇效良方》）。治顽固性湿

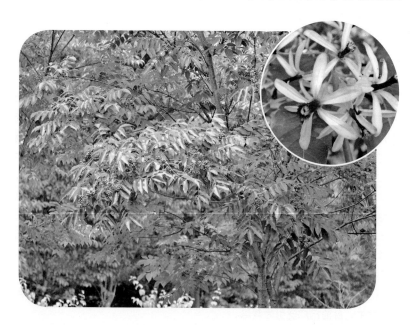

癣：楝根皮，洗净晒干烧灰，调菜油涂抹患处，隔日洗去再涂，如此三四次（《福建中医药》）。

53. 远志科 Polygalaceae

179. 瓜子金 | Guā Zǐ Jīn

【拉丁学名】*Polygala japonica* Houtt.

【别名】金锁匙、神砂草、地藤草、远志草、日本远志、产后草、小叶地丁草、小叶瓜子草、高脚瓜子草、银不换、小金不换、竹叶地丁、辰砂草、苦草、卵叶远志等。

【科属分类】远志科 Polygalaceae 远志属 *Polygala*

【植物形态】多年生草本，高 15～20cm；茎、枝直立或外倾，绿褐色或绿色，具纵棱，被卷曲短柔毛。单叶互生，叶片厚纸质或亚革质。卵形或卵状披针形，稀狭披针形，长 1～2.3（～3）cm，宽（3～）5～9mm，先端钝，具短尖头，基部阔楔形至圆形，全缘，叶面绿色，背面淡绿色，两面无毛或被短柔毛，主脉上面凹陷，背面隆起，侧脉 3～5 对，两面凸起，并被短柔毛；叶柄长约 1mm，被短柔毛。总状花序与叶对生，或腋外生，最上 1 个花

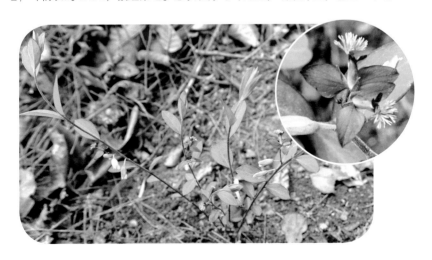

序低于茎顶。花梗细，长约 7mm，被短柔毛，基部具 1 披针形、早落的苞片；萼片 5，宿存，外面 3 枚披针形，长 4mm，外面被短柔毛，里面 2 枚花瓣状，卵形至长圆形，长约 6.5mm，宽约 3mm，先端圆形，具短尖头，基部具爪；花瓣 3，白色至紫色，基部合生，侧瓣长圆形，长约 6mm，基部内侧被短柔毛，龙骨瓣舟状，具流苏状鸡冠状附属物；雄蕊 8，花丝长 6mm，全部合生成鞘，鞘 1/2 以下与花瓣贴生，且具缘毛，花药无柄，顶孔开裂；子房倒卵形，径约 2mm，具翅，花柱长约 5mm，弯曲，柱头 2，间隔排列。蒴果圆形，径约 6mm，短于内萼片，顶端凹陷，具喙状突尖，边缘具有横脉的阔翅，无缘毛。种子 2 粒，卵形，长约 3mm，径约 1.5mm，黑色，密被白色短柔毛，种阜 2 裂下延，疏被短柔毛。花期 4~5 月，果期 5~8 月。

【生境分布】产于东北、华北、西北、华东、华中和西南地区；生于山坡草地或田埂上，海拔 800~2100m。

【药用部位】全草或根入药。

【采收加工】秋季采集全草，洗净，晒干。

【功能主治】微辛，微温。祛痰止咳，活血消肿，解毒止痛。用于咳嗽痰多，咽喉肿痛，外治跌打损伤，疔疮疖肿，蛇虫咬伤。

【用法用量】内服：煎汤，3~5 钱（鲜者 1~2 两）；捣汁或研末。外用：捣敷。

【附方】治痰咳：瓜子金根二两，酌加水煎，顿服（《福建民间草药》）。治百日咳：辰砂草五钱。煎水兑蜂糖吃；治小儿惊风：辰砂草二钱，佛顶珠一钱。煎水服；急性扁桃体炎：瓜子金五钱，白花蛇舌草五钱，车前二钱。水煎服，每日 1 剂（《江西草药》）。治血栓炎，皮肤现紫块，一身痛：辰砂草根捶绒，兑淘米水服（《贵州草药》）。治关节炎：瓜子金根二至三两。酌加水煎，日服一二次（《福建民间草药》）。

54. 大戟科 Euphorbiaceae

180. 叶下珠 | Yè Xià Zhū

【拉丁学名】*Phyllanthus urinaria* L.

【别名】珍珠草、叶下珍珠、叶后珠、十字珍珠草、夜合草、夜合珍珠等。

【科属分类】大戟科 Euphorbiaceae 叶下珠属 *Phyllanthus*

【植物形态】一年生草本，高 10 ~ 60cm，茎通常直立，基部多分枝，枝倾卧而后上升；枝具翅状纵棱，上部被一纵列疏短柔毛。叶片纸质，因叶柄扭转而呈羽状排列，长圆形或倒卵形，长 4 ~ 10mm，宽 2 ~ 5mm，顶端圆、钝或急尖而有小尖头，下面灰绿色，近边缘或边缘有 1 ~ 3 列短粗毛；侧脉每边 4 ~ 5 条，明显；叶柄极短；托叶卵状披针形，长约 1.5mm。花雌雄同株，直径约 4mm；雄花：2 ~ 4 朵簇生于叶腋，通常仅上面 1 朵开花，下面的很小；花梗长约 0.5mm，基部有苞片 1 ~ 2 枚；萼片 6，倒卵形，长约 0.6mm，顶端钝；雄蕊 3，花丝全部合生成柱状；花粉粒长球形，通常具 5 孔沟，少数 3、4、6 孔沟，内孔横长椭圆形；花盘腺体 6，分离，与萼片互生；雌花：单生于小枝中下部的叶腋内；花梗长约 0.5mm；萼片 6，近相等，卵状披针形，长约 1mm，边缘膜质，黄白色；花盘圆盘状，边全缘；子房卵状，有鳞片状凸起，花柱分离，顶端 2 裂，裂片弯卷。蒴果圆球状，直径 1 ~ 2mm，红色，表面具一小凸刺，有宿存的花柱和萼片，开裂后轴柱宿存；种子长 1.2mm，橙黄色。花期 4 ~ 6 月，果期 7 ~ 11 月。

【生境分布】产于河北、山西、陕西、华东、华中、华南、西南等省区，通常生于海拔 500m 以下旷野平地、旱田、山地路旁或林缘。

【药用部位】全草入药。

【采收加工】夏秋采集全草，去杂质，晒干。

【功能主治】微苦、甘、凉。清热利尿，明目，消积。用于肾炎水肿，泌尿系感染，结石，肠炎，痢疾，小儿疳积，眼角膜炎，黄疸型肝炎，暑热腹泻，夜盲，急性结膜炎，口疮，头疮，风火赤眼、单纯性消化不良。外治毒蛇咬伤，皮肤飞蛇卵等。

【用法用量】0.5 ~ 1 两；外用适量，鲜草捣烂敷伤口周围。

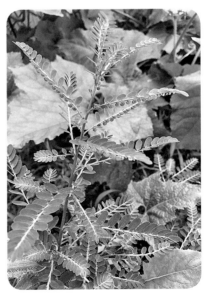

【附方】治疗肠炎腹泻及细菌性痢疾，可单用本品一两，煎服；也可配合老鹳草一两同用。在治疗夜盲症时，可用鲜草一至二两，加鸭肝两三个同炖汤，熟后，吃鸭肝及汤。

181. 算盘子 | Suàn Pán Zi

【拉丁学名】*Glochidion puberum*（L.）Hutch.

【别名】算盘珠、野南瓜、果盒仔、金骨风、山金瓜、臭山橘、馒头果、狮子滚球等。

【科属分类】大戟科 Euphorbiaceae 算盘子属 *Glochidion*

【植物形态】直立灌木，高 1~5m，多分枝；小枝灰褐色；小枝、叶片下面、萼片外面、子房和果实均密被短柔毛。叶片纸质或近革质，长圆形、长卵形或倒卵状长圆形，稀披针形，长 3~8cm，宽 1~2.5cm，顶端钝、急尖、短渐尖或圆，基部楔形至钝，上面灰绿色，仅中脉被疏短柔毛或几无毛，下面粉绿色；侧脉每边 5~7 条，下面凸起，网脉明显；叶柄长 1~3mm；托叶三角形，长约 1mm。花小，雌雄同株或异株，2~5 朵簇生于叶腋内，雄花束常着生于小枝下部，雌花束则在上部，或有时雌花和雄花同生于一叶腋内；雄花：花梗长 4~15mm；萼片 6，狭长圆形或长圆状倒卵形，长 2.5~3.5mm；雄蕊 3，合生呈圆柱状；雌花：花梗长约 1mm；萼片 6，与

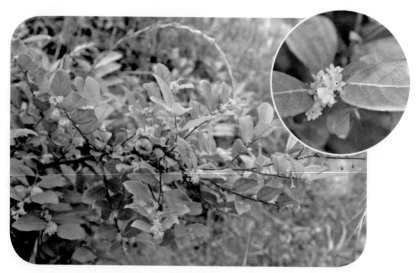

雄花的相似，但较短而厚；子房圆球状，5~10 室，每室有 2 颗胚珠，花柱合生呈环状，长宽与子房几相等，与子房接连处缢缩。蒴果扁球状，直径 8~15mm，边缘有 8~10 条纵沟，成熟时带红色，顶端具有环状而稍伸长的宿存花柱；种子近肾形，具三棱，长约 4mm，朱红色。花期 4~8 月，果期 7~11 月。

【生境分布】产于陕西、甘肃、江苏、安徽、浙江、江西、福建、台湾、河南、湖北、湖南、广东、海南、广西、四川、贵州、云南和西藏等省区，生于海拔 300~2200m 山坡、溪旁灌木丛中或林缘。

【药用部位】果实（算盘子）、根（算盘子根）、枝叶（算盘子叶）入药。

【采收加工】根全年可采，切片晒干；叶夏秋采集，晒干；果实秋季采摘，拣净杂质，晒干。

【功能主治】算盘子：苦、凉，有小毒；算盘子根：苦，平；算盘子叶：苦涩，凉，有小毒。算盘子：清热利湿，祛风活络。用于感冒发热，咽喉痛，疟疾，急性胃肠炎，消化不良，痢疾，风湿性关节炎，跌打损伤，白带，痛经。算盘子根：清热利湿，活血解毒。治痢疾，疟疾，黄疸，白浊，劳伤咳嗽，风湿痹痛，崩漏，带下，喉痛，牙痛，痈肿，瘰疬，跌打损伤。算盘子叶：清热利湿，解毒消肿。治痢疾，黄疸，淋浊，带下，感冒，咽喉肿痛，痈疖，漆疮，皮疹瘙痒。

【用法用量】内服：煎汤，9~15g。

【附方】治疝气初起：野南瓜五钱。水煎服；治睾丸炎：鲜野南瓜三两，鸡蛋两个。先将药煮成汁，再以药汁煮鸡蛋，一日两次，连服两天（《江西草药手册》）。治久咳不止：算盘子根半斤。炖猪蹄吃（《贵州民间药物》）。治睾丸肿大：野南瓜根一至二两。同瘦猪肉炖汤服（《江西民间草药》）。治偏头痛：野南瓜根三两，甜酒拌炒五次，酒水各半煎服；治外痔：野南瓜根煎水，先熏后洗，能内消（《江西草药手册》）。治疖肿、乳腺炎：算盘子鲜叶捣烂外敷。同时用根一至二两，水煎服（《浙江民间常用草药》）。

182. 杜香藤 | Gàng Xiāng Téng

【拉丁学名】*Mallotus repandus*（Willd.）Muell. Arg. var. *chrysocarpus*（Pamp.）S. M. Hwang

【别名】腺叶石岩枫、倒挂金钩、犁头枫、倒金钩、岩桐麻、黄豆树、小金杠藤、狂狗藤、马面草、六角枫藤等。

【科属分类】大戟科 Euphorbiaceae 野桐属 *Mallotus*

【植物形态】攀缘状灌木；嫩枝、叶柄、花序和花梗均密生黄色星状柔毛；老枝无毛，常有皮孔。叶互生，纸质或膜质，卵形或椭圆状卵形，长 3.5～8cm，宽 2.5～5cm，顶端急尖或渐尖，基部楔形或圆形，边全缘或波状，嫩叶两面均被星状柔毛，成长叶仅下面叶脉腋部被毛和散生黄色颗粒状腺体；基出脉 3 条，有时稍离基，侧脉 4～5 对；叶柄长 2～6cm。

花雌雄异株，总状花序或下部有分枝；雄花序顶生，稀腋生，长 5～15cm；苞片钻状，长约 2mm，密生星状毛，苞腋有花 2～5 朵；花梗长约 4mm；雄花：花萼裂片 3～4，卵状长圆形，长约 3mm，外面被绒毛；雄蕊 40～75 枚，花丝长约 2mm，花药长圆形，药隔狭。雌花序顶生，长 5～8cm，苞片长三角形；雌花：花梗长约 3mm；花萼裂片 5，卵状披针形，长约 3.5mm，外面被绒毛，具颗粒状腺体；花柱 2（～3）枚，柱头长约 3mm，被星状毛，密生羽毛状突起。蒴果具 2（～3）个分果爿，直径约 1cm，密生黄色粉末状毛和具颗粒状腺体；种子卵形，直径约 5mm，黑色，有光泽。花期 3～5 月，果期 8～9 月。

【生境分布】产于陕西、甘肃、四川、贵州、湖北、湖南、江西、安徽、江苏、浙江、福建和广东（北部）。生于海拔 300～600m 山地疏林中或

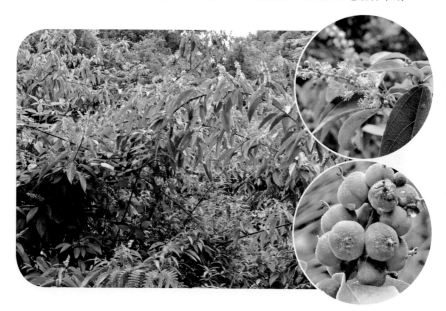

林缘。

【药用部位】根、茎和叶入药。

【采收加工】根、茎，全年均可采，洗净，切片，晒干。夏、秋季采叶，鲜用或晒干。

【功能主治】苦、辛，温。祛风除湿，活血通络，解毒消肿，驱虫止痒。主风湿痹证，腰腿疼痛，口眼歪斜，跌打损伤，痈肿疮疡，绦虫病，湿疹，顽癣，蛇犬咬伤。

【用法用量】内服：煎汤，9～30g。外用：适量，干叶研末，调敷；或鲜叶捣敷。

【附方】治关节疼痛：杠香藤枝叶、五加皮、钻地风各三至五钱，水煎服（《浙江天目山药植志》）。

183. 白背叶 | Bái Bèi Yè

【拉丁学名】*Mallotus apelta*（Lour.）Muell. Arg.

【别名】野桐、叶下白、白背木、白背娘、白朴树、白帽顶等。

【科属分类】大戟科 Euphorbiaceae 野桐属 *Mallotus*

【植物形态】灌木或小乔木，高1～3（～4）m；小枝、叶柄和花序均密被淡黄色星状柔毛和散生橙黄色颗粒状腺体。叶互生，卵形或阔卵形，稀心形，长和宽均6～16（～25）cm，顶端急尖或渐尖，基部截平或稍心形，边缘具疏齿，上面干后黄绿色或暗绿色，无毛或被疏毛，下面被灰白色星状绒毛，散生橙黄色颗粒状腺体；基出脉5条，最下一对常不明显，侧脉6～7对；基部近叶柄处有褐色斑状腺体2个；叶柄长5～15cm。花雌雄异株，雄花序为开展的圆锥花序或穗状，长15～30cm，苞片卵形，长约1.5mm，雄花多朵簇生于苞腋；雄花：花梗长1～2.5mm；花蕾卵形或球形，长约2.5mm，花萼裂片4，卵形或卵状三角形，长约3mm，外面密

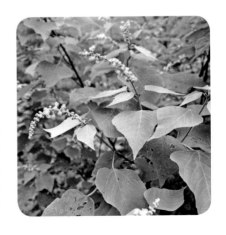

生淡黄色星状毛,内面散生颗粒状腺体;雄蕊50~75枚,长约3mm;雌花序穗状,长15~30cm,稀有分枝,花序梗长5~15cm,苞片近三角形,长约2mm;雌花:花梗极短;花萼裂片3~5枚,卵形或近三角形,长2.5~3mm,外面密生灰白色星状毛和颗粒状腺体;花柱3~4枚,长约3mm,基部合生,柱头密生羽毛状突起。蒴果近球形,密生被灰白色星状毛的软刺,软刺线形,黄褐色或浅黄色,长5~10mm;种子近球形,直径约3.5mm,褐色或黑色,具皱纹。花期6~9月,果期8~11月。

【生境分布】产于云南、广西、湖南、江西、福建、广东和海南。生于海拔30~1000m山坡或山谷灌丛中。

【药用部位】以根及叶入药。

【采收加工】根全年可采,洗净,切片,晒干。叶多鲜用,或夏、秋采集,晒干研粉。

【功能主治】微苦、涩,平。根:柔肝活血,健脾化湿,收敛固脱。用于慢性肝炎,肝脾肿大,子宫脱垂,脱肛,白带,妊娠水肿。叶:消炎止血。外用治中耳炎,疖肿,跌打损伤,外伤出血

【用法用量】内服:煎汤,1.5~3钱。外用:研末撒或煎水洗。

【附方】治胃痛呕水:白背叶草头浸男子尿一星期,取起洗净晒干。每用二两,雄鸡一只去肠杂头肺,水适量炖服,每星期一次(《闽南民间草药》)。治鹅口疮:白背叶适量蒸水,用消毒棉卷蘸水拭抹患处,一日三次,连抹两天(《岭南草药志》)。治皮肤湿痒:白背叶煎水洗(《福建中草药》)。治产后风:白背叶、艾叶,酒煎服(《江西草药手册》)。治溃疡:白背叶鲜叶捣烂,麻油或菜油调敷(《江西草药手册》)。

184. 山麻杆 | Shān Má Gǎn

【拉丁学名】*Alchornea davidii* Franch.

【别名】野火麻、荷包麻等。

【科属分类】大戟科 Euphorbiaceae 山麻杆属 *Alchornea*

【植物形态】落叶灌木,高1~4(~5)m;嫩枝被灰白色短绒毛,一年生小枝具微柔毛。叶薄纸质,阔卵形或近圆形,长8~15cm,宽7~14cm,顶端渐尖,基部心形、浅心形或近截平,边缘具粗锯齿或具细齿,齿端具腺体,上面沿叶脉具短柔毛,下面被短柔毛,基部具斑状腺体2或4个;基出

脉 3 条；小托叶线状，长 3 ~ 4mm，具短毛；叶柄长 2 ~ 10cm，具短柔毛，托叶披针形，长 6 ~ 8mm，基部宽 1 ~ 1.5mm，具短毛，早落。雌雄异株，雄花序穗状，1 ~ 3 个生于一年生枝已落叶腋部，长 1.5 ~ 2.5（~ 3.5）cm，花序梗几无，呈柔荑花序状，苞片卵形，长约 2mm，顶端近急尖，具柔毛，未开花时覆瓦状密生，雄花 5 ~ 6 朵簇生于苞腋，花梗长约 2mm，无毛，基部具关节；小苞片长约 2mm；雌花序总状，顶生，长 4 ~ 8cm，具花 4 ~ 7朵，各部均被短柔毛，苞片三角形，长 3.5mm，小苞片披针形，长 3.5mm；花梗短，长约。5mm；雄花：花萼花蕾时球形，无毛，直径约 2mm，萼片 3（~ 4）枚；雄蕊 6 ~ 8 枚；雌花：萼片 5 枚，长三角形，长 2.5 ~ 3mm，具短柔毛；子房球形，被绒毛，花柱 3 枚，线状，长 10 ~ 12mm，合生部分长 1.5 ~ 2mm。蒴果近球形，具 3 圆棱，直径 1 ~ 1.2cm，密生柔毛；种子卵状三角形，长约 6mm，种皮淡褐色或灰色，具小瘤体。花期 3 ~ 5 月，果期 6 ~ 7 月。

【生境分布】分布于陕西南部、四川东部和中部、云南东北部、湖北、贵州、广西北部、河南、湖南、江西、江苏、福建西部。生于海拔 300 ~ 700（~ 1000）m 沟谷或溪畔、河边的坡地灌丛中，或栽种于坡地。

【药用部位】茎皮及叶入药。

【采收加工】春、夏季采收，洗净，鲜用或晒干。

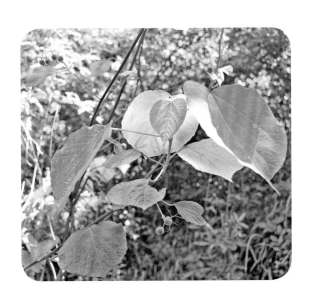

【功能主治】淡，平。解毒，驱虫，止痛。主治蛔虫病，腰痛。外治疯狗咬伤，蛇咬伤。

【附方】治蛇咬伤：鲜山麻杆适量，捣敷患处。治疯狗咬伤：山麻杆叶二钱。煎服。服后有呕吐反应。治蛔虫病：山麻杆适量。研粉，加入面中做馍吃。

185. 油桐 | Yóu Tóng

【拉丁学名】*Vernicia fordii*（Hemsl.）Airy Shaw

【别名】三年桐、桐油树、桐子树、罂子桐、荏桐等。

【科属分类】大戟科 Euphorbiaceae 油桐属 *Vernicia*

【植物形态】落叶乔木，高达 10m；树皮灰色，近光滑；枝条粗壮，无毛，具明显皮孔。叶卵圆形，长 8～18cm，宽 6～15cm，顶端短尖，基部截平至浅心形，全缘，稀 1～3 浅裂，嫩叶上面被很快脱落微柔毛，下面被渐脱落棕褐色微柔毛，成长叶上面深绿色，无毛，下面灰绿色，被贴伏微柔毛；掌状脉 5（～7）条；叶柄与叶片近等长，几无毛，顶端有 2 枚扁平、无柄腺体。花雌雄同株，先叶或与叶同时开放；花萼长约 1cm，2（～3）裂，外面密被棕褐色微柔毛；花瓣白色，有淡红色脉纹，倒卵形，长 2～3cm，宽 1～1.5cm，顶端圆形，基部爪状；雄花：雄蕊 8～12 枚，2 轮；外轮离

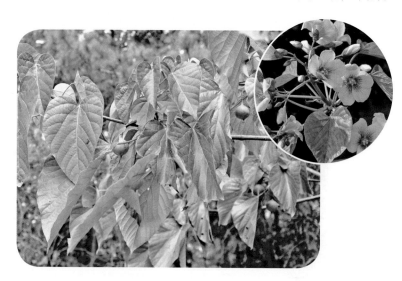

生，内轮花丝中部以下合生；雌花：子房密被柔毛，3~5（~8）室，每室有 1 颗胚珠，花柱与子房室同数，2 裂。核果近球状，直径 4~6（~8）cm，果皮光滑；种子 3~4（~8）颗，种皮木质。花期 3~4 月，果期 8~9 月。

【生境分布】产于陕西、河南、江苏、安徽、浙江、江西、福建、湖南、湖北、广东、海南、广西、四川、贵州、云南等省区。通常栽培于海拔 1000m 以下丘陵山地。

【药用部位】以根、叶、花、果壳及种子油入药。

【采收加工】种子：秋季果实成熟时收集，将其堆积于潮湿处，泼水，覆以干草，经 10 天左右，外壳腐烂，除去外皮收集种子晒干；叶：秋季采收，鲜用；根：全年可采，洗净，鲜用或晒干。

【功能主治】甘、微辛，寒。有小毒。根：消积驱虫，祛风利湿。用于蛔虫病，食积腹胀，风湿筋骨痛，湿气水肿。叶：解毒，杀虫。外用治疮疡、癣疥。花：清热解毒，生肌。外用治烧烫伤。

【用法用量】根 2~4 钱，水煎或炖肉服；叶、花外用适量，鲜叶捣烂敷患处，花浸植物油内，备用；种子外用：研末吹喉、捣敷或磨水涂。内服：煎汤，1~2 枚。磨水或捣烂冲水服。

【注意】孕妇慎服，多服则发呕。

【附方】治臌胀：桐油树根、乌桕根各三钱，阳雀花根五钱。炖猪肉吃（《贵州草药》）。治瘰疬：桐油树蔃和猪精肉煎汤服，能内消（《岭南采药录》）。治蛔虫病：油桐根四至五分。研细粉，加面做馍，一次吃完（《陕西中草药》）。治齿龈肿痛：油桐根一两。水煎去渣，加青壳鸭蛋两个同煮，服汤食蛋（《江西草药》）。治疥癣：油桐果捣烂绞汁敷抹；治烫伤：油桐果捣烂绞汁，调冬蜜敷抹患处；治脓疱疮：嫩油桐果切开，将果内流出的水涂患处（《河南中草药手册》）。

186. 湖北大戟 | Hú Běi Dà Jǐ

【拉丁学名】*Euphorbia hylonoma* Hand.–Mazz.

【别名】邛巨、红芽大戟、紫大戟、下马仙、京大戟等。

【科属分类】大戟科 Euphorbiaceae 大戟属 *Euphorbia*

【植物形态】多年生草本，全株光滑无毛。根粗线形，长达十多厘米，直径 3～5mm。茎直立，上部多分枝。高 50～100cm，直径 3～7mm。叶互生，长圆形至椭圆形，变异较大，长 4～10cm，宽 1～2cm，先端圆，基部渐狭，叶面绿色，叶背有时淡紫色或紫色；侧脉 6～10 对；叶柄长 3～6mm；总苞叶 3～5 枚，同茎生叶，伞幅 3～5，长 2～4cm；苞叶 2～3 枚，常为卵形，长 2～2.5cm，宽 1～1.5cm，无柄花序单生于二歧分枝顶端，无柄；总苞钟状，高约 2.5mm，直径 2.5～3.5mm，边缘 4 裂，裂片三角状卵形，全缘，被毛；腺体 4 圆肾形，淡黑褐色。雄花多枚，明显伸出总苞外；雌花 1 枚，子房柄长 3～5mm；子房光滑；花往 3，分离，柱头 2 裂。蒴果球状，长 3.5～4mm，直径约 4mm，成熟时分裂为 3 个分果爿。种子卵圆状，灰色或淡褐色，长约 2.5mm，直径约 2mm，光滑，腹面具沟纹；种阜具极短的柄。花期 4～7 月，果期 6～9 月。

【生境分布】产于黑龙江、吉林、辽宁、河北、山西、陕西、甘肃（文县）、山东、江苏、安徽、浙江、江西、河南、湖北、湖南、湖北、广东、广西、四川、贵州和云南等地。生于海拔 200～3000m 的山沟、山坡、灌丛、草地、疏林等地。

【药用部位】以根入药。

【采收加工】秋春季未发芽前，或秋季茎叶枯萎时采挖，除去残茎及须

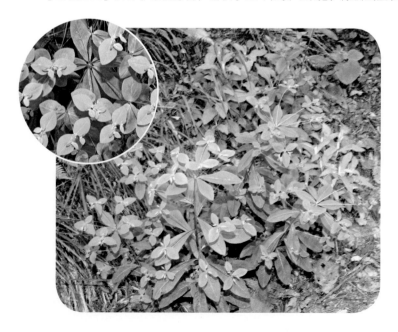

根，洗净晒干。

【功能主治】苦、辛，寒；有毒。泻水逐饮，消肿散结。主水肿，胸腹积水，痰饮积聚，二便不利，痈肿，瘰疬。

【用法用量】内服：煎汤，0.5～3g；或入丸、散。外用：适量，研末或熬膏敷；或煎水熏洗。

【注意】孕妇忌服。体弱者慎用。反甘草。畏菖蒲、芦草、鼠屎。

【附方】治腹水胀满，二便不通：大戟三分，牵牛子一钱五分，红枣五个。水煎服（《新疆中草药手册》）。治淋巴结结核：大戟二两，鸡蛋七个。将药和鸡蛋共放砂锅内，水煮3小时，将蛋取出，每早，去壳食鸡蛋一个。七天为一疗程（《内蒙古中草药新医疗法资料选编》）。

187. 地锦 ｜ Dì Jǐn

【拉丁学名】*Euphorbia maculata* L.

【别名】血筋草等。

【科属分类】大戟科 Euphorbiaceae 大戟属 *Euphorbia*

【植物形态】一年生草本。根纤细，长4～7cm，直径约2mm。茎匍匐，长10～17cm，直径约1mm，被白色疏柔毛。叶对生，长椭圆形至肾状长圆

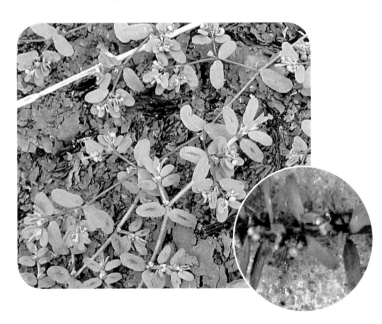

形，长 6~12mm，宽 2~4mm，先端钝，基部偏斜，不对称，略呈渐圆形，边缘中部以下全缘，中部以上常具细小疏锯齿；叶面绿色，中部常具有一个长圆形的紫色斑点，叶背淡绿色或灰绿色，新鲜时可见紫色斑，干时不清楚，两面无毛；叶柄极短，长约 1mm；托叶钻状，不分裂，边缘具睫毛。花序单生于叶腋，基部具短柄，柄长 1~2mm；总苞狭杯状，高 0.7~1.0mm，直径约 0.5mm，外部具白色疏柔毛，边缘 5 裂，裂片三角状圆形；腺体 4，黄绿色，横椭圆形，边缘具白色附属物。雄花 4~5，微伸出总苞外；雌花 1，子房柄伸出总苞外，且被柔毛；子房被疏柔毛；花柱短，近基部合生；柱头 2 裂。蒴果三角状卵形，长约 2mm，直径约 2mm，被稀疏柔毛，成熟时易分裂为 3 个分果爿。种子卵状四棱形，长约 1mm，直径约 0.7mm，灰色或灰棕色，每个棱面具 5 个横沟，无种阜。花果期 4~9 月。

【生境分布】产于江苏、江西、浙江、湖北、河南、河北和台湾。生于平原或低山坡的路旁。

【药用部位】全草入药。

【采收加工】6~9 月采收，晒干。

【功能主治】辛，平。止血，清湿热，通乳。治黄疸，泄泻，疳积，血痢，尿血，血崩，外伤出血，乳汁不多，痈肿疮毒。

【用法用量】内服：煎汤，0.3~1 两（大剂量 2 两）；或和鸡肝煮服。外用：捣敷。

188. 续随子 | Xù Suí Zǐ

【拉丁学名】*Euphorbia lathylris* L

【别名】千金子、千两金、菩萨豆、拒冬实、联步、拒冬子、滩板救、看园老、百药解、千金药解、小巴豆等。

【科属分类】大戟科 Euphorbiaceae 大戟属 *Euphorbia*

【植物形态】二年生草本，全株无毛。根柱状，长 20cm 以上，直径 3~7mm，侧根多而细。茎直立，基部单一，略带紫红色，顶部二歧分枝，灰绿色，高可达 1m。叶交互对生，于茎下部密集，于茎上部稀疏，线状披针形，长 6~10cm，宽 4~7mm，先端渐尖或尖，基部半抱茎，全缘；侧脉不明显；无叶柄；总苞叶和茎叶均为 2 枚，卵状长三角形，长 3~8cm，宽 2~4cm，先端渐尖或急尖，基部近平截或半抱茎，全缘，无柄。花序单生，近钟状，高约4mm，直径3～5mm，边缘5裂，裂片三角状长圆形，边缘浅波状；腺体4，新月形，两端具短角，暗褐色。雄花多数，伸出总苞边缘；雌花1枚，子房柄几与总苞近等长；子房光滑无毛，直径3～6mm；花柱细长，3枚，分离；柱头2裂。蒴果三棱状球形，长与直径各约1cm，光滑无毛，花柱早落，成熟时不开裂。种子柱状至卵球形，长6～8mm，直径4.5～6.0mm，褐色或灰褐色，无皱纹，具黑褐色斑点；种阜无柄，极易脱落。花期4～7月，果期6～9月。

【生境分布】产于吉林、辽宁、内蒙古、河北、陕西、甘肃、新疆、山东、江苏、安徽、浙江、江西、福建、河南、湖北、湖南、广西、四川、贵州、云南、西藏等地，生于向阳山坡。野生或栽培。

【药用部位】干燥成熟种子入药。

【采收加工】夏、秋二季果实成熟时采收，除去杂质，干燥。

【功能主治】辛、温，有毒。逐水消肿，破血消癥。用于水肿，痰饮，积滞胀满，二便不通，血瘀经闭；外治顽癣，疣赘。

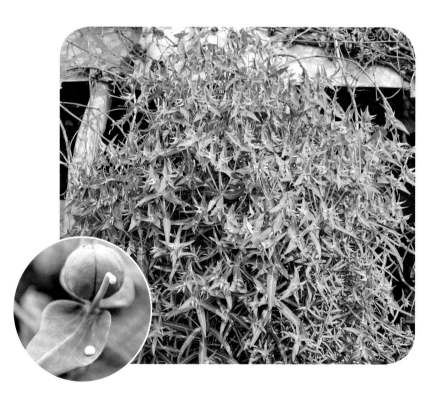

【用法用量】1~2g；去壳，去油用，多入丸散服。外用适量，捣烂敷患处。

【注意】中气不足，大便溏泄及孕妇忌服。

【附方】治黑子，去疣赘：续随子熟时坏破之，以涂其上，便落（《善济方》）。治阳水肿胀：续随子（炒，去油）二两，大黄一两。为末，酒、水丸绿豆大。每服以白汤送下五十丸，以去陈莝（《摘元方》）。

189. 大戟 | Dà Jǐ

【拉丁学名】*Euphorbia pekinensis* Rupr.

【别名】京大戟、红芽大戟、紫大戟、下马仙等。

【科属分类】大戟科 Euphorbiaceae 大戟属 *Euphorbia*

【植物形态】多年生草本。根圆柱状，长 20~30cm。直径 6~14mm，分枝或不分枝。茎单生或自基部多分枝，每个分枝上部又 4~5 分枝，高 40~80（90）cm，直径 3~6（7）cm，被柔毛或被少许柔毛或无毛。叶互生，常为椭圆形，少为披针形或披针状椭圆形，变异较大，先端尖或渐尖，基部渐狭或呈楔形或近圆形或近平截，边缘全缘；主脉明显，侧脉羽状，不明显，叶两面无毛或有时叶背具少许柔毛或被较密的柔毛，变化较大且不稳定；总苞叶 4~7 枚，长椭圆形，先端尖，基部近平截；伞幅 4~7，长 2~5cm；苞叶 2 枚，近圆形，先端具短尖头，基部平截或近平截。花序单生于二歧分枝顶端，无柄；总苞杯状，高约 3.5mm，直径 3.5~4.0mm，边缘 4 裂，裂片半圆形，边缘具不明显的缘毛；腺体 4，半圆形或肾状圆形，淡褐色。雄花多数，伸出总苞之外；雌花 1 枚，具较长的子房柄，柄长 3~5（6）mm；子房幼时被较密的瘤状突起；花柱 3，分离；柱头 2 裂。蒴果球状，长约 4.5mm，直径 4.0~4.5mm，被稀疏的瘤状突起，成熟时分裂为 3 个分果爿；花柱宿存且易脱落。种子长球状，长约 2.5mm，直径 1.5~2.0mm，暗褐色或微光亮，腹面具浅色条纹；种阜近盾状，无柄。花期 5~8 月，果期 6~9 月。

【生境分布】分布于全国除新疆、广东、海南、广西、云南、西藏外各地。生于山坡、灌丛、路旁、荒地、草丛、林缘和疏林内。

【药用部位】根入药。

【采收加工】春季未发芽前，或秋季茎叶枯萎时采挖，除去残茎及须根，洗净晒干。

【功能主治】苦、辛，寒，有毒。泻水逐饮，消肿散结。用于水肿胀满，胸腹积水，痰饮积聚，气逆咳喘，二便不利，痈肿疮毒，瘰疬痰核。

【用法用量】内服：煎汤，0.5～3g；或入丸、散。外用：适量，研末或熬膏敷；或煎水熏洗。

【注意】患虚寒阴水及孕妇忌服。体弱者慎用。

【附方】治通身肿满喘息，小便涩：大戟二两，干姜（炮）半两。上二味捣罗为散，每服三钱匕，用生姜汤调下，良久，糯米饮投之，以大小便利为度（《圣济总录》大戟散）。治水气肿胀：大戟一两、广木香半两。为末，五更酒服一钱半，取下碧水，后以粥补之。忌咸物（《本草纲目》）。治腹水胀满，二便不通：大戟三分，牵牛子一钱五分，红枣五个。水煎服（《新疆中草药手册》）。治淋巴结结核：大戟二两，鸡蛋七个。将药和鸡蛋共放砂锅内，水煮三小时，将蛋取出，每早，去壳食鸡蛋一个。七天为一疗程（内蒙古《中草药新医疗法资料选编》）。

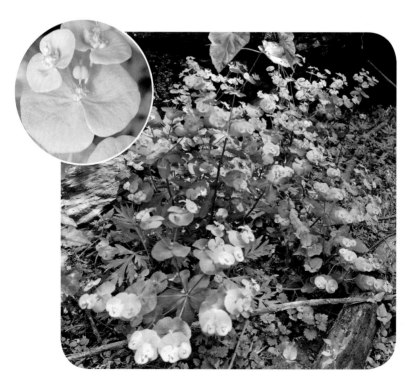

55. 黄杨科　Buxaceae

190. 顶花板凳果 | Dǐng Huā Bǎn Dèng Guǒ

【拉丁学名】*Pachysandra terminalis* Sieb. et Zucc.

【别名】粉蕊黄杨、三角咪、富贵草、山板凳等。

【科属分类】黄杨科 Buxaceae 板凳果属 *Pachysandra*

【植物形态】亚灌木，茎稍粗壮，被极细毛，下部根茎状，长约30cm，横卧，屈曲或斜上，布满长须状不定根，上部直立，高约30cm，生叶。叶薄革质，在茎上每间隔2~4cm，有4~6叶接近着生，似簇生状，叶片菱状倒卵形，长2.5~5（~9）cm，宽1.5~3（~6）cm，上部边缘有齿牙，基部楔形，渐狭成长1~3cm的叶柄，叶面脉上有微毛。花序顶生，长2~4cm，直立，花序轴及苞片均无毛，花白色，雄花数超过15，几占花序

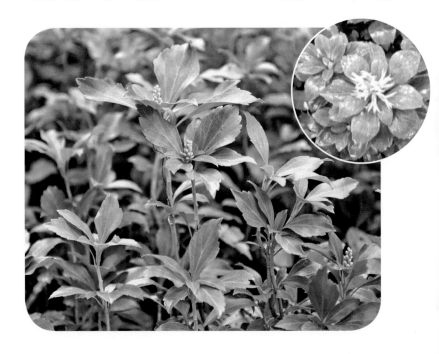

轴的全部，无花梗，雌花 1 ~ 2，生花序轴基部，有时最上 1 ~ 2 叶的叶腋，又各生一雌花；雄花：苞片及萼片均阔卵形，苞片较小，萼片长 2.5 ~ 3.5mm，花丝长约 7mm，不育雌蕊高约 0.6mm；雌花：连柄长 4mm，苞片及萼片均卵形，覆瓦状排列，花柱受粉后伸出花外甚长，上端旋曲。果卵形，长 5 ~ 6mm，花柱宿存，粗而反曲，长 5 ~ 10mm。花期 4 ~ 5 月。

【生境分布】产于甘肃、陕西、四州、湖北、浙江等省，生山区林下阴湿地，海拔 1000 ~ 2600m。

【药用部位】根茎或全草入药。

【采收加工】夏、秋采收。洗净，晒干。

【功能主治】苦、辛，温；有毒。祛风湿，活血，止痛。治风湿痹痛，劳伤腰痛，跌打损伤。

【用法用量】内服：煎汤，1 ~ 3 钱；或浸酒。

【附方】治跌打损伤：三角咪、铁筷子各五钱。煎水服。治劳伤腰痛：三角咪、铁筷子、见血飞各三钱；泡酒服。治腹痛：三角咪五钱，煎水内服（选方均出《贵州草药》）。

56. 马桑科　Coriariaceae

191. 马桑 | Mǎ Sāng

【拉丁学名】*Coriaria nepalensis* Wall.

【别名】马鞍子、水马桑、千年红、紫桑、醉鱼儿、闹鱼儿、四联树、黑果果、黑虎大王、黑龙须、乌龙须等。

【科属分类】马桑科 Coriariaceae 马桑属 *Coriaria*

【植物形态】灌木，高 1.5 ~ 2.5m，分枝水平开展，小枝四棱形或成四狭翅，幼枝疏被微柔毛，后变无毛，常带紫色，老枝紫褐色，具显著圆形突起的皮孔，芽鳞膜质，卵形或卵状三角形，长 1 ~ 2mm，紫红色，无毛。叶对生，纸质至薄革质，椭圆形或阔椭圆形，长 2.5 ~ 8cm，宽 1.5 ~ 4cm，先端急尖，基部圆形，全缘，两面无毛或沿脉上疏被毛，基出 3 脉，弧形伸至顶端，在叶面微凹，叶背突起；叶短柄，长 2 ~ 3mm，疏被毛，紫色，基部具垫状突起物。总状花序生于二年生的枝条上，雄花序先叶开放，长1.5～2.5cm，多花密集，序轴被腺状微柔毛；苞片和小苞片卵圆形，长约2.5mm，宽约2mm，膜质，半透明，内凹，上部边缘具流苏状细齿；花梗长约1mm，无毛；萼片卵形，长1.5～2mm，宽1～1.5mm，边缘半透明，上部具流苏状细齿；花瓣极小，卵形，长约0.3mm，里面龙骨状；雄蕊10，花丝线形，长约1mm，开花时伸长，长3～3.5mm，花药长圆形，长约2mm，具细小疣状体，药隔伸出，花药基部短尾状；不育雌蕊存在；雌花序与叶同出，长4～6cm，序轴被腺状微柔毛；苞片稍大，长约4mm，带紫色；花梗长1.5～2.5mm；萼片与雄花同；花瓣肉质，较小，龙骨状；雄蕊较短，花丝长约0.5mm，花药长约0.8mm，心皮5，耳形，长约0.7mm，宽约0.5mm，侧向压扁，花柱长约1mm，具小疣体，柱头上部外弯，紫红色，具多数小疣休。果球形，果期花瓣肉质增大包于果外，成熟时由红色变紫黑色，径4～6mm；种子卵状长圆形。

【生境分布】产于云南、贵州、四川、湖北、陕西、甘肃、西藏；生于海拔400～3200m 的灌丛中。

【药用部位】以根、叶入药。

【采收加工】根冬季采挖，刮去外皮，晒干；叶夏季采，晒干。

【功能主治】苦、辛，寒。有剧毒。祛风除湿，镇痛，杀虫。根：用于淋巴结结核，跌打损伤，狂犬咬伤，风湿关节痛。叶：外用治烧烫伤，头癣，

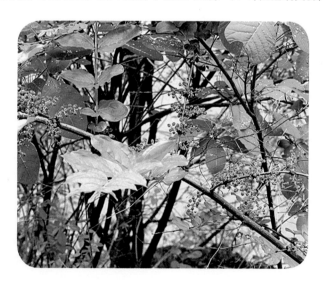

湿疹，疮疡肿毒。

【用法用量】外用适量，水煎或外洗、外敷。因有大毒，一般只作外用。

【注意】孕妇、小儿、体虚者禁用。

【备注】马桑剧毒，中毒症状表现为腹痛、恶心、呕吐、眩晕、惊厥、牙关紧闭、小便失禁、皮肤青紫、眼球上翻固定、瞳孔缩小。解救方法：如出现惊厥可肌肉注射苯巴比妥钠 0.1g，10% 水合氯醛灌肠，静脉注射葡萄糖液或静脉滴注葡萄糖盐水；痉挛控制后可考虑洗胃，导泻，服蛋清等。

57. 冬青科　Aquifoliaceae

192. 枸骨 | Gǒu Gǔ

【拉丁学名】*Ilex cornuta* Lindl. et Paxt.

【别名】猫儿刺、老虎刺、八角刺、鸟不宿、狗骨刺、功劳叶、羊角刺、六角茶、六角刺、鹅掌簕、苦丁茶等。

【科属分类】冬青科 Aquifoliaceae 冬青属 *Ilex*

【植物形态】常绿灌木或小乔木，高（0.6 ~ ）1 ~ 3m；幼枝具纵脊及沟，沟内被微柔毛或变无毛，二年枝褐色，三年生枝灰白色，具纵裂缝及隆起的叶痕，无皮孔。叶片厚革质，二型，四角状长圆形或卵形，长 4 ~ 9cm，宽 2 ~ 4cm，先端具 3 枚尖硬刺齿，中央刺齿常反曲，基部圆形或近截形，两侧各具 1 ~ 2 刺齿，有时全缘（此情况常出现在卵形叶），叶面深绿色，具光泽，背淡绿色，无光泽，两面无毛，主脉在上面凹下，背面隆起，侧脉 5 或 6 对，于叶缘附近网结，在叶面不明显，在背面凸起，网状脉两面不明显；叶柄长 4 ~ 8mm，上面具狭沟，被微柔毛；托叶胼胝质，宽三角形。花序簇生于二年生枝的叶腋内，基部宿存鳞片近圆形，被柔毛，具缘毛；苞片卵形，先端钝或具短尖头，被短柔毛和缘毛；花淡黄色，4 基数。雄花：花梗长 5 ~ 6mm，无毛，基部具 1 ~ 2 枚阔三角形的小苞片；花萼盘状；直径约 2.5mm，裂片膜质，阔三角形，长约 0.7mm，宽约 1.5mm，疏被微柔毛，具缘毛；花冠辐状，直径约 7mm，花瓣长圆状卵形，长 3 ~ 4mm，反折，基部合生；雄蕊与花瓣近等长或稍长，花药长圆状卵形，长约 1mm；退化子房近球形，先端钝或圆形，不明显的 4 裂。雌花：花梗长 8~9mm，果期长达 13~14mm，无毛，基部具 2 枚小的阔三角形苞片；花萼与花瓣像雄花；退化雄蕊长为花瓣的 4/5，略长于子房，败育花药卵状箭头形；子房长圆状卵球形，长 3~4mm，直径 2mm，柱头盘状，4 浅裂。果球形，直径 8~10mm，成熟时鲜红色，基部具四角形宿存花萼，顶端宿存柱头盘状，明显 4 裂；果梗长 8~14mm。分核 4，轮廓倒卵形或椭圆形，长 7~8mm，背部宽约 5mm，遍布皱纹和皱纹状纹孔，背部中央具 1 纵沟，内果皮骨质。花期 4~5 月，果期 10~12 月。

【生境分布】产于江苏、安徽、浙江、江西、湖北、湖南等省区，大多城市庭园有栽培；生于海拔 150~1900m 的山坡、丘陵等的灌丛中、疏林中以及路边、溪旁和村舍附近。

【药用部位】干燥成熟果实、根和叶入药。

【采收加工】果实：冬季采摘成熟的果实，拣去果柄杂质，晒干。根：全年可采，洗净晒干。叶：秋季采收，除去杂质，晒干。附：苦丁茶是枸骨的

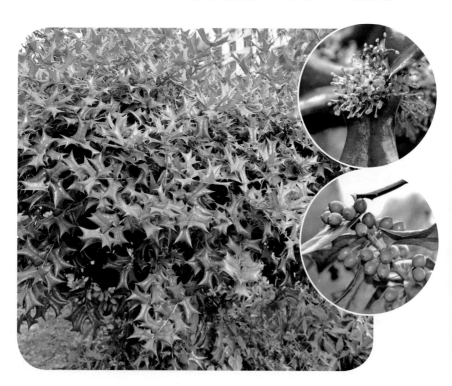

嫩叶，在清明前后采摘，水泡后晒干，泡茶喝治头痛、解热。江浙一带销售的苦丁茶为此种。

【功能主治】根：苦，微寒，无毒。叶：苦，凉。果实：苦、涩，微温。果实：补肝肾，强筋活络，固涩下焦。主体虚低热，筋骨疼痛，崩漏，带下，泄泻。根：补肝肾，清风热。治腰膝痿弱，关节疼痛，头风，赤眼，牙痛。枸骨叶：清热养阴，益肾，平肝。用于肺痨咯血，骨蒸潮热，头晕目眩。

【用法用量】果实：内服：煎汤，6~10g。或泡酒；枸骨根：内服煎汤，2~5钱（鲜者0.5~1.5两）。外用煎水洗；枸骨叶：9~15g。

【附方】治劳动伤腰：枸骨根一两至一两五钱，乌贼干两个。酌加酒、水各半炖服（《福建民间草药》）。治关节炎痛：枸骨根一至二两，猪蹄一只。酌加酒、水各半，炖3小时服（《福建民间草药》）。治牙痛：功劳根五钱。煎服（《浙江民间草药》）。治痄腮：枸骨根，七蒸七晒，每次一两。水煎服（《湖南药物志》）。治百日咳：枸骨根三至五钱。煎服（《湖南药物志》）。

58. 卫矛科　Celastraceae

193. 卫矛 ｜ Wèi Máo

【拉丁学名】*Euonymus alatus*（Thunb.）Sieb.

【别名】麻药、八树、鬼箭羽等。

【科属分类】卫矛科 Celastraceae 卫矛属 *Euonymus*

【植物形态】灌木，高1~3m；小枝常具2~4列宽阔木栓翅；冬芽圆形，长2mm左右，芽鳞边缘具不整齐细坚齿。叶卵状椭圆形、窄长椭圆形、偶为倒卵形，长2~8cm，宽1~3cm，边缘具细锯齿，两面光滑无毛；叶柄长1~3mm。聚伞花序1~3花；花序梗长约1cm，小花梗长5mm；

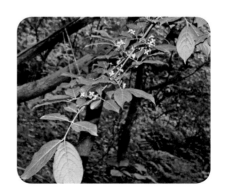

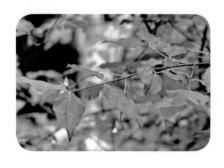

花白绿色，直径约8mm，4数；萼片半圆形；花瓣近圆形；雄蕊着生花盘边缘处，花丝极短，开花后稍增长，花药宽阔长方形，2室顶裂。蒴果1~4深裂，裂瓣椭圆状，长7~8mm；种子椭圆状或阔椭圆状，长5~6mm，种皮褐色或浅棕色，假种皮橙红色，全包种子。花期5~6月，果期7~10月。

【生境分布】除东北、新疆、青海、西藏、广东及海南以外，全国名省区均产。生长于山坡、沟地边沿。

【药用部位】以根、枝及叶入药。

【采收加工】全年采根，夏秋采枝及叶，晒干。

【功能主治】苦，寒。行血通经，散瘀止痛。用于月经不调，产后瘀血腹痛，跌打损伤肿痛。

【用法用量】1~3钱。

194. 栓翅卫矛 | Shuān Chì Wèi Máo

【拉丁学名】*Euonymus phellomanus* Loes.

【别名】鬼箭羽、八肋木等。

【科属分类】卫矛科 Celastraceae 卫矛属 *Euonymus*

【植物形态】灌木，高3~4m；枝条硬直，常具4纵列木栓厚翅，在老枝

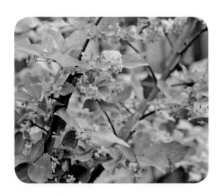

上宽可达5~6mm。叶长椭圆形或略呈椭圆倒披针形，长6~11cm，宽2~4cm，先端窄长渐尖，边缘具细密锯齿，叶柄长8~15mm。聚伞花序2~3次分枝，有花7~15朵；花序梗长10~15mm，第一次分枝长2~3mm，第二次分枝极短或近无；小花梗长达5mm；花白绿色，直径约8mm；雄蕊花丝

长 2~3mm；花柱短，长 1~1.5mm，柱头圆钝不膨大。蒴果 4 棱，倒圆心状，长 7~9mm，直径约 1cm，粉红色；种子椭圆状，长 5~6mm，直径 3~4mm，种脐、种皮棕色，假种皮橘红色，包被种子全部。花期 7 月，果期 9~10 月。

【生境分布】产于甘肃、陕西、河南、四川北部及湖北西部。生长于山谷林中，在靠近南方各省区，都分布于 2000m 以上的高海拔地带。

【药用部位】具翅状物的枝条或翅状附属物入药。

【采收加工】全年可采，割取枝条后，除去嫩枝及叶，晒干。或收集其翅状物，晒干。

【功能主治】苦，寒。活血调经，散瘀止痛。主有经不调，产后瘀血腹痛，跌打损伤，风湿痹痛。

【用法用量】内服：煎汤，6~10g；或浸酒；或入丸、散。

【注意】孕妇禁服。

【附方】治月经不调，小腹痛：翅卫矛配五灵脂、当归。水煎服；治骨折及风湿疼痛：翅卫矛配钮子七、铁线莲、卷柏、华蕨槲、秦艽、铁棒七。泡酒服；疗乳无汁：鬼箭五两。水六升，煮取四升，去滓。服八合，日三服。亦可烧灰作末，水服方寸匕，日三（《广济方》单行鬼箭汤）。治产后血运欲绝：当归一两，鬼箭羽二两。上二味，粗捣筛。每服三钱匕，酒一盏，煎至六分，去滓温服，相次再服（《圣济总录》当归饮）。

59. 省沽油科　Staphyleaceae

195. 省沽油 | Shěng Gū Yóu

【拉丁学名】*Staphylea bumalda* DC.

【别名】水条、珍珠花、双蝴蝶、马铃柴等。

【科属分类】省沽油科 Staphyleaceae 省沽油属 *Staphylea*

【植物形态】落叶灌木，高约 2m，稀达 5m，树皮紫红色或灰褐色，有纵棱；枝条开展，绿白色复叶对生，有长柄，柄长 2.5~3cm，具三小叶；小叶椭圆形、卵圆形或卵状披针形，长（3.5~）4.5~8cm，宽（2~）

2.5～5cm，先端锐尖，具尖尾，尖尾长约1cm，基部楔形或圆形，边缘有细锯齿，齿尖具尖头，上面无毛，背面青白色，主脉及侧脉有短毛；中间小叶柄长5～10mm，两侧小叶柄长1～2mm。圆锥花序顶生，直立，花白色；萼片长椭圆形，浅黄白色，花瓣5，白色，倒卵状长圆形，较萼片稍大，长5～7mm，雄蕊5，与花瓣略等长。蒴果膀胱状，扁平，2室，先端2裂；种子黄色，有光泽。花期4～5月，果期8～9月。

【生境分布】产于黑龙江、吉林、辽宁、河北、山西、陕西、浙江、湖北、安徽、江苏、四川。生于路旁、山地或丛林中。

【药用部位】以果实、根入药。

【采收加工】果实：秋季果实成熟时采摘果实，晒干。根：全年均可采挖，洗净切片，鲜用或晒干。

【功能主治】果实：苦，甘。根：辛，平。果实：润肺止咳。主咳嗽；根：活血化瘀。主妇女产后恶露不净。

【用法用量】内服：煎汤，9～15g。

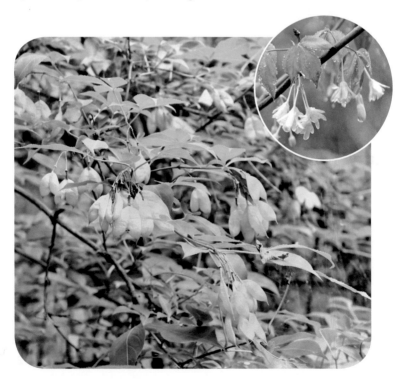

【附方】治干咳，果实三至四钱，水煎服；治妇女产后瘀血不净，鲜根三两，加红花五钱，茜草一两，水煎，冲红糖、黄酒，早、晚饭前各服一次。

60. 七叶树科　Hippocastanaceae

196. 天师栗 | Tiān Shī Lì

【拉丁学名】*Aesculus chinensis* var. *wilsonii*（Rehder）Turland et N. H. Xia

【别名】娑罗果、娑罗子、猴板栗、娑婆子、武吉、仙栗、苏罗子、索罗果、梭椤子等。

【科属分类】七叶树科 Hippocastanaceae 七叶树属 *Aesculus*

【植物形态】落叶乔木，常高 15 ~ 20m，稀达 25m，树皮平滑，灰褐色，常成薄片脱落。小枝圆柱形，紫褐色，嫩时密被长柔毛，渐老时脱落，有白色圆形或卵形皮孔。冬芽腋生于小枝的顶端，卵圆形，长 1.5 ~ 2cm，栗

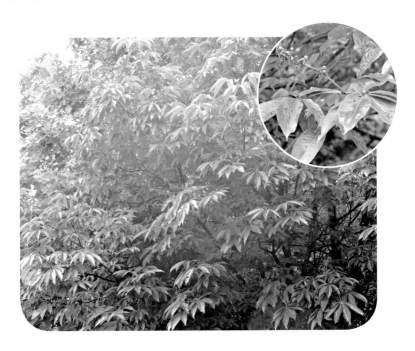

褐色，有树脂，外部的 6～8 枚鳞片常排列成覆瓦状。掌状复叶对生，有长
10～15cm 的叶柄，嫩时微有短柔毛，渐老时无毛；小叶 5～7 枚，稀 9 枚，
长圆倒卵形、长圆形或长圆倒披针形，先端锐尖或短锐尖，基部阔楔形或近
于圆形，稀近于心脏形，边缘有很密的、微内弯的、骨质硬头的小锯齿，长
10～25cm，宽 4～8cm，上面深绿色，有光泽，除主脉基部微有长柔毛外其
余部分无毛，下面淡绿色，有灰色绒毛或长柔毛，嫩时较密，侧脉 20～25
对在上面微凸起，在下面很显著地凸起，小叶柄长 1.5～2.5cm，稀达 3cm，
微有短柔毛。花序顶生，直立，圆筒形，长 20～30cm，基部的直径
10～12，稀达 14cm，总花梗长 8～10cm，基部的小花序长 3～4 稀达
6cm；花梗长 5～8mm。花有很浓的香味，杂性，雄花与两性花同株，雄花
多生于花序上段，两性花生于其下段，不整齐；花萼管状，长 6～7mm，外
面微有短柔毛，上段浅五裂，裂片大小不等，钝形，长 1～2mm，微有纤
毛；花瓣 4，倒卵形，长 1.2～1.4cm，外面有绒毛，内面无毛，边缘有纤
毛，白色，前面的 2 枚花瓣匙状长圆形，上段宽 3mm，有黄色斑块，基部狭
窄成爪状，旁边的"枚花瓣长圆倒卵形，上段宽 4.5～5mm，基部楔形；雄
蕊 7，伸出花外，长短不等，最长者长 3cm，花丝扁形，无毛，花药卵圆形，
长 1.3mm；花盘微裂，无毛，两性花的子房上位，卵圆形，长 4～5mm，有
黄色绒毛，3 室，每室有 2 胚珠，花柱除顶端无毛外，其余部分有长柔毛，
连同子房长约 3cm，在雄花中不发育或微发育。蒴果黄褐色，卵圆形或近于
梨形，长 3～4cm，顶端有短尖头，无刺，有斑点，壳很薄，干时仅厚
1.5～2mm，成熟时常 3 裂；种子常仅 1 枚稀 2 枚发育良好，近于球形，直
径 3～3.5cm，栗褐色，种脐淡白色，近于圆形，比较狭小，约占种子的 1/3
以下。花期 4～5 月，果期 9～10 月。

【生境分布】产于河南西南部、湖北西部、湖南、江西西部、广东北部、
四川、贵州和云南东北部。生于海拔 1000～1800m 的阔叶林中。

【药用部位】干燥成熟种子入药。

【采收加工】秋季果实成熟时采收，除去果皮，晒干或低温干燥。

【功能主治】甘，温。理气宽中，和胃止痛。用于胸腹胀闷，胃脘疼痛。

【用法用量】3～9g。

【附方】治胃痛：娑罗子一枚去壳，捣碎煎服，能令虫从大便出，三服
（《百草镜》）。治九种心痛：娑罗干烧灰，冲酒服（《杨春涯经验方》）。

61. 凤仙花科　Balsaminaceae

197. 凤仙花 | Fèng Xiān Huā

【拉丁学名】*Impatiens balsamina* L.

【别名】指甲花、急性子、凤仙透骨草、凤仙梗、凤仙花梗、凤仙花秸、凤仙花杆等。

【科属分类】凤仙花科 Balsaminaceae 凤仙花属 *Impatiens*

【植物形态】一年生草本，高 60～100cm。茎粗壮，肉质，直立，不分枝或有分枝，无毛或幼时被疏柔毛，基部直径可达 8mm，具多数纤维状根，下部节常膨大。叶互生，最下部叶有时对生；叶片披针形、狭椭圆形或倒披针形，长 4～12cm、宽 1.5～3cm，先端尖或渐尖，基部楔形，边缘有锐锯齿，向基部常有数对无柄的黑色腺体，两面无毛或被疏柔毛，侧脉 4～7 对；叶柄长 1～3cm，上面有浅沟，两侧具数对具柄的腺体。花单生或 2～3 朵簇生于叶腋，无总花梗，白色、粉红色或紫色，单瓣或重瓣；花梗长 2～2.5cm，密被柔毛；苞片线形，位于花梗的基部；侧生萼片 2，卵形或卵状披针形，长 2～3mm，唇瓣深舟状，长 13～19mm，宽 4～8mm，被柔毛，基部急尖成长 1～2.5cm 内弯的距；旗瓣圆形，兜状，先端微凹，背面中肋具狭龙骨状突起，顶端具小尖，翼瓣具短柄，长 23～35mm，2 裂，下部裂片小，倒卵状长圆形，上部裂片近圆形，先端 2 浅裂，外缘近基部具小耳；雄蕊 5，花丝线形，花药卵球形，顶端钝；子房纺锤形，密被柔毛。蒴果宽纺锤形，长 10～20mm，两端尖，密被柔毛。种子多数，圆球形，直径 1.5～3mm，黑褐色。花期 7～10 月。

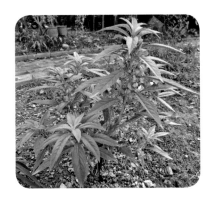

【生境分布】我国各地庭园广泛栽培，为习见的观赏花卉。

【药用部位】茎（凤仙透骨草）及种子（急性子）入药。

【采收加工】凤仙透骨草：夏秋间杆植株生长茂盛时割取地上部分，除去叶及花果，洗净，晒干；急性子：夏、秋季果实即将成熟时采收，晒干，除去果皮及杂质。

【功能主治】甘，温。有小毒。凤仙透骨草：活血通经，祛风止痛，外用解毒。用于闭经，跌打损伤，瘀血肿痛，风湿性关节炎，痈疽疔疮，蛇咬伤，手癣。急性子：破血，消积，软坚。治经闭，积块，噎膈，外疡坚肿，骨鲠不下。

【用法用量】1~2钱；或入丸、散。外用：研末吹喉、点牙，调敷或熬膏贴，鲜花捣烂敷患处。

【注意】孕妇忌服。

【附方】治风湿卧床不起：金凤花、柏子仁、朴硝、木瓜，煎汤洗浴，每日两三次。内服独活寄生汤（《扶寿精方》）。治腰胁引痛不可忍者：凤仙花，研饼，晒干，为末，空心每酒服三钱（《本草纲目》）。治白带：凤仙花五钱（或根一两），墨鱼一两。水煎服，每日1剂（《江西草药》）。治噎食不下：凤仙花子，酒浸三宿，晒干为末，酒丸绿豆大。每服八粒，温酒下，不可多用（《摘元方》）。治月经不调：凤仙子三两。研细蜜丸。一日三回，每回一钱，当归三钱煎汤送服（《现代实用中药》）。

62. 鼠李科 Rhamnaceae

198. 鼠李 | Shǔ Lǐ

【拉丁学名】*Rhamnus davurica* Pall.

【别名】老乌眼、老鸹眼、臭李子等。

【科属分类】鼠李科 Rhamnaceae 鼠李属 *Rhamnus*

【植物形态】灌木或小乔木，高达10m；幼枝无毛，小枝对生或近对生，褐色或红褐色，稍平滑，枝顶端常有大的芽而不形成刺，或有时仅分叉处具短针刺；顶芽及腋芽较大，卵圆形，长5~8mm，鳞片淡褐色，有明显的白色缘毛。叶纸质，对生或近对生，或在短枝上簇生，宽椭圆形或卵圆形，稀倒披针状椭圆形，长 4 ~ 13cm，宽 2 ~ 6cm，顶端突尖或短渐尖至渐尖，稀钝或圆形，基部楔形或近圆形，有时稀偏斜，边缘具圆齿状细锯齿，齿端常有红色腺体，上面无毛或沿脉有疏柔毛，下面沿脉被白色疏柔毛，侧脉每边 4 ~ 5（6）条，两面凸起，网脉明显；叶柄长 1.5 ~ 4cm，无毛或上面有疏柔毛。花单性，雌雄异株，4 基数，有花瓣，雌花 1 ~ 3 个生于叶腋或数个至 20 余个簇生于短枝端，有退化雄蕊，花柱 2 ~ 3 浅裂或半裂；花梗长 7 ~ 8mm。核果球形，黑色，直径 5 ~ 6mm，具 2 分核，基部有宿存的萼筒；果梗长 1 ~ 1.2cm；种子卵圆形，黄褐色，背侧有与种子等长的狭纵沟。花期 5 ~ 6 月，果期 7 ~ 10 月。

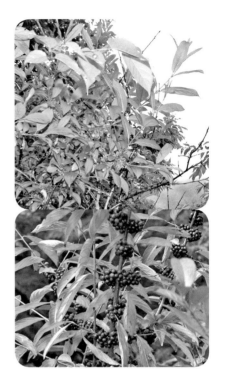

【生境分布】产于黑龙江、吉林、辽宁、河北、山西、湖北西部。生于山坡林下、灌丛或林缘和沟边阴湿处，海拔 1800m 以下。

【药用部位】以树皮和果实入药。

【采收加工】春季采树皮，刮去外面粗皮，切丝晒干；秋季采果，晒干。

【功能主治】树皮：苦，寒。果实：甘、微苦，平。有小毒。树皮：清热，通便。用于大便秘结。果实：止咳，祛痰。用于支气管炎，肺气肿，龋齿痛，痈疖。

【用法用量】树皮 1 ~ 3 钱，果实 3 ~ 5 分，可制成酒剂服。外用适量，果实捣烂敷患处。

【附方】治痘疮倒靥黑陷：牛李子杵汁，石器内密封，每服皂子大，煎杏胶汤化下（《小儿药证直诀》牛李膏）。治诸疮寒热毒痹：鼠李生捣敷之（《圣惠方》）。治齿匿肿痛：牛李煮汁，空腹饮一盏，仍频含漱（《圣济总录》）。

199. 铜钱树 | Tóng Qián Shù

【拉丁学名】*Paliurus hemsleyanus* Rehd.

【别名】金钱木、马鞍秋、鸟不宿、钱串树、金钱树、摇钱树、刺凉子等。

【科属分类】鼠李科 Rhamnaceae 马甲子属 *Paliurus*

【植物形态】乔木，稀灌木，高达13m；小枝黑褐色或紫褐色，无毛。叶互生，纸质或厚纸质，宽椭圆形，卵状椭圆形或近圆形，长4～12cm，宽3～9cm，顶端长渐尖或渐尖，基部偏斜，宽楔形或近圆形，边缘具圆锯齿或钝细锯齿，两面无毛，基生三出脉；叶柄长0.6～2cm，近无毛或仅上面被疏短柔毛；无托叶刺，但幼树叶柄基部有2个斜向直立的针刺。聚伞花序或聚伞圆锥花序，顶生或兼有腋生，无毛；萼片三角形或宽卵形，长2mm，宽1.8mm；花瓣匙形，长1.8mm，宽1.2mm；雄蕊长于花瓣；花盘五边形，5浅裂；子房3室，每室具1胚珠，花柱3深裂。核果草帽状，周围具革质宽翅，红褐色或紫红色，无毛，直径2～3.8cm；果梗长1.2～1.5cm。花期4～6月，果期7～9月。

【生境分布】产于甘肃、陕西、河南、安徽、江苏、浙江、江西、湖南、

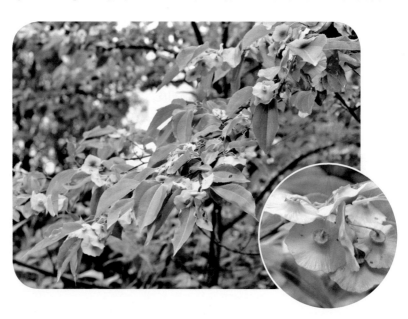

湖北、四川、云南、贵州、广西、广东。生于海拔 1600m 以下的山地林中，庭园中常有栽培。

【药用部位】根入药。

【采收加工】秋后采根，洗净，切片晒干。

【功能主治】甘、平。补气。主劳伤乏力。

【用法用量】内服：煎汤，10～15g。

【附方】治劳伤乏力：金钱木根五至六钱，加仙鹤草、白马骨、紫青藤（牯岭勾儿茶）各三至四钱。水煎，冲黄酒、红糖，早、晚饭前各服一次（《浙江天目山药植志》）。

200. 枳椇 | Zhǐ Jǔ

【拉丁学名】*Hovenia acerba* Lindl.

【别名】拐枣、鸡爪树、鸡脚爪、万字果、万寿果、橘扭子、转扭子、九扭等。

【科属分类】鼠李科 Rhamnaceae 枳椇属 *Hovenia*

【植物形态】高大乔木，高 10～25m；小枝褐色或黑紫色，被棕褐色短柔毛或无毛，有明显白色的 皮孔。叶互生，厚纸质至纸质，宽卵形、椭圆状卵形或心形，长 8～17cm，宽 6～12cm，顶端长渐尖或短渐尖，基部截形或心形，稀近圆形或宽楔形，边缘常具整齐浅而钝的细锯 齿，上部或近顶端的叶有不明显的齿，稀近全缘，上面无毛，下面沿脉或脉腋常被短柔毛或 无毛；叶柄长 2～5cm，无毛。二歧式聚伞圆锥花序，顶生和腋生，被棕色短柔毛，花两性，直径 5～6.5mm；萼片具网状脉或纵条纹，无毛，长 1.9～2.2mm，宽 1.3～2mm；花瓣椭圆状匙形，长 2～2.2mm，宽 1.6～2mm，具短爪；花盘被柔毛；花柱半裂，稀浅裂或深裂，长 1.7～2.1mm，无毛。浆果状核果近球形，直径 5～6.5mm，无毛，成熟时黄褐色或棕褐色；果序轴明显膨大；种子暗褐色或黑紫色，直径 3.2～4.5mm。花期 5～7 月，果期 8～10 月。

【生境分布】产于甘肃、陕西、河南、安徽、江苏、浙江、江西、福建、广东、广西、湖南、湖北、四川、云南、贵州。生于海拔 2100m 以下的开旷地、山坡林缘或疏林中；庭院宅旁常有栽培。

【药用部位】根（枳椇根），树皮（枳椇木皮）、树干中的液汁（枳椇木汁），叶（枳椇叶）及带有肉质果柄（拐枣）的果实或种子（枳椇子）入药。

【采收加工】树皮全年可采；拐枣及枳椇子：10～11月果实成熟时采收，将果实连果柄一并摘下，晒干。或碾碎果壳，筛出种子。晒干。

【功能主治】拐枣：甘酸，平。皮：甘，温。子：清热利尿，止咳除烦，解酒毒。用于热病烦渴，呃逆，呕吐，小便不利，酒精中毒；树皮：活血，舒筋解毒。用于腓肠肌痉挛，食积，铁棒锤中毒；果梗：健胃，补血。蒸熟浸酒，作滋养补血用。

【用法用量】子、树皮3～5钱；浸酒或入丸剂。

【注意】脾胃虚寒者禁用。

【附方】治酒色过度，成痨吐血：拐枣四两，红甘蔗一根。炖猪心肺服（《重庆草药》）。治小儿惊风：枳椇果实一两。水煎服；治手足抽搐：枳椇果五钱，四匹瓦五钱，蛇莓五钱。水煎服；治小儿黄瘦：枳椇果实一两。水煎服（《湖南药物志》）。

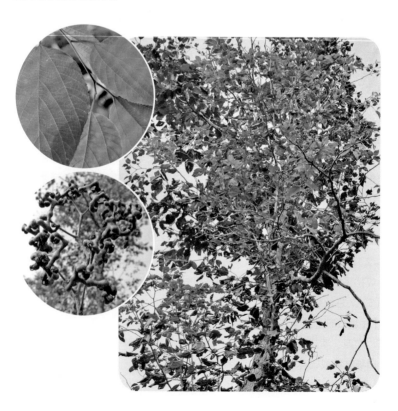

63. 葡萄科 Vitaceae

201. 异叶蛇葡萄 | Yì Yè Shé Pú Tao

【拉丁学名】*Ampelopsis heterophylla*（Thunb.）Sieb. et Zucc.

【别名】蛇白蔹、假葡萄、野葡萄、山葡萄、绿葡萄、见毒消等。

【科属分类】葡萄科 Vitaceae 蛇葡萄属 *Ampelopsis*

【植物形态】木质藤本。小枝圆柱形，有纵棱纹，被疏柔毛。卷须2~3叉分枝，相隔2节间断与叶对生。叶为单叶，心形或卵形，3~5中裂，常混生有不分裂者，长3.5~14cm，宽3~11cm，顶端急尖，基部心形，基缺近呈钝角，稀圆形，边缘有急尖锯齿，上面绿色，无毛，下面浅绿色，脉上有疏柔毛，基出脉5，中央脉有侧脉4~5对，网脉不明显突出；叶柄长1~7cm，被疏柔毛；花序梗长1~2.5cm，被疏柔毛；花梗长1~3mm，疏生短柔毛；花蕾卵圆形，高1~2mm，顶端圆形；萼碟形，边缘波状浅齿，外面疏生短柔毛；花瓣5，卵椭圆形，高0.8~1.8mm，外面几无毛；雄蕊

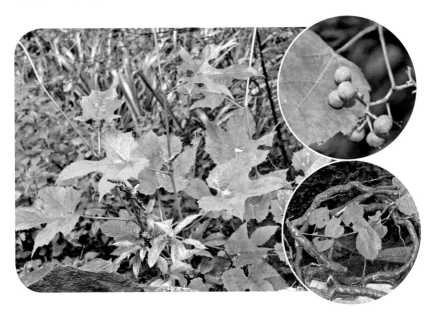

5，花药长椭圆形，长甚于宽；花盘明显，边缘浅裂；子房下部与花盘合生，花柱明显，基部略粗，柱头不扩大。果实近球形，直径 0.5～0.8cm，有种子 2～4 颗；种子长椭圆形，顶端近圆形，基部有短喙，种脐在种子背面下部向上渐狭呈卵椭圆形，上部背面种脊突出，腹部中棱脊突出，两侧洼穴呈狭椭圆形，从基部向上斜展达种子顶端。花期 4～6 月，果期 7～10 月。

【生境分布】产于江苏、安徽、浙江、江西、福建、湖北、湖南、广东、广西、四川。海拔 200～1800m。

【药用部位】茎、叶、根或根皮入药。

【采收加工】夏、秋季采收茎叶，秋季采收根或根皮，洗净，鲜用或晒干。

【功能主治】辛、苦，凉。清热解毒，祛风除湿，散瘀破结。治肺痈，肠痈，瘰疬，风湿痛，痈疮肿毒，跌打，烫伤。

【用法用量】内服：煎汤，15～30g，鲜品倍量。或泡酒。外用：适量，捣敷研煎水洗。或研末撒。

【附方】治慢性肾炎：山葡萄叶粉 15g，放鸭蛋白内搅匀，用茶油煎炒；另取山葡萄枝 30g 煎汤，以一部分代茶，与上述炒蛋白配合内服，另一部分洗擦皮肤（《泉州本草》）。治痫证：鲜山葡萄粗茎（去粗皮）三两，水煎服，每日 1 剂（《江西草药》）。治肿毒：山葡萄根皮，晒干研末，用蜂蜜或葱汤调敷（《江西草药》）。治骨折：在正骨手术后，取蛇葡萄鲜根皮，加酒糟或糯米饭，再加烧酒适量，捣烂外敷；治关节肿痛：蛇葡萄鲜根二两，加细柱五加根五钱，紫茉莉根一两，金银花藤五钱。水煎服；治水火烫伤：蛇白蔹根皮研末调敷，或鲜品捣烂用米醋调敷（《东北常用中草药手册》）。

202. 白蔹 ｜ Bái Liǎn

【拉丁学名】*Ampelopsis japonica*（Thunb.）Makino

【别名】野红薯、山葡萄秧、白根、昆仑、猫儿卵、见肿消、穿山老鼠、山地瓜、铁老鼠、老鼠瓜薯等。

【科属分类】葡萄科 Vitaceae 蛇葡萄属 *Ampelopsis*

【植物形态】木质藤本。小枝圆柱形，有纵棱纹，无毛。卷须不分枝或卷须顶端有短的分叉，相隔 3 节以上间断与叶对生。叶为掌状 3～5 小叶，小叶片羽状深裂或小叶边缘有深锯齿而不分裂，羽状分裂者裂片宽0.5～3.5cm，顶端渐尖或急尖，掌状 5 小叶者中央小叶深裂至基部并有

1~3个关节，关节间有翅，翅宽
2~6mm，侧小叶无关节或有1个
关节，3小叶者中央小叶有1个或
无关节，基部狭窄呈翅状，翅宽
2~3mm，上面绿色，无毛，下面
浅绿色，无毛或有时在脉上被稀疏
短柔毛；叶柄长1~4cm，无毛；
托叶早落。聚伞花序通常集生于花
序梗顶端，直径1~2cm，通常与
叶对生；花序梗长1.5~5cm，常
呈卷须状卷曲，无毛；花梗极短或
几无梗，无毛；花蕾卵球形，高
1.5~2mm，顶端圆形；萼碟形，
边缘呈波状浅裂，无毛；花瓣5，
卵圆形，高1.2~2.2mm，无毛；
雄蕊5，花药卵圆形，长宽近相
等；花盘发达，边缘波状浅裂；子
房下部与花盘合生，花柱短棒状，
柱头不明显扩大。果实球形，直径
0.8~1cm，成熟后带白色，有种
子1~3颗；种子倒卵形，顶端圆
形，基部喙短钝，种脐在种子背面
中部呈带状椭圆形，向上渐狭，表
面无肋纹，背部种脊突出，腹部中
棱脊突出，两侧洼穴呈沟状，从
基部向上达种子上部1/3处。花期
5~6月，果期7~9月。

【生境分布】产于辽宁、吉林、
河北、山西、陕西、江苏、浙江、
江西、河南、湖北、湖南、广东、
广西、四川。生山坡地边、灌丛或
草地，海拔100~900m。

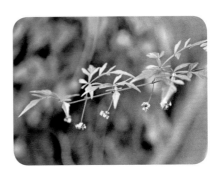

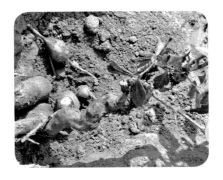

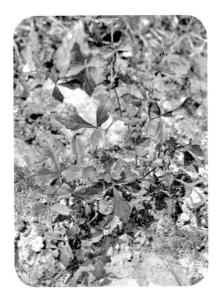

【药用部位】块根入药。

【采收加工】春、秋二季采挖，除去泥沙及细根，切成纵瓣或斜片，晒干。

【功能主治】苦，微寒。清热解毒，消痈散结。用于痈疽发背，疔疮，瘰疬，水火烫伤。

【用法用量】外用：研末撒或调涂。内服：煎汤，1~3钱。

【注意】脾胃虚寒及无实火者忌服。反乌头。痈疽已溃者不宜服。

【附方】治痈肿：白蔹二分，藜芦一分。为末，酒和如泥，贴上，日三（《补缺肘后方》）。敛疮：白蔹、白及、络石各半两，取干者。为细末，干撒疮上（《鸡峰普济方》白蔹散）。治聤耳出脓血：白蔹、黄连、龙骨、赤石脂、乌贼鱼骨各一两。上五味，捣罗为散。先以绵拭脓干，用药一钱匕，绵裹塞耳中（《圣济总录》白蔹散）。治白癜风，遍身斑点瘙痒：白蔹三两，天雄三两，商陆一两，黄芩二两，干姜二两，踯躅花一两。上药捣罗为细散，每于食前，以温酒调下二钱（《圣惠方》白蔹散）。治瘰疬生于颈腋，结肿寒热：白蔹、甘草、玄参、木香、赤芍药、川大黄各半两。上药捣细罗为散，以醋调为膏，贴于患上，干即易之（《圣惠方》白蔹散）。

203. 乌蔹莓 | Wū Liǎn Méi

【拉丁学名】*Cayratia japonica*（Thunb.）Gagnep.

【别名】五爪龙、乌蔹草、虎葛、五叶藤、母猪藤等。

【科属分类】葡萄科 Vitaceae 乌蔹莓属 *Cayratia*

【植物形态】草质藤本。小枝圆柱形，有纵棱纹，无毛或微被疏柔毛。卷须2~3叉分枝，相隔2节间断与叶对生。叶为鸟足状5小叶，中央小叶长椭圆形或椭圆披针形，长2.5~4.5cm，宽1.5~4.5cm，顶端急尖或渐尖，基部楔形，侧生小叶椭圆形或长椭圆形，长1~7cm，宽0.5~3.5cm，顶端急尖或圆形，基部楔形或近圆形，边缘每侧有6~15个锯齿，上面绿色，无毛，下面浅绿色，无毛或微被毛；侧脉5~9对，网脉不明显；叶柄长1.5~10cm，中央小叶柄长0.5~2.5cm，侧生小叶无柄或有短柄，侧生小叶总柄长0.5~1.5cm，无毛或微被毛；托叶早落。花序腋生，复二歧聚伞花序；花序梗长1~13cm，无毛或微被毛；花梗长1~2mm，几无毛；花蕾卵圆形，高1~2mm，顶端圆形；萼碟形，边缘全缘或波状浅裂，外面被乳突状毛或几无毛；花瓣 4，三角状卵圆形，高 1～1.5mm，外面被乳突状毛；雄蕊 4，花药卵圆形，长宽近相等；花盘发达，4 浅裂；子房下部与花盘合生，花柱短，柱头微扩大。果实近球形，直径约 1cm，有种子 2～4 颗；种子三角状倒卵形，顶端微凹，基部有短喙，种脐在种子背面近中部呈带状椭圆形，上部种脊突出，表面有突出肋纹，腹部中棱脊突出，两侧洼穴呈半月形，从近基部向上达种子近顶端。花期 3～8 月，果期 8～11 月。

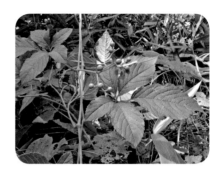

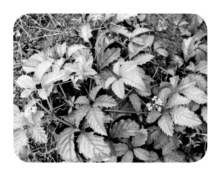

【生境分布】产于陕西、河南、山东、安徽、江苏、浙江、湖北、湖南、福建、台湾、广东、广西、海南、四川、贵州、云南。生山谷林中或山坡灌丛，海拔 300～2500m。

【药用部位】全草入药。

【采收加工】夏、秋采集，切段，晒干或鲜用。

【功能主治】苦、酸，寒。清热利湿，解毒消肿。主治痈肿、疔疮、痄腮、丹毒、风湿痛、黄疸、痢疾、尿血、白浊、咽喉肿痛、跌打损伤、毒蛇咬伤等。

【用法用量】内服：煎汤，0.5～1 两；研末、浸酒或捣汁。外用：捣敷。

【附方】治一切肿毒，发背、乳痈、便毒、恶疮初起者：五叶藤或根一握，生姜一块。捣烂，入好酒一盏，绞汁热服，取汗，以渣敷之。用大蒜代姜亦可（《寿域神方》）。治无名肿毒：乌蔹莓叶捣烂，炒热，用醋泼过，敷患处（《浙江民间草药》）。治喉痹：马兰菊、五爪龙草、车前草各一握。上三物，杵汁，徐徐饮之（《医学正传》）。治风湿关节疼痛：乌蔹莓根一两，泡酒服（《贵州草药》）。治白浊，利小便：乌蔹莓根捣汁饮（《浙江民间草药》）。

64. 锦葵科　Malvaceae

204. 冬葵 | Dōng Kuí

【拉丁学名】*Malva crispa* Linn.

【别名】冬苋菜、滑滑菜、土黄芪、荠菜粑粑叶、葵根、冬葵子等。

【科属分类】锦葵科 Malvaceae 锦葵属 *Malva*

【植物形态】一年生草本，高 1m；不分枝，茎被柔毛。叶圆形，常5～7裂或角裂，径5～8cm，基部心形，裂片三角状圆形，边缘具细锯齿，并极皱缩扭曲，两面无毛至疏被糙伏毛或星状毛，在脉上尤为明显；叶柄瘦弱，长4～7cm，疏被柔毛。花小，白色，直径约6mm，单生或几个簇生于叶腋，近无花梗至具极短梗；小苞片3，披针形，长4～5mm，宽1mm，疏被糙伏毛；萼浅杯状，5裂，长8～10mm，裂片三角形，疏被星状柔毛；花瓣5，较萼片略长。果扁球形，径约8mm，分果爿11，网状，具细柔毛；种子肾形，径约1mm，暗黑色。花期6～9月。

【生境分布】产于湖南、湖北、四川、贵州、云南、江西、甘肃等省。喜湿润肥沃的土壤，多栽培。

【药用部位】以根、茎、叶、果实（冬葵果）及种子（冬葵子）入药。

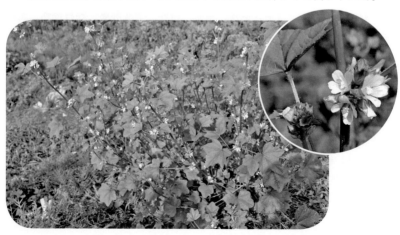

【采收加工】冬葵子：春季种子成熟时采收；嫩苗和叶：夏季采收，鲜用或晒干；根：一年四季均可采挖，洗净，晒干备用。

【功能主治】茎、叶：甘，寒。根：甘，温。茎、叶：清热利湿。用于黄疸型肝炎。根：补中益气。用于气虚乏力，腰膝酸软，体虚自汗，脱肛，子宫脱垂，慢性肾炎，糖尿病。冬葵果：清热利尿，消肿。用于尿闭，水肿，口渴，尿路感染。冬葵子：利水，滑肠，下乳。治二便不通，淋病，水肿，妇女乳汁不行，乳房肿痛。

【用法用量】内服：煎汤，2~5钱；或入散剂。

【注意】脾虚肠滑者忌服，孕妇慎服。

【附方】治大便不通十日至一月者：葵子末入乳汁等份，和服（《圣惠方》）。治产后淋沥不通：葵子一合，朴消八分。水二升，煎八合，下消服之（《姚僧坦集验方》）。治盗汗：冬葵子三钱，水煎兑白糖服（《江西草药手册》）。治面上疮疖：冬葵子、柏子仁、茯苓、瓜瓣各一两。为末，食后酒服方寸匕，日三服（陶弘景）。

205. 锦葵 | Jǐn Kuí

【拉丁学名】*Malva sinensis* Cav.

【别名】小熟季花、荆葵、钱葵、旌节花、小白淑气花、淑气花、棋盘花、冬苋菜等。

【科属分类】锦葵科 Malvaceae 锦葵属 *Malva*

【植物形态】二年生或多年生直立草本，高50~90cm，分枝多，疏被粗毛。叶圆心形或肾形，具5~7圆齿状钝裂片，长5~12cm，宽几相等，基部近心形至圆形，边缘具圆锯齿，两面均无毛或仅脉上疏被短糙伏毛；叶柄长4~8cm，近无毛，但上面槽内被长硬毛；托叶偏斜，卵形，具锯齿，先端渐尖。花3~11朵簇生，花梗长1~2cm，无毛或疏

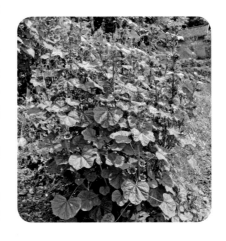

被粗毛；小苞片 3，长圆形，长 3～4mm，宽 1～2mm，先端圆形，疏被柔毛；萼状，长 6～7mm，萼裂片 5，宽三角形，两面均被星状疏柔毛；花紫红色或白色，直径 3.5～4cm，花瓣 5，匙形，长 2cm，先端微缺，爪具髯毛；雄蕊柱长 8～10mm，被刺毛，花丝无毛；花柱分枝 9～11，被微细毛。果扁圆形，径 5～7mm，分果爿 9～11，肾形，被柔毛；种子黑褐色，肾形，长 2mm。花期 5～10 月。

【生境分布】我国南北各城市常见的栽培植物，偶有逸生。南自广东、广西，北至内蒙古、辽宁，东起台湾，西至新疆和西南各省区，均有分布。

【药用部位】以花、叶、茎入药。

【采收加工】花：8～10 月采摘，洗净，晒干备用；叶、茎：长叶时剪取地上部分即可得茎、叶。

【功能主治】咸，寒。清热利湿，理气通便。主治大小便不畅，淋巴结结核，带下，脐腹痛。

【用法用量】内服：煎汤，3～9g；或研末，1～3g，开水送服。

206. 蜀葵 | Shǔ Kuí

【拉丁学名】*Althaea rosea*（L.）Cavan.

【别名】棋盘花、麻杆花、一丈红、蜀季花、饽饽花、光光花、端午花、暑气、蜀芪、栽秧花、斗蓬花等。

【科属分类】锦葵科 Malvaceae 蜀葵属 *Althaea*

【植物形态】二年生直立草本，高达 2m，茎枝密被刺毛。叶近圆心形，直径 6～16cm，掌状 5～7 浅裂或波状棱角，裂片三角形或圆形，中裂片长约 3cm，宽 4～6cm，上面疏被星状柔毛，粗糙，下面被星状长硬毛或绒毛；叶柄长 5～15cm，被星状长硬毛；托叶卵形，长约 8mm，先端具 3 尖。花腋生，单生或近簇生，排列成总状花序式，具叶状苞片，花梗长约 5mm，果时延长至 1～2.5cm，被星状长硬毛；小苞片杯状，常 6～7 裂，裂片卵状披针形，长 10mm，密被星状粗硬毛，基部合生；萼钟状，直径 2～3cm，5 齿裂，裂片卵状三角形，长 1.2～1.5cm，密被星状粗硬毛；花大，直径 6～10cm，有红、紫、白、粉红、黄和黑紫等色，单瓣或重瓣，花瓣倒卵状三角形，长约 4cm，先端凹缺，基部狭，爪被长髯毛；雄蕊柱无毛，长约 2cm，花丝纤细，长约 2mm，花药黄色；花柱分枝多数，微被细毛。果盘状，直径约2cm，被短柔毛，分果爿近圆形，多数，背部厚达1mm，具纵槽。花期2~8月。

【生境分布】本种系原产我国西南地区，全国各地广泛栽培供园林观赏用。

【药用部位】根、叶、花、种子入药。

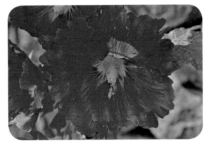

【采收加工】春秋采根，晒干切片；夏季采花，阴干；花前采叶；秋季采种子，晒干。

【功能主治】甘，凉。根：清热，解毒，排脓，利尿。用于肠炎，痢疾，尿道感染，小便赤痛，子宫颈炎，白带。子：利尿通淋。用于尿路结石，小便不利，水肿。花：通利大小便，解毒散结。用于大小便不利，梅核气，并解河豚毒。叶：外用治痈肿疮疡，烧

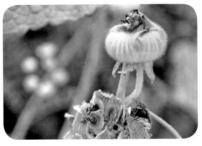

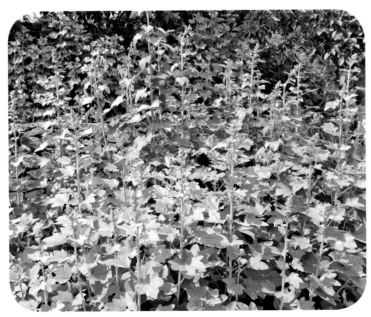

烫伤。

【用法用量】根：3~6钱；子、花均为1~2钱；外用适量，鲜花、叶捣烂敷或煎水洗患处。

【附方】治妇人白带下，脐腹冷痛，面色痿黄，日渐虚损：白蜀葵花五两。阴干，捣细罗为散，每于食前，以温酒调下二钱。如赤带下，亦用赤花（《圣惠方》）。治鼻面酒皶及酐酣：蜀葵花一合，研细，腊月脂调敷，每夜用之（《仁存堂经验方》）。治烫伤：棋盘花三朵，泡麻油二两，搽患处（《贵州草药》）。治小儿口疮：赤葵茎炙干为末，蜜和含（《圣惠方》）。治小便淋沥：葵花根一撮。洗净，锉碎，用水煎五、七沸服（《卫生宝鉴》）葵花散。井花水少许，若不稠，不须用水，以纸花如膏贴之（《济生拔萃》）。治诸疮肿痛不可忍者：葵花根，去黑皮捣，若稠，点井花水少许，若不稠，不须用水，以纸花如膏贴之（《济生拔萃》）。

207. 苘麻 | Qǐng Má

【拉丁学名】*Abutilon theophrasti* Medicus

【别名】椿麻、塘麻、孔麻、青麻、白麻、桐麻、磨盘草、车轮草、野苎麻、八角乌、孔麻等。

【科属分类】锦葵科 Malvaceae 苘麻属 *Abutilon*

【植物形态】一年生亚灌木状草本，高达 1~2m，茎枝被柔毛。叶互生，

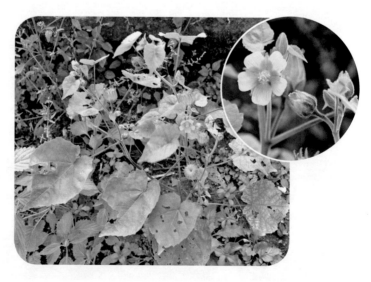

圆心形，长 5 ~ 10cm，先端长渐尖，基部心形，边缘具细圆锯齿，两面均密被星状柔毛；叶柄长 3 ~ 12cm，被星状细柔毛；托叶早落。花单生于叶腋，花梗长 1 ~ 13cm，被柔毛，近顶端具节；花萼杯状，密被短绒毛，裂片 5，卵形，长约 6mm；花黄色，花瓣倒卵形，长约 1cm；雄蕊柱平滑无毛，心皮 15 ~ 20，长 1 ~ 1.5cm，顶端平截，具扩展、被毛的长芒 2，排列成轮状，密被软毛。蒴果半球形，直径约 2cm，长约 1.2cm，分果爿 15 ~ 20，被粗毛，顶端具长芒 2；种子肾形，褐色，被星状柔毛。花期 7 ~ 8 月

【生境分布】我国除青藏高原不产外，其他各省区均产，东北各地有栽培。常见于路旁、荒地和田野间。

【药用部位】干燥成熟种子、全草、叶、根入药。

【采收加工】秋季：采收成熟果实，晒干，打下种子，除去杂质。全草和叶：夏季采收，鲜用或晒干。根：立冬后挖取，除去茎叶，洗净晒干。

【功能主治】苦，平。种子：清热利湿，解毒，退翳。用于赤白痢疾，淋病涩痛，痈肿疮毒，目生翳膜。叶：治痈疽肿毒。全草：解毒，祛风。治痢疾，中耳炎，耳鸣，耳聋，关节酸痛。根：治小便淋沥。

【用法用量】种子：3 ~ 9g。全草及叶：内服：煎汤，10 ~ 30g。外用：适量，捣敷。根：内服：煎汤，30 ~ 60g。

【附方】治瘰疬：苘麻果实连壳研末，每用二至三钱（小儿减量），以豆腐干一块切开，将药末夹置豆腐干内，水煎，以汤内服，以豆腐干贴患处。如无果实，可用苘麻幼苗（约五寸高上下）二至三株，作为一剂，同豆腐煮，服用法同上（《江西民间草药》）。治麻疹：苘麻子二至三钱。水煎服（《湖南药物志》）。治痈疽肿毒：苘麻鲜叶和蜜捣敷。如漫肿无头者，取鲜叶和红糖捣敷，内服子实一枚，日服 2 次（《福建民间草药》）。

208. 木芙蓉 | Mù Fú Róng

【拉丁学名】*Hibiscus mutabilis* Linn.

【别名】芙蓉花、酒醉芙蓉、三变花、九头花、拒霜花、转观花、清凉膏、地芙蓉、木莲、桦木、拒霜等。

【科属分类】锦葵科 Malvaceae 木槿属 *Hibiscus*

【植物形态】落叶灌木或小乔木，高 2 ~ 5m；小枝、叶柄、花梗和花萼均密被星状毛与直毛相混的细绵毛。叶宽卵形至圆卵形或心形，直径

10～15cm，常5～7裂，裂片三角形，先端渐尖，具钝圆锯齿，上面疏被星状细毛和点，下面密被星状细绒毛；主脉7～11条；叶柄长5～20cm；托叶披针形，长5～8mm，常早落。花单生于枝端叶腋间，花梗长5～8cm，近端具节；小苞片8，线形，长10～16mm，宽约2mm，密被星状绵毛，基部合生；萼钟形，长2.5～3cm，裂片5，卵形，渐尖头；花初开时白色或淡红色，后变深红色，直径约8cm，花瓣近圆形，直径4～5cm，外面被毛，基部具髯毛；雄蕊柱长2.5～3cm，无毛；花柱枝5，疏被毛。蒴果扁球形，直径约2.5cm，被淡黄色刚毛和绵毛，果爿5；种子肾形，背面被长柔毛。花期8～10月。

【生境分布】我国辽宁、河北、山东、陕西、安徽、江苏、浙江、江西、福建、台湾、广东、广西、湖南、湖北、四川、贵州和云南等省区栽培，系我国湖南原产。

【药用部位】以花（芙蓉花）、叶（芙蓉叶）和根入药。

【采收加工】夏秋摘花蕾，晒干，同时采叶阴干研粉贮存；秋、冬挖根、晒干。

【功能主治】微辛，凉。清热解毒，消肿排脓，凉血止血。用于肺热咳嗽，月经过多，白带。外用治痈肿疮疖，乳腺炎，淋巴结炎，腮腺炎，烧烫

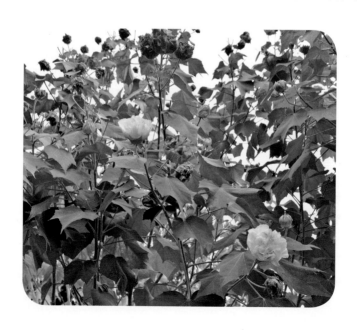

伤，毒蛇咬伤，跌打损伤。

【用法用量】0.3～1两；外用适量，以鲜叶、花捣烂敷患处或干叶、花研末用油、凡士林、酒、醋或浓茶调敷。

【附方】治吐血、子宫出血、火眼、疮肿、肺痈：芙蓉花三钱至一两，煎服（《上海常用中草药》）。治蛇头疔、天蛇毒：鲜木芙蓉花二两，冬蜜五钱。捣烂敷，日换 2～3（《民间实用草药》）。治水烫伤：木芙蓉花晒干，研末，麻油调搽（《湖南药物志》）。治虚痨咳嗽：芙蓉花二至四两，鹿衔草一两，黄糖二两，炖猪心肺服（《重庆草药》）。

209. 木槿 | Mù Jǐn

【拉丁学名】*Hibiscus syriacus* Linn.

【别名】木棉、朝开暮落花、花奴玉蒸、藩篱花、碗盖花、水槿花、槿树花、扦金花、灯盏花、木荆花、木红花等。

【科属分类】锦葵科 Malvaceae 木槿属 *Hibiscus*

【植物形态】落叶灌木，高 3～4m，小枝密被黄色星状绒毛。叶菱形至三角状卵形，长 3～10cm，宽 2～4cm，具深浅不同的 3 裂或不裂，先端

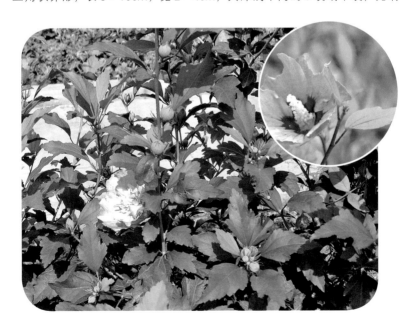

钝，基部楔形，边缘具不整齐齿缺，下面沿叶脉微被毛或近无毛；叶柄长5～25mm，上面被星状柔毛；托叶线形，长约6mm，疏被柔毛。花单生于枝端叶腋间，花梗长4～14mm，被星状短绒毛；小苞片6～8，线形，长6～15mm，宽1～2mm，密被星状疏绒毛；花萼钟形，长14～20mm，密被星状短绒毛，裂片5，三角形；花钟形，淡紫色，直径5～6cm，花瓣倒卵形，长3.5～4.5cm，外面疏被纤毛和星状长柔毛；雄蕊柱长约3cm；花柱枝无毛。蒴果卵圆形，直径约12mm，密被黄色星状绒毛；种子肾形，背部被黄白色长柔毛。花期7～10月。

【生境分布】台湾、福建、广东、广西、云南、贵州、四川、湖南、湖北、安徽、江西、浙江、江苏、山东、河北、河南、陕西等省区，均有栽培，系我国中部各省原产。

【药用部位】以花（木槿花）、茎皮或根皮（木槿皮）、果实（木槿子）入药。

【采收加工】夏、秋季选晴天早晨，花半开时采摘，晒干。茎皮于4～5月剥取，晒干。根皮于秋末挖取根，剥取根皮，晒干。9～10月，果实现黄绿色时摘下晒干。

【功能主治】木槿花：甘、苦，凉。木槿皮：甘、苦，性微寒。木槿子：甘，寒。木槿花：清热利湿，凉血解毒。主肠风泻血，赤白下痢，痔疮出血，肺热咳嗽，咳血，白带，疮疖痈肿，烫伤。木槿皮：清热利湿，杀虫止痒。主湿热泻痢，肠风泻血，脱肛，痔疮，赤白带下，阴道滴虫，皮肤疥癣，阴囊湿疹。木槿子：清肺化痰，止头痛，解毒。主痰喘咳嗽，支气管炎，偏正头痛，黄水疮，湿疹。

【用法用量】木槿花：内服：煎汤，3～9g，鲜者30～60g。外用：适量，研末或鲜品捣烂调敷。木槿皮：外用：适量，酒浸搽擦或煎水熏洗。内服：煎汤，3～9g。木槿子：内服：煎汤，9～15g。外用：适量，煎水熏洗。

【注意】脾胃虚弱者慎用。

【附方】治大肠脱肛：槿皮或叶煎汤熏洗，后以白矾、五倍末敷之（《救急方》）。治牛皮癣：川槿皮一两，半夏五钱，大枫子仁十五个。上锉片，河、井水各一碗，浸露七宿，取加轻粉一钱，任水中，以秃笔蘸涂疮上，覆以青衣，夏月治尤妙。但忌浴数日，水有臭涎更效（《扶寿精方》）。

65. 猕猴桃科　Actinidiaceae

210. 中华猕猴桃 | Zhōng Huá Mí Hóu Táo

【拉丁学名】*Actinidia chinensis* Planch.

【别名】几维果、奇异果、阳桃、羊桃、羊桃藤、藤梨、猕猴桃等。

【科属分类】猕猴桃科 Actinidiaceae 猕猴桃属 *Actinidia*

【植物形态】大型落叶藤本；幼枝或厚或薄地被有灰白色茸毛或褐色长硬毛或铁锈色硬毛状刺毛，老时秃净或留有断损残毛；花枝短的 4 ~ 5cm，长的 15 ~ 20cm，直径 4 ~ 6mm；隔年枝完全秃净无毛，直径 5 ~ 8mm，皮孔长圆形，比较显著或不甚显著；髓白色至淡褐色，片层状。叶纸质，倒阔卵形至倒卵形或阔卵形至近圆形，长 6 ~ 17cm，宽 7 ~ 15cm，顶端截平形并中间凹入或具突尖、急尖至短渐尖，基部钝圆形、截平形至浅心形，边缘具脉出的直伸的睫状小齿，腹面深绿色，无毛或中脉和侧脉上有少量软毛或散被短糙毛，背面苍绿色，密被灰白色或淡褐色星状绒毛，侧脉 5 ~ 8 对，常在中部以上分歧成叉状，横脉比较发达，易见，网状小脉不易见；叶柄长

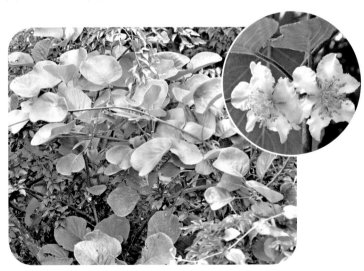

3~6（~10）cm，被灰白色茸毛或黄褐色长硬毛或铁锈色硬毛状刺毛。聚伞花序1~3花，花序柄长7~15mm，花柄长9~15mm；苞片小，卵形或钻形，长约1mm，均被灰白色丝状绒毛或黄褐色茸毛；花初放时白色，放后变淡黄色，有香气，直径1.8~3.5cm；萼片3~7片，通常5片，阔卵形至卵状长圆形，长6~10mm，两面密被压紧的黄褐色绒毛；花瓣5片，有时少至3~4片或多至6~7片，阔倒卵形，有短距，长10~20mm，宽6~17mm；雄蕊极多，花丝狭条形，长5~10mm，花药黄色，长圆形，长1.5~2mm，基部叉开或不叉开；子房球形，径约5mm，密被金黄色的压紧交织绒毛或不压紧不交织的刷毛状糙毛，花柱狭条形。果黄褐色，近球形、圆柱形、倒卵形或椭圆形，长4~6cm，被茸毛、长硬毛或刺毛状长硬毛，成熟时秃净或不秃净，具小而多的淡褐色斑点；宿存萼片反折；种子纵径2.5mm。

【生境分布】产于陕西（南端）、湖北、湖南、河南、安徽、江苏、浙江、江西、福建、广东和广西等省区。生于海拔200~600m低山区的山林中，一般多出现于高草灌丛、灌木林或次生疏林中，喜欢腐殖质丰富、排水良好的土壤，分布于较北的地区者喜生于温暖湿润，背风向阳环境。

【药用部位】根、果实、枝叶入药。

【采收加工】根：全年可采，洗净，切片，鲜用或晒干。果实：秋季成熟时采摘，鲜用或晒干。枝叶：夏秋采收，鲜用或晒干。

【功能主治】果：酸、甘，寒。根、根皮：苦、涩，寒。根：清热解毒，活血消肿，祛风利湿。用于风湿性关节炎，跌打损伤，丝虫病，肝炎，痢疾，淋巴结结核，痈疖肿毒，癌症。果：调中理气，生津润燥，解热除烦。用于消化不良，食欲不振，呕吐，烧烫伤。枝叶：杀虫，止血。主治各种虫证。

【用法用量】内服：煎汤，1~2两。外用：适量，捣敷。

【注意】脾胃虚寒者慎服。

【附方】治食欲不振，消化不良：猕猴桃干果二两。水煎服（《湖南药物志》）。治偏坠：猕猴桃一两，金柑根三钱。水煎去渣，冲入烧酒二两，分两次内服（《闽东本草》）。治水肿：猕猴桃根三至五钱。水煎服（《湖南药物志》）。治消化不良，呕吐：猕猴桃根五钱至一两。水煎服（《浙江民间常用草药》）。治风湿关节痛：猕猴桃、木防己各五钱，荭草三钱，胡枝子一两，水煎服（《湖南药物志》）。治产妇乳少：猕猴桃根二至三两，水煎服（《浙江民间常用草药》）。治胃肠系统肿瘤，乳腺癌：猕猴桃根二两五钱，水煎服（《陕西中草药》）。

66. 山茶科　Theaceae

211. 山茶 | Shān Chá

【拉丁学名】*Camellia japonica* L.

【别名】红茶花、曼阳罗树、宝珠山茶、宝珠花、一捻红、耐冬等。

【科属分类】山茶科 Theaceae 山茶属 *Camellia*

【植物形态】灌木或小乔木，高9m，嫩枝无毛。叶革质，椭圆形，长5~10cm，宽2.5~5cm，先端略尖，或急短尖而有钝尖头，基部阔楔形，上面深绿色，干后发亮，无毛，下面浅绿色，无毛，侧脉7~8对，在上下两面均能见，边缘有相隔2~3.5cm的细锯齿。叶柄长8~15mm，无毛。花顶生，红色，无柄；苞片及萼片约10片，组成长2.5~3cm的杯状苞被，半圆形至圆形，长4~20mm，外面有绢毛，脱落；花瓣6~7片，外侧2片近圆形，几离生，长2cm，外面有毛，内侧5片基部连生约8mm，倒卵圆形，长3~4.5cm，无毛；雄蕊3轮，长2.5~3cm，外轮花丝基部连生，花

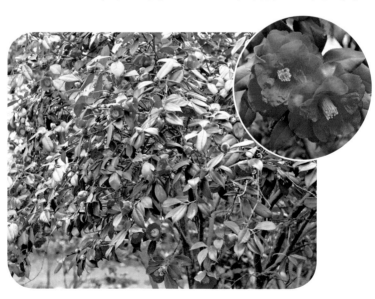

丝管长 1.5cm，无毛；内轮雄蕊离生，稍短，子房无毛，花柱长 2.5cm，先端 3 裂。蒴果圆球形，直径 2.5 ~ 3cm，2 ~ 3 室，每室有种子 1 ~ 2 个，3 爿裂开，果爿厚木质。花期 1 ~ 4 月。

【生境分布】四川、台湾、山东、江西等地有野生种，国内各地广泛栽培，品种繁多，花大多数为红色或淡红色，亦有白色，多为重瓣。

【药用部位】以根、花入药。

【采收加工】根全年可采；花春冬采，晒干或烘干。

【功能主治】辛、苦，寒。收敛凉血，止血。用于吐血，衄血，便血，血崩。外用治烧烫伤，创伤出血。

【用法用量】2 ~ 3 钱。外用适量，研末麻油调敷。

【附方】治吐血咳嗽：宝珠山茶十朵，红花五钱，白及一两，红枣四两。水煎一碗服之，渣再服，红枣不拘时亦取食之（王玷桂《不药良方》）。治痔疮出血：宝珠山茶，研末冲服（《本草纲目拾遗》）。治乳头开花欲坠、疼痛异常：宝珠山茶，焙研为末，用麻油调搽（《本草纲目拾遗》）。

67. 藤黄科　Guttiferae

212. 小连翘 ｜ Xiǎo Lián Qiào

【拉丁学名】*Hypericum erectum* Thunb. ex Murray

【别名】千金子、旱莓草、小金雀、七层兰、瑞香草、奶浆草、大田基、小瞿麦、排草、排香草、小对叶草、小对月草、小元宝草等。

【科属分类】藤黄科 Guttiferae 金丝桃属 *Hypericum*

【植物形态】多年生草本，高 0.3 ~ 0.7m。茎单一，直立或上升，通常不分枝，有时上部分枝，圆柱形，无毛，无腺点。叶无柄，叶片长椭圆形至长卵形，长 1.5 ~ 5cm，宽 0.8 ~ 1.3cm，先端钝，基部心形抱茎，边缘全缘，内卷，坚纸质，上面绿色，下面淡绿色，近边缘密生腺点，全面有或多或少的小黑腺点，侧脉每边约 5 条，斜上升，与中脉在上面凹陷，下面凸起，脉网较密，下面多少明显。花序顶生，多花，伞房状聚伞花序，常具腋生花枝；苞片和小苞片与叶同形，长达 0.5cm。花直径 1.5cm，近平展；花梗长1.5~3mm。萼片卵状披针形，长约2.5mm，宽不及1mm，先端锐尖，全缘，边缘及全面具黑腺点。花瓣黄色，倒卵状长圆形，长约7mm，宽2.5mm，上半部有黑色点线。雄蕊3束，宿存，每束有雄蕊8~10枚，花药具黑色腺点。子房卵珠形，长约3mm，宽1mm；花柱3，自基部离生，与子房等长。蒴果卵珠形，长约10mm，宽4mm，具纵向条纹。种子绿褐色，圆柱形，长约0.7mm，两侧具龙骨状突起，无顶生附属物，表面有细蜂窝纹。花期7~8月，果期8~9月。

【生境分布】产于江苏、安徽、浙江、福建、台湾、湖北、湖南。生于山坡草丛中。

【药用部位】全草入药。

【采收加工】6~8月采收。

【功能主治】辛，平。活血止血，调经通乳，消肿止痛。治吐血，衄血，子宫出血，月经不调，乳汁不通，疖肿，跌打损伤，创伤出血。

【用法用量】内服：煎汤，0.5~1两。外用：捣敷。

【附方】治咯血、鼻出血、便血：小连翘一至二两，水煎服；或加龙芽草一两，鳢肠一两，水煎服（《浙江民间常用草药》）。治月经不调：小连翘、月月红、益母草。水煎服（《四川中药志》）。通乳汁：小连翘、山甲珠。水煎服（《四川中药志》）。

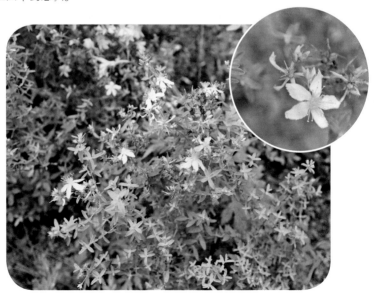

213. 贯叶连翘 | Guàn Yè Lián Qiào

【拉丁学名】*Hypericum perforatum* L.

【别名】小金丝桃、小叶金丝桃、夜关门、铁帚把等。

【科属分类】藤黄科 Guttiferae 金丝桃属 *Hypericum*

【植物形态】多年生草本，高 20～60cm，全体无毛。茎直立，多分枝，茎及分枝两侧各有 1 纵线棱。叶无柄，彼此靠近密集，椭圆形至线形，长 1～2cm，宽 0.3～0.7cm，先端钝形，基部近心形而抱茎，边缘全缘，背卷，坚纸质，上面绿色，下面白绿色，全面散布淡色但有时黑色腺点，侧脉每边约 2 条，自中脉基部 1/3 以下生出，斜升，至叶缘连结，与中脉两面明显，脉网稀疏，不明显。花序为 5～7 花两歧状的聚伞花序，生于茎及分枝顶端，多个再组成顶生圆锥花序；苞片及小苞片线形，长达 4 mm。萼片长圆形或披针形，长 3～4mm，宽 1～1.2mm，先端渐尖至锐尖，边缘有黑色腺点，全面有 2 行腺条和腺斑，果时直立，略增大，长达 4.5mm。花瓣黄色，长圆形或长圆状椭圆形，两侧不相等，长约 1.2mm，宽 0.5mm，边缘及上部常

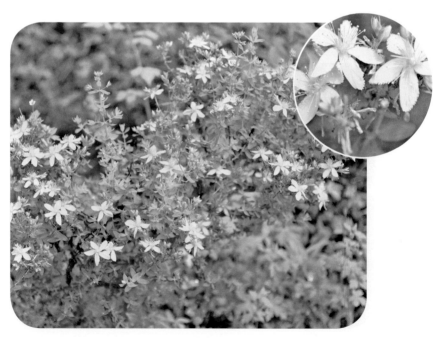

有黑色腺点。雄蕊多数，3 束，每束有雄蕊约 15 枚，花丝长短不一，长达 8mm，花药黄色，具黑腺点。子房卵珠形，长 3mm，花柱 3，自基部极少开，长 4.5mm。蒴果长圆状卵珠形，长约 5mm，宽 3mm，具背生腺条及侧生黄褐色囊状腺体。种子黑褐色，圆柱形，长约 1mm，具纵向条棱，两侧无龙骨状突起，表面有细蜂窝纹。花期 7~8 月，果期 9~10 月。

【生境分布】分布于河北、山西、陕西、甘肃、新疆、山东、江苏、江西、河南、湖北、湖南、四川及贵州。生于山坡、路旁、草地、林下及河边等处，海拔 500~2100m。

【药用部位】干燥的带根全草入药。

【采收加工】秋季采收。7~10 月采收全草，洗净，晒干。

【功能主治】味苦、涩；性平。收敛止血，调经通乳，清热解毒，利湿。主咯血，吐血，肠风下血，崩漏，外伤出血，月经炒调，乳妇乳汁不下，黄疸，咽喉疼痛，目赤肿痛，尿路感染，口鼻生疮，痈疖肿毒，烫火伤。

【用法用量】内服：煎汤 9~15g。外用：适量，鲜品捣敷。或揉绒塞鼻或干研末敷。

【附方】治吐血：贯叶连翘五钱至一两（与仙鹤草、六月雪同用）。煎水服（《南京民间药草》）。治劳伤腰痛：贯叶连翘花、叶，矮陀陀。炖猪筒子骨服（《四川中药志》）。治汤火灼伤：贯叶连翘研末，调麻油搽（《四川中药志》）。

214. 金丝桃 | Jīn Sī Táo

【拉丁学名】*Hypericum monogynum* L.

【别名】土连翘、五心花、金丝海棠、木本黄开口、金丝蝴蝶、小狗木、狗胡花、金丝莲等。

【科属分类】藤黄科 Guttiferae 金丝桃属 *Hypericum*

【植物形态】灌木，高 0.5~1.3m，丛状或通常有疏生的开张枝条。茎红色，幼时具 2（4）纵线棱及两侧压扁，很快为圆柱形；皮层橙褐色。叶对生，无柄或具短柄，柄长达 1.5mm；叶片倒披针形或椭圆形至长圆形，或较稀为披针形至卵状三角形或卵形，长 2~11.2cm，宽 1~4.1cm，先端锐尖至圆形，通常具细小尖突，基部楔形至圆形或上者有时截形至心形，边缘平坦，坚纸质，上面绿色，下面淡绿但不呈灰白色，主侧脉 4~6 对，分枝，常与中脉分枝不分明，第三级脉网密集，不明显，腹腺体无，叶片腺体小而点状。花序具 1 ~ 15（~ 30）花，自茎端第 1 节生出，疏松的近伞房状，有时亦自茎端 1 ~ 3 节生出，稀有 1 ~ 2 对次生分枝；花梗长 0.8 ~ 2.8（~ 5）cm；苞片小，线状披针形，早落。花直径 3 ~ 6.5cm，星状；花蕾卵珠形，先端近锐尖至钝形。萼片宽或狭椭圆形或长圆形至披针形或倒披针形，先端锐尖至圆形，边缘全缘，中脉分明，细脉不明显，有或多或少的腺体，在基部的线形至条纹状，向顶端的点状。花瓣金黄色至柠檬黄色，无红晕，开张，三角状倒卵形，长 2 ~ 3.4cm，宽 1 ~ 2cm，长为萼片的 2.5 ~ 4.5 倍，边缘全缘，无腺体，有侧生的小尖突，小尖突先端锐尖至圆形或消失。雄蕊 5 束，每束有雄蕊 25 ~ 35 枚，最长者长 1.8 ~ 3.2cm，与花瓣几等长，花药黄至暗橙色。子房卵珠形或卵珠状圆锥形至近球形，长 2.5 ~ 5mm，宽 2.5 ~ 3mm；花柱长 1.2 ~ 2cm，长为子房的 3.5 ~ 5 倍，合生几达顶端然后向外弯或极偶有合生至全长之半；柱头小。蒴果宽卵珠形或稀为卵珠状圆锥形至近球形，长 6 ~ 10mm，宽 4 ~ 7mm。种子深红褐色，圆柱形，长约 2mm，有狭的龙骨状突起，有浅的线状网纹至线状蜂窝纹。花期 5 ~ 8 月，果期 8 ~ 9 月。

【生境分布】产于河北、陕西、山东、江苏、安徽、浙江、江西、福建、台湾、河南、湖北、湖南、广东、广西、四川及贵州等省区。生于山坡、路旁或灌丛中，沿海地区海拔 0 ~ 150m，在山地上升至 1500m。

【药用部位】全草入药。

【采收加工】四季均可采收，洗净，晒干。

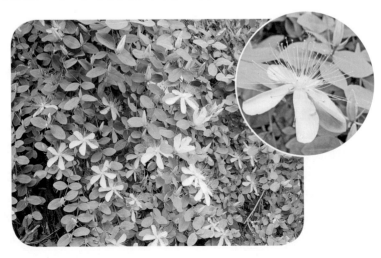

【功能主治】苦，凉。清热解毒，散瘀止痛，祛风湿。主肝炎，肝脾肿大，急性咽喉炎，结膜炎，疮疖肿毒，蛇咬及蜂螫伤，跌打损伤，风寒性腰痛。

【用法用量】内服：煎汤，15～30g。外用：鲜根或鲜叶适量，捣敷。

【附方】治风湿性腰痛：金丝桃根一两，鸡蛋两只，水煎二小时。吃蛋和汤，一天两次分服；治蝮蛇、银环蛇咬伤：鲜金丝桃根加食盐适量，捣烂，外敷伤处。一天换一次；治疖肿：鲜金丝桃叶加食盐适量，捣烂，外敷患处。治漆疮、蜂螫伤：金丝桃根磨粉，用麻油残烧酒调敷局部（《浙江民间常用草药》）。

215. 黄海棠 | Huáng Hǎi Táng

【拉丁学名】*Hypericum ascyron* L

【别名】牛心菜、山辣椒、大叶金丝桃、救牛草、八宝茶、水黄花、金丝蝴蝶、大金雀、大叶牛心菜、六安茶、连翘、鸡蛋花、对月草、禁宫花、红旱莲、湖南连翘等。

【科属分类】藤黄科 Guttiferae 金丝桃属 *Hypericum*

【植物形态】多年生草本，高 0.5～1.3m。茎直立或在基部上升，单一或数茎丛生，不分枝或上部具分枝，有时于叶腋抽出小枝条，茎及枝条幼时具 4 棱，后明显具 4 纵线棱。叶无柄，叶片披针形、长圆状披针形或长圆状卵

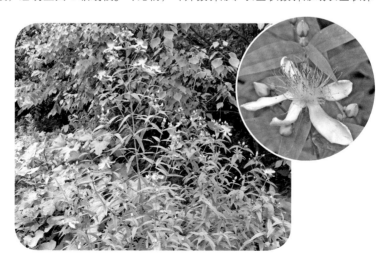

形至椭圆形或狭长圆形，长（2 ~ ）4 ~ 10cm，宽（0.4 ~ ）1 ~ 2.7（3.5）cm，先端渐尖、锐尖或钝形，基部楔形或心形而抱茎，全缘，坚纸质，上面绿色，下面通常淡绿色且散布淡色腺点，中脉、侧脉及近边缘脉下面明显，脉网较密。花序具 1 ~ 35 花，顶生，近伞房状至狭圆锥状，后者包括多数分枝。花直径（2.5 ~ ）3 ~ 8cm，平展或外反；花蕾卵珠形，先端圆形或钝形；花梗长 0.5 ~ 3cm。萼片卵形或披针形至椭圆形或长圆形，长（3 ~ ）5 ~ 15（ ~ 25）mm，宽 1.5 ~ 7mm，先端锐尖至钝形，全缘，结果时直立。花瓣金黄色，倒披针形，长 1.5 ~ 4 cm，宽 0.5 ~ 2cm，十分弯曲，具腺斑或无腺斑，宿存。雄蕊极多数，5 束，每束有雄蕊约 30 枚，花药金黄色，具松脂状腺点。子房宽卵珠形至狭卵珠形三角形，长 4 ~ 7（ ~ 9）mm，5 室，具中央空腔；花柱 5，长为子房的 1/2 至为其 2 倍，自基部或至上部 4/5 处分离。蒴果为或宽或狭的卵珠形或卵珠状三角形，长 0.9 ~ 2.2cm，宽 0.5 ~ 1.2cm，棕褐色，成熟后先端 5 裂，柱头常折落。种子棕色或黄褐色，圆柱形，微弯，长 1 ~ 1.5mm，有明显的龙骨状突起或狭翅和细的蜂窝纹。花期 7 ~ 8 月，果期 8 ~ 9 月。

【生境分布】除新疆及青海外，全国各地均产。生于山坡林下、林缘、灌丛间、草丛或草甸中、溪旁及河岸湿地等处，也有广为庭园栽培的，海拔 0 ~ 2800m。

【药用部位】全草入药。

【采收加工】夏、秋季采收，洗净，晒干或鲜用。

【功能主治】苦，凉。治吐血、子宫出血、外伤出血、疮疖痈肿、风湿、痢疾以及月经不调等症。种子泡酒服，可治胃病，并可解毒和排脓。全草也是烤胶原料。此外民间有用叶作茶叶代用品饮用。

216. 元宝草 | Yuán Bǎo Cǎo

【拉丁学名】*Hypericum sampsonii* Hance

【别名】合掌草、上天梯、叫子草、帆船草、对经草、叶抱枝、对月草、对月莲、大叶对口莲、穿心草等。

【科属分类】藤黄科 Guttiferae 金丝桃属 *Hypericum*

【植物形态】多年生草本，高 0.2 ~ 0.8m，全体无毛。茎单一或少数，圆柱形，无腺点，上部分枝。叶对生，无柄，其基部完全合生为一体而茎贯穿其中心，或宽或狭的披针形至长圆形或倒披针形，长（2～）2.5～7（8）cm，宽（0.7～）1～3.5cm，先端钝形或圆形，基部较宽，全缘，坚纸质，上面绿色，下面淡绿色，边缘密生有黑色腺点，全面散生透明或间有黑色腺点，中脉直贯叶端，侧脉每边约 4 条，斜上升，近边缘弧状连结，与中脉两面明显，脉网细而稀疏。花序顶生，多花，伞房状，连同其下方常多达 6 个腋生花枝整体形成一个庞大的疏松伞房状至圆柱状圆锥花序；苞片及小苞片线状披针形或线形，长达 4 mm，先端渐尖。花直径 6～10（～15）mm，近扁平，基部为盂状；花蕾卵珠形，先端钝形；花梗长 2～3mm。萼片长圆形或长圆状匙形或长圆状线形，长 3～7（～10）mm，宽 1～3mm，先端图形，全缘，边缘疏生黑腺点，全面散布淡色稀为黑色腺点及腺斑，果时直伸。花瓣淡黄色，椭圆状长圆形，长 4～8（～13）mm，宽 1.5～4（～7）mm，宿存，边缘有无柄或近无柄的黑腺体，全面散布淡色或稀为黑腺点和腺条纹。雄蕊 3 束，宿存，每束具雄蕊 10～14 枚，花药淡黄色，具黑腺点。子房卵珠形至狭圆锥形，长约 3mm，3 室；花柱 3，长约 2mm，自基部分离。蒴果

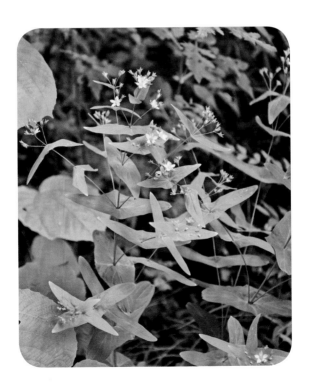

宽卵珠形至或宽或狭的卵珠状圆锥形，长 6 ~ 9mm，宽 4 ~ 5mm，散布有卵珠状黄褐色囊状腺体。种子黄褐色，长卵柱形，长约 1mm，两侧无龙骨状突起，顶端无附属物，表面有明显的细蜂窝纹。花期 5 ~ 6 月，果期 7 ~ 8 月。

【生境分布】产于陕西至江南各省。生于路旁、山坡、草地、灌丛、田边、沟边等处，海拔 0 ~ 1200m。

【药用部位】全草入药。

【采收加工】夏、秋季采收，洗净，晒干或鲜用。

【功能主治】辛、苦，寒。凉血止血，清热解毒，活血调经，祛风通络。主治吐血，咯血，衄血，血淋，月经不调，痛经，白带，跌打损伤，风湿痹痛，腰腿痛。外用还可治头癣，口疮，目翳。

【用法用量】内服：煎汤，9 ~ 15g，鲜品 30 ~ 60g。外用：适量，鲜品洗净捣敷，或干品研末外敷。

【附方】治阴虚咳嗽：元宝草一至二两，红枣七至十四枚。同煎服（《浙江民间草药》）。治咳嗽出血：鲜元宝草二两（干者一两），与猪肉炖服，连服五至七次（《泉州本草》）。治慢性咽喉炎，音哑：元宝草、光叶水苏、苦藏各一两，筋骨草、玄参各五钱。水煎服（《浙江民间常用草药》）。治乳痈：元宝草五钱。酒、水各半煎，分两次服（《江西民间草药》）。

68. 柽柳科　Tamaricaceae

217. 柽柳 | Chēng Liǔ

【拉丁学名】*Tamarix chinensis* Lour.

【别名】三春柳、西湖杨、观音柳、红筋条、西河柳、红荆条等。

【科属分类】柽柳科 Tamaricaceae 柽柳属 *Tamarix*

【植物形态】乔木或灌木，高 3 ~ 6（~ 8）m；老枝直立，暗褐红色，光亮，幼枝稠密细弱，常开展而下垂，红紫色或暗紫红色，有光泽；嫩枝繁密纤细，悬垂。叶鲜绿色，从去年生木质化生长枝上生出的绿色营养枝上的叶长圆状披针形或长卵形，长 1.5 ~ 1.8mm，稍开展，先端尖，基部背面有龙骨状隆起，常呈薄膜质；上部绿色营养枝上的叶钻形或卵状披针形，半贴生，先端渐尖而内弯，基部变窄，长 1～3mm，背面有龙骨状突起。每年开花两三次。春季开花：总状花序侧生在去年生木质化的小枝上，长 3～6cm，宽5～7mm，花大而少，较稀疏而纤弱点垂，小枝亦下倾；有短总花梗，或近无梗，梗生有少数苞叶或无；苞片线状长圆形，或长圆形，渐尖，与花梗等长或稍长；花梗纤细，较萼短；花 5 出；萼片 5，狭长卵形，具短尖头，略全缘，外面 2 片，背面具隆脊，长 0.75～1.25mm，较花瓣略短；花瓣 5，粉红色，通常卵状椭圆形或椭圆状倒卵形，稀倒卵形，长约 2mm，较花萼微长，果时宿存；花盘 5 裂，裂片先端圆或微凹，紫红色，肉质；雄蕊 5，长于或略长于花瓣，花丝着生在花盘裂片间，自其下方近边缘处生出；子房圆锥状瓶形，花柱 3，棍棒状，长约为子房之半。蒴果圆锥形。夏、秋季开花；总状花序长 3～5cm，较春生者细，生于当年生幼枝顶端，组成顶生大圆锥花序，疏松而通常下弯；花 5 出，较春季者略小，密生；苞片绿色，草质，较春季花的苞片狭细，较花梗长，线形至线状锥或狭三角形，渐尖，向下变狭，基部背面有隆起，全缘；花萼三角状卵形；花瓣粉红色，直而略外斜，远比花萼长；花盘 5 裂，或每一裂片再 2 裂成 10 裂片状；雄蕊 5，长等于花瓣或为其 2 倍，花药钝，花丝着生在花盘主裂片间，自其边缘和略下方生出；

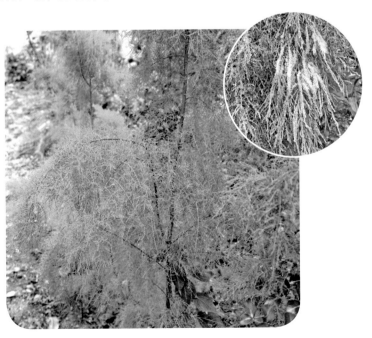

花柱棍棒状，其长等于子房的 2/5 ~ 3/4。花期 4 ~ 9 月。

【生境分布】野生于辽宁、河北、河南、山东、湖北、江苏、安徽等省；栽培于我国东部至西南部各省区。喜生于河流冲积平原，海滨、滩头、潮湿盐碱地和沙荒地。

【药用部位】嫩枝叶入药。

【采收加工】未开花时采下幼嫩枝梢，阴干。

【功能主治】甘、辛，平。疏风解表，解毒透疹。主风热感冒，麻疹初起，疹出不透，风湿痹痛，皮肤瘙痒。

【用法用量】内服：煎汤，10 ~ 15g；或入散剂。外用：适量，煎汤擦洗。

【注意】麻疹已透及体虚多汗者禁服。

【附方】治斑疹麻瘰不出，或因风而闭者西河柳叶、樱桃核。煎汤洗之。(《本草纲目拾遗》引《经验方》)；治麻疹伏而过期不出西河柳为末。以茅根煎汤下三四钱，折水下弈可。(《麻科活人全书》独圣散)。

69. 堇菜科　Violaceae

218. 堇菜 ｜ Jǐn Cài

【拉丁学名】*Viola verecunda* A. Gray

【别名】堇堇菜、葡堇菜等。

【科属分类】堇菜科 Violaceae 堇菜属 *Viola*

【植物形态】多年生草本，高 5 ~ 20cm。根状茎短粗，长 1.5 ~ 2cm，粗约 5mm，斜生或垂直，节间缩短，节较密，密生多条须根。地上茎通常数条丛生，稀单一，直立或斜升，平滑无毛。基生叶叶片宽心形、卵状心形或肾形，长 1.5 ~ 3cm (包括垂片)，宽 1.5 ~ 3.5cm，先端圆或微尖，基部宽心形，两侧垂片平展，边缘具向内弯的浅波状圆齿，两面近无毛；茎生叶少，疏列，与基生叶相似，但基部的弯缺较深，幼叶的垂片常卷折；叶柄长 1.5 ~ 7cm，基生叶之柄较长具翅，茎生叶之柄较短具极狭的翅；基生叶的托叶褐色，下部与叶柄合生，上部离生呈狭披针形，长 5 ~ 10mm，先端渐尖，边缘疏生细齿，茎生叶的托叶离生，绿色，卵状披针形或匙形，长 6 ~ 12mm，通常全缘，稀具细齿。花小，白色或淡紫色，生于茎生叶的叶腋，具细弱的花梗；花梗远长于叶片，中部以上有 2 枚近于对生的线形小苞片；萼片卵状披针形，长 4 ~ 5mm，先端尖，基部附属物短，末端平截具浅齿，边缘狭膜质；上方花瓣长倒卵形，长约 9mm，宽约 2mm，侧方花瓣长圆状倒卵形，长约 1cm，宽约 2.5mm，上部较宽，下部变狭，里面基部有短须毛，下方花瓣连距长约 1cm，先端微凹，下部有深紫色条纹；距呈浅囊状，长 1.5 ~ 2mm；雄蕊的花药长约 1.7mm，药隔顶端附属物长约 1.5mm，下方雄蕊的背部具短距；距呈三角形，长约 1mm，粗约 1.5mm，末端钝圆；子房无毛，花柱棍棒状，基部细且明显向前膝曲，向上渐增粗，柱头 2 裂，裂片稍肥厚而直立，中央部分稍隆起，前方位于 2 裂片间的基部有斜升的短喙，喙端具圆形的柱头孔。蒴果长圆形或椭圆形，长约 8mm，先端尖，无毛。种子卵球形，淡黄色，长约 1.5mm，直径约 1mm，基部具狭翅状附属物。花果期 5 ~ 10 月。

【生境分布】产于吉林、辽宁、河北、陕西、甘肃、江苏、安徽、浙江、江西、福建、台湾、河南、湖北、湖南、广东、广西、四川、贵州、云南。生于湿草地、山坡草丛、灌丛、杂木林林缘、田野、宅旁等处。

【药用部位】全草入药。

【采收加工】春、秋二季采收，除去杂质，晒干。

【功能主治】清热解毒。可治节疮、肿毒等症。

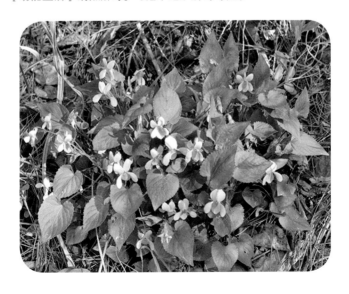

219. 紫花地丁 | Zǐ Huā Dì Dīng

【拉丁学名】*Viola philippica* Cav.

【别名】堇堇菜、箭头草、地丁、角子、独行虎、地丁草、宝剑草、紫地丁、金前刀、小角子花等。

【科属分类】堇菜科 Violaceae 堇菜属 *Viola*

【植物形态】多年生草本，无地上茎，高4~14cm，果期高可达20余cm。根状茎短，垂直，淡褐色，长4~13mm，粗2~7mm，节密生，有数条淡褐色或近白色的细根。叶多数，基生，莲座状；叶片下部者通常较小，呈三角状卵形或狭卵形，上部者较长，呈长圆形、狭卵状披针形或长圆状卵形，长1.5~4cm，宽0.5~1cm，先端圆钝，基部截形或楔形，稀微心形，边缘具较平的圆齿，两面无毛或被细短毛，有时仅下面沿叶脉被短毛，果期叶片增大，长可达10余cm，宽可达4cm；叶柄在花期通常长于叶片1~2倍，上部具极狭的翅，果期长可达10cm以上，上部具较宽之翅，无毛或被细短毛；托叶膜质，苍白色或淡绿色，长1.5~2.5cm，2/3~4/5与叶柄合生，离生部分线状披针形，边缘疏生具腺体的流苏状细齿或近全缘。花中等大，紫堇色或淡紫色，稀呈白色，喉部色较淡并带有紫色条纹；花梗通常多，数，细弱，与叶片等长或高出于叶片，无毛或有短毛，中部附近有2枚线形小苞片；萼片卵状披针形或披针形，长5~7mm，先端渐尖，基部附属物短，长

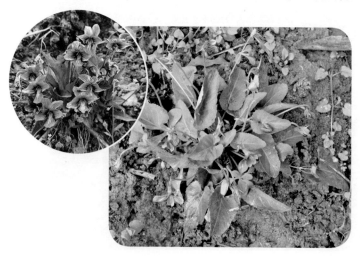

1 ~ 1.5mm，末端圆或截形，边缘具膜质白边，无毛或有短毛；花瓣倒卵形或长圆状倒卵形，侧方花瓣长，1 ~ 1.2cm，里面无毛或有须毛，下方花瓣连距长 1.3 ~ 2cm，里面有紫色脉纹；距细管状，长 4 ~ 8mm，末端圆；花药长约 2mm，药隔顶部的附属物长约 1.5mm，下方 2 枚雄蕊背部的距细管状，长 4 ~ 6mm，末端稍细；子房卵形，无毛，花柱棍棒状，比子房稍长，基部稍膝曲，柱头三角形，两侧及后方稍增厚成微隆起的缘边，顶部略平，前方具短喙。蒴果长圆形，长 5 ~ 12mm，无毛；种子卵球形，长 1.8mm，淡黄色。花果期 4 月中下旬至 9 月。

【生境分布】产于黑龙江、吉林、辽宁、内蒙古、河北、山西、陕西、甘肃、山东、江苏、安徽、浙江、江西、福建、台湾、河南、湖北、湖南、广西、四川、贵州、云南。生于田间、荒地、山坡草丛、林缘或灌丛中。在庭园较湿润处常形成小群落。

【药用部位】以全草入药。

【采收加工】春、秋二季采收，除去杂质，晒干。

【功能主治】苦、辛，寒。清热解毒，凉血消肿。用于疔疮肿毒，痈疽发背，丹毒，毒蛇咬伤。

【用法用量】15 ~ 30g。外用鲜品适量，捣烂敷患处。

【附方】治痈疽发背，无名诸肿：紫花地丁草，三伏时收，以白面和成，盐醋浸一夜贴之（《孙天仁集效方》）。治一切恶疮：紫花地丁根，日干，以罐盛，烧烟，对疮熏之，出黄水，取尽愈（《卫生易简方》）。治一切化脓性感染，淋巴结核：紫花地丁、蒲公英、半边莲各五钱。煎服。药渣外敷。治肠炎、痢疾：紫花地丁、红藤各一两，蚂蚁草二两，黄芩三钱。煎服；治前列腺炎：紫花地丁、紫参、车前草各五钱，海金沙一两。煎汤。每日 1 剂，分二次服，连服数日（《苏医中草药手册》）。治喉痹：箭头草叶，研，入酱少许，笔蘸入喉中，吐（《普济方》）。

220. 犁头草 | Lí Tóu Cǎo

【拉丁学名】*Viola inconspicua* Blume

【别名】长萼堇菜、铧头草、犁嘴草、箭头草、如意草、玉如意、耳钩草、三角草、烙铁草等。

【科属分类】堇菜科 Violaceae 堇菜属 *Viola*

【植物形态】多年生草本，无地上茎。根状茎垂直或斜生，较粗壮，长1~2cm，粗2~8mm，节密生，通常被残留的褐色托叶所包被。叶均基生，呈莲座状；叶片三角形、三角状卵形或戟形，长1.5~7cm，宽1~3.5cm，最宽处在叶的基部，中部向上渐变狭，先端渐尖或尖，基部宽心形，弯缺呈宽半圆形，两侧垂片发达，通常平展，稍下延于叶柄成狭翅，边缘具圆锯齿，两面通常无毛，少有在下面的叶脉及近基部的叶缘上有短毛，上面密生乳头状小白点，但在较老的叶上则变成暗绿色；叶柄无毛，长2~7cm；托叶3/4与叶柄合生，分离部分披针形，长3~5mm，先端渐尖，边缘疏生流苏状短齿，稀全缘，通常有褐色锈点。花淡紫色，有暗色条纹；花梗细弱，通常与叶片等长或稍高出于叶，无毛或上部被柔毛，中部稍上处有2枚线形小苞片；萼片卵状披针形或披针形，长4~7mm，顶端渐尖，基部附属物伸长，长2~3mm，末端具缺刻状浅齿，具狭膜质缘，无毛或具纤毛；花瓣长圆状倒卵形，长7~9mm，侧方花瓣里面基部有须毛，下方花瓣连距长10~12mm；距管状，长2.5~3mm，直，末端钝；下方雄蕊背部的距角状，长约2.5mm，顶端尖，基部宽；子房球形，无毛，花柱棍棒状，长约2mm，基部稍膝曲，顶端平，两侧具较宽的缘边，前方具明显的短喙，喙端具向上开口的柱头孔。蒴果长圆形，长8~10mm，无毛。种子卵球形，长1~1.5mm，直径0.8mm，深绿色。花果期3~11月。

【生境分布】产于陕西、甘肃（南部）、江苏、安徽、浙江、江西、福建、

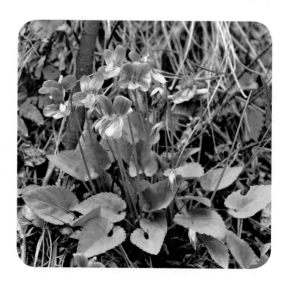

台湾、湖北、湖南、广东、海南、广西、四川、贵州、云南。生于林缘、山坡草地、田边及溪旁等处。

【药用部位】全草入药。

【采收加工】夏秋开花时采集全草，晒干。

【功能主治】苦、微辛，寒。清热解毒，凉血消肿。用于急性结膜炎，咽喉炎，急性黄疸型肝炎，乳腺炎，痈疖肿毒，化脓性骨髓炎，毒蛇咬伤。

【用法用量】干品0.5~1两（鲜品1~2两）；外用适量，鲜品捣烂敷患处。

【注意】服药后不可喝热水、吃热食。

【附方】治毒蛇咬伤：鲜犁头草（如无，可用鲜紫花地丁）、鲜连钱草、鲜野菊叶各一大把，用冷开水洗净，捣烂绞取汁150~200mL，一次内服；余渣加少量冷开水，使它湿润，敷在伤处。如症重、体弱，可隔八小时再照上述剂量内服一次。治痈疽疔疮，无名肿毒：鲜犁头草、鲜野菊花叶各等量。同捣烂，敷患处。或鲜犁头草全草，加白糖少许，捣敷亦可，每日换一次。同时捣汁一酒杯内服（《浙江民间常用草药》）。治盐卤中毒：鲜犁头草捣汁二酒杯，开水冲服（《浙江民间常用草药》）。

70. 秋海棠科　Begoniaceae

221. 秋海棠 | Qiū Hǎi Táng

【拉丁学名】*Begonia grandis* Dry.

【别名】岩丸子、八月春、断肠花、相思草、断肠草等。

【科属分类】秋海棠科 Begoniaceae 秋海棠属 *Begonia*

【植物形态】多年生草本。根状茎近球形，直径8~20mm，具密集而交织的细长纤维状之根。茎直立，有分枝，高40~60cm，有纵棱，近无毛。基生叶未见。茎生叶互生，具长柄；叶片两侧不相等，轮廓宽卵形至卵形，长10~18cm，宽7~14cm，先端渐尖至长渐尖，基部心形，偏斜，窄侧宽1.6~4cm，宽侧向下延伸长达3~6.5cm，宽4~8cm，边缘具不等大的三角形浅齿，齿尖带短芒，并常呈波状或宽三角形的极浅齿，在宽侧出现较多，上面褐绿色，常有红晕，幼时散生硬毛，逐渐脱落，老时近无毛，下面色淡，带红晕或紫红色，沿脉散生硬毛或近无毛，掌状 7（~9）条脉，带紫红色，窄侧常 2（~3）条，宽侧 3~4（~5）条，近中部分枝，呈羽状脉；叶柄长 4~13.5cm，有棱，近无毛；托叶膜质，长圆形至披针形，长约 10mm，宽约 2~4mm，先端渐尖，早落。花葶高 7.1~9cm，有纵棱，无毛；花粉红色，较多数，（2~）3~4 回二歧聚伞状，花序梗长 4.5~7cm，基部常有 1 小叶，二次分枝长 2~3.5cm，三次分枝长 1.2~2cm，有纵棱，均无毛；苞片长圆形，长 5~6mm，宽 2~3mm，先端钝，早落；雄花：花梗长约 8mm，无毛，花被片 4，外面 2 枚宽卵形或近圆形，长 1.1~1.3cm，宽 7~10mm，先端圆，内面 2 枚倒卵形至倒卵长圆形，长 7~9mm，宽 3~5mm，先端圆或钝，基部楔形，无毛；雄蕊多数，基部合生长达（1~）2~3mm，整个呈球形，花药倒卵球形，长约 0.9mm，先端微凹；雌花：花梗长约 2.5cm，无毛，花被片 3，外面 2 枚近圆形或扁圆形，长约 12mm，宽和长几相等，先端圆，内面 1 枚，倒卵形，长约 8mm，宽约 6mm，先端圆，子房长圆形，长约 10mm，直径约 5mm，无毛，3 室，中轴胎座，每室胎座具 2 裂片，具不等 3 翅或 2 短翅退化呈檐状，花柱 3，1/2 部分合生或微合生或离生，柱头常 2 裂或头状或肾状，外向膨大呈螺旋状扭曲，或 U 字形并带刺状乳头。蒴果下垂，果梗长 3.5cm，细弱，无毛；轮廓长圆形，长 10~12mm，直径约 7mm，无毛，具不等 3 翅，大的斜长圆形或三角长圆

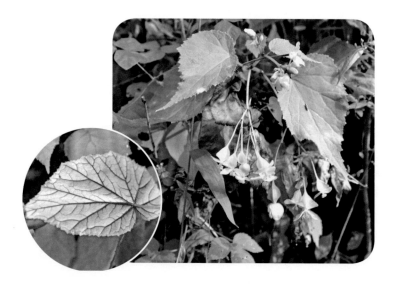

形，长约 1.8cm，上方的边呈平的，下方的边从下向上斜，另 2 翅极窄，呈窄三角形，长 3 ~ 5mm，上方的边平，下方的边斜，或 2 窄翅呈窄檐状或完全消失，均无毛或几无毛；种子极多数，小，长圆形，淡褐色，光滑。花期 7 月开始，果期 8 月开始。

【生境分布】产于河北、河南、山东、陕西、四川、贵州、广西、湖南、湖北、安徽、江西、浙江、福建。昆明有栽培。生山谷潮湿石壁上、山谷溪旁密林石上、山沟边岩石上和山谷灌丛中，海拔 100 ~ 1100m。

【药用部位】以块茎、果和花入药。

【采收加工】夏秋采块茎；初冬采果，晒干或鲜用。

【功能主治】味酸，性寒，无毒。凉血止血，散瘀，调经。用于吐血，衄血，咳血，崩漏，白带，月经不调，痢疾。外用治跌打损伤；花：杀虫解毒，主皮癣。

【用法用量】1 ~ 3 钱。外用适量，研粉敷患处。

222. 中华秋海棠 | Zhōng Huá Qiū Hǎi Táng

【拉丁学名】*Begonia grandis* Dry. subsp.*sinensis*（A. DC.）Irmsch.

【别名】珠芽秋海棠、红黑二丸、岩丸子、一口血等。

【科属分类】秋海棠科 Begoniaceae 秋海棠属 *Begonia*

【植物形态】中型草本。茎高 20 ~ 40（~ 70）cm，几无分枝，外形似

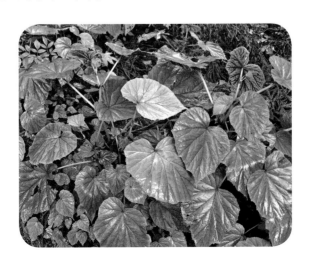

金字塔形。叶较小，椭圆状卵形至三角状卵形，长 5 ~ 12（~ 20）cm，宽 3.5 ~ 9（~ 13）cm，先端渐尖，下面色淡，偶带红色，基部心形，宽侧下延呈圆形，长 0.5 ~ 4cm，宽 1.8 ~ 7cm。花序较短，呈伞房状至圆锥状二歧聚伞花序；花小，雄蕊多数，短于 2mm，整体呈球状；花柱基部合生或微合生，有分枝，柱头呈螺旋状扭曲，稀呈 U 字形。蒴果具 3 不等大之翅。

【生境分布】产于河北、山东、河南、山西、甘肃（南部）、陕西、四川（东部）、贵州、广西、湖北、湖南、江苏、浙江、福建。昆明一带有栽培。生于山谷阴湿岩石上、滴水的石灰岩边、疏林阴处、荒坡阴湿处以及山坡林下，海拔 300 ~ 2900m。

【药用部位】根茎入药。

【采收加工】秋季采集，洗净、晒干或鲜用。

【功能主治】酸、涩，凉。活血止血，止痢止痛。主治跌打损伤，红崩白带，外伤出血，吐血，衄血，痢疾，劳伤身痛。

71. 仙人掌科　Cactaceae

223. 仙人掌 | Xiān Rén Zhǎng

【拉丁学名】*Opuntia stricta*（Haw.）Haw. var. *dillenii*（Ker–Gawl.）Benson

【别名】仙巴掌、霸王树、火焰、火掌、玉芙蓉等。

【科属分类】仙人掌科 Cactaceae 仙人掌属 *Opuntia*

【植物形态】丛生肉质灌木，高（1 ~）1.5 ~ 3m。上部分枝宽倒卵形、倒卵状椭圆形或近圆形，长 10 ~ 35（~ 40）cm，宽 7.5 ~ 20（~ 25）cm，厚达 1.2 ~ 2cm，先端圆形，边缘通常不规则波状，基部楔形或渐狭，绿色至蓝绿色，无毛；小窠疏生，直径 0.2 ~ 0.9cm，明显突出，成长后刺常增粗并增多，每小窠具（1 ~）3 ~ 10（~ 20）根刺，密生短绵毛和倒刺刚毛；刺黄色，有淡褐色横纹，粗钻形，多少开展并内弯，基部扁，坚硬，长 1.2 ~ 4（~ 6）cm，宽 1 ~ 1.5mm；倒刺刚毛暗褐色，长 2 ~ 5mm，直立，多少宿存；短绵毛灰色，短于倒刺刚毛，宿存。叶钻形，长 4 ~ 6mm，绿色，早落。花辐状，直径 5 ~ 6.5cm；花托倒卵形，长 3.3 ~ 3.5cm，直径 1.7 ~ 2.2cm，顶端截形并凹陷，基部渐狭，绿色，疏生突出的小窠，小窠具短绵毛、倒刺刚毛和钻形刺；萼状花被片宽倒卵形至狭倒卵形，长 10~25mm，宽 6~12mm，先端急尖或圆形，具小尖头，黄色，具绿色中肋；瓣状花被片倒卵形或匙状倒卵形，长 25~30mm，宽 12~23mm，先端圆形、截形或微凹，边缘全缘或浅啮蚀状；花丝淡黄色，长 9~11mm；花药长约 1.5mm，黄色；花柱长 11~18mm，直径 1.5~2mm，淡黄色；柱头 5，长 4.5~5mm，黄白色。浆果倒卵球形，顶端凹陷，基部多少狭缩成柄状，长 4~6cm，直径 2.5~4cm，表面平滑无毛，紫红色，每侧具 5~10 个突起的小窠，小窠具短绵毛、倒刺刚毛和钻形刺。种子多数，扁圆形，长 4~6mm，宽 4~4.5mm，厚约 2mm，边缘稍不规则，无毛，淡黄褐色。花期 6~10（~12）月。

【生境分布】我国于明末引种，南方沿海地区常见栽培，在广东、广西南部和海南沿海地区逸为野生。

【药用部位】全株入药。

【采收加工】四季可采。鲜用或切片晒干。

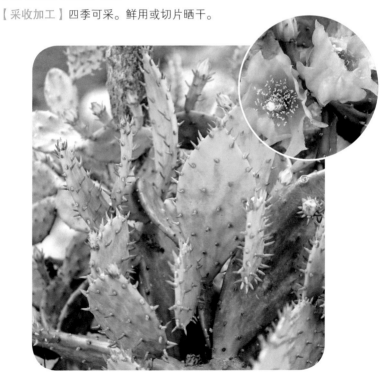

【功能主治】苦，寒。清热解毒，散瘀消肿，健胃止痛，镇咳。用于胃、十二指肠溃疡，急性痢疾，咳嗽；外用治流行性腮腺炎，乳腺炎，痈疖肿毒，蛇咬伤，烧烫伤。

【用法用量】内服：煎汤，鲜者 1~2 两；研末或浸酒。外用：捣敷或研末调敷。

【注意】虚寒者忌用。

【附方】治久患胃痛：仙人掌一至二两，配猪肚炖服（《闽东本草》）。治胃痛：仙人掌研末，每次一钱，开水吞服，或用仙人掌一两，切细，和牛肉二两炒吃（《贵州草药》）。治痞块腹痛：鲜仙人掌三两，去外面刺针，切细，炖肉服。外仍用仙人掌捣烂，和甜酒炒热，包患处（《贵阳市秘方验方》）。治支气管哮喘：仙人掌茎，去皮和棘刺，蘸蜂蜜适量熬服。每日一次，每次服药为本人手掌之 1/2 大小。症状消失即可停药（《内蒙古中草药新医疗法资料选编》）。治心悸失眠：仙人掌二两，捣绒取汁，冲白糖开水服（《贵州草药》）。治湿疹，黄水疮：仙人掌茎适量。烘干研粉，外敷患处（《浙江民间常用草药》）。治小儿白秃疮：仙人掌焙干为末，香油调涂（《岭南采药录》）。

72. 瑞香科　Thymelaeaceae

224. 芫花 | Yuán Huā

【拉丁学名】*Daphne genkwa* Sieb. et Zucc

【别名】南芫花、芫花条、药鱼草、莞花、头痛花、闷头花、老鼠花、癞头花、金腰带、浮胀草等。

【科属分类】瑞香科 Thymelaeaceae 瑞香属 *Daphne*

【植物形态】落叶灌木，高 0.3~1m，多分枝；树皮褐色，无毛；小枝圆柱形，细瘦，干燥后多具皱纹，幼枝黄绿色或紫褐色，密被淡黄色丝状柔毛，老枝紫褐色或紫红色，无毛。叶对生，稀互生，纸质，卵形或卵状披针形至椭圆状长圆形，长 3~4cm，宽 1~2cm，先端急尖或短渐尖，基部宽楔形或钝圆形，边缘全缘，上面绿色，干燥后黑褐色，下面淡绿色，干燥后黄褐色，幼时密被绢状黄色柔毛，老时则仅叶脉基部散生绢状黄色柔毛，侧脉

5~7对，在下面较上面显著；叶柄短或几无，长约2mm，具灰色柔毛。花比叶先开放，紫色或淡紫蓝色，无香味，常3~6朵簇生于叶腋或侧生，花梗短，具灰黄色柔毛；花萼筒细瘦，筒状，长6~10mm，外面具丝状柔毛，裂片4，卵形或长圆形，长5~6mm，宽4mm，顶端圆形，外面疏生短柔毛；雄蕊8，2轮，分别着生于花萼筒的上部和中部，花丝短，长约0.5mm，花药黄色，卵状椭圆形，长约1mm，伸出喉部，顶端钝尖；花盘环状，不发达；子房长倒卵形，长2mm，密被淡黄色柔毛，花柱短或无，柱头头状，橘红色。果实肉质，白色，椭圆形，长约4mm，包藏于宿存的花萼筒的下部，具1颗种子。花期3~5月，果期6~7月。

【生境分布】产于河北、山西、陕西、甘肃、山东、江苏、安徽、浙江、江西、福建、台湾、河南、湖北、湖南、四川、贵州等省。生于海拔300~1000m。

【药用部位】干燥花蕾入药，其根白皮（二层皮）也供药用。

【采收加工】春季花未开放时采收，除去杂质，干燥。

【功能主治】花：苦、辛，寒；有毒。根皮：苦、辛，平；有毒。花：泻

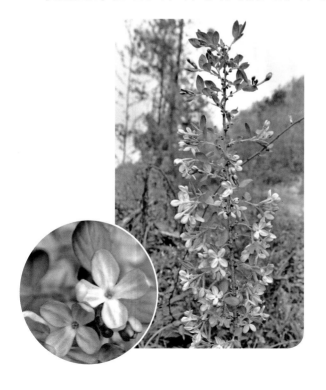

水逐饮，解毒杀虫。用于水肿胀满，胸腹积水，痰饮积聚，气逆喘咳，二便不利。外治疥癣秃疮，冻疮；根皮：消肿解毒，活血止痛。用于急性乳腺炎，痈疖肿毒，淋巴结结核，腹水，风湿痛，牙痛，跌打损伤。

【用法用量】1.5~3g。醋芫花研末吞服，一次0.6~0.9g，一日1次。外用适量。

【注意】体质虚弱及孕妇禁用。不宜与甘草同用。

225. 结香 | Jié Xiāng

【拉丁学名】*Edgeworthia chrysantha* Lindl.

【别名】黄瑞香、打结花、雪里开、梦花、雪花皮、山棉皮、蒙花、三叉树、三桠皮、岩泽兰等。

【科属分类】瑞香科 Thymelaeaceae 结香属 *Edgeworthia*

【植物形态】灌木，高0.7~1.5m，小枝粗壮，褐色，常作三叉分枝，幼枝常被短柔毛，韧皮极坚韧，叶痕大，直径约5mm。叶在花前凋落，长圆形，披针形至倒披针形，先端短尖，基部楔形或渐狭，长8~20cm，宽2.5~5.5cm，两面均被银灰色绢状毛，下面较多，侧脉纤细，弧形，每边10~13条，被柔毛。头状花序顶生或侧生，具花30~50朵成绒球状，外围以10枚左右被长毛而早落的总苞；花序梗长1~2cm，被灰白色长硬毛；花

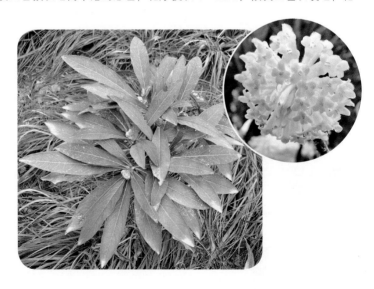

芳香，无梗，花萼长 1.3 ~ 2cm，宽 4 ~ 5mm，外面密被白色丝状毛，内面无毛，黄色，顶端 4 裂，裂片卵形，长约 3.5mm，宽约 3mm；雄蕊 8，2 列，上列 4 枚与花萼裂片对生，下列 4 枚与花萼裂片互生，花丝短，花药近卵形。长约 2mm；子房卵形，长约 4mm，直径约为 2mm，顶端被丝状毛，花柱线形，长约 2mm，无毛，柱头棒状，长约 3mm，具乳突，花盘浅杯状，膜质，边缘不整齐。果椭圆形，绿色，长约 8mm，直径约 3.5mm，顶端被毛。花期冬末春初，果期春夏间。

【生境分布】产于河南、陕西、湖北及长江流域以南诸省区。野生或栽培。喜生于阴湿肥沃地。

【药用部位】花及根入药。

【采收加工】花：冬末或初春花未开放时摘取花序，晒干；根：秋季采挖、洗净泥土，鲜用或晒干。

【功能主治】花：淡，平。根：甘，温。花：滋养肝肾。主治青盲、翳障，多润，羞明，梦遗，虚淋，失音；根：舒筋活络，滋养肝肾。主治风湿痹痛，跌打损伤，遗精，白崩，白带。

【用法用量】根 3 ~ 5 钱；外用适量，捣烂敷患处。花 2 ~ 3 钱。

73. 八角枫科　Alangiaceae

226. 八角枫 | Bā Jiǎo Fēng

【拉丁学名】*Alangium chinense* (Lour.) Harms

【别名】八角王、八角梧桐、八角将军、割舌罗、五角枫、七角枫、野罗桐、花冠木、白金条等。

【科属分类】八角枫科 Alangiaceae 八角枫属 *Alangium*

【植物形态】落叶乔木或灌木，高 3 ~ 5m，稀达 15m，胸高直径 20cm；小枝略呈"之"字形，幼枝紫绿色，无毛或有稀疏的疏柔毛，冬芽锥形，生于叶柄的基部内，鳞片细小。叶纸质，近圆形或椭圆形、卵形，顶端短锐尖或钝尖，基部两侧常不对称，一侧微向下扩张，另一侧向上倾斜，阔楔形、截形、稀近于心脏形，长 13 ~ 19 (~ 26) cm，宽 9 ~ 15 (~ 22) cm，不分裂或3~7(~9)裂,裂片短锐尖或钝尖,叶上面深绿色,无毛,下面淡绿色,除脉腋有丛状毛外,其余部分近无毛;基出脉3~5(~7),成掌状,侧脉3~5对;叶柄长2.5~3.5cm,紫绿色或淡黄色,幼时有微柔毛,后无毛。聚伞花序腋生,长3~4cm,被稀疏微柔毛,有7~30(~50)花,花梗长5~15mm;小苞片线形或披针形,长3mm,常早落;总花梗长1~1.5cm,常分节;花冠圆筒形,长1~1.5cm,花萼长2~3mm,顶端分裂为5~8枚齿状萼片,长0.5~1mm,宽2.5~3.5mm;花瓣6~8,线形,长1~1.5cm,宽1mm,基部粘合,上部开花后反卷,外面有微柔毛,初为白色,后变黄色;雄蕊和花瓣同数而近等长,花丝略扁,长2~3mm,有短柔毛,花药长6~8mm,药隔无毛,外面有时有褶皱;花盘近球形;子房2室,花柱无毛,疏生短柔毛,柱头头状,常2~4裂。核果卵圆形,长约5~7mm,直径5~8mm,幼时绿色,成熟后黑色,顶端有宿存的萼齿和花盘,种子1颗。花期5~7月和9~10月,果期7~11月。

【生境分布】产于河南、陕西、甘肃、江苏、浙江、安徽、福建、台湾、江西、湖北、湖南、四川、贵州、云南、广东、广西和西藏南部。生于海拔1800m以下的山地或疏林中。

【药用部位】以侧根、须状根(纤维根)及叶、花入药。

【采收加工】根全年可采,挖出后,除去泥沙,斩取侧根和须状根,晒干即可。夏、秋采叶及花,晒干备用或鲜用。

【功能主治】辛,微温。有毒。祛风除湿,舒筋活络,散瘀止痛。用于风

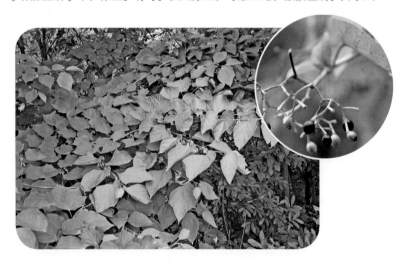

湿关节通，跌打损伤，精神分裂症。

【用法用量】侧根 1～3 钱，用量由小逐渐加大，切勿过量；须根一般不超过 1 钱，宜在饭后服用。

【注意】有毒！孕妇忌服，小儿和年老体弱者慎用。

【附方】风湿关节痛：八角枫侧根 1 两，白酒 2 斤。浸 7 天，每日早晚各饮酒 5 钱。治风湿麻木：白金条，男用二钱五分，女用一钱五分。泡酒六两。每次服药酒五钱。治鹤膝风：白金条节五钱，松节三钱，红、白牛膝各三钱。切细，加烧酒一斤浸泡。每服药酒五钱，常服。治劳伤腰痛：白金条二钱，牛膝（醋炒）一两，生杜仲一两。酒水各六两，煎服。

74. 野牡丹科　Melastomataceae

227. 肉穗草 | Ròu Suì Cǎo

【拉丁学名】*Sarcopyramis bodinieri* Levl. et. Van.

【别名】水龙花、家阿麻等。

【科属分类】野牡丹科 Melastomataceae 肉穗草属 *Sarcopyramis*

【植物形态】小草本，纤细，高 5～12cm，具匍匐茎，无毛。叶片纸质，

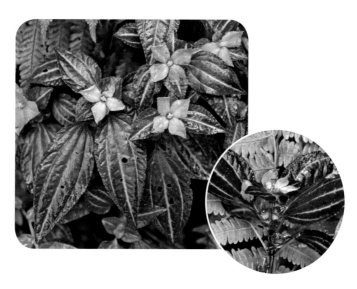

卵形或椭圆形，顶端钝或急尖，基部钝、圆形或近楔形，长 1.2 ~ 3cm，宽 0.8 ~ 2cm，边缘具疏浅波状齿，齿间具小尖头，3 ~ 5 基出脉，叶面被疏糙伏毛，基出脉微隆起，侧脉不明显，绿色或紫绿色，有时沿基出脉及侧脉呈黄白色，背面通常无毛，有时沿侧脉具极少的糙伏毛，通常呈紫红色，极稀为绿色，基出脉与侧脉隆起；叶柄长 3 ~ 11mm，无毛，具狭翅。聚伞花序，顶生，有花 1 ~ 3 朵，稀 5 朵，基部具 2 枚叶状苞片，苞片通常为倒卵形，被毛，总梗长 0.5 ~ 3（ ~ 4）cm，花梗长 1 ~ 3mm，常四棱形，棱上具狭翅；花萼长约 3mm，具四棱，棱上有狭翅，顶端增宽而成垂直的长方形裂片，裂片背部具刺状尖头，有时边缘微羽状分裂；花瓣紫红色至粉红色，宽卵形，略偏斜，长 3 ~ 4mm，顶端急尖；雄蕊内向，花药黄色，近顶孔开裂，药隔基部伸延成短距，距上弯，长为药室的 1/2 左右；子房坛状，顶端具膜质冠，冠檐具波状齿。蒴果通常白绿色，杯形，具四棱，膜质冠长出萼 1 倍；宿存萼与花时无异。花期 5 ~ 7 月，果期 10 ~ 12 月或翌年 1 月。

【生境分布】产于四川、贵州、云南、湖北、广西。生于海拔 1000 ~ 2450m 的山谷密林下，荫湿的地方或石缝间。

【药用部位】全草入药。

【采收加工】春、夏季采收，洗净，切碎晒干。

【功能主治】甘、涩、凉。清热利湿，消肿解毒。主热毒血痢，暑湿泄泻，肺热咳嗽，目赤肿痛，吐血，疔疮肿毒，外伤红肿，毒蛇咬伤。

【用法用量】内服：煎汤，15 ~ 30g；或泡酒。

75. 柳叶菜科　Onagraceae

228. 水珠草 ｜ Shuǐ Zhū Cǎo

【拉丁学名】*Circaea lutetiana* L.

【别名】露珠草、散积血等。

【科属分类】柳叶菜科 Onagraceae 露珠草属 *Circaea*

【植物形态】植株高 15 ~ 80cm；根状茎上不具块茎；茎无毛，稀疏生曲柔毛。叶狭卵形、阔卵形至矩圆状卵形，长 4.5 ~ 12cm，宽 2 ~ 5cm，基部圆形至近心形，稀阔楔形，先端短渐尖至长渐尖，边缘具锯齿。总状花序长 2.5 ~ 30cm，单总状花序或基部具分枝；花梗与花序轴垂直，被腺毛，基部无小苞片。花管长 0.6 ~ 1mm；萼片长 1.3 ~ 3.2mm，宽 1 ~ 1.7mm，通常紫红色，反曲；花瓣倒心形，长 1 ~ 2mm，宽 1.4 ~ 2.5mm，通常粉红色；先端凹缺至花瓣长度的 1/3 或 1/2；蜜腺明显，伸出于花管之外。果实长 2.2 ~ 3.8mm，径 1.8 ~ 3mm，梨形至近球形，基部通常不对称地渐狭至果梗，果上具明显纵沟；成熟果实连果梗长 5.3 ~ 8.5mm。花期 6 ~ 8（ ~ 9）月，果期 7 ~ 9 月。

【生境分布】产于黑龙江、吉林、辽宁、内蒙古、河北、山东及湖北。生于寒温带落叶阔叶林及针阔混交林中，垂直分布自海平面至海拔约 1500m。

【药用部位】全草入药

【采收加工】夏、秋季采收全草。洗净，鲜用或晒干。

【功能主治】辛、苦，平。宣肺止咳，理气活血，利尿解毒。主外感咳嗽，脘腹胀痛，痛经，月经不调，经闭，泄泻，水肿，淋痛，疮肿，痈疽，癣疥，湿疣。

【用法用量】内服：煎汤，6 ~ 15g。外用：适量，捣敷或捣汁涂。

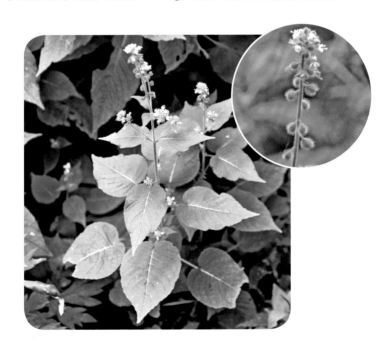

229. 柳兰 ｜ Liǔ Lán

【拉丁学名】*Chamerion angustifolium*（L.）Holub

【别名】火烧兰、糯芋等。

【科属分类】柳叶菜科 Onagraceae 柳叶菜属 *Epilobium*

【植物形态】多年粗壮草本，直立，丛生；根状茎广泛匍匐于表土层，长达 2m，粗达 2cm，木质化，自茎基部生出强壮的越冬根出条。茎高 20～130cm，粗 2～10mm，不分枝或上部分枝，圆柱状，无毛，下部多少木质化，表皮撕裂状脱落。叶螺旋状互生，稀近基部对生，无柄，茎下部的近膜至，披针状长圆形至倒卵形，长 0.5～2cm，常枯萎，褐色，中上部的叶近革质，线状披针形或狭披针形，长（3～）7～14（～19）cm，宽（0.3～）0.7～1.3（～2.5）cm，先端渐狭，基部钝圆或有时宽楔形，上面绿色或淡绿，两面无毛，边缘近全缘或稀疏浅小齿，稍微反卷，侧脉常不明显，每侧10～25 条，近平展或稍上斜出至近边缘处网结。花序总状，直立，长5～40cm，无毛；苞片下部的叶状，长 2～4cm，上部的很小，三角状披针形，长不及 1cm。花在芽时下垂，到开放时直立展开；花蕾倒卵状，长

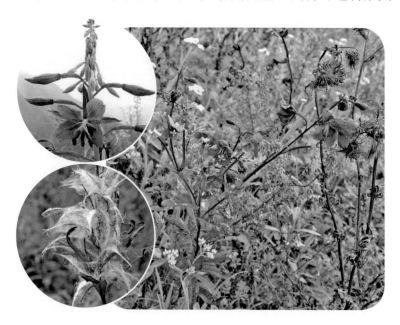

6~12mm，径 4~6mm；子房淡红色或紫红色，长 0.6~2cm，被贴生灰白色柔毛；花梗长安 0.5~1.8cm；花管缺，花盘深 0.5~1mm，径 2~4mm；萼片紫红色，长圆状披针形，长 6~15mm，宽 1.5~2.5mm，先端渐狭渐尖，被灰白色柔毛；粉红至紫红色，稀白色，稍不等大，上面两枚较长大，倒卵形或狭倒卵形，长 9~15（~19）mm，宽 3~9（~11）mm，全缘或先端具浅凹缺；花药长圆形，长 2~2.5mm，初期红色，开裂时变紫红色，产生带蓝色的花粉，花粉粒常 3 孔，径平均 67.7μm，花丝长 7~14mm；花柱 8~14mm，开放时强烈反折，后恢复直立，下部被长柔毛；柱头白色，深 4 裂，裂片长圆状披针形，长 3~6mm，宽 0.6~1mm，上面密生小乳突。蒴果长 4~8cm，密被贴生的白灰色柔毛；果梗长 0.5~1.9cm。种子狭倒卵状，长 0.9~1mm，径 0.35~0.45mm，先端短渐尖，具短喙，褐色，表面近光滑但具不规则的细网纹；种缨丰富，长 10~17mm，灰白色，不易脱落。花期 6~9 月，果期 8~10 月。

【生境分布】产于黑龙江、吉林、内蒙古、河北、山西、宁夏、甘肃、青海、新疆、四川西部、湖北西部、云南西北部、西藏。生于我国北方 500~3100m、西南 2900~4700m 山区半开旷或开旷较湿润草坡灌丛、火烧迹地、高山草甸、河滩、砾石坡。

【药用部位】根入药。

【采收加工】秋季采挖，除去地上部分及泥土，晒干，或鲜用。

【功能主治】辛，苦，平。活血祛瘀，接骨，止痛。主跌打伤肿，骨折，风湿痹痛，痛经。

【用法用量】外用：煎汤，1~1.5g，或泡酒。外用：适量，捣敷或研末调敷。

76. 五加科　Araliaceae

230. 通脱木 | Tōng Tuō Mù

【拉丁学名】*Tetrapanax papyrifer*（Hook.）K. Koch

【别名】通草、寇脱、白通草、大通草、通大海、泡通、宽肠、大通塔、大木通、五角加皮、通花五加等。

【科属分类】五加科 Araliaceae 通脱木属 *Tetrapanax*

【植物形态】常绿灌木或小乔木，高 1～3.5m，基部直径 6～9cm；树皮深棕色，略有皱裂；新枝淡棕色或淡黄棕色，有明显的叶痕和大形皮孔，幼时密生黄色星状厚绒毛，后毛渐脱落。叶大，集生茎顶；叶片纸质或薄革质，长 50～75cm，宽 50～70cm，掌状 5～11 裂，裂片通常为叶片全长的 1/3 或 1/2，稀至 2/3，倒卵状长圆形或卵状长圆形，通常再分裂为 2～3 小裂片，先端渐尖，上面深绿色，无毛，下面密生白色厚绒毛，边缘全缘或疏生粗齿，侧脉和网脉不明显；叶柄粗壮，长 30～50cm，无毛；托叶和叶柄基部合生，

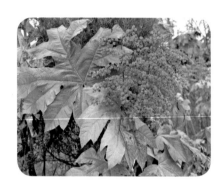

锥形，长 7.5cm，密生淡棕色或白色厚绒毛。圆锥花序长 50cm 或更长；分枝多，长 15～25cm；苞片披针形，长 1～3.5cm，密生白色或淡棕色星状绒毛；伞形花序直径 1～1.5cm，有花多数；总花梗长 1～1.5cm，花梗长 3～5mm，均密生白色星状绒毛；小苞片线形，长 2～6mm；花淡黄白色；萼长 1mm，边缘全缘或近全缘，密生白色星状绒毛；花瓣 4，稀 5，三角状卵形，长 2mm，外面密生星状厚绒毛；雄蕊和花瓣同数，花丝长约 3mm；子房 2 室；花柱 2，离生，先端反曲。果实直径约 4mm，球形，紫黑色。花期 10～12 月，果期次年 1～2 月。

【生境分布】分布广，北自陕西（太白山），南至广西、广东，西起云南西北部（丽江）和四川西南部（雷波、峨边），经贵州、湖南、湖北、江西而至福建和台湾。通常生于向阳肥厚的土壤上，有时栽培于庭园中，海拔自数十米至 2800m。

【药用部位】根（通花根）、干燥茎髓（通草）、花粉（通脱木花上粉）及花蕾（通花花）亦供药用

【采收加工】通草：秋季割取茎，截成段，趁鲜取出髓部，理直，晒干；通花花：8～9 月采收；通花根：秋季采挖，去其茎叶，洗净，切片晒干；通脱木花上粉：秋季花开时采收，晒干。

【功能主治】甘、淡，寒。无毒。通草：清热利尿，通气下乳。用于湿温

尿赤，淋病涩痛，水肿尿少，乳汁不下。通花花：疏肝行气。主疝气。通花根：行气，利水，消食，下乳。治水肿，淋病，食积饱胀，乳汁不通。通脱木花上粉：解毒散结，祛腐生肌。主痈肿，瘰疬，痔疮。

【用法用量】内服：煎汤，0.5～1.5钱。或入丸、散。外用：研末绵裹塞鼻。

【注意】气虚无湿热及孕妇慎服。

【附方】治热气淋涩，小便赤如红花汁者：通草三两，葵子一升，滑石四两（碎），石韦二两。上调，以水六升，煎取二升，去滓，分温三服。如人行八、九里，又进一服（《普济方》通草饮子）。治伤寒后呕哕：通草三两，生芦根（切）一升，橘皮一两，粳米三合。上四味，以水五升煮，取二升随便稍饮。不差，更作，取瘥止（《千金方》）。治鼻痈，气息不通，不闻香臭，并有息肉：木通、细辛、附子各等份。上为末，蜜和。绵裹少许，纳鼻中（《三因方》通草散）。催乳：通脱木、小人参，炖猪脚食。或通花根二两，土洋参二两，奶浆藤二两，鲜隔山撬一两。炖猪蹄子，加冰糖服（《重庆草药》）。

231. 常春藤 | Cháng Chūn Téng

【拉丁学名】*Hedera nepalensis* K. Koch var. *sinensis* (Tobl.) Rehd.

【别名】三角风、上树蜈蚣、钻天风、爬树龙、追风藤、扒岩枫、上天龙、散骨风等。

【科属分类】五加科 Araliaceae 常春藤属 *Hedera*

【植物形态】常绿攀援灌木；茎长 3～20m，灰棕色或黑棕色，有气生根；一年生枝疏生锈色鳞片，鳞片通常有 10～20 条辐射肋。叶片革质，在不育枝上通常为三角状卵形或三角状长圆形，稀三角形或箭形，长5～12cm，宽3～10cm，先端短渐尖，基部截形，稀心形，边缘全缘或3裂，花枝上的叶片通常为椭圆状卵形至椭圆状披针形，略歪斜而带菱形，稀卵形或披针形，极稀为阔卵形、圆卵形或箭形，长5～16cm，宽 1.5～10.5cm，先端渐尖或长渐尖，基部楔形或阔楔

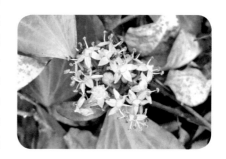

形，稀圆形，全缘或有 1 ~ 3 浅裂，
上面深绿色，有光泽，下面淡绿色
或淡黄绿色，无毛或疏生鳞片，侧
脉和网脉两面均明显；叶柄细长，
长 2 ~ 9cm，有鳞片，无托叶。伞
形花序单个顶生，或 2 ~ 7 个总状
排列或伞房状排列成圆锥花序，直
径 1.5 ~ 2.5cm，有花 5 ~ 40 朵；总
花梗长 1 ~ 3.5cm，通常有鳞片；
苞片小，三角形，长 1 ~ 2mm；花

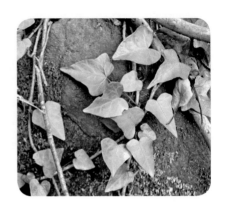

梗长 0.4 ~ 1.2cm；花淡黄白色或淡绿白色，芳香；萼密生棕色鳞片，长
2mm，边缘近全缘；花瓣 5，三角状卵形，长 3 ~ 3.5mm，外面有鳞片；雄蕊
5，花丝长 2 ~ 3mm，花药紫色；子房 5 室；花盘隆起，黄色；花柱全部合生
成柱状。果实球形，红色或黄色，直径 7 ~ 13mm；宿存花柱长 1 ~ 1.5mm。
花期 9 ~ 11 月，果期次年 3 ~ 5 月。

【生境分布】分布地区广，北自甘肃东南部、陕西南部、河南、山东，南
至广东、江西、福建，西自西藏波密，东至江苏、浙江的广大区域内均有生
长。常攀援于林缘树木、林下路旁、岩石和房屋墙壁上，庭园中也常栽培。
垂直分布海拔自数十米起至 3500m。

【药用部位】以茎、叶入药。

【采收加工】秋季采收。

【功能主治】苦、辛，温。祛风利湿，平肝解毒。治风湿性关节炎，肝
炎，头晕，口眼歪斜，衄血，目翳，痈疽肿毒。

【用法用量】内服：煎汤，1 ~ 3 钱。浸酒或捣汁。外用：煎水洗或捣敷。

【附方】治关节风痛及腰部酸痛：常春藤茎及根三至四钱，黄酒、水各
半煎服，并用水煎汁洗患处（《浙江民间常用草药》）。治产后感风头痛：常
春藤三钱，黄酒炒，加红枣七个，水煎，饭后服（《浙江民间常用草药》）。治
皮肤痒：三角风全草一斤。熬水沐浴，每三天一次，经常洗用（《贵阳民间药
草》）。治脱肛：常春藤二至三两，水煎熏洗（《江西草药手册》）。

232. 刺五加 | Cì Wǔ Jiā

【拉丁学名】*Acanthopanax senticosus*（Rupr. Maxim.）Harms

【别名】刺拐棒、老虎镣子、刺木棒、坎拐棒子等。

【科属分类】五加科 Araliaceae 五加属 *Acanthopanax*

【植物形态】灌木，高 1 ~ 6m；分枝多，一二年生的通常密生刺，稀仅节上生刺或无刺；刺直而细长，针状，下向，基部不膨大，脱落后遗留圆形刺痕，叶有小叶 5，稀 3；叶柄常疏生细刺，长 3 ~ 10cm；小叶片纸质，椭圆状倒卵形或长圆形，长 5 ~ 13cm，宽 3 ~ 7cm，先端渐尖，基部阔楔形，上面粗糙，深绿色，脉上有粗毛，下面淡绿色，脉上有短柔毛，边缘有锐利重锯齿，侧脉 6 ~ 7 对，两面明显，网脉不明显；小叶柄长 0.5 ~ 2.5cm，有棕色短柔毛，有时有细刺。伞形花序单个顶生，或 2 ~ 6 个组成稀疏的圆锥花序，直径 2 ~ 4cm，有花多数；

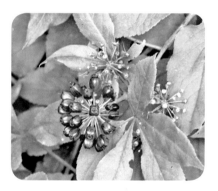

总花梗长 5 ~ 7cm，无毛；花梗长 1 ~ 2cm，无毛或基部略有毛；花紫黄色；萼无毛，边缘近全缘或有不明显的 5 小齿；花瓣 5，卵形，长 ~ 2mm；雄蕊 5，长 1.5 ~ 2mm；子房 5 室，花柱全部合生成柱状。果实球形或卵球形，有 5 棱，黑色，直径 7 ~ 8mm，宿存花柱长 1.5 ~ 1.8mm。花期 6 ~ 7 月，果期 8 ~ 10 月。

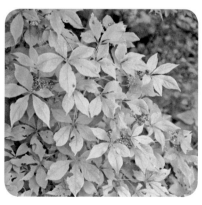

【生境分布】分布于黑龙江、吉林、辽宁、河北、湖北和山西。生于森林或灌丛中，海拔数百米至 2000m。

【药用部位】根、根茎或茎叶入药。

【采收加工】春、秋二季采收，

洗净，干燥。

【功能主治】辛、微苦，温。益气健脾，补肾安神。用于脾肾阳虚，体虚乏力，食欲不振，腰膝酸痛，失眠多梦。

【用法用量】内服：煎汤，6~15g。或入丸、散。泡酒。外用：适量，研末调敷。或鲜品捣敷。

【注意】阴虚火旺者慎服。

233. 五加 | Wǔ Jiā

【拉丁学名】*Acanthopanax gracilistylus* W. W. Smith

【别名】五叶路刺、白刺尖、五叶木、南五加、细柱五加等。

【科属分类】五加科 Araliaceae 五加属 *Acanthopanax*

【植物形态】灌木，高 2~3m；枝灰棕色，软弱而下垂，蔓生状，无毛，节上通常疏生反曲扁刺。叶有小叶 5，稀 3~4，在长枝上互生，在短枝上簇

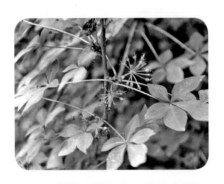

生；叶柄长 3~8cm，无毛，常有细刺；小叶片膜质至纸质，倒卵形至倒披针形，长 3~8cm，宽 1~3.5cm，先端尖至短渐尖，基部楔形，两面无毛或沿脉疏生刚毛，边缘有细钝齿，侧脉 4~5 对，两面均明显，下面脉腋间有淡棕色簇毛，网脉不明显；几无小叶柄。伞形花序单个稀 2 个腋生，或顶生在短枝上，直径约 2cm，有花多数；总花梗长 1~2cm，结实后延长，无毛；花梗细长，长 6~10mm，无毛；花黄绿色；萼边缘近全缘或有 5 小齿；花瓣 5，长圆状卵形，先端尖，长 2mm；雄蕊 5，花丝长 2mm；子房 2 室；花柱 2，细长，离生或基部合生。果实扁球形，长约 6mm，宽约 5mm，黑色；宿存花柱长 2mm，反曲。花期 4~8 月，果期 6~10 月。

【生境分布】分布地区甚广，西自四川西部、云南西北部，东至海滨，北自山西西南部、陕西北部，南至云南南部和东南海滨的广大地区内，均有分布。生于灌木丛林、林缘、山坡路旁和村落中，垂直分布自海拔数百米至一千余米，在四川西部和云南西北部可达 3000m。

【药用部位】以根皮（五加皮）、叶（五加叶）及果实（五加果）入药。

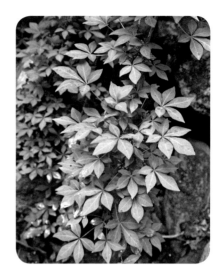

【采收加工】五加皮：夏、秋二季采挖根部，洗净，剥取根皮，晒干；五加叶全年可采；晒干或鲜用；五加果：秋季果产成熟时采收，晒干。

【功能主治】辛，平。五加皮：祛风湿，补肝肾，强筋骨。用于风湿痹痛，筋骨痿软，小儿行迟，体虚乏力，水肿，脚气。五加叶：散风除湿，活血止痛，清热解毒。主皮肤风湿，跌打肿痛，疝痛，丹毒，可作蔬菜食。五加果：补肝肾，强筋骨。主肝肾专虚，小儿行迟，筋骨痿软。

【用法用量】内服：煎汤，6~15g；或入丸、散；泡酒。外用：适量，研末调敷；或鲜品捣敷。

【注意】阴虚火旺者慎服。

【附方】治男子妇人脚气，进饮食，行有力，不忘事：五加皮四两（酒浸），远志（去心）四两。曝干，为末，用浸药酒为糊，丸如梧桐子大。每服四、五十丸，空心温酒送下（《瑞竹堂经验方》五加皮丸）。治一切风湿痿痹，壮筋骨，填精髓：五加皮，洗刮去骨，煎汁和曲米酿成饮之。或切碎袋盛，浸酒煮饮，或加当归、牛膝、地榆诸药（《本草纲目》五加皮酒）。治四五岁不能行：真五加皮、川牛膝（酒浸二日）、木瓜（干）各等份。上为末，每服二钱，空心米汤调下，一日二服，服后再用好酒半盏与儿饮之，仍量儿大小（《保婴撮要》五加皮散）。

234. 白簕 | Bái Lè

【拉丁学名】*Acanthopanax trifoliatus*（L.）Merr.

【别名】鹅掌簕、禾掌簕、鹅掌楸、三加皮、三叶五加、刺三甲、白茨叶、白勒远等。

【科属分类】五加科 Araliaceae 五加属 *Acanthopanax*

【植物形态】灌木，高 1~7m；枝软弱铺散，常依持他物上升，老枝灰白色，新枝黄棕色，疏生下向刺；刺基部扁平，先端钩曲。叶有小叶 3，稀 4~5；叶柄长 2~6cm，有刺或无刺，无毛；小叶片纸质，稀膜质，椭圆状卵形至椭圆状长圆形，稀倒卵形，长 4~10cm，宽 3~6.5cm，先端尖至渐尖，基部楔形，两侧小叶片基部歪斜，两面无毛，或上面脉上疏生刚毛，边缘有细锯齿或钝齿，侧脉 5~6 对，明显或不甚明显，网脉不明显；小叶柄长 2~8mm，有时几无小叶柄。伞形花序 3~10 个、稀多至 20 个组成顶生复伞形花序或圆锥花序，直径 1.5~3.5cm，有花多数，稀少数；总花梗长 2~7cm，无毛；花梗细长，长 1~2cm，无毛；花黄绿色；萼长约 1.5mm，无毛，边缘有 5 个三角形小齿；花瓣 5，三角状卵形，长约 2mm，开花时反曲；雄蕊 5，花丝长约 3mm；子房 2 室；花柱 2，基部或中部以下合生。果实扁球形，直径约 5mm，黑色。花期 8~11 月，果期 9~12 月。

【生境分布】产于我国中部和南部，西自云南西部国境线，东至台湾地区，北起秦岭南坡，但在长江中下游北界大致为北纬 31 度，南至海南的广大地区内均有分布。生于海拔 3200m 以下的山坡路旁、林缘或灌丛中。

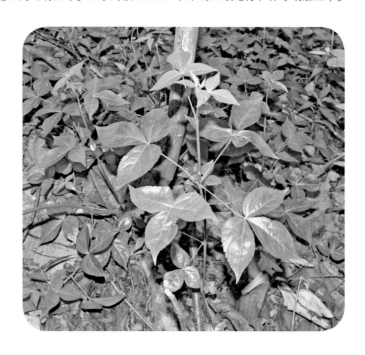

【药用部位】以根或根皮、嫩枝叶、花入药。

【采收加工】根或根皮：9～10月间挖取，鲜用，或趁鲜时剥取根皮，晒干；叶：夏秋采，鲜用或阴干用。花：8～11月采摘，洗净，鲜用。

【功能主治】根或根皮：苦、辛，凉；叶：苦、涩，凉。根或根皮：清热解毒，祛风利湿，活血舒筋。用于感冒发热，咽痛，头痛，咳嗽胸痛，胃脘疼痛，泄泻，痢疾，胁痛，黄疸，石淋，带下，风湿痹痛，腰腿酸痛，筋骨拘挛麻木，跌打骨折，痄腮，乳痈，疮疡肿毒，蛇虫咬伤。叶：清热解毒，祛风除湿，散瘀止痛。用于黄疸，肠炎，胃痛，风湿性关节炎，腰腿疼。外用治跌打损伤，疮疖肿毒，湿疹。花：解毒敛疮。用于漆疮。

【用法用量】根或根皮：内服：煎汤，15～30g，大剂量可用至60g；花：外用适量，煎汤洗。

【注意】孕妇慎服。

【附方】治风湿骨痛：三加根、半枫荷、黑老虎、异形南五味藤、大血藤各5钱，炖猪骨服。治湿疹：三加（全株）、水杨梅、小果倒地铃（全株）各适量。治煎水外洗，后用干粉敷患处，每天2次。

235. 轮伞五加 | Lún Sǎn Wǔ Jiā

【拉丁学名】*Eleutherococcus verticillatus*（G. Hoo）H. Ohashi

【别名】南五加皮、刺五加、刺五甲等。

【科属分类】五加科 Araliaceae 五加属 *Acanthopanax*

【植物形态】灌木，小枝紫色，有短刺；刺长1.5～3mm，基部下延，先端钩状。叶有小叶3～5；叶柄长2.8～11.5cm，无毛，有细刺；小叶片膜质，倒卵形至阔椭圆形，长7～11cm，宽3.5～5.2cm，先端尖至短渐尖或尾尖，基部楔形至阔楔形，上面绿色，脉上散生刚毛，下面淡绿色，无毛，边缘有不整齐重钝齿，齿有刺尖，侧脉6～8对，两面明显，网脉不明显；小叶柄长1～10mm，两侧的较短。圆锥花序顶生；主轴细长，长5cm，有细柔毛；伞形花序在主轴轮生，除顶生者外无总花梗，有花10～20多朵；总花梗长1cm，有细柔毛；花梗长1～1.4cm，有细柔毛；萼长1.5mm，边缘有稀疏小刚毛；萼齿5，三角形，边缘有纤毛；花瓣5；三角形，外面无毛，里面有柔毛；雄蕊5；花盘隆起成扁圆锥状；子房5室，稀3室；花柱5，稀3，长0.5mm，几离生。果实球形，直径5mm，3～5棱，宿存花柱

5~3，离生或合生至中部，先端反曲；果梗细长，长 8~15mm，疏生短柔毛。花期 7 月，果期 7 月。本种的特点在于圆锥花序主轴上轮生 3~4 伞形花序，除顶生者外，下部的伞形花序均无总花梗。

【生境分布】产于西藏东南部。湖北、河南、安徽、陕西、四川、江苏、广西、浙江等地亦产。生于森林下，海拔 2900~3200m。

【药用部位】根皮（五加皮）入药。

【采收加工】7~8 月挖根，趁鲜剥取根皮，切段，晒干。

【功能主治】辛、苦，温。祛风湿，补肝肾，强筋骨。用于风湿痹痛，筋骨痿软，小儿行迟，体虚乏力，水肿，脚气。

【用法用量】内服：煎汤，9~15g；或泡酒。外用：适量捣敷，或煎汤洗浴。

【注意】阴虚火旺者慎服。

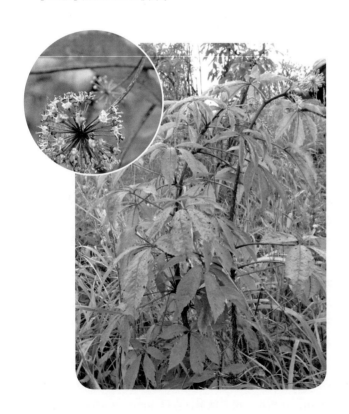

236. 珠子参 | Zhū Zi Shēn

【拉丁学名】*Panax japonicus* C. A. Mey. var. *major* (Burk) C. Y. Wa et K. M. Feng

【别名】珠参、钮子七、扣子七、疙瘩七、土三七、盘七、野三七、带节参三七、鸡腰参等。

【科属分类】五加科 Araliaceae 人参属 *Panax*

【植物形态】多年生草本，高约80cm。根茎串珠状，故名珠子参，节间通常细长如绳；有时部分结节密生呈笔鞭状，掌状复叶3~5枚轮生茎顶；叶柄长约9cm；小叶通常5，两侧的小叶较小，小叶柄长5~7cm，先端长渐尖，基部近圆形或楔形，边缘有细密锯齿，边缘及两面散生刺毛。伞形花序单一，有时其下生1至多个小伞形花序；花小，淡绿色；花萼先端有5尖齿；花瓣5，卵状三角形，先端尖；雄蕊5，花丝短；子房下位，花柱通常2，分离。果为核果状浆果，圆球形，熟时鲜红色。花期7~8月，果期8~10月。

【生境分布】分布于西南及陕西甘肃、宁夏、河南、湖北、湖南等地。生于海拔1800~3500m的山坡竹林下或杂木林中阴湿处。

【药用部位】串珠状的根茎（珠子参）及叶（参叶）入药。

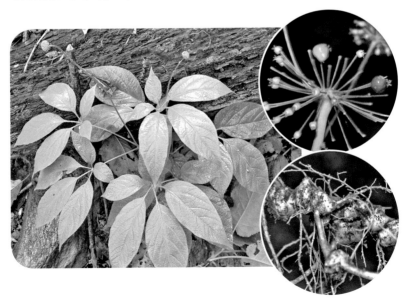

【采收加工】珠子参：秋季采挖，除去粗皮及须根，干燥，或蒸（煮）透后干燥。参叶：夏、秋季采收，鲜用或晒干。

【功能主治】苦、甘，微寒。珠子参：清热养阴，散瘀止血，消肿止痛。主热病烦渴，阴虚肺热咳嗽，咳血，吐血，衄血，便血，尿血，崩漏，外伤出血，跌打伤肿，风湿痹痛，胃痛，月经不调，风火牙痛，咽喉肿痛，疮痈肿毒。参叶：清热解暑，生津润喉。主热伤津液，烦渴，骨蒸劳热，风火牙痛，咽喉干燥，声音嘶哑。

【用法用量】内服：煎，3~15g，或入丸、散，或泡酒。外用：适量，研末调涂，或泡酒擦，或鲜品捣敷。

【附方】治小儿惊风：钮子七三钱。研粉，每次一分，每日三次，温开水冲服（《陕西中草药》）。

【用法用量】3~9g。外用适量，研末敷患处。

77. 伞形科　Umbelliferae

237. 天胡荽 | Tiān Hú Suī

【拉丁学名】*Hydrocotyle sibthorpioides* Lam.

【别名】石胡荽、鹅不食草、细叶钱凿口、地星宿、小叶铜钱草、翳草、龙灯碗、圆地炮、满天星等。

【科属分类】伞形科 Umbelliferae 天胡荽属 *Hydrocotyle*

【植物形态】多年生草本，有气味。茎细长而匍匐，平铺地上成片，节上生根。叶片膜质至草质，圆形或肾圆形，长 0.5~1.5cm，宽 0.8~2.5cm，基部心形，两耳有时相接，不分裂或 5~7 裂，裂片阔倒卵形，边缘有钝齿，表面光滑，背面脉上疏被粗伏毛，有时

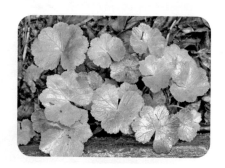

两面光滑或密被柔毛；叶柄长 0.7 ~ 9cm，无毛或顶端有毛；托叶略呈半圆形，薄膜质，全缘或稍有浅裂。伞形花序与叶对生，单生于节上；花序梗纤细，长 0.5 ~ 3.5cm，短于叶柄 1 ~ 3.5 倍；小总苞片卵形至卵状披针形，长 1 ~ 1.5mm，膜质，有黄色透明腺点，背部有 1 条不明显的脉；小伞形花序有花 5 ~ 18，花无柄或有极短的柄，花瓣卵形，长约 1.2mm，绿白色，有腺点；花丝与花瓣同长或稍超出，花药卵形；

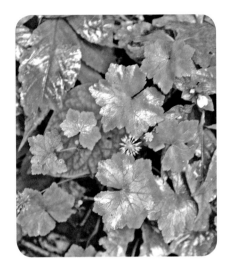

花柱长 0.6 ~ 1mm。果实略呈心形，长 1 ~ 1.4mm，宽 1.2 ~ 2mm，两侧扁压，中棱在果熟时极为隆起，幼时表面草黄色，成熟时有紫色斑点。花果期 4 ~ 9 月。

【生境分布】产于陕西、江苏、安徽、浙江、江西、福建、湖南、湖北、广东、广西、台湾，四川、贵州、云南等省区。通常生长在湿润的草地、河沟边、林下，海拔 475 ~ 3000m。

【药用部位】全草入药。

【采收加工】全年可采，鲜用或秋季采收晒干。

【功能主治】甘、淡、微辛，凉。祛风清热，化痰止咳。用于黄疸型传染性肝炎，肝硬化腹水，胆石症，泌尿系感染，泌尿系结石，伤风感冒，咳嗽，百日咳，咽喉炎，扁桃体炎，目翳。外用治湿疹，带状疱疹，衄血。

【用法用量】内服：煎汤，3 ~ 5 钱，或捣汁。外用：捣敷、塞鼻或捣汁滴耳。

【附方】治小儿夏季热：鲜天胡荽适量，捣汁半小碗，每服三至五匙，每日服五、六次（《江西草药》）。治肾结石：天胡荽一至二两，水煎服（《江西民间草药验方》）。治小儿疳积：地星宿五钱至一两，蒸鸡肝或猪肝吃（《贵阳民间草药》）。治风火眼痛：天胡荽、旱莲草各等份。捣烂敷（《广西中药志》）。治疹麻疹：天胡荽一至二两，捣汁以开水冲服（《福建中草药》）。治发斑及疔，热极，色紫黑者：天胡荽六至七钱，放碗内捣烂，不使水走散，再加洗米水煎沸冲入，去渣饮之，将渣敷发斑及发疔处，热从小便出（《岭南采药录》）。治缠腰蛇（带状疱疹）：鲜天胡荽一握，捣烂绞汁一杯，加雄黄末一钱，涂患处，日两次（《福建民间草药》）。

238. 变豆菜 ｜ Biàn Dòu Cài

【拉丁学名】*Sanicula chinensis* Bunge

【别名】蓝布正、鸭脚板、山芹菜、五指疳等。

【科属分类】伞形科 Umbelliferae 变豆菜属 *Sanicula*

【植物形态】多年生草本，高达 1m。根茎粗而短，斜生或近直立，有许多细长的支根。茎粗壮或细弱，直立，无毛，有纵沟纹，下部不分枝，上部重覆叉式分枝。基生叶少数，近圆形、圆肾形至圆心形，通常 3 裂，少至 5 裂，中间裂片倒卵形，基部近楔形，长 3 ~ 10cm，宽 4 ~ 13cm，主脉 1，无柄或有 1 ~ 2mm 长的短柄，两侧裂片通常各有 1 深裂，很少木裂，裂口深达基部 1/3 ~ 3/4，内裂片的形状、大小同中间裂片，外裂片披针形，大小约为内裂片的一半，所有裂片表面绿色，背面淡绿色，边缘有大小不等的重锯齿；叶柄长 7 ~ 30cm，稍扁平，基部有透明的膜质鞘；茎生叶逐渐变小，有

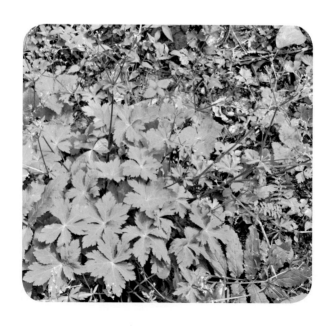

柄或近无柄，通常 3 裂，裂片边缘有大小不等的重锯齿。花序 2~3 回叉式分枝，侧枝向两边开展而伸长，中间的分枝较短，长 1~2.5cm，总苞片叶状，通常 3 深裂；伞形花序 2~3 出；小总苞片 8~10，卵状披针形或线形，长 1.5~2mm，宽约 1mm，顶端尖；小伞形花序有花 6~10，雄花 3~7，稍短于两性花，花柄长 1~1.5mm；萼齿窄线形，长约 1.2mm，宽 0.5mm，顶端渐尖；花瓣白色或绿白色，倒卵形至长倒卵形，长 1mm、宽 0.5mm、顶端内折；花丝与萼齿等长或稍长；两性花 3~4，无柄；萼齿和花瓣的形状、大小同雄花；花柱与萼齿同长，很少超过。果实圆卵形，长 4~5mm，宽 3~4mm，顶端萼齿成喙状突出，皮刺直立，顶端钩状，基部膨大；果实的横剖面近圆形，胚乳的腹面略凹陷。油管 5，中型，合生面通常 2，大而显著。花果期 4~10 月。

【生境分布】产于东北、华东、中南、西北和西南及湖北各省区。生长在荫湿的山坡路旁、杂木林下、竹园边、溪边等草丛中；海拔 200~2300m。

【药用部位】全草。

【采收加工】夏、秋季采收，鲜用或晒干。

【功能主治】辛、微甘，凉。解毒止血。主咽痛，咳嗽，月经过多，尿血，外伤出血，疮痈肿毒。

【用法用量】内服：煎汤，6~15g。外用：适量，捣敷。

239. 明党参 | Míng Dǎng Shēn

【拉丁学名】*Changium smyrnioides* Wolff

【别名】明沙参、粉沙参、山花、土人参等。

【科属分类】伞形科 Umbelliferae 明党参属 *Changium*

【植物形态】多年生草本。主根纺锤形或长索形，长 5~20cm，表面棕褐色或淡黄色，内部白色。茎直立，高 50~100cm，圆柱形，表面被白色粉末，有分枝，枝疏散而开展，侧枝通常互生，侧枝上的小枝互生或对生。基生叶少数至多数，有长柄，柄长 3~15cm；叶片三出式的 2~3 回羽状全裂，一回羽片广卵形、长 4~10cm，柄长 2~5cm，二回羽片卵形或长圆状卵形、长 2~4cm，柄长 1~2cm，三回羽片卵形或卵圆形、长 1~2cm、基部截形或近楔形、边缘 3 裂或羽状缺刻，末回裂片长圆状披针形，长 2~4mm，宽 1~2mm；茎上部叶缩小呈鳞片状或鞘状。复伞形花序顶生或侧生；总苞片无或 1 ~ 3；伞辐 4 ~ 10，长 2.5 ~ 10cm，开展；小总苞片少数，长 4 ~ 6mm，顶端渐尖；小伞形花序有花 8 ~ 20，花蕾时略呈淡紫红色，开放后呈白色，顶生的伞形花序几乎全孕，侧生的伞形花序多数不育；萼齿小，长约 0.2mm；花瓣长圆形或卵状披针形，长 1.5 ~ 2mm，宽 1 ~ 1.2mm，顶端渐尖而内折；花丝长约 3mm，花药卵圆形，长约 1mm；花柱基隆起，花柱幼时直立，果熟时向外反曲。果实圆卵形至卵状长圆形，长 2 ~ 3mm，果棱不明显，胚乳腹面深凹，油管多数。花期 4 月。

【生境分布】产于江苏、安徽、浙江、湖北西部。生长在山地土壤肥厚的地方或山坡岩石缝隙中。

【药用部位】根入药。

【采收加工】春季采挖，除去茎叶及须根，洗净泥土，置沸水中煮至无白心，取出，刮去外皮，晒干。

【功能主治】甘、微苦，微寒。润肺化痰，养阴和胃，平肝，解毒。用于肺热咳嗽，呕吐反胃，食少口干，目赤眩晕，疔毒疮疡。

【用法用量】内服：煎汤，2 ~ 4 钱，或熬膏。

【注意】气虚下陷、精关不固及孕妇慎服。

【附方】补阴虚：土人参、茯苓。熬膏（王安卿《采药志》）。治白带初

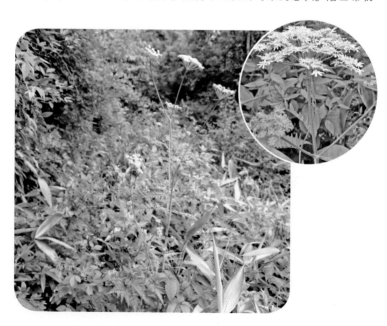

起：土人参（切片）三两，用陈绍酒饭上蒸熟，分作三服（《百草镜》）。治杨梅结毒：土人参，酒煎服（王安卿《采药志》）。

240. 竹叶柴胡 | Zhú Yè Chái Hú

【拉丁学名】*Bupleurum marginatum* Wall. ex DC.

【别名】紫柴胡、竹叶防风、铁苗柴胡、蚂蚱腿、山根菜、黑柴胡、山柴胡等。

【科属分类】伞形科 Umbelliferae 柴胡属 *Bupleurum*

【植物形态】多年生高大草本。

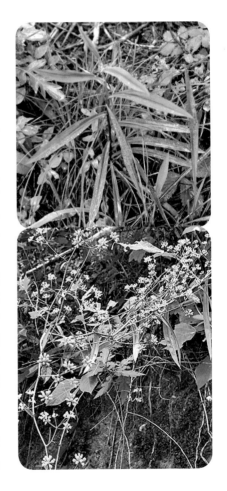

根木质化，直根发达，外皮深红棕色，纺锤形，有细纵皱纹及稀疏的小横突起，长 10 ~ 15cm，直径 5 ~ 8mm，根的顶端常有一段红棕色的地下茎，木质化，长 2 ~ 10cm，有时扭曲缩短与根较难区分。茎高 50 ~ 120cm，绿色，硬挺，基部常木质化，带紫棕色，茎上有淡绿色的粗条纹，实心。叶鲜绿色，背面绿白色，革质或近革质，叶缘软骨质，较宽，白色，下部叶与中部叶同形，长披针形或线形，长 10 ~ 16cm，宽 6 ~ 14mm，顶端急尖或渐尖，有硬尖头，长达 1mm，基部微收缩抱茎，脉 9 ~ 13，向叶背显著突出，淡绿白色，茎上部叶同形，但逐渐缩小，7 ~ 15 脉。复伞形花序很多，顶生花序往往短于侧生花序；直径 1.5 ~ 4cm；伞辐 3 ~ 4（7），不等长，长 1 ~ 3cm；总苞片 2 ~ 5，很小，不等大，披针形或小如鳞片，长 1 ~ 4mm，宽 0.2 ~ 1mm，

1 ~ 5 脉；小伞形花序直径 4 ~ 9mm；小总苞片 5，披针形，短于花柄，长 1.5 ~ 2.5mm，宽 0.5 ~ 1mm，顶端渐尖，有小突尖头，基部不收缩，1 ~ 3 脉，有白色膜质边缘，小伞形花序有花（6）8 ~ 10（12），直径 1.2 ~ 1.6mm；花瓣浅黄色，顶端反折处较平而不凸起，小舌片较大，方形；花柄长 2 ~ 4.5mm，较粗，花柱基厚盘状，宽于子房。果长圆形，长 3.5 ~ 4.5mm，宽 1.8 ~ 2.2mm，棕褐色，棱狭翼状，每棱槽中油管 3，合生面 4。花期 6 ~ 9 月，果期 9 ~ 11 月。

【生境分布】产于我国西南、中部和南部各省区。生长在海拔 750 ~ 2300m 的山坡草地或林下。

【药用部位】干燥根（柴胡）入药。

【采收加工】春、秋二季采挖，除去茎叶及泥沙，干燥。

【功能主治】苦，凉。和解表里，疏肝，升阳。用于感冒发热，寒热往来，胸胁胀痛，月经不调，子宫脱垂，脱肛。

【用法用量】内服：煎汤，0.8 ~ 1.5 钱，或入丸、散。

【注意】真阴亏损，肝阳上升者忌服。

【附方】治肝经郁火，内伤胁痛：柴胡、黄芩、山栀、青皮、白芍、枳壳（《症因脉治》柴胡清肝饮）。治盗汗往来寒热：柴胡（去苗）、胡黄连等份，为末，炼蜜和膏，丸鸡头子大。每一、二丸，用酒少许化开，入水五分，重汤煮二三十沸，放温服，无时（《小儿卫生总微论方》柴胡黄连膏）。治荣卫不顺，体热盗汗，筋骨疼痛，多困少力，饮食进退：柴胡二两，鳖甲二两，甘草、知母各一两，秦艽一两半。上五味杵为末。每服二钱，水八分，枣二枚，煎六分，热服（《博济方》柴胡散）。治积热下痢：柴胡、黄芩等份。半酒半水，煎七分，浸冷，空心服之（《济急仙方》）。

241. 北柴胡 | Běi Chái Hú

【拉丁学名】*Bupleurum chinense* DC.

【别名】竹叶柴胡、硬苗柴胡、韭叶柴胡等。

【科属分类】伞形科 Umbelliferae 柴胡属 *Bupleurum*

【植物形态】多年生草本，高 50 ~ 85cm。主根较粗大，棕褐色，质坚硬。茎单一或数茎，表面有细纵槽纹，实心，上部多回分枝，微作之字形曲折。基生叶倒披针形或狭椭圆形，长 4 ~ 7cm，宽 6 ~ 8mm，顶端渐尖，基部收缩成柄，早枯落；茎中部叶倒披针形或广线状披针形，长 4 ~ 12cm，宽 6 ~ 18mm，有时达 3cm，顶端渐尖或急尖，有短芒尖头，基部收缩成叶鞘抱茎，脉 7 ~ 9，叶表面鲜绿色，背面淡绿色，常有白霜；茎顶部叶同形，但更小。复伞形花序很多，花序梗细，常水平伸出，形成疏松的圆锥状；总苞片 2 ~ 3，或无，甚小，狭披针形，长 1 ~ 5mm，宽 0.5 ~ 1mm，3 脉，很少 1 或 5 脉；伞辐 3 ~ 8，纤细，不等长，长 1 ~ 3cm；小总苞片 5，披针形，长 3 ~ 3.5mm，宽 0.6 ~ 1mm，顶端尖锐，3 脉，向叶背凸出；小伞直径 4 ~ 6mm，花 5 ~ 10；花柄长 1mm；花直径 1.2 ~ 1.8mm；花瓣鲜黄色，上部向内折，中肋隆起，小舌片矩圆形，顶端 2 浅裂；花柱基深黄色，宽于子房。果广椭圆形，棕色，两侧略扁，长约 3mm，宽约 2mm，棱狭翼状，淡棕色，每棱槽油管 3，很少 4，合生面 4 条。花期 9 月，果期 10 月。

【生境分布】产于我国东北、华北、西北、华东和华中各地。生长于向阳山坡路边、岸旁或草丛中。

【药用部位】干燥根入药。

【采收加工】春、秋二季采挖，除去茎叶及泥沙，干燥。

【功能主治】苦，微寒。和解表里，疏肝，升阳。用于感冒发热，寒热往来，胸胁胀痛，月经不调，子宫脱垂，脱肛。

【用法用量】内服：煎汤，0.8 ~ 1.5 钱；或入丸、散。

【注意】真阴亏损，肝阳上升者忌服。

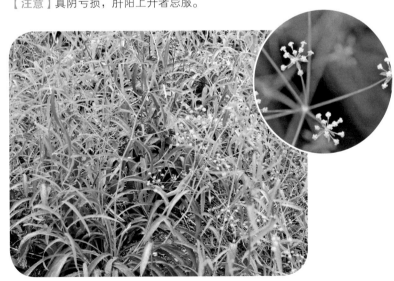

【附方】治肝经郁火，内伤胁痛：柴胡、黄芩、山栀、青皮、白芍、枳壳（《症因脉治》柴胡清肝饮）。治盗汗往来寒热：柴胡（去苗）、胡黄连等份，为末，炼蜜和膏，丸鸡头子大。每一二丸，用酒少许化开，入水五分，重汤煮二三十沸，放温服，无时（《小儿卫生总微论方》柴胡黄连膏）。治黄疸：柴胡一两，甘草一分。上都细锉作一剂，以水一碗，白茅根一握，同煎至七分，绞去渣，任意时时服，一日尽（《传家秘宝方》）。治积热下痢：柴胡、黄芩等份。半酒半水，煎七分，浸冷，空心服之（《济急仙方》）。

242. 空心柴胡 | Kōng Xīn Chái Hú

【拉丁学名】*Bupleurum longicaule* Wall. ex DC. var. *franchetii* de Boiss.

【别名】金柴胡等。

【科属分类】伞形科 Umbelliferae 柴胡属 *Bupleurum*

【植物形态】多年生。茎高 50～100cm，通常单生，挺直，中空，嫩枝常带紫色，节间长，叶稀少。基部叶狭长圆状披针形，长 10～19cm，宽 7～15mm，顶端尖，下部稍窄抱茎，无明显的柄，9～13 脉，中部基生叶狭长椭圆形，13～17 脉；托叶狭卵形至卵形，顶端急尖或圆，基部无耳。总苞片 1～2，不等大或早落；小伞直径 8～15mm，有花 8～15。果实长 3～3.5mm，宽 2～2.2mm，有浅棕色狭翼。

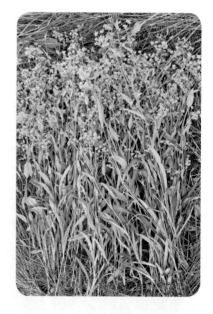

【生境分布】产于湖北、四川、陕西、甘肃及云南。生长于海拔 1400～4000m 的山坡草地上，少有生林下。

【药用部位】根及全草入药。

【采收加工】7～8 月花盛开时采收，分部位干燥。

【功能主治】苦，微寒。根功效同柴胡；全草有清肝利胆的作用。

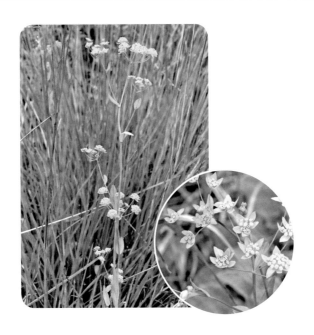

243. 鸭儿芹 | Yā Ér Qín

【拉丁学名】*Cryptotaenia joponica* Hassk.

【别名】起莫、三石、当田、赴鱼、野蜀葵、三叶芹、水白芷、大鸭脚板、鸭脚板草、野芹菜、红鸭脚板、水芹菜等。

【科属分类】伞形科 Umbelliferae 鸭儿芹属 *Cryptotaenia*

【植物形态】多年生草本，高 20 ~ 100cm。主根短，侧根多数，细长。茎直立，光滑，有分枝。表面有时略带淡紫色。基生叶或上部叶有柄，叶柄长 5 ~ 20cm，叶鞘边缘膜质；叶片轮廓三角形至广卵形，长 2 ~ 14cm，宽 3 ~ 17cm，通常为 3 小叶；中间小叶片呈菱状倒卵形或心形，长 2 ~ 14cm，宽 1.5 ~ 10cm，顶端短尖，基部楔形；两侧小叶片斜倒卵形至长卵形，长 1.5 ~ 13cm，宽 1 ~ 7cm，近无柄，所有的小叶片边缘有不规则的尖锐重锯齿，表面绿色，背面淡绿色，两面叶脉隆起，最上部的茎生叶近无柄，小叶片呈卵状披针形至窄披针形，边缘有锯齿。复伞形花序呈圆锥状，花序梗不等长，总苞片 1，呈线形或钻形，长 4 ~ 10mm，宽 0.5 ~ 1.5mm；伞辐 2 ~ 3，不等长，长 5 ~ 35mm；小总苞片 1 ~ 3，长 2 ~ 3mm，宽不及

1mm。小伞形花序有花 2 ~ 4；花柄极不等长；萼齿细小，呈三角形；花瓣白色，倒卵形，长 1 ~ 1.2mm，宽约 1mm，顶端有内折的小舌片；花丝短于花瓣，花药卵圆形，长约 0.3mm；花柱基圆锥形，花柱短，直立。分生果线状长圆形，长 4 ~ 6mm，宽 2 ~ 2.5mm，合生面略收缩，胚乳腹面近平直，每棱槽内有油管 1 ~ 3，合生面油管 4。花期 4 ~ 5 月，果期 6 ~ 10 月。

【生境分布】产于河北、安徽、江苏、浙江、福建、江西、广东、广西、湖北、湖南、山西、陕西、甘肃、四川、贵州、云南。生于海拔 200 ~ 2400m 的山地、山沟及林下较阴湿的地区。分布于朝鲜、日本。

【药用部位】以全草、根和果实入药。

【采收加工】夏秋采收，洗净晒干。

【功能主治】辛、苦、平。全草：祛风止咳，活血祛瘀。用于感冒咳嗽，跌打损伤。外用治皮肤瘙痒；根：发表散寒，止咳化痰。治风寒感冒，水呛咳嗽，跌打损伤；果实：消积顺气。治食积。

【用法用量】内服：煎汤，0.5 ~ 1 两。外用：捣敷或研末撒。

【附方】治小儿肺炎：鸭儿芹五钱，马兰四钱，叶下红、野油菜各三钱。水煎服。治皮肤瘙痒：鸭儿芹适量，煎水洗（《陕西中草药》）。治风寒感冒：鸭儿芹根三钱，紫苏、铁筷子、陈皮各二钱。煨水服；治跌打损伤，周身疼痛：鸭儿芹根一钱。研末，冷开水冲服（《陕西中草药》）。

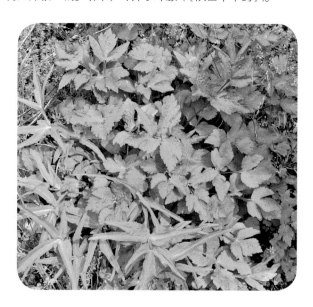

244. 茴香 | Huí Xiāng

【拉丁学名】*Foeniculum vulgare* Mill.

【别名】小茴香、茴香子、土茴香、野茴香、谷茴香、谷香、香丝菜、小香等。

【科属分类】伞形科 Umbelliferae 茴香属 *Foeniculum*

【植物形态】草本，高 0.4 ~ 2m。茎直立，光滑，灰绿色或苍白色，多分枝。较下部的茎生叶柄长 5 ~ 15cm，中部或上部的叶柄部分或全部成鞘状，叶鞘边缘膜质；叶片轮廓为阔三角形，长 4 ~ 30cm，宽 5 ~ 40cm，4 ~ 5 回羽状全裂，末回裂片线形，长 1 ~ 6cm，宽约 1mm。复伞形花序顶生与侧生，花序梗长 2 ~ 25cm；伞辐 6 ~ 29，不等长，长 1.5 ~ 10cm；小伞形花序有花 14 ~ 39；花柄纤细，不等长；无萼齿；花瓣黄色，倒卵形或近倒卵圆形，长约 1mm，先端有内折的小舌片，中脉 1 条；花丝略长于花瓣，花药卵圆形，淡黄色；花柱基圆锥形，花柱极短，向外叉开或贴伏在花柱基上。果实长圆形，长 4 ~ 6mm，宽 1.5 ~ 2.2mm，主棱 5 条，尖锐；每棱槽内有油管 1，合生面油管 2；胚乳腹面近平直或微凹。花期 5 ~ 6 月，果期 7 ~ 9 月。

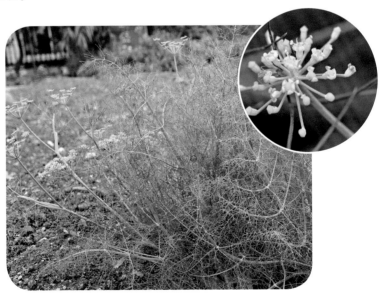

【生境分布】原产于地中海地区。我国各省区都有栽培。

【药用部位】根、叶、全草及干燥成熟果实（小茴香）入药。

【采收加工】秋季果实初熟时采割植株，晒干，打下果实，除去杂质。全草和叶夏秋可采，根四季可采，洗去泥土，晒干。

【功能主治】小茴香：辛，温。根：辛、甘，温。小茴香：散寒止痛，理气和胃。用于寒疝腹痛，睾丸偏坠，痛经，少腹冷痛，脘腹胀痛，食少吐泻，睾丸鞘膜积液。盐小茴香暖肾散寒止痛。用于寒疝腹痛，睾丸偏坠，经寒腹痛。茴香根：温肾和中，行气止痛。治寒疝，胃寒呕逆、腹痛，风湿关节痛。茴香茎叶：驱风，顺气，止痛。治瘀气，疝气，痛肿。

【用法用量】内服：煎汤，3～6g；或入丸、散。外用：适量，研末调敷，或炒热温熨。

【注意】阴虚火旺者禁服。

【附方】胃寒痛：小茴香、干姜各3钱，甘草2钱，水煎服；疝痛：小茴香、巴戟天各3钱，橘核2钱。水煎服；治胁下疼痛：小茴香一两（炒），枳壳五钱（麸炒）。上为末。每服二钱，盐汤调下（《袖珍方》）。治胃痛，腹痛：小茴香子、良姜、乌药根各二钱，炒香附三钱。水煎服（《江西草药》）。治小便夜多及引饮不止：茴香不以多少，盐炒为末，用纯糯米餈一手大，临卧炙令软熟，蘸茴香末啖之，以温酒送下（《普济方》）。治遗尿：小茴香二钱，桑螵蛸五钱。装入猪尿胞内，焙干研末。每次一钱，日服2次（《吉林中草药》）。

245. 白芷 | Bái Zhǐ

【拉丁学名】*Angelica dahurica*（Fisch. ex Hoffm.）Benth. et Hook. f. ex Franch. et Sav.

【别名】大活、香大活、走马芹、走马芹筒子、狼山芹等。

【科属分类】伞形科 Umbelliferae 当归属 *Angelica*

【植物形态】多年生高大草本，高1～2.5m。根圆柱形，有分枝，径3～5cm，外表皮黄褐色至褐色，有浓烈气味。茎基部径2～5cm，有时可达7～8cm，通常带紫色，中空，有纵长沟纹。基生叶一回羽状分裂，有长柄，叶柄下部有管状抱茎边缘膜质的叶鞘；茎上部叶二至三回羽状分裂，叶片轮廓为卵形至三角形，长15～30cm，宽10～25cm，叶柄长至15cm，下部为

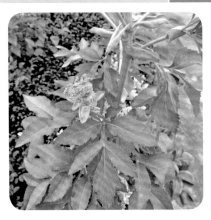

囊状膨大的膜质叶鞘，无毛或稀有毛，常带紫色；末回裂片长圆形，卵形或线状披针形，多无柄，长2.5~7cm，宽1~2.5cm，急尖，边缘有不规则的白色软骨质粗锯齿，具短尖头，基部两侧常不等大，沿叶轴下延成翅状；花序下方的叶简化成无叶的、显著膨大的囊状叶鞘，外面无毛。复伞形花序顶生或侧生，直径10~30cm，花序梗长5~20cm，花序梗、伞辐和花柄均有短糙毛；伞辐18~40，中央主伞有时伞辐多至70；总苞片通常缺或有1~2，成长卵形膨大的鞘；小总苞片5~10余，线状披针形，膜质，花白色；无萼齿；花瓣倒卵形，顶端内曲成凹头状；子房无毛或有短毛；花柱比短圆锥状的花柱基长2倍。果实长圆形至卵圆形，黄棕色，有时带紫色，长4~7mm，宽4~6mm，无毛，背棱扁，厚而钝圆，近海绵质，远较

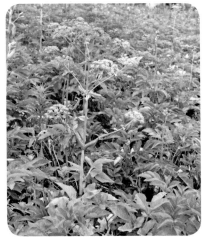

棱槽为宽，侧棱翅状，较果体狭；棱槽中有油管1，合生面油管2。花期7~8月，果期8~9月。

【生境分布】产于我国东北及华北地区。常生长于林下，林缘，溪旁、灌丛及山谷草地。目前国内北方各省多栽培供药用。

【药用部位】根入药。

【采收加工】夏、秋间叶黄时采挖，除去须根及泥沙，晒干或低温干燥。

【功能主治】辛，温。散风除湿，通窍止痛，消肿排脓。用于感冒头痛，眉棱骨痛、鼻塞、鼻渊、牙痛、白带、疮疡肿痛。

【用法用量】内服：煎汤，0.8~2钱，或入丸、散。外用：研末撒或调敷。

【注意】阴虚血热者忌服。

【附方】治半边头痛：白芷、细辛、石膏、乳香、没药（去油）。上各味等份，为细末，吹入鼻中，左痛右吹，右痛左吹（《种福堂公选良方》白芷细辛吹鼻散）。治眉框痛，属风热与痰：黄芩，白芷。上为末，茶清调二钱（《丹溪心法》）。治鼻渊：辛夷、防风、白芷各八分，苍耳子一钱二分，川芎五分，北细辛七分，甘草三分。白水煎，连服四剂。忌牛肉（《疡医大全》）。治大便风秘：香白芷炒为末，每服二钱，米饮入蜜少许，连进二服（《十便良方》）。治痔疮肿痛：先以皂角烟熏之，后以鹅胆汁调白芷末涂之（《医方摘要》）。治痈疽赤肿：白芷，大黄等份。为末，米饮服二钱（《经验方》）。

246. 重齿当归 | Chóng Chǐ Dāng Guī

【拉丁学名】*Angelica biserrata*（Shan et Yuan）Yuan et Shan

【别名】香独活、独活、绩独活、大活、山大活、川独活、肉独活、资邱独活、巴东独活、恩施独活、玉活等。

【科属分类】伞形科 Umbelliferae 当归属 *Angelica*

【植物形态】多年生高大草本。根类圆柱形，棕褐色长至15cm，径1~2.5cm，有特殊香气。茎高1~2m，粗至1.5cm，中空，常带紫色，光滑或稍有浅纵沟纹，上部有短糙毛。叶二回三出式羽状全裂，宽卵形，长20~30（40）cm，宽15~25cm；茎生叶叶柄长达30~50cm，基部膨大成长5~7cm的长管状、半抱茎的厚膜质叶鞘，开展，背面无毛或稍被短柔毛，末回裂片膜质，卵圆形至长椭圆形，长5.5~18cm，宽3~6.5cm，顶端渐尖，基部楔形，边缘有不整齐的尖锯齿，或重锯齿，齿端有内曲的短尖头，顶生的末回裂片多3深裂，基部常沿叶轴下延成翅状，侧生的具短柄或无柄，两面沿叶脉及边缘有短柔毛。序托叶简化成囊状膨大的叶鞘，无毛，偶被疏短毛。复伞形花序顶生和侧生，花序梗长5~16（20）cm，密被短糙毛；总苞片1，长钻形，有缘毛，早落；伞辐10~25，长1.5~5cm，密被短糙毛；伞形花序有花17~28（36）朵；小总苞片5~10，阔披针形，比花柄短，顶端有长尖，背面及边缘被短毛。花白色，无萼齿，花瓣倒卵形，顶端内凹，花柱基扁圆盘状。果实椭圆形，长6~8mm，宽3~5mm，侧翅与果体等宽或略狭，背棱线形，隆起，棱槽间有油管（1）2~3，合生面有油管2~4（6）。花期8~9月，果期9~10月。

【生境分布】产于四川、湖北、江西、安徽、浙江等地。生长于阴湿山坡，林下草丛中或稀疏灌丛中。四川、湖北及陕西等地的高山地区有栽培。

【药用部位】干燥根（独活）入药。

【采收加工】春初苗刚发芽或秋末茎叶枯萎时采挖，除去须根及泥沙，烘至半干，堆置 2～3 天，发软后再烘至全干。

【功能主治】辛、苦，微温。 祛风除湿，通痹止痛。用于风寒湿痹，腰膝疼痛，少阴伏风头痛。

【用法用量】内服：煎汤，3～10g，或浸酒，或入丸、散。外用：适量，煎汤洗。

【注意】阴虚血燥者慎服。

【附方】治风痹：独活、石南各四两，防风三两，附子、乌头、天雄、茵芋各二两。以酒二斗，渍七日，服半合，日三，以知为度（《千金方》独活酒）。治风伤肾经，腰痛如掣，久不治：独活二两半，桑寄生、杜仲、北细辛、白芍药、桂心、川芎、防风、甘草、人参、熟地黄、大当归各二两。上锉散，每四钱，水二盏煎，空心服（《世医得救方》独活寄生汤）。治少阴寒湿腰痛：独活、苍术、防风、细辛、川芎、甘草。水煎服（《症因脉治》独活苍术汤）。治历节风四肢头面肿：黄芪十二分，独活八分，生地三升（暴干），豆豉一升（熬），鼠粘子三升，上五味捣筛为散，一服方寸匕，饮汁下，日二服，加至二三匕（《延年方》）。治惊瘫、鹤膝风及风湿日久致腰背手足疼痛，昼轻夜重，及四肢痿痹不仁：川独活半两，当归（酒洗）、白术、黄芪（蜜

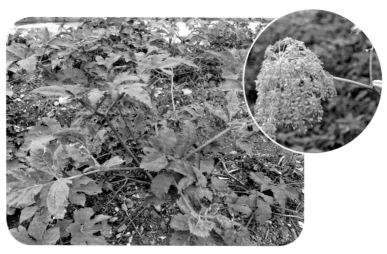

炙）、薄桂、川牛膝各二钱半，甘草（炙）三钱。细切，每取二钱，水一盏，姜二片，薤白一根，煎七分，空心热服，或无时（《千金方》独活紫汤）。治风着人面，引口偏着耳，牙车急，舌不得转：独活三两，生地黄汁一升，竹沥一升。上三味，合煎取一升，顿服之（《千金方》）。治齿根动痛：生地黄、独活各三两。上二味细切，以酒一升渍一宿，含之（《千金方》）。

247. 紫花前胡 | Zǐ Huā Qián Hú

【拉丁学名】*Angelica decursiva*（Miq.）Franch. et Sav.

【别名】土当归、野当归、独活、麝香菜、鸭脚前胡、鸭脚当归、老虎爪等。

【科属分类】伞形科 Umbelliferae 当归属 *Angelica*

【植物形态】多年生草本。根圆锥状，有少数分枝，径1~2cm，外表棕黄色至棕褐色，有强烈气味。茎高1~2m，直立，单一，中空，光滑，常为紫色，无毛，有纵沟纹。根生叶和茎生叶有长柄，柄长13~36cm，基部膨大成圆形的紫色叶鞘，抱茎，外面无毛；叶片三角形至卵圆形，坚纸质，长10~25cm，一回三全裂或一至二回羽状分裂；第一回裂片的小叶柄翅状延长，侧方裂片和顶端裂片的基部联合，沿叶轴呈翅状延长，翅边缘有锯齿；末回裂片卵形或长圆状披针形，长5~15cm，宽2~5cm，顶端锐尖，边缘有白色软骨质锯齿，齿端有尖头，表面深绿色，背面绿白色，主脉常带紫色，表面脉上有短糙毛，背面无毛；茎上部叶简化成囊状膨大的紫色叶鞘。复伞形花序顶生和侧生，花序梗长3~8cm，有柔毛；伞辐10~22，长2~4cm；总苞片1~3，卵圆形，阔鞘状，宿存，反

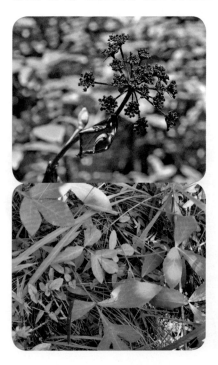

折，紫色；小总苞片 3~8，线形至披针形，绿色或紫色，无毛；伞辐及花柄有毛；花深紫色，萼齿明显，线状锥形或三角状锥形，花瓣倒卵形或椭圆状披针形，顶端通常不内折成凹头状，花药暗紫色。果实长圆形至卵状圆形，长 4~7mm，宽 3~5mm，无毛，背棱线形隆起，尖锐，侧棱有较厚的狭翅，与果体近等宽，棱槽内有油管 1~3，合生面油管 4~6，胚乳腹面稍凹入。花期 8~9 月，果期 9~11 月。

【生境分布】产于辽宁、河北、陕西、河南、四川、湖北、安徽、江苏、浙江、江西、广西、广东、台湾等地。生长于山坡林缘、溪沟边或杂木林灌丛中。

【药用部位】干燥的根入药。

【采收加工】冬季至次春茎叶枯萎或未抽花茎时采挖，除去须根，洗净，晒干或低温干燥。

【功能主治】苦、辛，微寒。散风清热，降气化痰。用于风热咳嗽痰多，痰热喘满，咯痰黄稠。

【用法用量】内服：煎汤，1.5~3 钱；或入丸、散。

【附方】治咳嗽涕唾稠黏，心胸不利，时有烦热：前胡一两，麦门冬一两半，贝母一两，桑根白皮一两，杏仁半两，甘草一分。上药捣筛为散。每服四钱，以水一中盏，入生姜半分，煎至六分，去滓，不计时候，温服（《圣惠方》前胡散）。治肺热咳嗽，痰壅，气喘不安：前胡一两半，贝母、白前各一两，麦门冬一两半，枳壳一两，芍药、麻黄（去根节）各一两半，大黄（蒸）一两。上八味，细切，如麻豆。每服三钱匕，以水一盏，煎取七分，去滓，食后温服，日二（《圣济总录》前胡饮）。

248. 前胡 | Qián Hú

【拉丁学名】*Peucedanum praeruptorum* Dunn

【别名】白花前胡、鸡脚前胡、官前胡、山独活、野芹菜、岩风、坡地石防风、岩川芎等。

【科属分类】伞形科 Umbelliferae 前胡属 *Peucedanum*

【植物形态】多年生草本，高 0.6~1m。根颈粗壮，径 1~1.5cm，灰褐色，存留多数越年枯鞘纤维；根圆锥形，末端细瘦，常分叉。茎圆柱形，下部无毛，上部分枝多有短毛，髓部充实。基生叶具长柄，叶柄长 5~15cm，基部有卵状披针形叶鞘；叶片轮廓宽卵形或三角状卵形，三出式二至三回分裂，第一回羽片具柄，柄长 3.5～6cm，末回裂片菱状倒卵形，先端渐尖，基部楔形至截形，无柄或具短柄，边缘具不整齐的 3～4 粗或圆锯齿，有时下部锯齿呈浅裂或深裂状，长 1.5～6cm，宽 1.2～4cm，下表面叶脉明显突起，两面无毛，或有时在下表面叶脉上以及边缘有稀疏短毛；茎下部叶具短柄，叶片形状与茎生叶相似；茎上部叶无柄，叶鞘稍宽，边缘膜质，叶片三出分裂，裂片狭窄，基部楔形，中间一枚基部下延。复伞形花序多数，顶生或侧生，伞形花序直径 3.5～9cm；花序梗上端多短毛；总苞片无或 1 至数片，线形；伞辐 6～15，不等长，长 0.5～4.5cm，内侧有短毛；小总苞片 8～12，卵状披针形，在同一小伞形花序上，宽度和大小常有差异，比花柄长，与果柄近等长，有短糙毛；小伞形花序有花 15～20；花瓣卵形，小舌片内曲，白色；萼齿不显著；花柱短，弯曲，花柱基圆锥形。果实卵圆形，背部扁压，长约 4mm，宽 3mm，棕色，有稀疏短毛，背棱线形稍突起，侧棱呈翅状，比果体窄，稍厚；棱槽内油管 3～5，合生面油管 6～10；胚乳腹面平直。花期 8～9 月，果期 10～11 月。

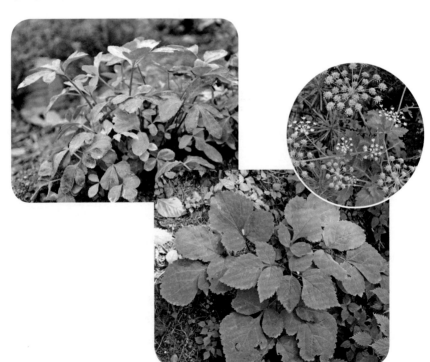

【生境分布】产于甘肃、河南、贵州、广西、四川、湖北、湖南、江西、安徽、江苏、浙江、福建。生长于海拔 250～2000m 的山坡林缘，路旁或半阴性的山坡草丛中。

【药用部位】干燥的根入药。

【采收加工】冬季至次春茎叶枯萎或未抽花茎时采挖，除去须根，洗净，晒干或低温干燥。

【功能主治】苦、辛，微寒。散风清热，降气化痰。用于风热咳嗽痰多，痰热喘满，咯痰黄稠。

【用法用量】内服：煎汤，1.5～3 钱；或入丸、散。

【附方】同紫花前胡。

249. 独活 | Dú Huó

【拉丁学名】*Heracleum hemsleyanum* Diels

【别名】大活、牛尾独活、假羌活、香独活、肉独活、川独活、资丘独活等。

【科属分类】伞形科 Umbelliferae 独活属 *Heracleum*

【植物形态】多年生草本，高达 1～1.5m。根圆锥形，分枝，淡黄色。

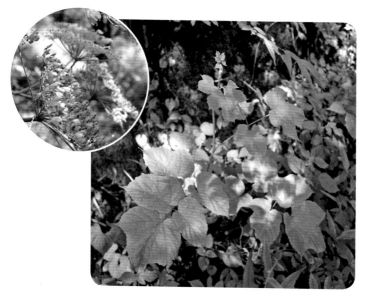

茎单一，圆筒形，中空，有纵沟纹和沟槽。叶膜质，茎下部叶一至二回羽状分裂，有3~5裂片，被稀疏的刺毛，尤以叶脉处较多，顶端裂片广卵形，3分裂，长8~13cm，两侧小叶较小，近卵圆形，3浅裂，边缘有楔形锯齿和短凸尖；茎上部叶卵形，3浅裂至3深裂，长3~8cm，宽8~10cm，边缘有不整齐的锯齿。复伞形花序顶生和侧生。花序梗长22~30cm，近于光滑；总苞少数，长披针形，长1~2cm，宽约1mm；伞辐16~18，不等长，长2~7cm，有稀疏的柔毛；小总苞片5~8，线披针形，长2~3.5cm，宽1~2mm，被有柔毛。每小伞形花序有花约20朵，花柄细长；萼齿不显；花瓣白色，二型；花柱基短圆锥形，花柱较短、柱头头状。果实近圆形，长6~7mm，背棱和中棱丝线状，侧棱有翅。背部每棱槽中有油管1，棒状，棕色，长为分生果长度的一半或稍超过，合生面有油管2。花期5~7月，果期8~9月。

【生境分布】产于四川、湖北。野生于山坡阴湿的灌丛林下。

【药用部位】干燥根入药。

【采收加工】春初苗刚发芽或秋末茎叶枯萎时采挖，除去须根及泥沙，烘至半干，堆置2~3天，发软后再烘至全干。

【功能主治】辛、苦，微温。祛风除湿，通痹止痛。用于风寒湿痹，腰膝疼痛，少阴伏风头痛。

【用法用量】内服：煎汤，3~10g，或浸酒，或入丸、散。外用：适量，煎汤洗。

【注意】阴虚血燥者慎服。

【附方】同重齿当归。

250. 防风 | Fáng Fēng

【拉丁学名】*Saposhnikovia divaricata*（Trucz.）Schischk.

【别名】北防风、关防风、铜芸、回云、回草、百枝、百种、屏风、风肉等。

【科属分类】伞形科 Umbelliferae 防风属 *Saposhnikovia*

【植物形态】多年生草本，高30~80cm。根粗壮，细长圆柱形，分歧，淡黄棕色。根头处被有纤维状叶残基及明显的环纹。茎单生，自基部分枝较多，斜上升，与主茎近于等长，有细棱，基生叶丛生，有扁长的叶柄，基部有宽叶鞘。叶片卵形或长圆形，长 14～35cm，宽 6～8（～18）cm，二回或近于三回羽状分裂，第一回裂片卵形或长圆形，有柄，长 5～8cm，第二回裂片下部具短柄，末回裂片狭楔形，长 2.5～5cm，宽 1～2.5cm。茎生叶与基生叶相似，但较小，顶生叶简化，有宽叶鞘。复伞形花序多数，生于茎和分枝，顶端花序梗长 2～5cm；伞辐 5～7，长 3～5cm，无毛；小伞形花序有花 4～10；无总苞片；小总苞片 4～6，线形或披针形，先端长，长约3mm，萼齿短三角形；花瓣倒卵形，白色，长约 1.5mm，无毛，先端微凹，具内折小舌片。双悬果狭圆形或椭圆形，长 4～5mm，宽 2～3mm，幼时有疣状突起，成熟时渐平滑；每棱槽内通常有油管 1，合生面油管 2；胚乳腹面平坦。花期 8～9 月，果期 9～10 月。

【生境分布】产于黑龙江、吉林、辽宁、内蒙古、河北、宁夏、甘肃、陕西、山西、山东等省区。生长于草原、丘陵、多砾石山坡。

【药用部位】根入药。

【采收加工】春、秋二季采挖未抽花茎植株的根，除去须根及泥沙，晒干。

【功能主治】味辛、甘，性微温。解表祛风，胜湿，止痉。用于感冒头痛，风湿痹痛，风疹瘙痒，破伤风。

【用法用量】内服：煎汤，1.5～3 钱，或入丸、散。外用：研末调敷。

【注意】血虚痉急或头痛不因风邪者忌服。

【附方】治偏正头痛，年深不愈，风湿热上塑损目，及脑痛不止：川芎

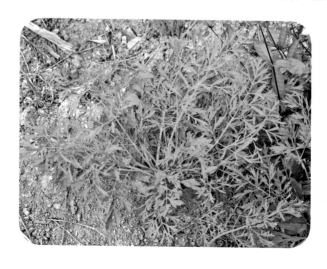

五钱，柴胡七钱，黄连（炒）、防风（去芦）、羌活各一两，炙甘草一两五钱，黄芩三两。上为细末，每服二钱匕，于盏内入茶少许，汤调如膏，抹在口内，少用白汤送下。临卧，如苦头痛，每服加细辛二分（《兰室秘藏》清空膏）。治痈疽最难收口者：防风、白芷、甘草、赤芍、川芎、归尾各二钱，雄猪蹄一节。加连须葱白五根，用水三大碗煎，以绢片蘸水洗之，拭干，然后上药，其深曲处，以羊毛笔洗之（《外科十法》防风汤）。治一切风疮疥癣，皮肤瘙痒，搔成瘾疹：防风、蝉壳、猪牙皂荚各一两半，天麻二两。上四味捣为细末，用精羊肉煮熟捣烂，以酒熬为膏，丸如绿豆大，每服三十丸，荆芥酒或茶汤下（《圣济总录》防风丸）。治盗汗：防风五钱，川芎二钱半，人参一钱二分半。为细末，每服二钱，临卧米饮调下（《世医得效方》防风散）。消风顺气，治老人大肠秘涩：防风、枳壳（麸炒）各一两，甘草半两。为末，每食前白汤服二钱（《简便单方》）。治霉菌性阴道炎：防风、大戟、艾叶各五钱。水煎，熏洗，每日一次（徐州《单方验方新医疗法》）。

78. 山茱萸科　Cornaceae

251. 山茱萸 | Shān Zhū Yú

【拉丁学名】*Cornusofficinalis* Sieb.et Zucc

【别名】萸肉、山萸肉、药枣、枣皮等。

【科属分类】山茱萸科 Cornaceae 山茱萸属 *Cornus*

【植物形态】落叶乔木或灌木，高 4～10m；树皮灰褐色；小枝细圆柱形，无毛或稀被贴生短柔毛冬芽顶生及腋生，卵形至披针形，被黄褐色短柔毛。叶对生，纸质，卵状披针形或卵状椭圆形，长 5.5～10cm，宽 2.5～4.5cm，先端渐尖，基部宽楔形或近于圆形，全缘，上面绿色，无毛，下面浅绿色，稀被白色贴生短柔毛，脉腋密生淡褐色丛毛，中脉在上面明显，下面凸起，近于无毛，侧脉 6～7 对，弓形内弯；叶柄细圆柱形，长 0.6～1.2cm，上面有浅沟，下面圆形，稍被贴生疏柔毛。伞形花序生于枝侧，有总苞片 4，卵形，厚纸质至革质，长约 8mm，带紫色，两侧略被短柔毛，开花后脱落；总花梗粗壮，长约 2mm，微被灰色短柔毛；花小，两性，先叶开放；花萼裂片 4，阔三角形，与花盘等长或稍长，长约 0.6mm，无毛；花瓣 4，舌状披针形，长 3.3mm，黄色，向外反卷；雄蕊 4，与花瓣互生，长 1.8mm，花丝钻形，花药椭圆形，2 室；花盘垫状，无毛；子房下位，花托倒卵形，长约 1mm，密被贴生疏柔毛，花柱圆柱形，长 1.5mm，柱头截形；花梗纤细，长 0.5 ~ 1cm，密被疏柔毛。核果长椭圆形，长 1.2 ~ 1.7cm，直径 5 ~ 7mm，红色至紫红色；核骨质，狭椭圆形，长约 12mm，有几条不整齐的肋纹。花期 3 ~ 4 月；果期 9 ~ 10 月。

【生境分布】产于山西、陕西、甘肃、山东、江苏、浙江、安徽、江西、河南、湖南、湖北等省。生于海拔 400 ~ 1500m，稀达 2100m 的林缘或森林中。

【药用部位】以干燥成熟果肉入药。

【采收加工】10 ~ 11 月间果实成熟变红后采摘，采后除去枝梗和果柄，用文火烘焙，冷后，取下果肉，再晒干或用文火烘干。宜放置阴暗干燥处，以防霉蛀变质。

【功能主治】酸、涩，微温。补益肝肾，涩精固脱。用于眩晕耳鸣，腰膝酸痛，阳痿遗精，遗尿尿频，崩漏带下，大汗虚脱，内热消渴。

【用法用量】内服：煎汤，1.5 ~ 3 钱；或入丸、散。

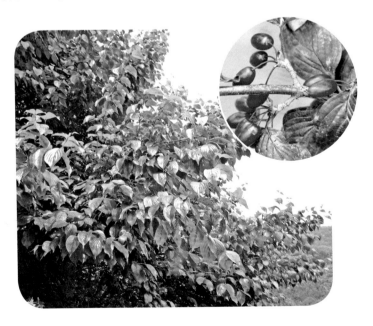

【注意】凡命门火炽，阳强不痿，素有湿热，小便淋涩者忌服。

【附方】治五种腰痛，下焦风冷，腰脚无力：牛膝一两（去苗），山茱萸一两，桂心三分，上药捣细罗为散，每于食前，以温酒调下二钱（《圣惠方》）。益元阳，补元气，固元精，壮元神：山茱萸（酒浸）取肉一斤，破故纸（酒浸一日，焙干）半斤，当归四两，麝香一钱。上为细末，炼蜜丸，梧桐子大。每服八十一丸，临卧酒盐汤下（《扶寿精方》草还丹）。治老人小水不节，或自遗不禁：山茱萸肉二两，益智子一两，人参、白术各八钱，分作十剂，水煎服（《方龙潭家秘》）。

252. 四照花 | Sì Zhào Huā

【拉丁学名】*Dendrobenthamia japonica*（DC.）Fang var. *chinensis*（Osborn.）Fang

【别名】癞头果、梅株果等。

【科属分类】山茱萸科 Cornaceae 四照花属 *Dendrobenthamia*

【植物形态】落叶小乔木。小枝纤细，幼时淡绿色，微被灰白色贴生短柔毛，老时暗褐色。叶对生，薄纸质，卵形或卵状椭圆形，长 5.5～12cm，宽 3.5～7cm，先端渐尖，有尖尾，基部宽楔形或圆形，边缘全缘或有明显的细齿，上面绿色，疏生白色细伏毛，下面淡绿色，被白色贴生短柔毛，脉腋具黄色的绢状毛，中脉在上面明显，下面凸出，侧脉 4～5 对，在上面稍显明或微凹下，在下面微隆起；叶柄细圆柱形，长 5～10mm，被白色贴生短柔毛，上面有浅沟，下面圆形。头状花序球形，约由 40～50 朵花聚集而成；总苞片 4，白色，卵形或卵状披针形，先端渐

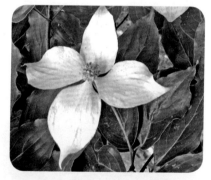

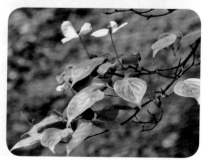

尖，两面近于无毛；总花梗纤细，被白色贴生短柔毛；花小，花萼管状，上部 4 裂，裂片钝圆形或钝尖形，外侧被白色细毛，内侧微被白色短柔毛；花瓣和雄蕊未详；花盘垫状；子房下位，花柱圆柱形，密被白色粗毛。果序球形，成熟时红色，微被白色细毛；总果梗纤细，长 5.5 ~ 6.5cm，近于无毛。花期及果期不明。

【生境分布】产于西南及内蒙古、山西、陕西、甘肃、江苏、安徽、浙江、江西、福建、台湾、河南、湖北、湖南等地。生于海拔 600 ~ 2200m 的森林中。

【药用部位】以叶、花、果实、树皮及根皮入药。

【采收加工】叶、花：夏、秋季采摘，鲜用或晒干；果实：秋季采摘，晒干；树皮及根皮：全年均可采，洗净，切片，晒干。

【功能主治】叶、花：苦、涩、凉。果实：甘、苦、平。树皮及根皮：苦、涩、平。叶、花：清热解毒，收敛止血。用于痢疾，肝炎，水火烫伤，外伤出血。果实：驱蛔，消积。用于蛔虫腹痛，饮食积滞。树皮及根皮：清热解毒。用于痢疾，肺热咳嗽。

【用法用量】叶、花：内服：煎汤，9 ~ 15g。外用：适量，捣敷。研末撒或调敷。果实：内服：煎汤，6 ~ 15g。树皮及根皮：内服：煎汤，9 ~ 15g，大剂量 30 ~ 60g。

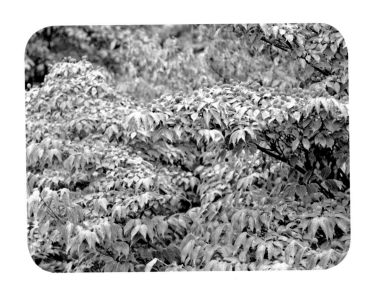

79. 鹿蹄草科 Pyrolaceae

253. 鹿蹄草 | Lù Tí Cǎo

【拉丁学名】*Pyrola calliantha* H. Andr.

【别名】鹿衔草、肺经草、小秦王草、破血丹、纸背金牛草、大肺筋草、红肺筋草、鹿寿茶、鹿安茶、鹿含草等。

【科属分类】鹿蹄草科 Pyrolaceae 鹿蹄草属 *Pyrola*

【植物形态】常绿草本状小半灌木，高（10~）15~30cm；根茎细长，横生，斜升，有分枝。叶4~7，基生，革质；椭圆形或圆卵形，稀近圆形，长（2.5~）3~5.2cm，宽（1.7~）2.2~3.5cm，先端钝头或圆钝头，基部阔楔形或近圆形，边缘近全缘或有疏齿，上面绿色，下面常有白霜，有时带紫色；叶柄长2~5.5cm，有时带紫色。花葶有1~2（~4）枚鳞片状叶，卵状披针形或披针形，长7.5~8mm，宽4~4.5mm，先端渐尖或短渐尖，基部稍抱花葶。总状花序长12~16cm，有9~13花，密生，花倾斜，稍下垂，花冠广开，较大，直径1.5~2cm，白色，有时稍带淡红色；花梗长5~8（~10）mm，腋间有长舌形苞片，长6~7.5mm，宽1.6~2mm，先端急尖；萼片舌形，长（3~）5~7.5mm，宽（1.5~）2~3mm，先端急尖或钝尖，边缘近全缘；花瓣倒卵状椭圆形或倒卵形，长6~10mm，宽5~8mm；雄蕊

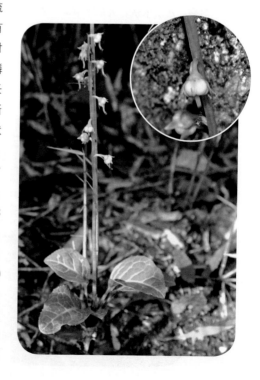

10，花丝无毛，花药长圆柱形，长（2.1～）2.5～4mm，宽1～1.4mm，有小角，黄色；花柱长6～8（～10）mm，常带淡红色，倾斜，近直立或上部稍向上弯曲，伸出或稍伸出花冠，顶端增粗，有不明显的环状突起，柱头5圆裂。蒴果扁球形，高5～5.5mm，直径7.5～9mm。花期6～8月；果期8～9月。

【生境分布】产于陕西、青海、甘肃、山西、山东、河北、河南、安徽、江苏、浙江、福建、湖北、湖南、江西、四川、贵州、云南、西藏等地。生于海拔70～4100m山地针叶林、针阔叶混交林或阔叶林下。

【药用部位】全草入药。

【采收加工】全年可采收，晒至叶片较软而略皱缩时，经堆压发热，使叶片呈紫褐色时，取出晒干。

【功能主治】甘、苦，温。祛风湿，强筋骨，止血。用于风湿痹痛，腰膝无力，月经过多，久咳劳嗽。

【用法用量】内服：煎汤，15～30g。研末，6～9g。外用：适量，捣敷或研撒。或煎水洗。

【附方】治虚劳：鹿衔草一两，猪蹄一对。炖食（《陕西中草药》）。治慢性风湿性关节炎，类风湿性关节炎：鹿蹄草、白术各四钱，泽泻三钱。水煎服（《陕甘宁青中草药选》）。

80. 杜鹃花科　Ericaceae

254. 杜鹃 | Dù Juān

【拉丁学名】*Rhododendron simsii* Planch.

【别名】杜鹃花、红杜鹃、映山红、艳山红、艳山花、清明花等。

【科属分类】杜鹃花科 Ericaceae 杜鹃属 *Rhododendron*

【植物形态】落叶灌木，高2（～5）m；分枝多而纤细，密被亮棕褐色扁平糙伏毛。叶革质，常集生枝端，卵形、椭圆状卵形或倒卵形或倒卵形至倒披针形，长1.5～5cm，宽0.5～3cm，先端短渐尖，基部楔形或宽楔形，边缘微反卷，具细齿，上面深绿色，疏被糙伏毛，下面淡白色，密被褐色糙伏毛，中脉在上面凹陷，下面凸出；叶柄长 2 ~ 6mm，密被亮棕褐色扁平糙伏毛。花芽卵球形，鳞片外面中部以上被糙伏毛，边缘具睫毛。花 2 ~ 3（~ 6）朵簇生枝顶；花梗长 8 毫米，密被亮棕褐色糙伏毛；花萼 5 深裂，裂片三角状长卵形，长 5mm，被糙伏毛，边缘具睫毛；花冠阔漏斗形，玫瑰色、鲜红色或暗红色，长 3.5 ~ 4cm，宽 1.5 ~ 2cm，裂片 5，倒卵形，长 2.5 ~ 3cm，上部裂片具深红色斑点；雄蕊 10，长约与花冠相等，花丝线状，中部以下被微柔毛；子房卵球形，10 室，密被亮棕褐色糙伏毛，花柱伸出花冠外，无毛。蒴果卵球形，长达 1cm，密被糙伏毛；花萼宿存。花期 4 ~ 5月，果期 6 ~ 8 月。

【生境分布】产于江苏、安徽、浙江、江西、福建、台湾、湖北、湖南、广东、广西、四川、贵州和云南。生于海拔 500 ~ 1200（~ 2500）m 的山地疏灌丛或松林下，为我国中南及西南典型的酸性土指示植物。

【药用部位】以根、叶及花入药。

【采收加工】春末采花，夏季采叶，秋冬采根，晒干备用或鲜用。4 ~ 5月花盛开时采收花，晒干。

【功能主治】根：酸、涩、温；有毒。叶、花：甘、酸、平。根：祛风湿，活血去瘀，止血。用于风湿性关节炎，跌打损伤，闭经。外用治外伤出血。花、叶：清热解毒，化痰止咳，止痒。用于支气管炎，荨麻疹。外用治痈肿。

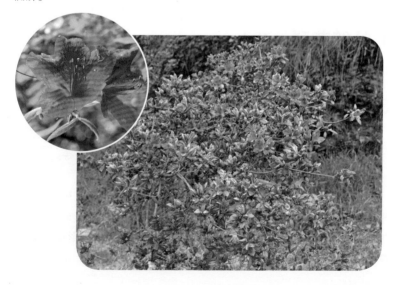

【用法用量】根 2 ~ 3 钱；花、叶 3 ~ 5 钱；外用适量，根研粉，叶鲜品捣烂敷患处。

【注意】孕妇忌服。

【附方】治月家病，经闭干瘦：映山红二两。水煎服；治跌打疼痛：映山红子（研末）五分。用酒吞服；治流鼻血：映山红花（生的）五钱至一两。水煎服（《贵州草药》）。治白带：杜鹃花（用白花）五钱，和猪脚爪适量同煮，吃汤和肉（《浙江民间常用草药》）。

81. 紫金牛科　Myrsinaceae

255. 百两金 | Bǎi Liǎng Jīn

【拉丁学名】*Ardisia crispa*（Thunb.）A. DC.

【别名】地杨梅、开喉箭、珍珠伞、矮茶、白八爪、高脚凉伞、八爪金龙等。

【科属分类】紫金牛科 Myrsinaceae 紫金牛属 *Ardisia*

【植物形态】灌木，高 60 ~ 100cm，具匍匐生根的根茎，直立茎除侧生特殊花枝外，无分枝，花枝多，幼嫩时具细微柔毛或疏鳞片。叶片膜质或近坚纸质，椭圆状披针形或狭长圆状披针形，顶端长渐尖，稀急尖，基部楔形，长 7 ~ 12（~ 15）cm，宽 1.5 ~ 3（~ 4）cm，全缘或略波状，具明显的边缘腺点，两面无毛，背面多少具细鳞片，无腺点或具极疏的腺点，侧脉约 8 对，边缘脉不明显；叶柄长 5 ~ 8mm。亚伞形花序，着生于侧生特殊花枝顶端，花枝长 5 ~ 10cm，通常无叶，长 13 ~ 18cm 者，则中部以上具叶或仅近顶端有 2 ~ 3 片叶；花梗长 1 ~ 1.5cm，被微柔毛；花长 4 ~ 5mm，花萼仅基部连合，萼片长圆状卵形或披针形，顶端急尖或狭圆形，长 1.5mm，多

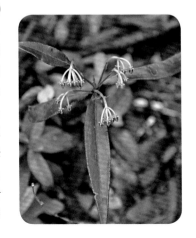

少具腺点，无毛；花瓣白色或粉红色，卵形，长 4～5mm，顶端急尖，外面无毛，里面多少被细微柔毛，具腺点；雄蕊较花瓣略短，花药狭长圆状披针形，背部无腺点或有；雌蕊与花瓣等长或略长，子房卵珠形，无毛；胚珠 5枚，1 轮。果球形，直径 5～6mm，鲜红色，具腺点。花期 5～6 月，果期10～12 月，有时植株上部开花，下部果熟。

【生境分布】产于湖北、长江流域以南各省区，海拔 100～2400m 的山谷、山坡，疏、密林下或竹林下。

【药用部位】根及根茎、叶入药。

【采收加工】夏秋季采挖根、根状茎和叶，洗净，分别晒干。

【功能主治】根及根茎：微苦，辛。叶：微咸，凉。清热解毒，利咽，活血，舒筋，祛痰。主治咽喉肿痛、肺热咳嗽、跌打损伤、风火牙痛、痈疽肿毒、虫蛇咬伤、肾炎、水肿白浊、痢疾，急慢性肝炎、关节疼痛、急性扁桃体炎。

【用法用量】内服：煎汤，0.5～1 两（鲜品 1～2 两）。外用：煎水含漱或研末调敷。

【注意】湿热中阻者慎用。

【附方】治喉蛾（扁桃体炎）：鲜百两全根一两，水煎服；或鲜百两金根一两水煎加醋少许，漱喉或频频咽下。干百两金根或叶，放新瓦上焙干为末，吹喉，一日数次（《福建中草药》）。治喉头溃烂：百两金根三钱，水煎，用猪肝汤兑服（《江西草药手册》）。治胃气痛：百两金根三钱，研末，开水冲服，每日 2～3 次；治肾炎水肿：鲜百两金根一两，童子鸡一只，水炖，食鸡服汤；治陈旧性腰痛：百两金根三钱，雪见草五钱，水煎，甜酒调服。治齿痛：百两金根五钱，水煎，频频含咽（《草药手册》）。治睾丸肿大坠痛：百两金根一至二两，荔枝核十四枚，酒水煎服（《福建中草药》）。治秃疮，疥癣：干百两金根皮为末，调茶油抹患处；或加水浓煎，洗患处（《福建中草药》）。

256. 朱砂根 | Zhū Shā Gēn

【拉丁学名】*Ardisia crenata* Sims

【别名】凉伞遮金珠、平地木、石青子、珍珠伞、凤凰翔、大罗伞、郎伞树、龙山子、山豆根、八爪金龙、豹子眼睛果、万龙、万雨金等。

【科属分类】紫金牛科 Myrsinaceae 紫金牛属 *Ardisia*

【植物形态】灌木，高 1 ~ 2m，稀达 3m；茎粗壮，无毛，除侧生特殊花枝外，无分枝。叶片革质或坚纸质，椭圆形、椭圆状披针形至倒披针形，顶端急尖或渐尖，基部楔形，长 7 ~ 15cm，宽 2–4cm，边缘具皱波状或波状齿，具明显的边缘腺点，两面无毛，有时背面具极小的鳞片，侧脉 12 ~ 18 对，构成不规则的边缘脉；叶柄长约 1cm。伞形花序或聚伞花序，着生于侧生特殊花枝顶端；花枝近顶端常具 2 ~ 3 片叶或更多，或无叶，长 4 ~ 16cm；花梗长 7 ~ 10mm，几无毛；花长 4 ~ 6mm，花萼仅基部连合，萼片长圆状卵形，顶端圆形或钝，长 1.5mm 或稍短，稀达 2.5mm，全缘，两面无毛，具腺点；花瓣白色，稀略带粉红色，盛开时反卷，卵形，顶端急尖，具腺点，外面无毛，里面有时近基部具乳头状突起；雄蕊较花瓣短，花药三角状披针形，背面常具腺点；雌蕊与花瓣近等长或略长，子房卵珠形，无毛，具腺点；胚珠 5 枚，1 轮。果球形，直径 6 ~ 8mm，鲜红色，具腺点。花期 5 ~ 6 月，果期 10 ~ 12 月，有时 2 ~ 4 月。

【生境分布】产于我国西藏东南部至台湾地区，湖北至海南岛等地区，海拔 90 ~ 2400m 的疏、密林下荫湿的灌木丛中。

【药用部位】叶及根入药。

【采收加工】夏、秋后采集，洗净晒干。

【功能主治】苦、辛，凉。清热解毒，散瘀止痛。治上感，扁桃体炎，急

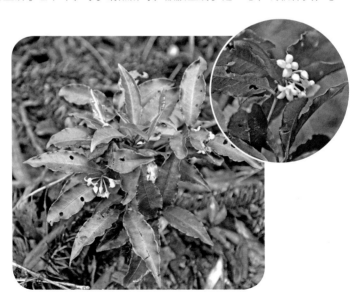

性咽峡炎，白喉，丹毒，淋巴结炎，劳伤吐血，心胃气痛，风湿骨痛，跌打损伤。

【用法用量】内服：煎汤，3~5钱；或研末为丸、浸酒。外用：捣敷。

【附方】治咽喉肿痛：朱砂根三至五钱。水煎服。朱砂根全草二钱，射干一钱，甘草一钱。水煎服（《湖南药物志》）。治风湿骨节痛：小郎伞五钱，木通二两，虎骨三钱，鸡骨香三钱，大血藤四钱，桑寄生三钱。浸酒二斤，每服五钱至一两，日两次（《广西中药志》）。治肺病及劳伤吐血：朱砂根三至五钱，同猪肺炖服。先吃汤，后去药吃肺，连吃三肺为一疗程（《浙江民间常用草药》）。治妇女白带，痛经：朱砂根三至五钱。水煎或加白糖、黄酒冲服（《浙江民间常用草药》）。

257. 紫金牛 | Zǐ Jīn Niú

【拉丁学名】*Ardisia japonica*（Thunb）Blume

【别名】矮地菜、矮茶风、矮脚樟、平地木、地青杠、四叶茶、五托香、火炭酸、老勿大、千年不大、千年矮、不出林等。

【科属分类】紫金牛科 Myrsinaceae 紫金牛属 *Ardisia*

【植物形态】小灌木或亚灌木，近蔓生，具匍匐生根的根茎；直立茎长达30cm，稀达40cm，不分枝，幼时被细微柔毛，以后无毛。叶对生或近轮生，叶片坚纸质或近革质，椭圆形至椭圆状倒卵形，顶端急尖，基部楔形，

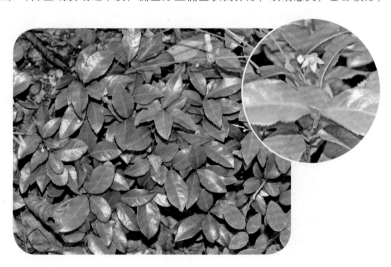

长 4～7cm，宽 1.5～4cm，边缘具细锯齿，多少具腺点，两面无毛或有时背面仅中脉被细微柔毛，侧脉 5～8 对，细脉网状；叶柄长 6～10mm，被微柔毛。亚伞形花序，腋生或生于近茎顶端的叶腋，总梗长约 5mm，有花 3～5 朵；花梗长 7～10mm，常下弯，二者均被微柔毛；花长 4～5mm，有时 6 数，花萼基部连合，萼片卵形，顶端急尖或钝，长约 1.5mm 或略短，两面无毛，具缘毛，有时具腺点；花瓣粉红色或白色，广卵形，长 4～5mm，无毛，具密腺点；雄蕊较花瓣略短，花药披针状卵形或卵形，背部具腺点；雌蕊与花瓣等长，子房卵珠形，无毛；胚珠 15 枚，3 轮。果球形，直径 5～6mm，鲜红色转黑色，多少具腺点。花期 5～6 月，果期 11～12 月，有时 5～6 月仍有果。

【生境分布】产于陕西、湖北及长江流域以南各省区，海南岛未发现，习见于海拔约 1200m 以下的山间林下或竹林下，荫湿的地方。

【药用部位】全草入药。

【采收加工】四季可采全草，洗净，晒干。

【功能主治】苦，平。止咳化痰，祛风解毒，活血止痛。主支气管炎，大叶性肺炎，小儿肺炎，肺结核，肝炎，痢疾，急性肾炎，尿路感染，通经，跌打损伤，风湿筋骨痛；外用治皮肤瘙痒，漆疮。

【用法用量】内服：煎汤，3～4 钱，大剂 1～2 两，或捣汁。外用：捣敷。

【附方】治肺痈：紫金牛一两，鱼腥草一两。水煎，两次分服（《江西民间草药》）。治肿毒：紫金牛茎叶，煎服（《浙江民间草药》）。治跌打胸部伤痛：紫金牛全草一两，酒、水各半煎，两次分服（《江西民间草药》）。

82. 报春花科　Primulaceae

258. 虎尾草 ｜ Hǔ Wěi Cǎo

【拉丁学名】*Lysimachia barystachys* Bunge

【别名】重穗排草、活血莲、红四毛草、狼巴草、红丝毛、酸溜子、狼尾花、血经草、铁梗将军、百日疮等。

【科属分类】报春花科 Primulaceae 珍珠菜属 *Lysimachia*

【植物形态】多年生草本，具横走的根茎，全株密被卷曲柔毛。茎直立，高 30 ~ 100cm。叶互生或近对生，长圆状披针形、倒披针形以至线形，长 4 ~ 10cm，宽 6 ~ 22mm，先端钝或锐尖，基部楔形，近于无柄。总状花序顶生，花密集，常转向一侧；花序轴长 4 ~ 6cm，后渐伸长，果时长可达 30cm；苞片线状钻形，花梗长 4 ~ 6mm，通常稍短于苞片；花萼长 3 ~ 4mm，分裂近达基部，裂片长圆形，周边膜质，顶端圆形，略呈啮蚀状；花冠白色，长 7 ~ 10mm，基部合生部分约 2mm，裂片舌状狭长圆形，宽约 2mm，先端钝或微凹，常有暗紫色短腺条；雄蕊内藏，花丝基部约 1.5mm 连合并贴生于花冠基部，分离部分长约 3mm，具腺毛；花药椭圆形，长约 1mm；花粉粒具 3 孔沟，长球形 [（29 ~ 31.5）×（20 ~ 24）μm]，表面近于平滑；子房无毛，花柱短，长 3 ~ 3.5mm。蒴果球形，直径 2.5 ~ 4mm。花期 5 ~ 8 月；果期 8 ~ 10 月。

【生境分布】产于黑龙江、吉林、辽宁、内蒙古、河北、山西、陕西、甘肃、四川、云南、贵州、湖北、河南、安徽、山东、江苏、浙江等省。生于草甸、山坡路旁灌丛间，垂直分布上限可达海拔 2000m。

【药用部位】带根全草入药。

【采收加工】花期采摘，阴干或鲜用。

【功能主治】苦、辛，平。调经散瘀，清热消肿。治月经不调，痛经血崩，感冒风热，咽喉肿痛，乳痈，跌打扭伤。

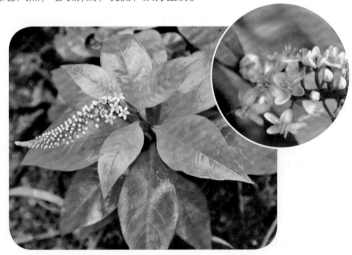

【用法用量】内服：煎汤，15~30g，或泡酒，或捣汁。外用：适量，捣敷，或研末敷。

【注意】孕妇忌服。

【附方】治月经不调，痛经：红丝毛、益母草各三钱，月季花、马鞭草各二钱。水煎服。治咽喉肿痛：鲜红丝毛、鲜马兜铃根各三钱。切碎，加开水适量，捣汁服。治乳痈：红丝毛五钱，葱白七个。酒、水各半煎服。治风湿性关节炎，跌打损伤：红丝毛二两。泡酒一斤，5~7天后取服。每次5~10mL，一日2次（《陕甘宁青中草药选》）。

259. 过路黄 | Guò Lù Huáng

【拉丁学名】*Litsea pungens* Hemsl.

【别名】金钱草、真金草、走游草、铺地莲、神仙对坐草、仙人对坐草、四川大金钱草等。

【科属分类】报春花科 Primulaceae 珍珠菜属 *Lysimachia*

【植物形态】茎柔弱，平卧延伸，长20~60cm，无毛、被疏毛以无密被铁锈色多细胞柔毛，幼嫩部分密被褐色无柄腺体，下部节间较短，常发出不定根，中部节间长1.5~5（10）cm。叶对生，卵圆形、近圆形以至肾圆形，长（1.5）2~6（8）cm，宽1~4（6）cm，先端锐尖或圆钝以至圆形，基部截形至浅心形，鲜时稍厚，透光可见密布的透明腺条，干时腺条变黑色，两面

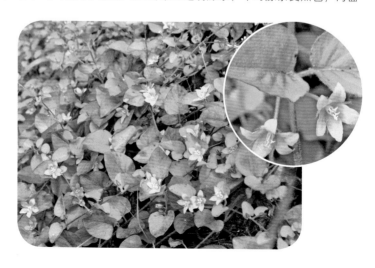

无毛或密被糙伏毛；叶柄比叶片短或与之近等长，无毛以至密被毛。花单生叶腋；花梗长 1 ~ 5cm，通常不超过叶长，毛被如茎，多少具褐色无柄腺体；花萼长（4）5 ~ 7（10）mm，分裂近达基部，裂片披针形、椭圆状披针形以至线形或上部稍扩大而近匙形，先端锐尖或稍钝，无毛、被柔毛或仅边缘具缘毛；花冠黄色，长 7 ~ 15mm，基部合生部分长 2 ~ 4mm，裂片狭卵形以至近披针形，先端锐尖或钝，质地稍厚，具黑色长腺条；花丝长 6 ~ 8mm，下半部合生成筒；花药卵圆形，长 1 ~ 1.5mm；花粉粒具 3 孔沟，近球形（29.5 ~ 32）μm ×（27 ~ 31）μm，表面具网状纹饰；子房卵珠形，花柱长 6 ~ 8mm。蒴果球形，直径 4 ~ 5mm，无毛，有稀疏黑色腺条。花期 5 ~ 7 月，果期 7 ~ 10 月。

【生境分布】产于云南、四川、贵州、陕西（南部）、河南、湖北、湖南、广西、广东、江西、安徽、江苏、浙江、福建。生于沟边、路旁阴湿处和山坡林下，垂直分布上限可达海拔 2300m。

【药用部位】全草入药。

【采收加工】夏、秋二季采收，晒干。

【功能主治】清利湿热，通淋，消肿。用于热淋，沙淋，尿涩作痛，黄疸尿赤，痈肿疔疮，毒蛇咬伤，肝胆结石，尿路结石。

【用法用量】内服：煎汤，15 ~ 60g，鲜品加倍；或捣汁饮。外用：适量，鲜品捣敷。

【附方】治肾虚水肿：四川大金钱草、小茴香。炖猪蹄子服（《四川中药志》）。治石淋：过路黄一两，水煎服（《湖南药物志》）。治一切疝气：仙人对坐草、青木香。二味捣汁，冲酒服（《刘羽仪经验方》）。治疔疮：过路黄捣汁，兑淘米水或酒服（《湖南药物志》）。

260. 点腺过路黄 | Diǎn Xiàn Guò Lù Huáng

【拉丁学名】*Lysimachia hemsleyana* Maxim.

【别名】女儿红、露天过路黄、露天金钱草等。

【科属分类】报春花科 Primulaceae 珍珠菜属 *Lysimachia*

【植物形态】茎簇生，平铺地面，先端伸长成鞭状，长可达 90cm，圆柱形，基部直径 1.5 ~ 2mm，密被多细胞柔毛。叶对生，卵形或阔卵形，长

1.5～4cm，宽 1.2～3cm，先端锐
尖，基部近圆形、截形以至浅心形，
上面绿色，密被小糙伏毛，下面淡
绿色，毛被较疏或近于无毛，两面
均有褐色或黑色粒状腺点，极少为
透明腺点，侧脉 3～4 对，在下面稍
明显，网脉隐蔽。叶柄长 5～18mm。
花单生于茎中部叶腋，极少生于短
枝上叶腋；花梗长 7～15mm，果
时下弯，可增长至 2.5cm；花萼长
7～8mm，分裂近达基部，裂片狭
披针形，宽 1～1.5mm，背面中肋
明显，被稀疏小柔毛，散生褐色腺
点；花冠黄色，长 6～8mm，基部
合生部分长约 2mm，裂片椭圆形
或椭圆状披针形，宽 3.5～4mm，
先端锐尖或稍钝，散生暗红色或褐
色腺点；花丝下部合生成高约
2mm 的筒，分离部分长 3～5mm；
花药长圆形，长约 1.5mm；子房

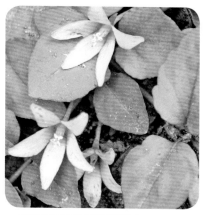

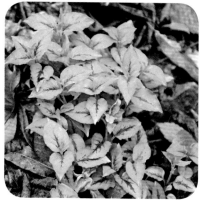

卵珠形，花柱长 6～7mm。蒴果近球形，直径 3.5～4mm。花期 4～6 月；
果期 5～7 月。

【生境分布】产于陕西南部、四川东部、河南南部、湖北、湖南、江西、
安徽、江苏、浙江、福建。生于山谷林缘、溪旁和路边草丛中，垂直分布上
限可达 1000m。

【药用部位】全草入药。

【采收加工】夏季采收，鲜用或晒干。

【功能主治】性凉，微苦。清热利湿，通经。主肝炎，肾盂肾炎，膀胱
炎，闭经。

261. 金爪儿 | Jīn Zhuǎ Ér

【拉丁学名】*Lysimachia grammica* Hance

【别名】小茄、红苦藤菜、路边黄、雪公须、五星黄、爬地黄、小救驾、小苦藤菜、枪伤药等。

【科属分类】报春花科 Primulaceae 珍珠菜属 *Lysimachia*

【植物形态】茎簇生，膝曲直立，高 13 ~ 35cm，圆柱形，基部直径约 1mm，向上稍增粗，密被多细胞柔毛，有黑色腺条，通常多分枝。叶在茎下部对生，在上部互生，卵形至三角状卵形，长 1.3 ~ 3.5cm，宽 8 ~ 25mm，先端锐尖或稍钝，基部截形，骤然收缩下延，两面均被多细胞柔毛，密布长短不等的黑色腺条；叶柄长 4 ~ 15mm，具狭翅。花单生于茎上部叶腋；花梗纤细，丝状，通常超过叶长，密被柔毛，花后下弯；花萼长约 7mm，分裂近达基部，裂片卵状披针形，先端长渐尖，边缘具缘毛，背面疏被柔毛和紫黑色腺条；花冠黄色，长 6 ~ 9mm，基部合生部分长 0.5 ~ 1mm，裂片卵形或菱状卵圆形，宽 3 ~ 5mm，先端稍钝；花丝下部合生成高约 0.5mm 的环，分离部分长 1.5 ~ 2.5mm；花药长约 2mm；子房被毛，花柱长约 4.5mm。蒴果近球形，淡褐色，直径约 4mm。花期 4 ~ 5 月；果期 5 ~ 9 月。

【生境分布】产于陕西南部、河南、湖北、江西、安徽、江苏、浙江。生

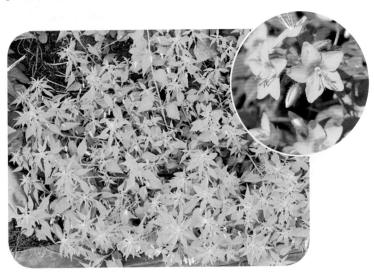

于山脚路旁、疏林等阴湿处。

【药用部位】全草入药。

【采收加工】5～6月采收。鲜用或晒干用。

【功能主治】辛、苦，凉。理气活血，利尿，拔毒。主小儿盘肠气痛，痈肿疮毒，毒蛇咬伤，跌打创伤。

【用法用量】内服：煎汤，15～30g；或捣汁。外用：适量，鲜品贴敷。

【附方】治小儿盘肠痛：五星黄一两，捣烂，装杯内，盖脐上。如硬部缩小，再换小杯，如上法疗之；治鼻肿痛：五星黄叶少许，搓绒塞鼻；治刀斧伤：五星黄捣绒敷伤处（《贵州民间药物》）。治跌打损伤：五星黄一至二两。搓绒和酒揉患处。

262. 点地梅 ｜ Diǎn Dì Méi

【拉丁学名】*Androsace umbellata*（Lour.）Merr.

【别名】喉咙草、佛顶珠、白花草、清明花、天星花等。

【科属分类】报春花科 Primulaceae 点地梅属 *Androsace*

【植物形态】一年生或二年生草本。主根不明显，具多数须根。叶全部基生，叶片近圆形或卵圆形，直径5～20mm，先端钝圆，基部浅心形至近圆形，边缘具三角状钝牙齿，两面均被贴伏的短柔毛；叶柄长1～4cm，被开展的柔毛。花葶通常数枚自叶丛中抽出，高4～15cm，被白色短柔毛。伞形

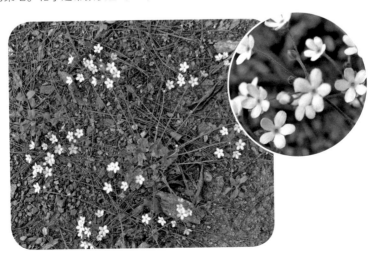

花序 4 ~ 15 花；苞片卵形至披针形，长 3.5 ~ 4mm；花梗纤细，长 1 ~ 3cm，果时伸长可达 6cm，被柔毛并杂生短柄腺体；花萼杯状，长 3 ~ 4mm，密被短柔毛，分裂近达基部，裂片菱状卵圆形，具 3 ~ 6 纵脉，果期增大，呈星状展开；花冠白色，直径 4 ~ 6mm，筒部长约 2mm，短于花萼，喉部黄色，裂片倒卵状长圆形，长 2.5 ~ 3mm，宽 1.5 ~ 2mm。蒴果近球形，直径 2.5 ~ 3mm，果皮白色，近膜质。花期 2 ~ 4 月；果期 5 ~ 6 月。

【生境分布】产于东北、华北和秦岭以南各省区。生于林缘、草地和疏林下。

【药用部位】全草入药。

【采收加工】春季开花时采集，除去泥土晒干。

【功能主治】苦、辛，寒。清热解毒，消肿止痛。用于扁桃体炎，咽喉炎，风火赤眼，跌扑损伤，以及咽喉肿痛等症。

【用法用量】3 ~ 5 钱，水煎服。

【备注】治风火赤眼，常与菊花、桑叶等配合应用；治跌扑损伤，可与当归、川芎、落得打等配合应用；治咽喉肿痛，可单味应用，也可与筋骨草、板蓝根、胖大海等配合应用。

263. 齿萼报春 | Chǐ È Bào Chūn

【拉丁学名】*Primula odontocalyx*（Franch.）Pax

【科属分类】报春花科 Primulaceae 报春花属 *Primula*

【植物形态】多年生草本。根状茎短，具多数纤维状须根。开花期叶丛基部通常无鳞片。叶矩圆形或倒卵状匙形，长 2 ~ 5cm，宽 8 ~ 16mm，先端圆形，基部渐狭，近于无柄或具短柄，边缘具稍不整齐的三角形锐尖牙齿，两面均疏被小腺体，中肋稍宽，常稍带紫色，侧脉 5 ~ 10 对，在下面显著；果期叶片长可达 8cm，宽至 4cm，常呈椭圆形或倒卵形，具明显的柄。初花期花葶高 0.5 ~ 4cm，疏被小腺体，果实长可达 8cm，通常顶生 1 ~ 3 花，稀 4 ~ 8 花；苞片线状披针形，长 3 ~ 8mm；花梗长 5 ~ 20mm，疏被小腺体；花萼钟状，外面被小腺毛，具 5 脉，分裂达中部或略深于中部，裂片卵形至卵状三角形，先端锐尖或渐尖，有时具 1 ~ 2 小齿；花冠蓝紫色或淡红色，冠筒口周围白色，冠筒长 8 ~ 11mm，喉部具环状附属物，冠檐直径 1.5 ~ 2

（2.5）cm，裂片倒卵形至矩圆状倒卵形，宽约 7mm，先端具凹缺；长花柱花：雄蕊近冠筒中部着生，花柱长达冠筒口；短花柱花：雄蕊着生于冠筒上部，花药顶端接近筒口，花柱约与花萼等长。蒴果扁球形，高约 4 mm。花期 3～5 月，果期 6～7 月。

【生境分布】产于陕西南部（宁陕、石泉、南郑）甘肃南部（舟曲、文县、武都）、河南（卢氏），湖北西部（兴山、巴东）和四川（城口、峨眉、松潘）。生长于山坡草丛中和林下，海拔 900～3350m。

【药用部位】全草入药。

【采收加工】5 月采收，鲜用或晒干。

【功能主治】苦，寒。清热解毒。主肺热咳嗽，咽喉红肿，口舌糜烂，牙龈肿痛，肝火目赤，痈肿疮疖。

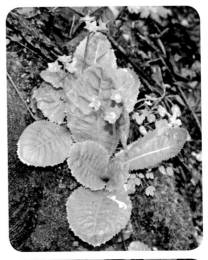

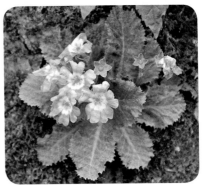

264. 鄂报春 | È Bào Chūn

【拉丁学名】*Primula obconica* Hance

【别名】岩丸子、四季报春等。

【科属分类】报春花科 Primulaceae 报春花属 *Primula*

【植物形态】多年生草本。根状茎粗短或有时伸长，向下发出棕褐色长根。叶卵圆形、椭圆形或矩圆形，长 3～14（17）cm，宽 2.5～11cm，先端圆形，基部心形或有时圆形，边缘近全缘具小牙齿或呈浅波状而具圆齿状裂片，干时纸质或近膜质，上面近于无毛或被毛，毛极短，呈小刚毛状或为多细胞柔毛，下面沿叶脉被多细胞柔毛，其余部分无毛或疏被柔毛，中肋及4~6对侧脉在下面显著；叶柄长3~14cm，被白色或褐色的多细胞柔毛，基部增宽，多少呈鞘状。花葶1至多枚自叶丛中抽出，高6~28cm，被毛同叶柄，但通常较稀疏；伞形花序2~13花，在栽培条件下可出现第二轮花序；苞片线形至线状披针形，长5~10mm，被柔毛；花梗长5~20（25）mm，被柔毛；花萼杯状或阔钟状，长5~10mm，具5脉，外面被柔毛，通常基部毛较长且稍密，5浅裂，裂片长0.5~2mm，阔三角形或半圆形而具小骤尖头，花冠玫瑰红色，稀白色，冠筒长于花萼0.5~1倍，喉部具环状附属物，冠檐直径1.5~2.5cm，裂片倒卵形，先端2裂；花异型或同型，长花柱花：雄蕊靠近冠筒基部着生，花柱长近达冠筒口；短花柱花：雄蕊着生于冠筒中上部，花柱长2~2.5mm；同型花：雄蕊着生处和花柱长均近达冠筒口。蒴果球形，直径约3.5mm。花期3~6月。

【生境分布】产于云南、四川、贵州、湖北（西部）、湖南、广西、广东（北部）和江西（宜丰）。生长于林下、水沟边和湿润岩石上，海拔500~2200m。

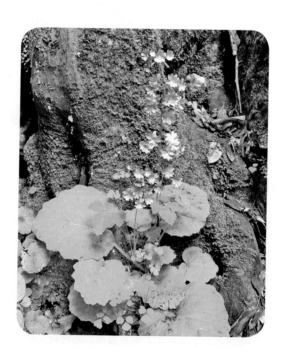

【药用部位】以根入药。

【采收加工】秋季或初春来挖，除去地上部分，洗净，晒干。

【功能主治】苦，凉。解酒毒，止腹痛。主嗜酒无度，酒毒伤脾，腹痛便泻。

【用法用量】内服：煎汤，9～15g。

83. 山矾科　Symplocaceae

265. 白檀 | Bái Tán

【拉丁学名】*Symplocos paniculata*（Thunb.）Miq.

【别名】碎米子树、乌子树、砒霜子、蛤蟆涎、白花茶、牛筋叶、檀花青、野荞面根、大擦药、地胡椒等。

【科属分类】山矾科 Symplocaceae 山矾属 *Symplocos*

【植物形态】落叶灌木或小乔木；嫩枝有灰白色柔毛，老枝无毛。叶膜质

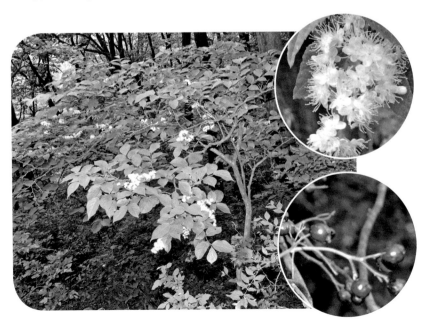

或薄纸质，阔倒卵形、椭圆状倒卵形或卵形，长 3～11cm，宽 2～4cm，先端急尖或渐尖，基部阔楔形或近圆形，边缘有细尖锯齿，叶面无毛或有柔毛，叶背通常有柔毛或仅脉上有柔毛；中脉在叶面凹下，侧脉在叶面平坦或微凸起，每边 4～8 条；叶柄长 3～5mm。圆锥花序长 5～8cm，通常有柔毛；苞片早落，通常条形，有褐色腺点；花萼长 2～3mm，萼筒褐色，无毛或有疏柔毛，裂片半圆形或卵形，稍长于萼筒，淡黄色，有纵脉纹，边缘有毛；花冠白色，长 4～5mm，5 深裂几达基部；雄蕊 40～60 枚，子房 2 室，花盘具 5 凸起的腺点。核果熟时蓝色，卵状球形，稍偏斜，长 5～8mm，顶端宿萼裂片直立。

【生境分布】产于东北、华北、华中、华南、西南各地。生于海拔 760～2500m 的山坡、路边、疏林或密林中。

【药用部位】以根、叶、花或种子入药。

【采收加工】根：秋、冬季挖取；叶：春、夏季采摘；花、种子：于 5～7 月花果期采收，晒干。

【功能主治】苦、涩，微寒。清热解毒，调气散结，祛风止痒。用于治乳腺炎，淋巴腺炎，肠痈，疮疖，疝气，荨麻疹，皮肤瘙痒。

【用法用量】内服：煎汤，9～24g，单用根可至 30～45g。外用：适量，煎水洗；或研末调敷。

84. 木犀科　Oleaceae

266. 连翘 | Lián Qiào

【拉丁学名】*Forsythia suspensa*（Thunb.）Vahl

【别名】连壳、黄花条、黄链条花、黄奇丹、青翘、落翘等。

【科属分类】木犀科 Oleaceae 连翘属 *Forsythia*

【植物形态】落叶灌木。枝开展或下垂，棕色、棕褐色或淡黄褐色，小枝土黄色或灰褐色，略呈四棱形，疏生皮孔，节间中空，节部具实心髓。叶通常为单叶，或 3 裂至三出复叶，叶片卵形、宽卵形或椭圆状卵形至椭圆形，长 2～10cm，宽 1.5～5cm，先端锐尖，基部圆形、宽楔形至楔形，叶缘除基部外具锐锯齿或粗锯齿，上面深绿色，下面淡黄绿色，两面无毛；叶柄长0.8～1.5cm，无毛。花通常单生或2至数朵着生于叶腋，先于叶开放；花梗长5～6mm；花萼绿色，裂片长圆形或长圆状椭圆形，长（5～）6～7mm，先端钝或锐尖，边缘具睫毛，与花冠管近等长；花冠黄色，裂片倒卵状长圆形或长圆形，长1.2～2cm，宽6～10mm；在雌蕊长5～7mm花中，雄蕊长3～5mm，在雄蕊长6～7mm的花中，雌蕊长约3mm。果卵球形、卵状椭圆形或长椭圆形，长1.2～2.5cm，宽0.6～1.2cm，先端喙状渐尖，表面疏生皮孔；果梗长0.7～1.5cm。花期3～4月，果期7～9月。

【生境分布】产于河北、山西、陕西、山东、安徽西部、河南、湖北、四川。生于海拔250～2200m的山坡灌丛、林下或草丛中，或山谷、山沟疏林中。

【药用部位】干燥果实入药。

【采收加工】秋季果实初熟尚带绿色时采收，除去杂质，蒸熟，晒干，习称"青翘"；果实熟透时采收，晒干，除去杂质，习称"老翘"。

【功能主治】苦，微寒。清热解毒，消肿散结。用于痈疽，瘰疬，乳痈，丹毒，风热感冒，温病初起，温热入营，高热烦渴，神昏发斑，热淋尿闭。

【用法用量】内服：煎汤，3～5钱，或入丸，散。外用：煎水洗。

【注意】脾胃虚弱，气虚发热，痈疽已溃、脓稀色淡者忌服。

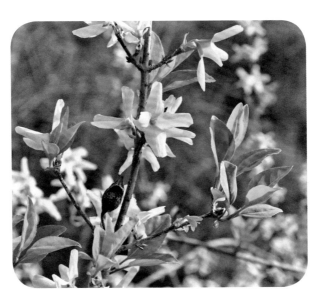

【附方】治赤游斑毒：连翘一味，煎汤饮之（《玉樵医令》）。治乳痈，乳核：连翘、雄鼠屎、蒲公英、川贝母各二钱。水煎服（《玉樵医令》）。治瘰疬结核不消：连翘、鬼箭羽、瞿麦、甘草（炙）各等份。上为细末，每服二钱，临卧米泔水调下（《杨氏家藏方》连翘散）。

267. 女贞 | Nǚ Zhēn

【拉丁学名】*Ligustrum lucidum* Ait.

【别名】女贞实、冬青子、爆格蚤、白蜡树子、鼠梓子等。

【科属分类】木犀科 Oleaceae 女贞属 *Ligustrum*

【植物形态】灌木或乔木，高可达 25m；树皮灰褐色。枝黄褐色、灰色或紫红色，圆柱形，疏生圆形或长圆形皮孔。叶片常绿，革质，卵形、长卵形或椭圆形至宽椭圆形，长 6 ~ 17cm，宽 3 ~ 8cm，先端锐尖至渐尖或钝，

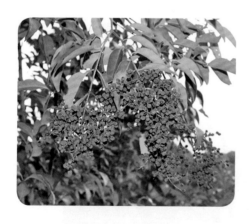

基部圆形或近圆形，有时宽楔形或渐狭，叶缘平坦，上面光亮，两面无毛，中脉在上面凹入，下面凸起，侧脉 4 ~ 9 对，两面稍凸起或有时不明显；叶柄长 1 ~ 3cm，上面具沟，无毛。圆锥花序顶生，长 8 ~ 20cm，宽 8 ~ 25cm；花序梗长 0 ~ 3cm；花序轴及分枝轴无毛，紫色或黄棕色，果时具棱；花序基部苞片常与叶同型，小苞片披针形或线形，长 0.5 ~ 6cm，宽 0.2 ~ 1.5cm，凋落；花无梗或近无梗，长不超过 1mm；花萼无毛，长 1.5 ~ 2mm，齿不明显或近截形；花冠长 4 ~ 5mm，花冠管长 1.5 ~ 3mm，裂片长 2 ~ 2.5mm，反折；花丝长 1.5 ~ 3mm，花药长圆形，长 1 ~ 1.5mm；花柱长 1.5 ~ 2mm，柱头棒状。果肾形或近肾形，长 7 ~ 10mm，径 4 ~ 6mm，深蓝黑色，成熟时呈红黑色，被白粉；果梗长 0 ~ 5mm。花期 5 ~ 7 月，果期 7 月至翌年 5 月。

【生境分布】产于长江以南至华南、西南各省区，向西北分布至陕西、甘肃。生海拔 2900m 以下疏、密林中。

【药用部位】果实（女贞子）、根、树皮、叶入药。

【采收加工】果实在每年 12 月果实变黑而有白粉时打下，除去梗、叶及杂质，晒干或置热水中烫过后晒干。树皮全年或秋、冬季剥取，除去杂质，切片，晒干。根全年或秋季采挖，洗净，切片，晒干。叶全年可采。

【功能主治】果实：甘、苦，凉；根：苦，平；树皮：微苦，凉；叶：微苦，平。女贞子：补益肝肾，清虚热，明目。主头昏目眩，腰膝酸软，遗精，耳鸣，须发早白，骨蒸潮热，目暗不明。根：行气活血，止咳喘，祛湿浊。主哮喘，咳嗽，经闭，带下。树皮：强筋健骨。主腰膝酸痛，两脚无力，水火烫伤。叶：清热明目，解毒散瘀，消肿止咳。主头目昏痛，风热赤眼，口舌生疮，牙龈肿痛，疮肿溃烂，水火烫伤，肺热咳嗽。

【用法用量】内服：煎汤，6～15g，或入丸剂。外用：适量，敷膏点眼。清虚热宜生用，补肝肾宜熟用。

【注意】脾胃虚寒泄泻及阳虚者忌服。

【附方】补腰膝，壮筋骨，强阴肾，乌髭发：女贞子晒干为末，旱莲草捣汁熬膏，和药为丸，临卧酒服（《医方集解》二至丸）。治神经衰弱：女贞子、鳢肠、桑椹子各五钱至一两。水煎服。或女贞子二斤，浸米酒二斤，每天酌量服（《浙江民间常用草药》）。治视神经炎：女贞子、草决明、青葙子各一两。水煎服（《浙江民间常用草药》）。

85. 马钱科　Loganiaceae

268. 醉鱼草 | Zuì Yú Cǎo

【拉丁学名】*Buddleja lindleyana* Fortune

【别名】闹鱼草、鱼尾草、痒见消、阳包树、药杆子、驴尾草、防痛树、毒鱼藤、鲤鱼花草、药鱼子、土蒙花、白皮消、铁帚尾、鱼藤草、一串花、毒鱼草等。

【科属分类】马钱科 Loganiaceae 醉鱼草属 *Buddleja*

【植物形态】灌木，高 1～3m。茎皮褐色；小枝具四棱，棱上略有窄翅；幼枝、叶片下面、叶柄、花序、苞片及小苞片均密被星状短绒毛和腺毛。叶对生，萌芽枝条上的叶为互生或近轮生，叶片膜质，卵形、椭圆形至长圆状披针形，长 3~11cm，宽 1~5cm，顶端渐尖，基部宽楔形至圆形，边缘全缘或具有波状齿，上面深绿色，幼时被星状短柔毛，后变无毛，下面灰黄绿色；侧脉每边 6~8 条，上面扁平，干后凹陷，下面略凸起；叶柄长 2~15mm。穗状聚伞花序顶生，长 4~40cm，宽 2~4cm；苞片线形，长达 10mm；小苞片线状披针形，长 2~3.5mm；花紫色，芳香；花萼钟状，长约 4mm，外面与花冠外面同被星状毛和小鳞片，内面无毛，花萼裂片宽三角形，长和宽约 1mm；花冠长 13~20mm，内面被柔毛，花冠管弯曲，长 11~17mm，上部直径 2.5~4mm，下部直径 1~1.5mm，花冠裂片阔卵形或近圆形，长约 3.5mm，宽约 3mm；雄蕊着生于花冠管下部或近基部，花丝极短，花药卵形，顶端具尖头，基部耳状；子房卵形，长 1.5~2.2mm，直径 1~1.5mm，无毛，花柱长 0.5~1mm，柱头卵圆形，长约 1.5mm。果序穗状；蒴果长圆状或椭圆状，长 5~6mm，直径 1.5~2mm，无毛，有鳞片，基部常有宿存花萼；种子淡褐色，小，无翅。花期 4~10 月，果期 8 月至翌年 4 月。

【生境分布】产于江苏、安徽、浙江、江西、福建、湖北、湖南、广东、广西、四川、贵州和云南等省区。生海拔 200~2700m 山地路旁、河边灌木

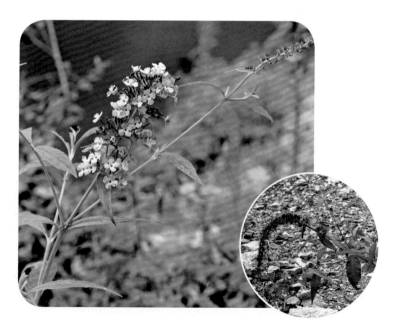

丛中或林缘。

【药用部位】带根的全草、叶及花入药。

【采收加工】根（七里香）及全草全年可采，洗净晒干；花（醉鱼草花）、叶夏秋花盛开时采集，晒干。

【功能主治】微辛、苦，温；有毒。祛风除湿，止咳化痰，散瘀，杀虫。用于支气管炎，咳嗽，哮喘，风湿性关节炎，跌打损伤。外用治创伤出血，烧烫伤，并作杀蛆灭孑孓用。

【用法用量】内服：煎汤，10 ~ 15g，鲜品 15 ~ 30g，或捣汁。外用：适量，捣敷。

【注意】孕妇忌服。

【附方】全草：治流行性感冒：醉鱼草五钱到一两。水煎服（《单方验方调查资料选编》）。治钩虫病：醉鱼草五钱（儿童酌减）。水煮 2 小时，取汁 100mL，加白糖，于晚饭后与次晨饭前分服。服药量可由五钱逐次增至五两。个别服药者有恶心、腹痛、腹泻、头昏乏力等症状（《全展选编·传染病》）。治疳腮：醉鱼草五钱，枫球七枚，荠菜三钱。煮鸡蛋食（《湖南药物志》）。治风寒牙痛：鲜醉鱼草叶和食盐少许，捣烂取汁漱口（《福建中草药》）。治烫伤：醉鱼草花研末，麻油调搽患处（《湖南药物志》）。治风湿性关节炎及腰痛：醉鱼草根五钱，土藿香三钱，白芷六钱，佩兰三钱，木防己一两。水煎，一日 2 次分服（《常用中草药配方》）。

86. 龙胆科　Gentianaceae

269. 双蝴蝶 | Shuāng Hú Dié

【拉丁学名】*Tripterospermum chinense*（Migo）H. Smith

【别名】肺形草、青龙草、茄子草、三色草、穿藤金兰花、铁交杯、蝴蝶草、山蝴蝶、金丝蝴蝶、石板肯、铜交杯、金交杯、大叶竹叶青、四脚喜、花蝴蝶、铁板青、胡地莲等。

【科属分类】龙胆科 Gentianaceae 双蝴蝶属 *Tripterospermum*

【植物形态】多年生缠绕草本。具短根茎，根黄褐色或深褐色，细圆柱

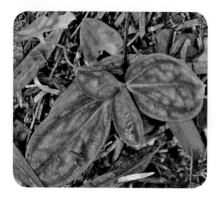

形。茎绿色或紫红色，近圆形具细条棱，上部螺旋扭转，节间长7~17cm。基生叶通常2对，着生于茎基部，紧贴地面，密集呈双蝴蝶状，卵形、倒卵形或椭圆形，长3~12cm，宽（1）2~6cm，先端急尖或呈圆形，基部圆形，近无柄或具极短的叶柄，全缘，上面绿色，有白色或黄绿色斑纹或否，下面淡绿色或紫红色；茎生叶通常卵状披针形，少为卵形，向上部变小呈披针形，长5~12cm，宽2~5cm，先端渐尖或呈尾状，基部心形或近圆形，叶脉3条，全缘，叶柄扁平，长4~10mm。具多花，2~4朵呈聚伞花序，少单花、腋生；花梗短，通常不超过1cm，具1~3对小苞片或否；花萼钟形，萼筒长9~13mm，具狭翅或无翅，裂片线状披针形，长6~9mm，通常短于萼筒或等长，弯缺截形；花冠蓝紫色或淡紫色，褶色较淡或呈乳白色，钟形，长3.5~4.5cm，裂片卵状三角形，长5~7mm，宽4~5mm，褶半圆形，长1~2mm，比裂片短约5mm，宽约3mm，先端浅波状；雄蕊着生于冠筒下部，不整齐，花丝线形，长1.3~1.9cm，花药卵形，长约1.5mm；子房长椭圆形，两端渐狭，长1.3~1.7cm，柄长8~12mm，柄基部具长约1.5mm的环状花盘，花柱线形，长8~11mm，柱头线形，2裂，反卷。蒴果内藏或先端外露，淡褐色，椭圆形，扁平，长2~2.5cm，宽0.7~0.8cm，柄长1~1.5cm，花柱宿存；种子淡褐色，近圆形，长宽约相等，直径约2mm，具盘状双翅。花果期10~12月。

【生境分布】产于江苏、浙江、安徽、湖北、江西、福建、广西。生山坡林下、林缘、灌木丛或草丛中，海拔300~1100m。

【药用部位】全草入药。

【采收加工】夏、秋开花时采集全草，晒干。

【功能主治】辛，寒。清肺止咳，解毒散结。主治肺结核，咳嗽咯血，肺脓疡，小儿高烧，疔疖疮毒，外伤出血等症。

【用法用量】内服：煎汤，2~4钱（鲜者1~2两）。外用：捣敷。

【附方】治咳嗽多痰及肺痈：肺形草二至三钱。煎汁冲白糖服，或配其他清肺药同煎服（《浙江民间草药》）。治肾炎：肺形草四钱，灯心草五钱，玉米根一两。水煎服，每日 1 剂；治小儿高烧：肺形草二钱，冰糖少许。水煎服，每日 1 剂。

270. 大花花锚 | Dà Huā Huā Máo

【拉丁学名】*Halenia elliptica* D. Don var. *grandiflora*

【别名】希赫日 – 地格达（蒙名）等。

【科属分类】龙胆科 Gentianaceae 花锚属 *Halenia*

【植物形态】一年生草本，高 15 ~ 60cm。根具分枝，黄褐色。茎直立，无毛、四棱形，上部具分枝。基生叶椭圆形，有时略呈圆形，长 2 ~ 3cm，宽 5 ~ 15mm，先端圆形或急尖呈钝头，基部渐狭呈宽楔形，全缘，具宽扁的柄，柄长 1 ~ 1.5cm，叶脉 3 条；茎生叶卵形、椭圆形、长椭圆形或卵状披针形，长 1.5 ~ 7cm，宽 0.5 ~ 2（3.5）cm，先端圆钝或急尖，基部圆形或宽楔形，全缘，叶脉 5 条，无柄或茎下部叶具极短而宽扁的柄，抱茎。聚伞花序腋生和顶生；花梗长短不相等，长 0.5 ~ 3.5cm；花 4 数，直径 1 ~ 2.5cm；花萼裂片椭圆形或卵形，长（3）4 ~ 6mm，宽 2 ~ 3mm，先端通常渐尖，常具小尖头，具 3 脉；花冠蓝色或紫色，花冠筒长约 2mm，裂片卵圆形或椭圆形，长约 6mm，宽 4 ~ 5mm，先端具小尖头，距长 5 ~ 6mm，向外水平开展；雄蕊内藏，花丝长 3 ~ 5mm，花药卵圆形，长约 1mm；子

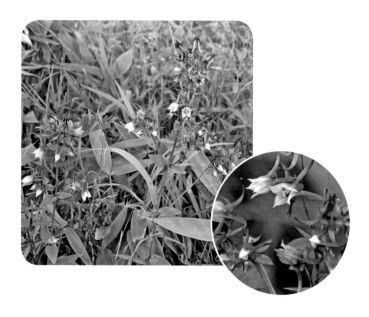

房卵形，长约 5mm，花柱极短，长约 1mm，柱头 2 裂。蒴果宽卵形，长约 10mm，直径 3 ~ 4mm，上部渐狭，淡褐色；种子褐色，椭圆形或近圆形，长约 2mm，宽约 1mm。花果期 7 ~ 9 月。

【生境分布】产于云南、贵州、四川、青海、陕西、甘肃、湖北。生于山坡草地、水沟边，海拔 1300 ~ 2500m。

【药用部位】全草入药。

【采收加工】夏秋采收，阴干。

【功能主治】甘、苦，寒。清热解毒，凉血止血。治肝炎，脉管炎，外伤感染发烧，外伤出血。

【用法用量】内服：煎汤，5 ~ 10g。或入丸、散。外用：适量，捣敷。

【附方】治脉管炎及脉络损伤：花锚、白蒿、茜草、枇杷叶、紫草茸各等份。共为细末，每服一钱至一钱五分，水煎服（《内蒙古中草药》）。

271. 扁蕾 ｜ Biǎn Lěi

【拉丁学名】*Chelidonium majus* L.

【别名】铁木尔 – 地格达（蒙名）等。

【科属分类】龙胆科 Gentianaceae 扁蕾属 *Gentianopsis*

【植物形态】一年生或二年生草本，高 8 ~ 40cm。茎单生，直立，近圆柱形，下部单一，上部有分枝，条棱明显，有时带紫色。基生叶多对，常早落，匙形或线状倒披针形，长 0.7 ~ 4cm，宽 0.4 ~ 1cm，先端圆形，边缘具乳突，基部渐狭成柄，中脉在下面明显，叶柄长至 0.6cm；茎生叶 3 ~ 10 对，无柄，狭披针形至线形，长 1.5 ~ 8cm，宽 0.3 ~ 0.9cm，先端渐尖，边缘具乳突，基部钝，分离，中脉在下面明显。花单生茎或分枝顶端；花梗直立，近圆柱形，有明显的条棱，长达 15cm，果时更长；花萼筒状，稍扁，略短于花冠，或与花冠筒等长，裂片 2 对，不等长，异形，具白色膜质边缘，外对

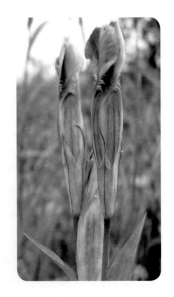

线状披针形，长 7.5 ~ 20mm，基部宽 2 ~ 3mm，先端尾状渐尖，内对卵状披针形，长 6 ~ 12mm，基部宽 4 ~ 6mm，先端渐尖，萼筒长 10 ~ 18mm，口部宽 6 ~ 10mm；花冠筒状漏斗形，筒部黄白色，檐部蓝色或淡蓝色，长 2.5 ~ 5cm，口部宽达 12mm，裂片椭圆形，长 6 ~ 12mm，宽 6 ~ 8mm，先端圆形，有小尖头，边缘有小齿，下部两侧有短的细条裂齿；腺体近球形，下垂；花丝线形，长 8 ~ 12mm，花药黄色，狭长圆形，长约 3mm；子房具柄，狭椭圆形，长 2.5 ~ 3cm，花柱短，长 1 ~ 1.5mm，子房柄长 2 ~ 4mm。蒴果具短柄，与花冠等长；种子褐色，矩圆形，长约 1mm，表面有密的指状突起。花果期 7 ~ 9 月。

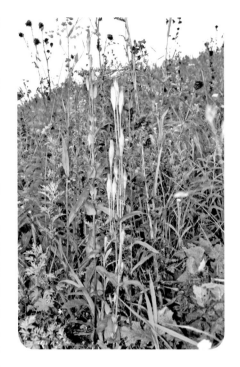

【生境分布】产于西南、西北、华北、东北等地区及湖北西部。生于水沟边、山坡草地、林下、灌丛中、沙丘边缘，海拔 700 ~ 4400m。

【药用部位】全草入药。

【采收加工】春、夏季采收，洗净，晾干。

【功能主治】苦、辛，寒。清热解毒，消肿止痛。治外感发热，肝炎，胆囊炎，头痛目赤，外伤肿痛，疮疖肿毒。

272. 獐牙菜 | Zhāng Yá Cài

【拉丁学名】*Swertia bimaculata*（Sieb. et Zucc.）Hook. f. et Thoms. ex C. B. Clarke

【别名】大苦草、黑节苦草、黑药黄、走胆草、紫花青叶胆、蓑衣草、双点獐牙菜等。

【科属分类】龙胆科 Gentianaceae 獐牙菜属 *Swertia*

【植物形态】一年生草本，高 0.3～1.4（2）m。根细，棕黄色。茎直立，圆形，中空，基部直径 2～6mm，中部以上分枝。基生叶在花期枯萎；茎生叶无柄或具短柄，叶片椭圆形至卵状披针形，长 3.5～9cm，宽 1～4cm，先端长渐尖，基部钝，叶脉 3～5 条，弧形，在背面明显突起，最上部叶苞叶状。大型圆锥状复聚伞花序疏松，开展，长达 50cm，多花；花梗较粗，直立或斜伸，不等长，长 6～40mm；花 5 数，直径达 2.5cm；花萼绿色，长为花冠的 1/4～1/2，裂片狭倒披针形或狭椭圆形，长 3～6mm，先端渐尖或急尖，基部狭缩，边缘具窄的白色膜质，常外卷，背面有细的、不明显的 3～5 脉；花冠黄色，上部具多数紫色小斑点，裂片椭圆形或长圆形，长 1～1.5cm，先端渐尖或急尖，基部狭缩，中部具 2 个黄绿色、半圆形的大腺斑；花丝线形，长 5～6.5mm，花药长圆形，长约 2.5mm；子房无柄，披针形，长约 8mm，花柱短，柱头小，头状，2 裂。蒴果无柄，狭卵形，长至 2.3cm；种子褐色，圆形，表面具瘤状突起。花果期 6～11 月。

【生境分布】产于西藏、云南、贵州、四川、甘肃、陕西、山西、河北、河南、湖北、湖南、江西、安徽、江苏、浙江、福建、广东、广西。生于河滩、山坡草地、林下、灌丛中、沼泽地，海拔 250～3000m。

【药用部位】全草入药。

【采收加工】夏、秋季采收，切碎，晾干。

【功能主治】苦，寒。清热，健胃，利湿。治消化不良，胃炎，黄疸，火

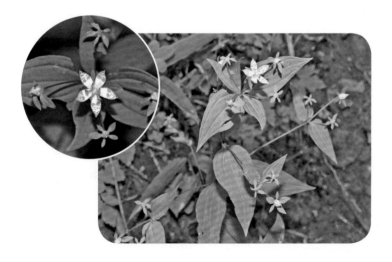

眼，牙痛，口疮。

【用法用量】内服：煎汤，1～3钱；或研末，每次5分。

【附方】治急、慢性细菌性痢疾，腹痛：当药三钱。水煎服（《内蒙古中草药》）。

273. 红直獐牙菜 | Hóng Zhí Zhāng Yá Cài

【拉丁学名】*Swertia erythrosticta* Maxim.

【别名】红点当药、红直当药等。

【科属分类】龙胆科 Gentianaceae 獐牙菜属 *Swertia*

【植物形态】多年生草本，高
20～50cm，具根茎。茎直立，常
带紫色，中空，近圆形，具明显的
条棱，不分枝。基生叶在花期枯
萎，凋落；茎生叶对生，多对，具
柄，叶片矩圆形、卵状椭圆形至
卵形，长5～11（12.5）cm，宽
1～3.5（5.5）cm，先端钝，稀渐
尖，基部渐狭成柄，叶脉3～5条，
在两面均明显，并在下面突起，叶
柄扁平，长2～7cm，下部连合成
筒状抱茎，愈向茎上部叶愈小，至
最上部叶无柄，苞叶状。圆锥状

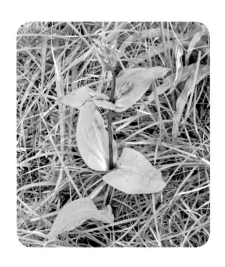

复聚伞花序，狭窄，长（5）10～45cm，具多数花；花梗常弯垂，不等长，
长1～2cm；花5数，直径1.2～1.5（2）cm；花萼长为花冠的1/2～2/3，
裂片狭披针形，长5～10mm，先端长渐尖，具狭窄的膜质边缘；花冠绿
色或黄绿色，具红褐色斑点，裂片矩圆形或卵状矩圆形，长8～17mm，
宽（1.5）3～6mm，先端钝，基部具1个腺窝，腺窝褐色，圆形，边缘具
长1.5～2mm的柔毛状流苏；花丝扁平，线状锥形，长5～7mm，基部
背面具流苏状柔毛，花药矩圆形，长2～2.5mm；子房无柄，椭圆形，长
5～7mm，花柱短而明显，圆柱状，长0.8～1mm，柱头小，2裂，裂片近
圆形。蒴果无柄，卵状椭圆形，长1～1.5cm；种子多数，黄褐色，矩圆形，

长 0.8 ~ 1mm，周缘具宽翅。花果期 8 ~ 10 月。

【生境分布】产于四川、青海、甘肃、山西、河北、内蒙古、湖北。生于河滩、草原、高山草甸及疏林下，海拔 1500 ~ 4300m。

【药用部位】全草入药。

【采收加工】8 ~ 9 月采收全草，洗净，切段，晒干或鲜用。

【功能主治】苦，凉。清热解毒，健胃，杀虫。主治肺炎黄疸，咽喉肿痛。外用治疥癣。

【用法用量】内服：煎汤，0.5 ~ 1 两。或研末。外用：捣敷。

【附方】治黄疸型肝炎：红直当药、苟草根、茵陈、华金腰子。煎服；治咽喉红肿疼痛：红直当药、开喉箭、马勃、石膏、黄芩。煎服。治梅毒：红直当药、银花、苦参、土胡连、猪胆汁。煎服。治疮肿：红直当药、垂头菊、蒲公英、牛耳大黄。捣敷患处。

87. 夹竹桃科 Apocynaceae

274. 长春花 | Cháng Chūn Huā

【拉丁学名】*Catharanthus roseus*（L.）G. Don

【别名】雁来红、日日草、日日新、三万花等。

【科属分类】夹竹桃科 Apocynaceae 长春花属 *Catharanthus*

【植物形态】半灌木，略有分枝，高达60cm，有水液，全株无毛或仅有微毛；茎近方形，有条纹，灰绿色；节间长 1 ~ 3.5cm。叶膜质，倒卵状长圆形，长 3 ~ 4cm，宽 1.5 ~ 2.5cm，先端浑圆，有短尖头，基部广楔形至楔形，渐狭而成叶柄；叶脉在叶面扁平，在叶背略隆起，侧脉约8对。聚伞花序腋生或顶生，有花 2 ~ 3 朵；花萼5深裂，内面无腺体或腺体不明显，萼片披针形或钻状渐尖，长约 3mm；花冠红色，高脚碟状，花冠筒圆筒状，长约 2.6cm，内面具疏柔毛，喉部紧缩，具刚毛；花冠裂片宽倒卵形，长和宽约 1.5cm；雄蕊着生于花冠筒的上半部，但花药隐藏于花喉之内，与柱头离生；子房和花盘与属的特征相同。蓇葖双生，直立，平行或略叉开，长约 2.5cm，直径 3mm；外果皮厚纸质，有条纹，被柔毛；种子黑色，长圆状圆

筒形，两端截形，具有颗粒状小
瘤。花期、果期几乎全年。

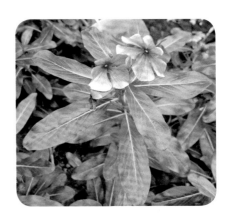

【生境分布】我国栽培于西
南、中南及华东等省区。原产于
非洲东部，现栽培于各热带和亚
热带地区。

【药用部位】以全草入药。

【采收加工】全年可采。

【功能主治】苦，凉；有毒。全
株含长春花碱，可药用，有降低
血压之效；在国外有用来治白血
病、淋巴肿瘤、肺癌、绒毛膜上皮癌、血癌和子宫癌等。

【用法用量】内服：煎汤，2～5钱，或提取物制成注射剂。

275. 络石 ｜ Luò Shí

【拉丁学名】*Trachelospermum jasminoides*（Lindl.）Lem.

【别名】风车藤、络石藤、石邦藤、骑墙虎、风藤、爬山虎、过墙风等。

【科属分类】夹竹桃科 Apocynaceae 络石属 *Trachelospermum*

【植物形态】常绿木质藤本，长达10m，具乳汁；茎赤褐色，圆柱形，
有皮孔；小枝被黄色柔毛，老时渐无毛。叶革质或近革质，椭圆形至卵状椭
圆形或宽倒卵形，长2～10cm，宽1～4.5cm，顶端锐尖至渐尖或钝，有时
微凹或有小凸尖，基部渐狭至钝，叶面无毛，叶背被疏短柔毛，老渐无毛；
叶面中脉微凹，侧脉扁平，叶背中脉凸起，侧脉每边6～12条，扁平或稍凸
起；叶柄短，被短柔毛，老渐无毛；叶柄内和叶腋外腺体钻形，长约1mm。
二歧聚伞花序腋生或顶生，花多朵组成圆锥状，与叶等长或较长；花白色，
芳香；总花梗长2～5cm，被柔毛，老时渐无毛；苞片及小苞片狭披针形，
长1～2mm；花萼5深裂，裂片线状披针形，顶部反卷，长2～5mm，外面
被有长柔毛及缘毛，内面无毛，基部具10枚鳞片状腺体；花蕾顶端钝，花
冠筒圆筒形，中部膨大，外面无毛，内面在喉部及雄蕊着生处被短柔毛，长
5～10mm，花冠裂片长5～10mm，无毛；雄蕊着生在花冠筒中部，腹部粘
生在柱头上，花药箭头状，基部具耳，隐藏在花喉内；花盘环状5裂与子房

等长；子房由 2 个离生心皮组成，无毛，花柱圆柱状，柱头卵圆形，顶端全缘；每心皮有胚珠多颗，着生于 2 个并生的侧膜胎座上。蓇葖果双生，叉开，无毛，线状披针形，向先端渐尖，长 10 ~ 20cm，宽 3 ~ 10mm；种子多颗，褐色，线形，长 1.5 ~ 2cm，直径约 2mm，顶端具白色绢质种毛；种毛长 1.5 ~ 3cm。花期 3 ~ 7 月，果期 7 ~ 12 月。

【生境分布】分布很广，山东、安徽、江苏、浙江、福建、台湾、江西、河北、河南、湖北、湖南、广东、广西、云南、贵州、四川、陕西等省区都有分布。生于山野、溪边、路旁、林缘或杂木林中，常缠绕于树上或攀援于墙壁上、岩石上，亦有移栽于园圃，供观赏。

【药用部位】干燥带叶藤茎。

【采收加工】冬季至次春采割，除去杂质，晒干。

【功能主治】苦，微寒。祛风通络，凉血消斑。用于风湿热痹，筋脉拘挛，腰膝酸痛，喉痹，痈肿，跌扑损伤。

【用法用量】内服：煎场，6 ~ 15g 单味可用至 30g。浸酒，30 ~ 60g，或入丸、散剂。外用：适量，研末调敷或捣汁涂。

【注意】畏寒易泻者勿服。

【附方】治筋骨痛：络石藤一至二两。浸酒服（《湖南药物志》）。治关节炎：络石藤、五加根皮各一两，牛膝根五钱。水煎服，白酒引。治肺结核：络石藤一两，地菍一两，猪肺四两。同炖，服汤食肺，每日 1 剂。治吐血：

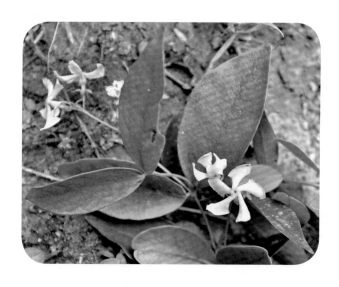

络石藤叶一两，雪见草、乌韭各五钱。水煎服。

88. 萝藦科　Asclepiadaceae

276. 杠柳 ┃ Gàng Liǔ

【拉丁学名】*Periploca sepium* Bunge

【别名】羊奶子、山五加皮、羊角条、羊角叶、臭加皮、狭叶萝藦、阴柳、钻墙柳、桃不桃柳不柳、杠柳皮、香加皮、香五加皮等。

【科属分类】萝藦科 Asclepiadaceae 杠柳属 *Periploca*

【植物形态】落叶蔓性灌木，长可达 1.5m。主根圆柱状，外皮灰棕色，内皮浅黄色。具乳汁，除花外，全株无毛；茎皮灰褐色；小枝通常对生，有细条纹，具皮孔。叶卵状长圆形，长 5 ~ 9cm，宽 1.5 ~ 2.5cm，顶端渐尖，基部楔形，叶面深绿色，叶背淡绿色；中脉在叶面扁平，在叶背微凸起，侧

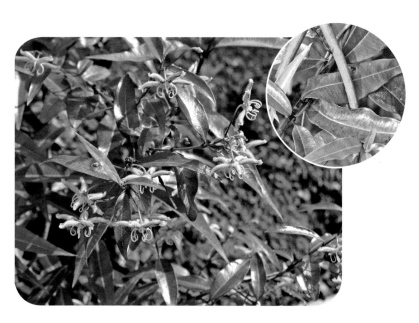

脉纤细，两面扁平，每边 20～25 条；叶柄长约 3mm。聚伞花序腋生，着花数朵；花序梗和花梗柔弱；花萼裂片卵圆形，长 3mm，宽 2mm，顶端钝，花萼内面基部有 10 个小腺体；花冠紫红色，辐状，张开直径 1.5cm，花冠筒短，约长 3mm，裂片长圆状披针形，长 8mm，宽 4mm，中间加厚呈纺锤形，反折，内面被长柔毛，外面无毛；副花冠环状，10 裂，其中 5 裂延伸丝状被短柔毛，顶端向内弯；雄蕊着生在副花冠内面，并与其合生，花药彼此粘连并包围着柱头，背面被长柔毛；心皮离生，无毛，每心皮有胚珠多个，柱头盘状凸起；花粉器匙形，四合花粉藏在载粉器内，黏盘粘连在柱头上。蓇葖果 2，圆柱状，长 7～12cm，直径约 5mm，无毛，具有纵条纹；种子长圆形，长约 7mm，宽约 1mm，黑褐色，顶端具白色绢质种毛；种毛长 3cm。花期 5～6 月，果期 7～9 月。

【生境分布】分布于吉林、辽宁、内蒙古、河北、山东、山西、江苏、河南、江西、贵州、四川、陕西和甘肃等省区。生于平原及低山丘的林缘、沟坡、河边沙质地或地埂等处。

【药用部位】根皮及茎皮药用。

【采收加工】夏、秋、季挖取全根，除去须根，洗净，用木棒轻轻敲打，剥下根皮，晒干或炕干。

【功能主治】辛、苦，温；有毒。利水消肿，祛风湿，强筋骨。用于下肢浮肿，心悸气短，风寒湿痹，腰膝酸软。

【用法用量】3～6g。

【注意】功用与五加皮略似，但有毒，不宜过量和久服，以免中毒。

【附方】治风湿性关节炎，关节拘挛疼痛：北五加皮、穿山龙、白鲜皮各五钱。用白酒泡 24 小时。每天服 10mL；治筋骨软弱，脚痿行迟：北五加皮、木瓜、牛膝等份为末。每服一钱，每日三次。治水肿，小便不利：北五加皮、陈皮、生姜皮、茯苓皮、大腹皮各三钱，水煎服（《陕甘宁青中草药选》）。

277. 地梢瓜 | Dì Shāo Guā

【拉丁学名】*Cynanchum thesioides*（Freyn）K. Schum.

【别名】地梢花、地瓜瓢等。

【科属分类】萝藦科 Asclepiadaceae 鹅绒藤属 *Cynanchum*

【植物形态】直立半灌木；地下茎单轴横生；茎自基部多分枝。叶对生或近对生，线形，长 3 ~ 5cm，宽 2 ~ 5mm，叶背中脉隆起。伞形聚伞花序腋生；花萼外面被柔毛；花冠绿白色；副花冠杯状，裂片三角状披针形，渐尖，高过药隔的膜片。蓇葖果纺锤形，先端渐尖，中部膨大，长 5 ~ 6cm，直径 2cm；种子扁平，暗褐色，长 8mm；种毛白色绢质，长 2cm。花期 5 ~ 8 月，果期 8 ~ 10 月。

【生境分布】产于黑龙江、吉林、辽宁、内蒙古、河北、湖北、河南、山东、山西、陕西、甘肃、新疆和江苏等省区。生长于海拔 200 ~ 2000m 的山坡、沙丘或干旱山谷、荒地、田边等处。

【药用部位】全草及果实入药。

【采收加工】夏秋采，切段晒干生用。

【功能主治】甘，平。益气，通乳。用于体虚乳汁不下，外用治瘊子。

【用法用量】0.5 ~ 1 两，外用鲜草适量，折断取汁外搽瘊子。

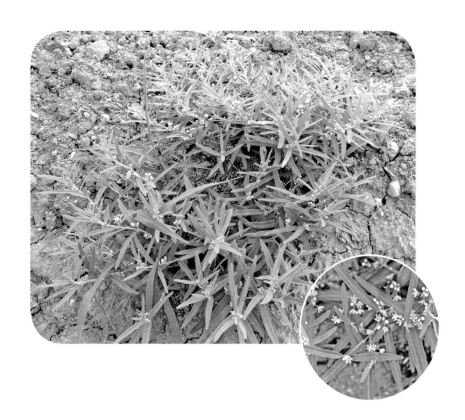

278. 白薇 | Bái Wēi

【拉丁学名】*Cynanchum atratum* Bunge

【别名】白马尾、三百根、牛角胆草、苦胆草、羊奶子、山烟、百荡草、老龙角、羊角细辛、上天梯、大向砂、九根角、节节空、大百砂、双角果、婆婆针线包、底线补、山老瓜瓢等。

【科属分类】萝藦科 Asclepiadaceae 鹅绒藤属 *Cynanchum*

【植物形态】直立多年生草本，高达50cm；根须状，有香气。叶卵形或卵状长圆形，长5~8cm，宽3~4cm，顶端渐尖或急尖，基部圆形，两面均被有白色绒毛，特别以叶背及脉上为密；侧脉6~7对。伞形状聚伞花序，无总花梗，生在茎的四周，着生花8~10朵；花深紫色，直径约10mm；花萼外面有绒毛，内面基部有小腺体5个；花冠辐状，外面有短柔毛，并具缘毛；副花冠5裂，裂片盾状，圆形，与合蕊柱等长，花药顶端具1圆形的膜片；花粉块每室1个，下垂，长圆状膨胀；柱头扁平。蓇葖果单生，向端部渐尖，基部钝形，中间膨大，长9cm，直径5~10mm；种子扁平；种毛白色，长约3cm。花期4~8月，果期6~8月。

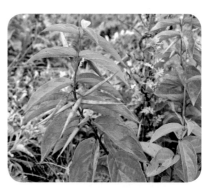

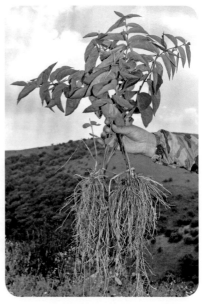

【生境分布】产于黑龙江、吉林、辽宁、山东、河北、河南、陕西、山西、四川、贵州、云南、广西、广东、湖南、湖北、福建、江

西、江苏等省区均有分布。生长于海拔 100 ~ 1800m 的河边、干荒地及草丛中，山沟、林下草地常见。

【药用部位】根及根茎入药。

【采收加工】春、秋二季采挖，洗净，干燥。

【功能主治】苦、咸、寒。清热凉血，利尿通淋，解毒疗疮。用于温邪伤营发热，阴虚发热，骨蒸劳热，产后血虚发热，热淋，血淋，痈疽肿毒。

【用法用量】内服：煎汤，1.5 ~ 3 钱。或入丸、散。

【附方】治体虚低烧，夜眠出汗：白薇、地骨皮各四钱，水煎服（《河北中药手册》）。治肺结核潮热：白薇三钱，葎草果实三钱，地骨皮四钱，水煎服（《南京常用中草药》）。治尿道感染：白薇五钱，车前草一两，水煎服（《南京常用中草药》）。治妇人遗尿，不知出时：白薇、芍药各一两。上二味，治下筛。酒服方寸匕，日三（《千金方》）。治火眼：白薇一两，水煎服（《湖南药物志》）。治风湿关节痛：白薇、臭山羊、大鹅儿肠根各五钱，泡酒服（《贵州草药》）。

279. 牛皮消 | Niú Pí Xiāo

【拉丁学名】*Cynanchum auriculatum* Royle ex Wight

【别名】飞来鹤、耳叶牛皮消、隔山消、牛皮冻、瓢瓢藤、老牛瓢、七股莲、白何首乌、隔山撬、白木香、野蕃薯、一肿三消、和平参、山花旗、张果老等。

【科属分类】萝藦科 Asclepiadaceae 鹅绒藤属 *Cynanchum*

【植物形态】蔓性半灌木；宿根肥厚，呈块状；茎圆形，被微柔毛。叶对生，膜质，被微毛，宽卵形至卵状长圆形，长 4 ~ 12cm，宽 4 ~ 10cm，顶端短渐尖，基部心形。聚伞花序伞房状，花 30 朵；花萼裂片卵状长圆形；花冠白色，辐状，裂片反折，内面具疏柔毛；副花冠浅杯状，裂片椭圆形，肉质，钝头，在每裂片内面的中部有 1 个三角形的舌状鳞片；花粉块每室 1 个，下垂；柱头圆锥状，顶端 2 裂。蓇葖果双生，披针形，长 8cm，直径 1cm；种子卵状椭圆形；种毛白色绢质。花期 6 ~ 9 月，果期 7 ~ 11 月。

【生境分布】产于山东、河北、河南、陕西、甘肃、西藏、安徽、江苏、浙江、福建、台湾、江西、湖南、湖北、广东、广西、贵州、四川、云南等。生长于从低海拔的沿海地区直到 3500m 高的山坡林缘及路旁灌木丛中或河流、水沟边潮湿地。

【药用部位】块根入药。

【采收加工】洗净泥土，除去残茎和须根，晒干，或切片晒干。

【功能主治】甘、微苦，平；有小毒。补肝肾，强筋骨，益精血，健脾消食，解毒疗疮。主腰膝酸软，阳痿遗精，头晕耳鸣，心悸失眠，食欲不振，小儿疳积，产后乳汁稀少，疮痈肿痛，毒蛇咬伤。

【用法用量】内服：煎汤，6~15g，鲜品加倍；研末，每次1~3g；或浸酒；外用：适量，鲜品捣敷。

【附方】治痢疾：耳叶牛皮消根一两。水煎服，每日1剂（《江西草药》）。治食积饱胀：隔山消一钱。打成粉子，用开水吞服，每天1次（《贵州常用民间草药手册》）。治胃气痛，年久未愈：隔山消二钱，万年荞一钱。打成细粉，每天3次，每次用开水吞一钱（《贵州常用民间草药手册》）。

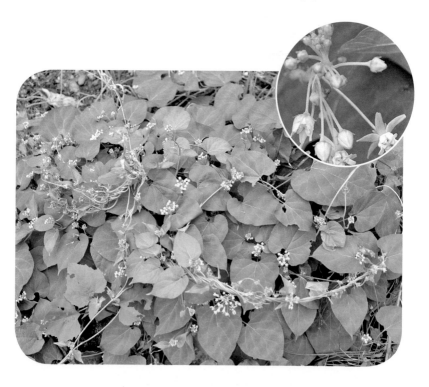

280. 萝藦 | Luó Mó

【拉丁学名】*Metaplexis japonica*（Thunb.）Makino

【别名】白环藤、奶浆藤、天浆壳、婆婆针线包、细丝藤、青小布等。

【科属分类】萝藦科 Asclepiadaceae 萝藦属 *Metaplexis*

【植物形态】多年生草质藤本，长达8m，具乳汁；茎圆柱状，下部木质化，上部较柔韧，表面淡绿色，有纵条纹，幼时密被短柔毛，老时被毛渐脱落。叶膜质，卵状心形，长5～12cm，宽4～7cm，顶端短渐尖，基部心形，叶耳圆，长1～2cm，两叶耳展开或紧接，叶面绿色，叶背粉绿色，两面无毛，或幼时被微毛，老时被毛脱落；侧脉每边10～12条，在叶背略明显；叶柄长，长3～6cm，顶端具丛生腺体。总状式聚伞花序腋生或腋外生，具长总花梗；总花梗长6～12cm，被短柔毛；花梗长8mm，被短柔毛，着花通常13～15朵；小苞片膜质，披针形，长3mm，顶端渐尖；花蕾圆锥状，顶端尖；花萼裂片披针形，长5～7mm，宽2mm，外面被微毛；花冠白色，有淡紫红色斑纹，近辐状，花冠筒短，花冠裂片披针形，张开，顶端

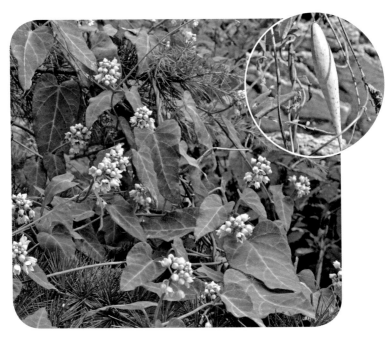

反折，基部向左覆盖，内面被柔毛；副花冠环状，着生于合蕊冠上，短 5 裂，裂片兜状；雄蕊连生成圆锥状，并包围雌蕊在其中，花药顶端具白色膜片；花粉块卵圆形，下垂；子房无毛，柱头延伸成 1 长喙，顶端 2 裂。蓇葖果叉生，纺锤形，平滑无毛，长 8 ~ 9cm，直径 2cm，顶端急尖，基部膨大；种子扁平，卵圆形，长 5mm，宽 3mm，有膜质边缘，褐色，顶端具白色绢质种毛；种毛长 1.5cm。花期 7 ~ 8 月，果期 9 ~ 12 月。

【生境分布】分布于东北、华北、华东和甘肃、陕西、贵州、河南和湖北等省区。生长于林边荒地、山脚、河边、路旁灌木丛中。

【药用部位】以块根、全草和果实入药。

【采收加工】秋季采果，夏季采块根及全草，晒干。

【功能主治】根：甘，温；果壳：辛，温；全草：甘、微辛，温。根：补气益精。用于体质虚弱，阳痿，白带，乳汁不足，小儿疳积。外用治疔疮，五步蛇咬伤。果壳：补虚助阳，止咳化痰。用于体质虚弱，痰喘咳嗽，百日咳，阳痿，遗精。外用治创伤出血（用种毛贴患处）。全草：强壮，行气活血，消肿解毒。用于肾虚遗精，乳汁不足。外用治疮疖肿毒，虫、蛇咬伤。

【用法用量】内服：煎汤，0.5 ~ 2 两。外用：捣敷。

【附方】治阳痿：萝藦根、淫羊藿根、仙茅根各三钱。水煎服，每日 1 剂（《江西草药》）。治肾炎水肿：萝藦根一两，水煎服。每日 1 剂（徐州《单方验方新医疗法选编》）。下乳：奶浆藤三至五钱，水煎服；炖肉服可用一至二两（《民间常用草药汇编》）。治白癜风：萝藦草，煮以拭之（《广济方》）。

281. 苦绳 | Kǔ Shéng

【拉丁学名】*Dregea sinensis* Hemsl.

【别名】奶浆藤、隔山撬、白丝藤、白浆草、小木通、通炎散、刀愈药、野泡通、白浆藤、通关散、中华假夜来香、中华南山藤等。

【科属分类】萝藦科 Asclepiadaceae 南山藤属 *Dregea*

【植物形态】攀援木质藤本；茎具皮孔，幼枝具褐色绒毛。叶纸质，卵状心形或近圆形，长 5 ~ 11cm，宽 4 ~ 6cm，叶面被短柔毛，老渐脱落，叶背被绒毛；侧脉每边约 5 条；叶柄长 1.5 ~ 4cm，被绒毛，顶端具丛生小腺体。伞形状聚伞花序腋生，着花多达 20 朵；花萼裂片卵圆形至卵状长圆形，花萼内面基部有 5 个腺体；花冠内面紫红色，外面白色，辐状，直径 1 ~ 1.6cm，裂片卵圆形，长 6 ~ 7mm，宽 4 ~ 6mm，顶端钝而有微凹，具缘毛；副花冠

裂片肉质，肿胀，端部内角锐尖；花
药顶端具膜片；花粉块长圆形，直立；
子房无毛，心皮离生，柱头圆锥状，
基部五角形，顶端 2 裂。蓇葖果狭披
针形，长 5 ~ 6cm，直径约 1cm，外
果皮具波纹，被短柔毛；种子扁平，
卵状长圆形，长 9mm，宽 5mm，顶
端具白色绢质种毛；种毛长 2cm。花
期 4 ~ 8 月，果期 7 ~ 10 月。

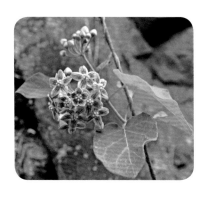

【生境分布】产于浙江、江苏、湖北、广西、云南、贵州、四川、甘肃、
陕西等省区。生长于海拔 500 ~ 3000m 山地疏林中或灌木丛中。

【药用部位】全株入药。

【采收加工】鲜用。

【功能主治】微苦、涩、平。消炎，通乳，利尿，除湿，止痛。主治乳汁
不通，小便不利，虚咳，胃痛，风湿疼痛，痈疮疔肿。叶外敷可治外伤肿痛、
痈疖、骨折等。茎皮纤维可制人造棉；种毛可作填充物。

【用法用量】3 ~ 5 钱，水煎服，并可外敷。

282. 吊灯花 | Diào Dēng Huā

【拉丁学名】*Ceropegia trichantha* Hemsl.

【别名】小鹅儿肠等。

【科属分类】萝藦科 Asclepiadaceae 吊灯花属 *Ceropegia*

【植物形态】草质藤本，无毛；
茎纤弱缠绕。叶对生，膜质，长圆
状披针形，长 10 ~ 13cm，宽
2 ~ 3cm，顶端渐尖，基部圆形。
聚伞花序着生花 4 ~ 5 朵；花紫色；
萼片披针形；花冠如吊灯状；副花
冠 2 轮，外轮具 10 个齿，内轮具
5 个舌状片，具长硬毛；花粉块每
室 1 个，直立，内角有 1 个透明膜

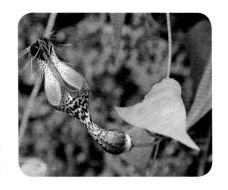

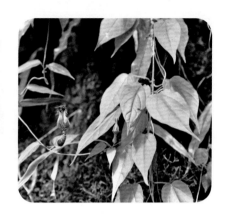

边。蓇葖果长披针形，长达 20cm，直径 5mm；种子具种毛。花期 8~10 月，果期 12 月。

【生境分布】产于广西、广东、湖南、湖北和四川等省区。生长于海拔 400~500m 溪旁、山谷疏林中。

【药用部位】带根全草入药。

【采收加工】夏、秋季采收，鲜用或晒干。

【功能主治】酸，平。清热解毒。治肿毒，骨折。

【附方】治无名肿毒：小鹅儿肠、鱼鳅串各适量。捣绒包患处（《贵州草药》）。治骨折：小鹅儿肠、紫草、见血飞各等量。捣绒包患处（《贵州草药》）。

89. 旋花科　Convolvulaceae

283. 旋花 | Xuán Huā

【拉丁学名】*Calystegia sepium*（L.）R. Br.

【别名】狗狗秧、打碗花、筋根花、鼓子花、篱天剑、打碗花、打破碗花等。

【科属分类】旋花科 Convolvulaceae 打碗花属 *Calystegia*

【植物形态】多年生草本，全体不被毛。茎缠绕，伸长，有细棱。叶形多变，三角状卵形或宽卵形，长 4~10（~15）cm 以上，宽 2~6（~10）cm 或更宽，顶端渐尖或锐尖，基部戟形或心形，全缘或基部稍伸展为具 2~3 个大齿缺的裂片；叶柄常短于叶片或两者近等长。花腋生，1 朵；花梗通常稍长于叶柄，长达 10cm，有细棱或有时具狭翅；苞片宽卵形，长 1.5~2.3cm，顶端锐尖；萼片卵形，长 1.2~1.6cm，顶端渐尖或有时锐尖；花冠通常白色或有时淡红或紫色，漏斗状，长 5~6（~7）cm，冠檐微裂；雄蕊花丝基部扩大，被小鳞毛；子房无毛，柱头 2 裂，裂片卵形，扁平。蒴果卵形，长约 1cm，为增大宿存的苞片和萼片所包被。种子黑褐色，长 4mm，表面有小疣。

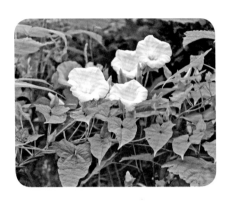

【生境分布】我国大部分地区均有。生于海拔 140～2080（～2600）m 的路旁、溪边草丛、农田边或山坡林缘。

【药用部位】以根状茎及全草入药。

【采收加工】夏秋连根状茎一起挖出，洗净切段，晒干。或拣一部分根状茎单用。

【功能主治】甘，温。全草：降压，利尿，接骨生肌。高血压，小便不利；外用治骨折，创伤，丹毒。根：益精气，续筋骨。治丹毒，创伤。

【用法用量】0.5～1 两。外用适量，捣烂敷患处。内服：煎汤，6～10g；或入丸剂。

【附方】秘精益髓：五色龙骨五两，覆盆子五两，莲花蕊四两（未开者，阴干），鼓子花三两，鸡头子仁一百个，并为末，以金樱子二百枚（去皮），木臼捣烂，水七升，煎浓汁一升，去滓和药，杵二千下，丸梧子大，每空心温盐酒下三十丸。忌葵菜（《瑞竹堂经验方》太乙金锁丹）。

284. 圆叶牵牛 ｜ Yuán Yè Qiān Niú

【拉丁学名】*Pharbitis purpurea*（L.）Voisgt

【别名】牵牛、黑丑、白丑、二丑、喇叭花子等。

【科属分类】旋花科 Convolvulaceae 牵牛属 *Pharbitis*

【植物形态】一年生缠绕草本，茎上被倒向的短柔毛杂有倒向或开展的长硬毛。叶圆心形或宽卵状心形，长 4～18cm，宽 3.5～16.5cm，基部圆，心形，顶端锐尖、骤尖或渐尖，通常全缘，偶有 3 裂，两面疏或密被刚伏毛；叶柄长 2～12cm，毛被与茎同。花腋生，单一或 2～5 朵着生于花序梗顶端成伞形聚伞花序，花序梗比叶柄短或近等长，长 4～12cm，毛被与茎相同；

苞片线形，长 6 ~ 7mm，被开展的长硬毛；花梗长 1.2 ~ 1.5cm，被倒向短柔毛及长硬毛；萼片近等长，长 1.1 ~ 1.6cm，外面 3 片长椭圆形，渐尖，内面 2 片线状披针形，外面均被开展的硬毛，基部更密；花冠漏斗状，长 4 ~ 6cm，紫红色、红色或白色，花冠管通常白色，瓣中内面色深，外面色淡；雄蕊与花柱内藏；雄蕊不等长，花丝基部被柔毛；子房无毛，3 室，每室 2 胚珠，柱头头状；花盘环状。蒴果近球形，直径 9 ~ 10mm，3 瓣裂。种子卵状三棱形，长约 5mm，黑褐色或米黄色，被极短的糠秕状毛。

【生境分布】我国大部分地区有分布，生于平地以至海拔 2800m 的田边、路边、宅旁或山谷林内，栽培或沦为野生。

【药用部位】干燥成熟种子入药。

【采收加工】秋末果实成熟、果壳未开裂时采割植株，晒干，打下种子，除去杂质。

【功能主治】苦、寒，有毒。泻水通便，消痰涤饮，杀虫攻积。用于水肿胀满，二便不通，痰饮积聚，气逆喘咳，虫积腹痛，蛔虫、绦虫病。

【用法用量】3 ~ 6g。

【注意】孕妇禁用，不宜与巴豆同用。

【附方】治水肿：牵牛子末之，水服方寸匕，日一，以小便利为度（《千金方》）。治四肢肿满：厚朴（姜汁炙）半两，牵牛子五两。上细末。每服二钱，煎姜、枣汤调下（《本事方》）。治一切虫积：牵牛子二两（炒），槟榔

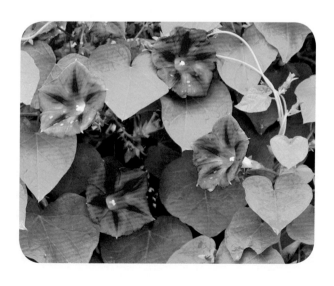

一两，使君子肉五十个（微炒）。俱为末。每服二钱，砂糖调下，小儿减半（《永类钤方》）。治肠痈有脓，胀闭不出：牵牛子头末三钱，大黄二钱，穿山甲（煅）二钱，乳香、没药各一钱。俱为末。每服三钱，白汤调服（《张三丰仙传方》）。治风热赤眼：黑丑仁为末，调葱白汤敷患处（《泉州本草》）。

285. 菟丝子 ｜ Tú Sī Zǐ

【拉丁学名】*Cuscuta chinensis* Lam.

【别名】豆寄生、无根草、黄丝、菟丝实、吐丝子、无娘藤米米、黄藤子、龙须子、萝丝子、黄网子、黄萝子、豆须子、缠龙子等。

【科属分类】旋花科 Convolvulaceae 菟丝子属 *Cuscuta*

【植物形态】一年生寄生草本。茎缠绕，黄色，纤细，直径约 1mm，无叶。花序侧生，少花或多花簇生成小伞形或小团伞花序，近于无总花序梗；苞片及小苞片小，鳞片状；花梗稍粗壮，长仅 1mm 许；花萼杯状，中部以下连合，裂片三角状，长约 1.5mm，顶端钝；花冠白色，壶形，长约 3mm，裂片三角状卵形，顶端锐尖或钝，向外反折，宿存；雄蕊着生花冠裂片弯缺微下处；鳞片长圆形，边缘长流苏状；子房近球形，花柱 2，等长或不等长，柱头球形。蒴果球形，直径约 3mm，几乎全为宿存的花冠所包围，成熟时整齐的周裂。种子 2 ~ 49，淡褐色，卵形，长约 1mm，表面粗糙。

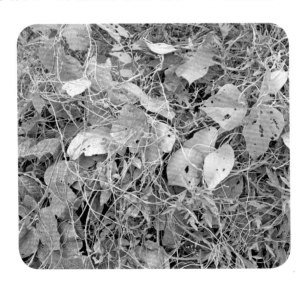

【生境分布】产于黑龙江、吉林、辽宁、河北、山西、陕西、宁夏、甘肃、内蒙古、新疆、山东、江苏、安徽、河南、浙江、福建、四川、湖北、云南等省。生于海拔200~3000m的田边、山坡阳处、路边灌丛或海边沙丘，通常寄生于豆科、菊科、蒺藜科等多种植物上。

【药用部位】干燥成熟种子。

【采收加工】秋季果实成熟时采收植株，晒干，打下种子，除去杂质。

【功能主治】甘，温。滋补肝肾，固精缩尿，安胎，明目，止泻。用于阳痿遗精，尿有余沥，遗尿尿频，腰膝酸软，目昏耳鸣，肾虚胎漏，胎动不安，脾肾虚泻。外治白癜风。

【用法用量】内服：煎汤，3~5钱；或入丸、散。外用：炒研调敷。

【附方】补肾气，壮阳道，助精神，轻腰脚：菟丝子饼一斤，附子（制）四两。共为末，酒糊丸，梧子大，酒下五十丸（《扁鹊心书》菟丝子丸）。治腰痛：菟丝子（酒浸）、杜仲（去皮，炒断丝）等份。为细末，以山药糊丸如梧子大。每服五十丸，盐酒或盐汤下（《百一选方》）。治丈夫腰膝积冷痛，或顽麻无力：菟丝一两，牛膝一两。同用酒浸五日，曝干，为末，将原浸酒再入少醇酒作糊，和丸如桐子大。空心酒下二十丸（《经验后方》）。梦寐频泄：菟丝子五两，白茯苓三两，石莲子（去壳）二两。上为细末，酒煮糊为丸，如梧桐子大。每服三十丸，空心盐汤下。常服镇益心神，补虚养血，清小便（《局方》茯菟丸）。治消渴：菟丝子不拘多少，拣净，水淘，酒浸三宿，控干，乘润捣罗为散，焙干再为细末，炼蜜和丸，如梧桐子大。食前饮下五十粒，一日二三服；或作散，饮调下三钱（《全生指迷方》菟丝子丸）。治眉炼癣疮：菟丝子炒，研，油调敷之（《山居四要》）。

286. 金灯藤 | Jīn Dēng Téng

【拉丁学名】*Cuscuta japonica* Choisy

【别名】日本菟丝子、大菟丝子、无娘藤、金灯笼、无根藤、飞来藤、无头藤、红无根藤、红雾水藤、大粒菟丝子、飞来花、天蓬草、无量藤等。

【科属分类】旋花科 Convolvulaceae 菟丝子属 *Cuscuta*

【植物形态】一年生寄生缠绕草本，茎较粗壮，肉质，直径1~2mm，黄色，常带紫红色瘤状斑点，无毛，多分枝，无叶。花无柄或几无柄，形成穗状花序，长达 3cm，基部常多分枝；苞片及小苞片鳞片状，卵圆形，长约 2mm，顶端尖，全缘，沿背部增厚；花萼碗状，肉质，长约 2mm，5 裂几达基部，裂片卵圆形或近圆形，相等或不相等，顶端尖，背面常有紫红色瘤状突起；花冠钟状，淡红色或绿白色，长 3～5mm，顶端 5 浅裂，裂片卵状三角形，钝，直立或稍反折，短于花冠筒 2～2.5 倍；雄蕊 5，着生于花冠喉部裂片之间，花药卵圆形，黄色，花丝无或几无；鳞片 5，长圆形，边缘流苏状，着生于花冠筒基部，伸长至冠筒中部或中部以上；子房球状，平滑，无毛，2 室，花柱细长，合生为 1，与子房等长或稍长，柱头 2 裂。蒴果卵圆形，长约 5mm，近基部周裂。种子 1～2 个，光滑，长 2～2.5mm，褐色。花期 8 月，果期 9 月。

【生境分布】产于我国南北各省区。寄生于草本或灌木上。

【药用部位】带花果的全草入药。

【采收加工】秋季采收全草，晒干。

【功能主治】甘，温。凉血散热毒。主治吐血，衄血，崩漏下血，痈毒恶疮。种子药用，功效同菟丝子。

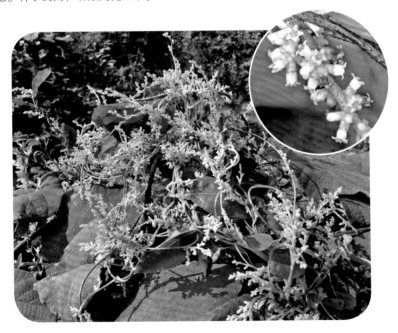

90. 花葱科　Polemoniaceae

287. 花葱 ｜ Huā Rěn

【拉丁学名】*Polemonium coeruleum* L.

【别名】鱼翅菜、手参、穴菜、电灯花等。

【科属分类】花葱科 Polemoniaceae 花葱属 *Polemonium*

【植物形态】多年生草本，根匍匐，圆柱状，多纤维状须根。茎直立，高 0.5~1m，无毛或被疏柔毛。羽状复叶互生，茎下部叶长可达 20 多 cm，茎上部叶长 7~14cm，小叶互生，11~21 片，长卵形至披针形，长 1.5~4cm，宽 0.5~1.4cm，顶端锐尖或渐尖，基部近圆形，全缘，两面有疏柔毛或近无毛，无小叶柄；叶柄长 1.5~8cm，生下部者长，上部具短叶柄或无柄，与叶轴同被疏柔毛或近无毛。聚伞圆锥花序顶生或上部叶腋生，疏生多花；花梗长 3~5（~10）mm，连同总梗密生短的或疏长腺毛；花萼钟状，长 5~8mm，被短的或疏长腺毛，裂片长卵形、长圆形或卵状披针形，顶端锐

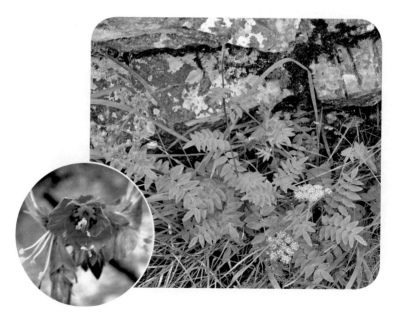

尖或钝头，稀钝圆，与萼筒近相等长；花冠紫蓝色，钟状，长 1~1.8cm，裂片倒卵形，顶端圆或偶有渐狭或略尖，边缘有疏或密的缘毛或无缘毛；雄蕊着生于花冠筒基部之上，通常与花冠近等长，花药卵圆形，花丝基部簇生黄白色柔毛；子房球形，柱头稍伸出花冠之外。蒴果卵形，长 5~7mm。种子褐色，纺锤形，长 3~3.5mm，种皮具有膨胀性的黏液细胞，干后膜质似种子有翅。

【生境分布】产于我国东北数省及河北、山西、内蒙古、新疆、云南西北部及湖北西部，海拔（1000~）1700~3700m 的山坡草丛、山谷疏林下、山坡路边灌丛或溪流附近湿处。

【药用部位】根与根茎入药。

【采收加工】秋季采收，洗净泥土，晒干。

【功能主治】苦，平。化痰止血，安神。主咳嗽痰多，癫痫，失眠，咯血，衄血，吐血，便血，月经过多。

【用法用量】内服：煎汤，1~3 钱。

【附方】治胃及十二指肠溃疡出血：花荵、大小蓟炭各三钱，水煎服；治失眠、癫痫：花荵、缬草各三钱，水煎服（《内蒙古中草药》）。

91. 紫草科　Boraginaceae

288. 梓木草 | Zǐ Mù Cǎo

【拉丁学名】*Lithospermum zollingeri* DC.

【别名】地仙桃、接骨仙桃草、小紫草、墨飞、猫舌头草等。

【科属分类】紫草科 Boraginaceae 紫草属 *Lithospermum*

【植物形态】多年生匍匐草本。根褐色，稍含紫色物质。匍匐茎长可达30cm，有开展的糙伏毛；茎直立，高 5~25cm。基生叶有短柄，叶片倒披针形或匙形，长 3~6cm，宽 8~18mm，两面都有短糙伏毛但下面毛较密；茎生叶与基生叶同形而较小，先端急尖或钝，基部渐狭，近无柄。花序长2~5cm，有花 1 至数朵，苞片叶状；花有短花梗；花萼长约 6.5mm，裂片线状披针形，两面都有毛；花冠蓝色或蓝紫色，长 1.5~1.8cm，外面稍有

毛，筒部与檐部无明显界限，檐
部直径约1cm，裂片宽倒卵形，
近等大，长5~6mm，全缘，无
脉，喉部有5条向筒部延伸的纵
褶，纵褶长约4mm，稍肥厚并有
乳头；雄蕊着生纵褶之下，花药
长1.5~2mm；花柱长约4mm，
柱头头状。小坚果斜卵球形，长
3~3.5mm，乳白色而稍带淡黄褐
色，平滑，有光泽，腹面中线凹
陷呈纵沟。花果期5~8月。

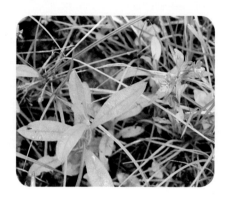

【生境分布】分布于台湾、湖北、浙江、江苏、安徽、贵州、四川、陕西
至甘肃东南部。生丘陵或低山草坡，或灌丛下。

【药用部位】干燥的果实入药。

【采收加工】7~9月果熟时采收，晒干。

【功能主治】甘、辛，温。温中健胃，消肿止痛。治胃胀反酸，胃寒疼
痛，吐血，跌打损伤，骨折。

【用法用量】内服：煎汤，1~2钱；或研末。外用：捣敷。

【附方】治胃寒反酸：地仙桃三至五分，研粉，生姜煎水冲服。治呕血：
地仙桃一钱，芋儿七一钱，共嚼服。

92. 马鞭草科　Verbenaceae

289. 马鞭草 │ Mǎ Biān Cǎo

【拉丁学名】*Verbena officinalis* L.

【别名】马鞭、龙芽草、凤颈草、紫顶龙芽、铁马鞭、狗牙草、马鞭稍、
小铁马鞭、顺捋草、蜻蜓草、退血草、铁马莲等。

【科属分类】马鞭草科 Verbenaceae 马鞭草属 *Verbena*

【植物形态】多年生草本，高30~120cm。茎四方形，近基部可为圆形，

节和棱上有硬毛。叶片卵圆形至倒卵形或长圆状披针形，长 2～8cm，宽 1～5cm，基生叶的边缘通常有粗锯齿和缺刻，茎生叶多数 3 深裂，裂片边缘有不整齐锯齿，两面均有硬毛，背面脉上尤多。穗状花序顶生和腋生，细弱，结果时长达 25cm 花小，无柄，最初密集，结果时疏离；苞片稍短于花萼，具硬毛；花萼长约 2mm，有硬毛，有 5 脉，脉间凹穴处质薄而色淡；花冠淡紫至蓝色，长 4～8mm，外面有微毛，裂片 5；雄蕊 4，着生于花冠管的中部，花丝短；子房无毛。果长圆形，长约 2mm，外果皮薄，成熟时 4 瓣裂。花期 6～8 月，果期 7～10 月。

【生境分布】产于山西、陕西、甘肃、江苏、安徽、浙江、福建、江西、湖北、湖南、广东、广西、四川、贵州、云南、新疆、西藏。常生长在低至高海拔的路边、山坡、溪边或林旁。

【药用部位】全草入药。

【采收加工】6～8 月花开放时采收，除去泥土，晒干。

【功能主治】苦，微寒。活血散瘀，截疟，解毒，利水消肿。用于癥瘕积聚，经闭痛经，疟疾，喉痹，痈肿，水肿，热淋。

【用法用量】内服：煎汤，0.5～1 两（鲜者捣汁 1～2 两）；或入丸、散。

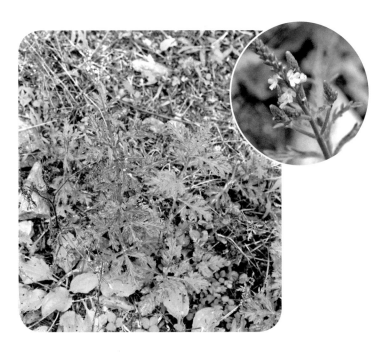

外用：捣敷或煎水洗。

【注意】孕妇慎服。

【附方】治鼓胀烦渴，身干黑瘦：马鞭草细锉，曝干，勿见火。以酒或水同煮，至味出，去滓，温服（《卫生易简方》）。治妇人月水滞涩不通，结成瘕块，腹肋胀大欲死：马鞭草根苗五斤，细锉，以水五斗，煎至一斗，去滓，别于净器中熬成煎。每于食前，以温酒调下半匙（《圣惠方》）。治乳痈肿痛：马鞭草一握，酒一碗，生姜一块。擂汁服，渣敷之（《卫生易简方》）。治牙周炎，牙髓炎，牙槽脓肿：马鞭草一两，切碎晒干备用，水煎服，每天1剂（《全展选编·五官科》）。治咽喉肿痛：鲜马鞭草茎叶捣汁，加人乳适量，调匀含咽（《江西中草药学》）。

290. 牡荆 | Mǔ Jīng

【拉丁学名】*Vitex negundo* L. var. *cannabifolia*（Sieb. et Zucc.）Hand.–Mazz.

【别名】黄荆、小荆、黄荆条、黄荆子、布荆、荆条、五指风、五指柑等。

【科属分类】马鞭草科 Verbenaceae 牡荆属 *Vitex*

【植物形态】落叶灌木或小乔木；小枝四棱形。叶对生，掌状复叶，小叶5，少有3；小叶片披针形或椭圆状披针形，顶端渐尖，基部楔形，边缘有粗

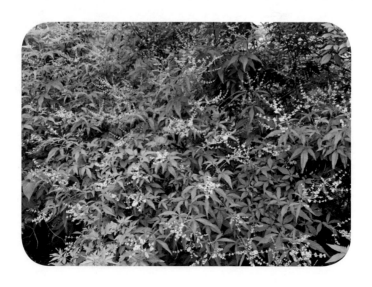

锯齿，表面绿色，背面淡绿色，通常被柔毛。圆锥花序顶生，长 10～20cm；花冠淡紫色。果实近球形，黑色。花期 6～7 月，果期 8～11 月。

【生境分布】产于华东各省及河北、湖南、湖北、广东、广西、四川、贵州、云南。生于山坡路边灌丛中。

【药用部位】以根、茎、叶及果实入药。

【采收加工】根：秋后采收，洗净，切片，晒干；茎：夏、秋季采收，切段晒干；叶：夏、秋二季叶茂盛时采收，除去茎枝。夏秋采收果实，阴干备用。

【功能主治】叶：微苦、辛，平。根：苦、辛，温。茎：辛、微苦，平。果实：苦、辛，温。根：祛风解表，除湿止痛。主感冒头痛，牙痛，疟疾，风湿痹痛。茎：祛风解表，消肿止痛。主感冒，喉痹，牙痛，脚气，疮肿。叶：祛痰，止咳，平喘。用于咳喘，慢性支气管炎。果实：止咳平喘，理气止痛。用于咳嗽哮喘，胃痛，消化不良，肠炎，痢疾。

【用法用量】根：内服：煎汤，10～15g；茎：内服：煎汤，10～15g。外用：适量，煎水洗，或含漱；叶：内服：煎汤 9～15g，鲜者可用至30～60g，或捣汁饮。外用：适量，捣敷，或煎水熏洗。果实 1～3 钱。

【附方】治感冒头痛：牡荆根三至五钱，冲开水炖服，日两次（《福建民间草药》）。治关节风湿痛：牡荆根一两，水炖服（《福建中草药》）。治牙痛：牡荆根三至五钱，水煎服（《江西民间草药》）。

291. 海州常山 | Hǎi Zhōu Cháng Shān

【拉丁学名】*Clerodendrum trichotomum* Thunb.

【别名】臭梧桐、泡火桐、臭梧、追骨风、后庭花、香楸等。

【科属分类】马鞭草科 Verbenaceae 大青属 *Clerodendrum*

【植物形态】灌木或小乔木，高 1.5～10m；幼枝、叶柄、花序轴等多少被黄褐色柔毛或近于无毛，老枝灰白色，具皮孔，髓白色，有淡黄色薄片状横隔。叶片纸质，卵形、卵状椭圆形或三角状卵形，长 5～16cm，宽2～13cm，顶端渐尖，基部宽楔形至截形，偶有心形，表面深绿色，背面淡绿色，两面幼时被白色短柔毛，老时表面光滑无毛，背面仍被短柔毛或无毛，或沿脉毛较密，侧脉 3～5 对，全缘或有时边缘具波状齿；叶柄长 2～8cm。伞房状聚伞花序顶生或腋生，通常二歧分枝，疏散，末次分枝着花 3 朵，花序长 8~18cm，花序梗长 3~6cm，多少被黄褐色柔毛或无毛；苞片叶状，椭圆形，早落；花萼蕾时绿白色，后紫红色，基部合生，中部略膨大，有 5 棱脊，顶端 5 深裂，裂片三角状披针形或卵形，顶端尖；花香，花冠白色或带粉红色，花冠管细，长约 2cm，顶端 5 裂，裂片长椭圆形，长 5~10mm，宽 3~5mm；雄蕊 4，花丝与花柱同伸出花冠外；花柱较雄蕊短，柱头 2 裂。核果近球形，径 6~8mm，包藏于增大的宿萼内，成熟时外果皮蓝紫色。花果期 6~11 月。

【生境分布】产于辽宁、甘肃、湖北、陕西以及华北、中南、西南各地。生于海拔 2400m 以下的山坡灌丛中。

【药用部位】以根、茎、叶及带宿萼的果实入药。

【采收加工】春秋采根及茎，开花前采叶，晒干。6~7 月采花，晾干。9~10 月果实成熟时采收，晒干或鲜用。

【功能主治】根、茎：苦、甘，平；花及果实：苦、辛，平。带宿萼的果实：祛除风湿，降血压。根：风湿性关节炎，高血压病，痢疾，疟疾。叶：外用治手癣，水田皮炎，湿疹，痔疮。

【用法用量】内服：煎汤，10~15g，鲜品 30~60g，或浸酒，或入丸、散。外用：适量，煎水洗。或捣敷，研末掺或调敷。

【注意】臭梧桐经高热煎煮后，降压作用减弱。

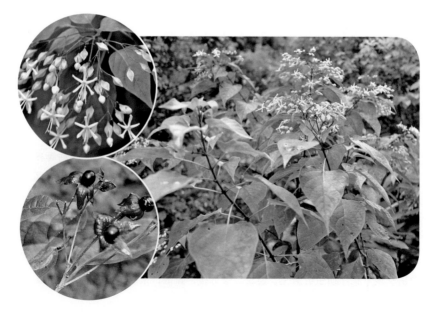

【附方】治风湿痛，骨节酸痛及高血压病：臭梧桐三钱至一两，煎服；研粉每服一钱，一日三次。也可与豨莶草配合应用（《上海常用中草药》）。治一切内外痔：臭梧桐叶七片，瓦松七枝，皮硝三鲸。煎汤熏洗；治半边头痛：川椒五钱，臭梧桐叶二两。先将桐叶炒黄，次入椒再炒，以火酒洒在锅内，拌和取起，卷在绸内，扎在痛处。吃热酒一碗，取被盖颈而睡，出汗（《本草纲目拾遗》）。止牙痛：臭梧桐子，捣烂，和灰面、胡椒末共煎，贴腮边（《岭南采药录》）。

292. 臭牡丹 | Chòu Mǔ Dān

【拉丁学名】*Clerodendrum bungei* Steud.

【别名】臭枫根、大红袍、矮桐子、臭八宝、大红花、臭枫草、臭珠桐、逢仙草、臭草、臭芙蓉等。

【科属分类】马鞭草科 Verbenaceae 大青属 *Clerodendrum*

【植物形态】灌木，高 1～2m，植株有臭味；花序轴、叶柄密被褐色、黄褐色或紫色脱落性的柔毛；小枝近圆形，皮孔显著。叶片纸质，宽卵形或卵形，长 8～20cm，宽 5～15cm，顶端尖或渐尖，基部宽楔形、截形或心形，边缘具粗或细锯齿，侧脉 4～6 对，表面散生短柔毛，背面疏生短柔毛和散生腺点或无毛，基部脉腋有数个盘状腺体；叶柄长 4～17cm。伞房状聚伞花序顶生，密集；苞片叶状，披针形或卵状披针形，长约 3cm，早落或花时不落，早落后在花序梗上残留凸起的痕迹，小苞片披针形，长约 1.8cm；花萼钟状，长 2～6mm，被短柔毛及少数盘状腺体，萼齿三角形或狭三角形，长 1～3mm；花冠淡红色、红色或紫红色，花冠管长 2～3cm，裂片倒卵形，长 5～8mm；雄蕊及花柱均突出花冠外；花柱短于、等于或稍长于雄蕊；柱头 2 裂，子房 4 室。核果近球形，径 0.6～1.2cm，成熟时蓝黑色。花果期 5～11 月。

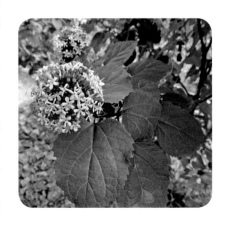

【生境分布】产 于 华 北、西

北、西南以及江苏、安徽、浙江、江西、湖南、湖北、广西。生于海拔2500m 以下的山坡、林缘、沟谷、路旁、灌丛润湿处。

【药用部位】茎、叶入药。

【采收加工】夏季采叶,秋季采根,鲜用或晒干备用。

【功能主治】叶:辛、苦、平;根:辛、苦、温。祛风除湿,解毒散瘀。根:风湿关节痛,跌打损伤,高血压病,头晕头痛,肺脓疡。叶:外用治痈疖疮疡,痔疮发炎,湿疹,还可作灭蛆用。

【用法用量】内服:煎汤,10~15g,鲜品30~60g,或捣汁,或入丸剂。外用:适量,煎水熏洗,或捣敷,或研末调敷。

【附方】治一切痈疽:臭牡丹枝叶捣烂罨之(《本草纲目拾遗》)。治乳腺炎:鲜臭牡丹叶半斤,蒲公英三钱,麦冬全草四两。水煎冲黄酒、红糖服(《浙江民间常用草药》)。治关节炎:臭牡丹鲜叶。绞汁,冲黄酒服,每天两次,每次一杯,连服二十天。如有好转,再续服至痊愈(《浙江民间常用草药》)。治内外痔:臭牡丹叶四两。煎水,加食盐少许,放桶内,趁热熏患处,至水凉为度,渣再煎再熏,一日2次。《江西民间草药》)。治荨麻疹:鲜臭牡丹根二两。煎汁加鸡蛋三只,煮食,连服数剂(《浙江民间常用草药》)。

293. 三花莸 | Sān Huā Yóu

【拉丁学名】*Caryopteris terniflora Maxim.*

【别名】野荆芥、黄刺泡、大风寒草、蜂子草、六月寒、金线风、风寒草等。

【科属分类】马鞭草科 Verbenaceae 莸属 *Caryopteris*

【植物形态】直立亚灌木,常自基部即分枝,高15~60cm;茎方形,密生灰白色向下弯曲柔毛。叶片纸质,卵圆形至长卵形,长1.5~4cm,宽1~3cm,顶端尖,基部阔楔形至圆形,两面具柔毛和腺点,以背面较密,边缘具规则钝齿,侧脉3~6对;叶柄长0.2~1.5cm,被柔毛。聚伞花序腋生,花序梗长1~3cm,通常3花,偶有1或5花,花柄长3~6mm;苞片细小,锥形;花萼钟状,长8~9mm,两面有柔毛和腺点,5裂,裂片披针形;花冠紫红色或淡红色,长1.1~1.8cm,外面疏被柔毛和腺点,顶端5裂,二唇形,裂片全缘,下唇中裂片较大,圆形;雄蕊4枚,与花柱均伸出花冠管外;子房顶端被柔毛,花柱长过雄蕊。蒴果成熟后四瓣裂,果瓣倒卵状舟形,

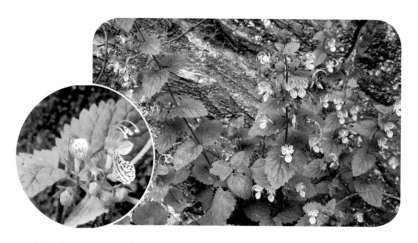

无翅，表面明显凹凸成网纹，密被糙毛。花果期 6 ~ 9 月。

【生境分布】产于河北、山西、陕西、甘肃、江西、湖北、四川、云南。生于海拔 550 ~ 2600m 的山坡、平地或水沟河边。

【药用部位】全草入药。

【采收加工】全草全年可采。

【功能主治】辛，温。解表散寒，宣肺之效。治外感头痛，咳嗽，外障目翳，烫伤等症。

294. 兰香草 | Lán Xiāng Cǎo

【拉丁学名】*Caryopteris incana*（Thunb.）Miq.

【别名】山薄荷、独脚球、蓝花草、酒药草、金石香、石上香、齿瓣兰香草等。

【科属分类】马鞭草科 Verbenaceae 莸属 *Caryopteris*

【植物形态】小灌木，高 26 ~ 60cm；嫩枝圆柱形，略带紫色，被灰白色柔毛，老枝毛渐脱落。叶片厚纸质，披针形、卵形或长圆形，长 1.5 ~ 9cm，宽 0.8 ~ 4cm，顶端钝或尖，基部楔形或近圆形至截平，边缘有粗齿，很少近全缘，被短柔毛，表面色较淡，两面有黄色腺点，背脉明显；叶柄被柔毛，长 0.3 ~ 1.7cm。聚伞花序紧密，腋生和顶生，无苞片和小苞片；花萼杯状，开花时长约 2mm，果萼长 4 ~ 5mm，外面密被短柔毛；花冠淡紫色或淡兰色，二唇形，外面具短柔毛，花冠管长约3.5mm，喉部有毛环，花冠5裂，下唇中裂片较大，边缘流苏状；雄蕊4枚，开花时与花柱均伸出花冠管外；子房顶端被短毛，柱头2裂。蒴果倒卵状球形，被粗毛，直径约2.5mm，果瓣有宽翅。花果期6～10月。

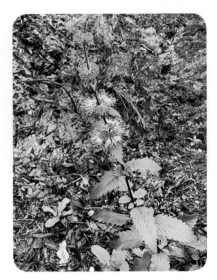

【生境分布】浙江、江西、湖南、湖北、福建、广东、广西。多生长于较干旱的山坡、路旁或林边。

【药用部位】以全草或根入药。

【采收加工】全草全年可采。根秋季采挖，洗净鲜用或阴干，切段。

【功能主治】辛，温。疏风解表，祛痰止咳，散瘀止痛。用于上呼吸道感染，百日咳，支气管炎，风湿关节痛，胃肠炎，跌打肿痛，产后瘀血腹痛；外用治毒蛇咬伤，湿疹，皮肤瘙痒。

【用法用量】内服：煎汤，3～5钱；或浸酒。外用：煎水洗。

【附方】治感冒头痛，咽喉痛：兰香草五钱，白英三钱。水煎服（《浙江民间常用草药》）。治疖肿：鲜兰香草捣烂敷患处（《浙江民间常用草药》）。治气滞胃痛：兰香草一两，水煎服（《福建中草药》）。

93. 唇形科 Labiatae

295. 筋骨草 | Jīn Gǔ Cǎo

【拉丁学名】*Ajuga ciliata* Bunge

【别名】散血草、金疮小草、青鱼胆草、苦草、苦地胆等。

【科属分类】唇形科 Labiatae 筋骨草属 *Ajuga*

【植物形态】多年生草本，根部膨大，直立，无匍匐茎。茎高25～40cm，四棱形，基部略木质化，紫红色或绿紫色，通常无毛，幼嫩部分被灰白色长柔毛。叶柄长1cm以上或几无，绿黄色，有时呈紫红色，基部抱茎，被灰白色疏柔毛或仅边缘具缘毛；叶片纸质，卵状椭圆形至狭椭圆形，长4～7.5cm，宽3.2～4cm，基部楔形，下延，先端钝或急尖，边缘具不整齐的双重牙齿，具缘毛，上面被疏糙伏毛，下面被糙伏毛或疏柔毛，侧脉约4对，与中脉在上面下陷，下面隆起。穗状聚伞花序顶生，一般长5～10cm，由多数轮伞花序密聚排列组成；苞叶大，叶状，有时呈紫红色，卵形，长1～1.5cm，先端急尖，基部楔形，全缘或略具缺刻，两面无毛或仅下面脉上被疏柔毛，边缘具缘毛；花梗短，无毛。花萼漏斗状钟形，长7～8mm，仅在齿上外面被长柔毛和具缘毛，余部无毛，具10脉，萼齿5，长三角形或狭三角形，先端锐尖，长为花萼之半或略长，整齐。花冠紫色，具蓝色条纹，冠筒长为花萼的一倍或较长，外面被疏柔毛，内面被微柔毛，近基部具毛环，冠檐二唇形，上唇短，直立，先端圆形，微缺，下唇增大，伸长，3裂，中裂片倒心形，侧裂片线状长圆形。雄蕊4，二强，稍超出花冠，着生于冠筒喉部，花丝粗壮，挺直，无毛。花柱细弱，超出雄蕊，无毛，先端2浅裂，裂片细尖。花盘环状，裂片不明显，前面呈指状膨大。子房无毛。

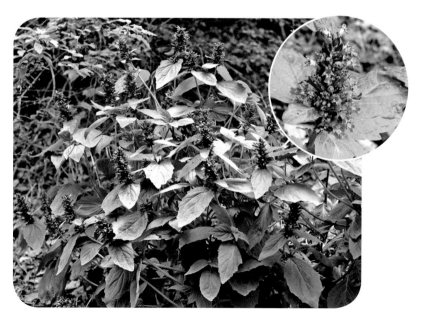

小坚果长圆状或卵状三棱形,背部具网状皱纹,腹部中间隆起,果脐大,几占整个腹面。花期4~8月,果期7~9月。

【生境分布】产于河北,山东,河南,山西,陕西,甘肃,四川、湖北及浙江;生于山谷溪旁,荫湿的草地上,林下湿润处及路旁草丛中,海拔340~1800m。

【药用部位】全草入药。

【采收加工】春、夏、秋均可采集,晒干或鲜用。

【功能主治】苦,寒。清热解毒,凉血平肝。用于上呼吸道感染,扁桃体炎,咽炎,支气管炎,肺炎,肺脓疡,胃肠炎,肝炎,阑尾炎,乳腺炎,急性结膜炎,高血压。外用治跌打损伤,外伤出血,痈疖疮疡,烧烫伤,毒蛇咬伤。

【用法用量】内服:煎汤,15~30g。外用:适量,捣烂外敷。

【附方】治扁桃体炎,咽炎,喉炎:筋骨草五钱至一两。水煎服。或用筋骨草鲜草四至五株,加豆腐共煮,吃豆腐并饮汤。治跌打伤,扭伤:鲜筋骨草加少量生姜、大葱,捣烂外敷。

296. 紫背金盘 | Zǐ Bèi Jīn Pán

【拉丁学名】*Ajuga nipponensis* Makino

【别名】白毛夏枯草、破血丹、筋骨草、石灰菜、九味草、散瘀草、散血丹、退血草、散血草等。

【科属分类】唇形科 Labiatae 筋骨草属 *Ajuga*

【植物形态】一或二年生草本。茎通常直立,柔软,稀平卧,通常从基部分枝,高10~20cm或以上,被长柔毛或疏柔毛,四棱形,基部常带紫色。基生叶无或少数;茎生叶均具柄,柄长1~1.5cm,基生者若存在则较长,可达2.5cm,具狭翅,有时呈紫绿色,叶片纸质,阔椭圆形或卵状椭圆形,长2~4.5cm,宽1.5~2.5cm,先端钝,基部楔形,下延,边缘具不整齐的波状圆齿,有时几呈圆齿,具缘毛,两面被疏糙伏毛或疏柔毛,下部茎叶背面且常带紫色,侧脉4~5对,与中脉在上面微隆起,下面突起。轮伞花序多花,生于茎中部以上,向上渐密集组成顶生穗状花序;苞叶下部者与茎叶同形,向上渐变小呈苞片状,卵形至阔披针形,长0.8~1.5cm,绿色,有时呈紫绿色,全缘或具缺刻,具缘毛;花梗短或几无。花萼钟形,长3~5mm,

外面仅上部及齿缘被长柔毛，内面无毛，具 10 脉，萼齿 5，狭三角形或三角形，长为花萼之半，近整齐，先端渐尖。花冠淡蓝色或蓝紫色，稀为白色或白绿色，具深色条纹，筒状，长 8～11mm 或略短，基部略膨大，外面疏被短柔毛，内面无毛，近基部有毛环，冠檐二唇形，上唇短，直立，2 裂或微缺，下唇伸长，3 裂，中裂片扇形，先端平截或微缺，侧裂片狭长圆形，中部略宽，先端急尖。雄蕊 4，二强，伸出，花丝粗壮，直立或微弯，无毛。花住细弱，超出雄蕊，先端 2 浅裂，裂片细尖。花盘环状，裂片不甚明显。子房无毛。小坚果卵状三棱形，背部具网状皱纹，腹面果脐达果轴 3/5。花期在我国东部为 4～6 月，西南部为 12 月至翌年 3 月，果期前者为 5～7 月，后者为 1～5 月。

【生境分布】分布于我国东部、南部及西南各地，西北至秦岭南坡。生于田边、矮草地湿润处、林内及向阳坡地，适应性很强，海拔 100～2300m。

【药用部位】全草或根入药。

【采收加工】春、夏季采收，洗净，晒干或鲜用。

【功能主治】苦、辛，性寒。清热解毒，凉血散瘀，消肿止痛。主肺热咳嗽，咳血，咽喉肿痛，乳痈，肠痈，疮疖出血，跌打肿痛，外伤出血，水火烫伤，毒蛇咬伤。

【用法用量】内服：煎汤，15～30g，根或研末。外用：适量，捣敷。

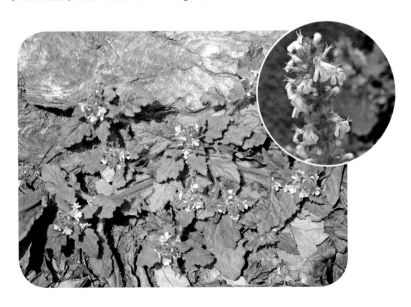

297. 黄芩 | Huáng Qín

【拉丁学名】*Scutellaria baicalensis* Georgi

【别名】香水水草等。

【科属分类】唇形科 Labiatae 黄芩属 *Scutellaria*

【植物形态】多年生草本；根茎肥厚，肉质，径达 2cm，伸长而分枝。茎基部伏地，上升，高（15）30～120cm，基部径 2.5～3mm，钝四棱形，具细条纹，近无毛或被上曲至开展的微柔毛，绿色或带紫色，自基部多分枝。叶坚纸质，披针形至线状披针形，长 1.5～4.5cm，宽（0.3）0.5～1.2cm，顶端钝，基部圆形，全缘，上面暗绿色，无毛或疏被贴生至开展的微柔毛，下面色较淡，无毛或沿中脉疏被微柔毛，密被下陷的腺点，侧脉 4 对，与中脉上面下陷下面凸出；叶柄短，长 2mm，腹凹背凸，被微柔毛。花序在茎及枝上顶生，总状，长 7～15cm，常于茎顶聚成圆锥花序；花梗长 3mm，与序轴均被微柔毛；苞片下部者似叶，上部者远较小，卵圆状披针形至披针形，长 4～11mm，近于无毛。花萼开花时长 4mm，盾片高 1.5mm，外面密被微柔毛，萼缘被疏柔毛，内面无毛，果时花萼长 5mm，有高 4mm 的盾片。花冠紫、紫红至蓝色，长 2.3～3cm，外面密被具腺短柔毛，内面在囊状

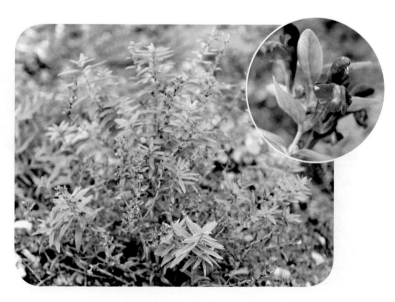

膨大处被短柔毛；冠筒近基部明显膝曲，中部径 1.5mm，至喉部宽达 6mm；冠檐 2 唇形，上唇盔状，先端微缺，下唇中裂片三角状卵圆形，宽 7.5mm，两侧裂片向上唇靠合。雄蕊 4，稍露出，前对较长，具半药，退化半药不明显，后对较短，具全药，药室裂口具白色髯毛，背部具泡状毛；花丝扁平，中部以下前对在内侧后对在两侧被小疏柔毛。花柱细长，先端锐尖，微裂。花盘环状，高 0.75mm，前方稍增大，后方延伸成极短子房柄。子房褐色，无毛。小坚果卵球形，高 1.5mm，径 1mm，黑褐色，具瘤，腹面近基部具果脐。花期 7～8 月，果期 8～9 月。

【生境分布】产于黑龙江，辽宁，内蒙古，河北，河南，甘肃，陕西，山西，山东，四川和湖北等地。生于海拔 60～1300(～2000)m 的向阳草坡地、休荒地上。

【药用部位】以根入药。

【采收加工】春、秋二季采挖，除去须根和泥沙，晒后撞去粗皮，晒干。

【功能主治】苦，寒。清热燥湿，泻火解毒，止血安胎。用于湿温，暑湿，胸闷呕恶，湿热痞满，泻痢，黄疸，肺热咳嗽，高热烦渴，血热吐衄，痈肿疮毒，胎动不安。

【用法用量】3～10g。

【附方】治小儿心热惊啼：黄芩、人参各一分。捣罗为散。每服一字匕，竹叶汤调下，不拘时候服(《圣济总录》黄芩散)。治慢性气管炎：黄芩、葶苈子各等份，共为细末，糖衣为片，每片含生药 0.3g，每日三次，每次五片(内蒙古《中草药新医疗法资料选编》)。治淋，亦主下血：黄芩四两，细切，以水五升，煮取二升，分三服(《千金翼方》)。治吐血衄血，或发或止，皆心脏积热所致：黄芩一两，捣细罗为散。每服三钱，以水一中盏，煎至六分。不计时候，和滓温服(《圣惠方》黄芩散)。治崩中下血：黄芩，为细末。每服一钱，烧秤锤淬酒调下(《本事方》)。

298. 峨眉黄芩 | É Méi Huáng Qín

【拉丁学名】*Scutellaria omeiensis* C. Y. Wu

【别名】白藿香等。

【科属分类】唇形科 Labiatae 黄芩属 *Scutellaria*

【植物形态】多年生草本；根茎横卧，密生多数须状不定根，在节上生匐枝。茎直立，高 50～100cm，下部数节密生须状不定根，钝四棱形，深四槽，沿棱角上密生白色贴伏疏柔毛，余部近无毛，常不分枝，或在中部以上具腋出的分枝，节间较叶稍长或为叶长的两倍。叶具柄，茎中部叶柄长达 1.7cm，腹凹背凸，被白色贴伏微柔毛；叶片坚纸质，卵圆形，长 2.5～5cm，宽 1.5～3.6cm，茎中部者最大，趋向茎的两端者渐小，茎下部者常早落，先端短渐尖至尾状渐尖，基部平截而下延，边缘具圆齿，上面散布下面仅沿脉上被白色具节小疏柔毛，侧脉约 4 对，基部一对极发达，上面凹陷下面凸起。花序总状，顶生或腋生，腋生者下部常具一对营养叶，长 3.5～9cm，少花，序轴密被白色上曲微柔毛；花梗长 3mm，密被具腺微柔毛；苞片卵圆形，由茎叶逐渐过渡而成，在花序中部以上者长 4～7mm，均具短柄，全缘，被稀疏白色微柔毛。花萼开花时长约 2.5mm，被具腺微柔毛，口部上方边缘被具节疏柔毛，盾片极发达，高 2.2mm，果时花萼长 4mm，盾片竖起呈倒卵形，高达 5mm。花冠黄色至紫红色，长 2.2(2.5)cm，外被具腺短柔毛，内无毛；冠筒中部直径 1.8mm，基部前方稍膝曲状膨大。冠檐 2 唇形，上唇半圆形，宽 2.8mm，内凹，先端微缺，下唇中裂片三角状卵圆形，基部宽 4.5mm，先端微缺，2 侧裂片卵圆形，宽约 2mm。雄蕊 4，前对较长，微露出，具能育半药，退化半药明显，后对雄蕊较短，具全药，药室裂口具髯毛；花丝扁平，前对内侧后对两侧在中部被小疏柔毛。花柱丝状，先端锐尖，微裂。花

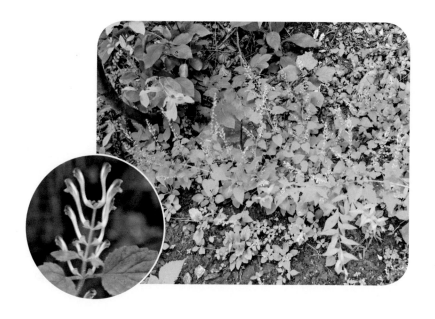

盘前方隆起，后方延伸成极短的子房柄。子房 4 裂，后对裂片稍发达。花期 6 ~ 7 月，果期 7 ~ 8 月。

【生境分布】产于四川南部（峨眉、屏山）、湖北西部；生于亚热带阔叶林下，海拔 1600 ~ 3035m。

【药用部位】全草入药。

【采收加工】6 ~ 8 月采收，晒干。

【功能主治】化湿和中，除秽止呕。主湿滞痞满，霍乱呕吐。

【用法用量】内服：煎汤，3 ~ 9g。

299. 藿香 | Huò Xiāng

【拉丁学名】*Agastache rugosa*（Fisch. et Mey.）O. Ktze.

【别名】尚志薄荷、五香菜、合香、家茴香、把蒿、猫尾巴香、野苏子、拉拉香、、大叶薄荷、鸡苏、鱼香、兜娄婆香等。

【科属分类】唇形科 Labiatae 藿香属 *Agastache*

【植物形态】多年生草本。茎直立，高 0.5 ~ 1.5m，四棱形，粗达 7 ~ 8mm，上部被极短的细毛，下部无毛，在上部具能育的分枝。叶心状卵形至长圆状披针形，长 4.5 ~ 11cm，宽 3 ~ 6.5cm，向上渐小，先端尾状长渐尖，基部心形，稀截形，边缘具粗齿，纸质，上面橄榄绿色，近无毛，下面略淡，被微柔毛及点状腺体；叶柄长 1.5 ~ 3.5cm。轮伞花序多花，在主茎或侧枝上组成顶生密集的圆筒形穗状花序，穗状花序长 2.5 ~ 12cm，直径 1.8 ~ 2.5cm；花序基部的苞叶长不超过 5mm，宽 1 ~ 2mm，披针状线形，长渐尖，苞片形状与之相似，较小，长 2 ~ 3mm；轮伞花序具短梗，总梗长约 3mm，被腺微柔毛。花萼管状倒圆锥形，长约 6mm，宽约 2mm，被腺微柔毛及黄色小腺体，多少染成浅紫色或紫红色，喉部微斜，萼齿三角状披针形，后 3 齿长约 2.2mm，前 2 齿稍短。花冠淡紫蓝色，长约 8mm，外被微柔毛，冠筒基部宽约 1.2mm，微超出于萼，向上渐宽，至喉部宽约 3mm，冠檐二唇形，上唇直伸，先端微缺，下唇 3 裂，中裂片较宽大，长约 2mm，宽约 3.5mm，平展，边缘波状，基部宽，侧裂片半圆形。雄蕊伸出花冠，花丝细，扁平，无毛。花柱与雄蕊近等长，丝状，先端相等的 2 裂。花盘厚环状。子房裂片顶部具绒毛。成熟小坚果卵状长圆形，长约 1.8mm，宽约 1.1mm，腹面具棱，先端具短硬毛，褐色。花期 6 ~ 9 月，果期 9 ~ 11 月。

【生境分布】各地广泛分布，常见栽培，供药用。

【药用部位】全草及根入药。

【采收加工】北方作一年生栽培，南方种后可连续收获 2 年，产量以第 2 年为高。6～7 月，当花序抽出而未开花时，择晴天齐地割取全草，薄摊晒至日落后，收回堆叠过夜，次日再晒。第 2 次在 10 月收割，迅速晾干，晒干或烤干。

【功能主治】辛，微温。芳香化浊，开胃止呕，发表解暑。用于湿浊中阻，脘痞呕吐，暑湿倦怠，胸闷不舒，寒湿闭暑，腹痛吐泻，鼻渊头痛。

【用法用量】内服：煎汤，5～10g，鲜者加倍，不宜久煎；或入丸散。外用：适量，煎水含漱，或浸泡患部，或研末调敷。

【注意】阴虚者禁服。

【附方】治霍乱吐泻：陈皮、藿香叶。上等分，每服五钱，水一盏半，煎至七分，温服，不拘时候（《百一选方》回生散）。治疟：高良姜、藿香各半两。上为末，均分为四服，每服以水一碗，煎至一盏，温服，未定再服（《鸡峰普济方》藿香散）。治小儿牙疳溃烂出脓血，口臭：土藿香，入枯矾少许为末，搽牙根上（《滇南本草》）。

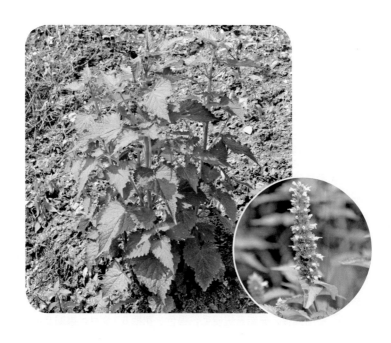

300. 活血丹 | Huó Xuè Dān

【拉丁学名】*Glechoma longituba*（Nakai）Kupr

【别名】佛耳草、连钱草、金钱草、方梗金钱草、遍地金钱、大叶金钱、金钱薄荷、破金钱、破铜钱、铜钱玉带、小毛铜钱菜、铜钱草等。

【科属分类】唇形科 Labiatae 活血丹属 *Glechoma*

【植物形态】多年生草本，具葡匐茎，上升，逐节生根。茎高 10～20（30）cm，四棱形，基部通常呈淡紫红色，几无毛，幼嫩部分被疏长柔毛。叶草质，下部者较小，叶片心形或近肾形，叶柄长为叶片的 1～2 倍；上部者较大，叶片心形，长 1.8～2.6cm，宽 2～3cm，先端急尖或钝三角形，基部心形，边缘具圆齿或粗锯齿状圆齿，上面被疏粗伏毛或微柔毛，叶脉不明显，下面常带紫色，被疏柔毛或长硬毛，常仅限于脉上，脉隆起，叶柄长为叶片的 1.5 倍，被长柔毛。轮伞花序通常 2 花，稀具 4～6 花；苞片及小苞片线形，长达 4mm，被缘毛。花萼管状，长 9～11mm，外面被长柔毛，尤沿肋上为多，内面多少被微柔毛，齿 5，上唇 3 齿，较长，下唇 2 齿，略短，齿卵状三角形，长为萼长 1/2，先端芒状，边缘具缘毛。花冠淡蓝、蓝至紫色，下唇具深色斑点，冠筒直立，上部渐膨大成钟形，有长筒与短筒两型，长筒者长 1.7～2.2cm，短筒者通常藏于花萼内，长 1～1.4cm，外面多少被

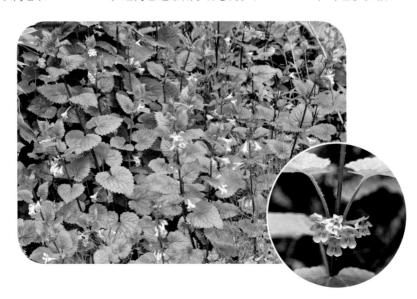

长柔毛及微柔毛，内面仅下唇喉部被疏柔毛或几无毛，冠檐二唇形。上唇直立，2裂，裂片近肾形，下唇伸长，斜展，3裂，中裂片最大，肾形，较上唇片大1~2倍，先端凹入，两侧裂片长圆形，宽为中裂片之半。雄蕊4，内藏，无毛，后对着生于上唇下，较长，前对着生于两侧裂片下方花冠筒中部，较短；花药2室，略叉开。子房4裂，无毛。花盘杯状，微斜，前方呈指状膨大。花柱细长，无毛，略伸出，先端近相等2裂。成熟小坚果深褐色，长圆状卵形，长约1.5mm，宽约1mm，顶端圆，基部略成三棱形，无毛，果脐不明显。花期4~5月，果期5~6月。

【生境分布】除青海、甘肃、新疆及西藏外，全国各地均产；生于林缘、疏林下、草地中、溪边等阴湿处，海拔50~2000m。

【药用部位】民间广泛用全草或茎叶入药。

【采收加工】4~5月采收全草，晒干或鲜用。

【功能主治】苦、辛，凉。利湿通淋，清热解毒，散瘀消肿。治热淋石淋，湿热黄疸，疮痈肿痛，跌打损伤。外敷跌打损伤，骨折，外伤出血，疮疖痈肿丹毒，风癣。

【用法用量】内服：煎汤，15~30g，或浸酒，或捣汁。外用：适量，捣敷或绞汁涂敷。

301. 夏枯草 | Xià Kū Cǎo

【拉丁学名】*Prunella vulgaris* L.

【别名】棒槌草、铁色草、大头花、麦夏枯、铁线夏枯、夕句、乃东、燕面、铁色草、牯牛岭、丝线吊铜钟、毛虫药、小本蛇药草、土枇杷、羊蹄尖、古牛草、灯笼草等。

【科属分类】唇形科 Labiatae 夏枯草属 *Prunella*

【植物形态】多年生草木；根茎匍匐，在节上生须根。茎高20~30cm，上升，下部伏地，自基部多分枝，钝四棱形，其浅槽，紫红色，被稀疏的糙毛或近于无毛。茎叶卵状长圆形或卵圆形，大小不等，长1.5~6cm，宽0.7~2.5cm，先端钝，基部圆形、截形至宽楔形，下延至叶柄成狭翅，边缘具不明显的波状齿或几近全缘，草质，上面橄榄绿色，具短硬毛或几无毛，下面淡绿色，几无毛，侧脉3~4对，在下面略突出，叶柄长0.7~2.5cm，自下部向上渐变短；花序下方的一对苞叶似茎叶，近卵圆形，无柄或具不明显的短柄。轮伞花序密集组成顶生长 2 ~ 4cm 的穗状花序，每一轮伞花序下承以苞片；苞片宽心形，通常长约 7mm，宽约 11mm，先端具长 1 ~ 2mm 的骤尖头，脉纹放射状，外面在中部以下沿脉上疏生刚毛，内面无毛，边缘具睫毛，膜质，浅紫色。花萼钟形，连齿长约 10mm，筒长 4mm，倒圆锥形，外面疏生刚毛，二唇形，上唇扁平，宽大，近扁圆形，先端几截平，具 3 个不很明显的短齿，中齿宽大，齿尖均呈刺状微尖，下唇较狭，2 深裂，裂片达唇片之半或以下，边缘具缘毛，先端渐尖，尖头微刺状。花冠紫、蓝紫或红紫色，长约 13mm，略超出于萼，冠筒长 7mm，基部宽约 1.5mm，其上向前方膨大，至喉部宽约 4mm，外面无毛，内面约近基部 1/3 处具鳞毛毛环，冠檐二唇形，上唇近圆形，径约 5.5mm，内凹，多少呈盔状，先端微缺，下唇约为上唇 1/2，3 裂，中裂片较大，近倒心脏形，先端边缘具流苏状小裂片，侧裂片长圆形，垂向下方，细小。雄蕊 4，前对长很多，均上升至上唇片之下，彼此分离，花丝略扁平，无毛，前对花丝先端 2 裂，1 裂片能育具花药，另 1 裂片钻形，长过花药，稍弯曲或近于直立，后对花丝的不育裂片微呈瘤状突出，花药 2 室，室极叉开。花柱纤细，先端相等 2 裂，裂片钻形，外弯。花盘近平顶。子房无毛。小坚果黄褐色，长圆状卵珠形，长 1.8mm，宽约 0.9mm，微具沟纹。花期 4 ~ 6 月，果期 7 ~ 10 月。

【生境分布】产于陕西，甘肃，新疆，河南，湖北，湖南，江西，浙江，福建，台湾，广东，广西，贵州，四川及云南等省区。生于荒坡、草地、溪

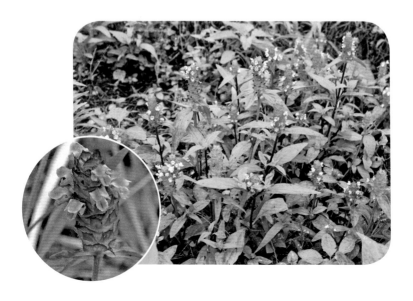

边及路旁等湿润地上，海拔高可达 3000m。

【药用部位】干燥果穗入药。

【采收加工】夏季果穗呈棕红色时采收，除去杂质，晒干。

【功能主治】辛、苦，寒。清肝泻火，明目，散结消肿。用于目赤肿痛，目珠夜痛，头痛眩晕，瘰疬，瘿瘤，乳痈，乳癖，乳房胀痛。

【用法用量】内服：煎汤，6～15g，大剂量可用至 30g。熬膏或入丸、散。久用：适量，煎水洗或捣敷。

【注意】脾胃虚弱者慎服，气虚者禁用。

【附方】治乳痈初起：夏枯草、蒲公英各等份。酒煎服，或作丸亦可（《本草汇言》）。治肝虚目睛疼，冷泪不止，筋脉痛，及眼羞明怕日：夏枯草半两，香附子一两。共为末。每服一钱，腊茶调下，无时（《简要济众方》补肝散）。治血崩不止：夏枯草为末。每服方寸匕，米饮调下（《圣惠方》）。治口眼歪斜：夏枯草一钱，胆南星五分，防风一钱，钓钩藤一钱。水煎，点水酒临卧时服（《滇南本草》）。治头目眩晕：夏枯草（鲜）二两，冰糖五钱。开水冲炖，饭后服（《闽东本草》）。治羊痫风、高血压：夏枯草（鲜）三两，冬蜜一两。开水冲炖服（《闽东本草》）。

302. 糙苏 ｜ Cāo Sū

【拉丁学名】*Phlomis umbrosa* Turcz.

【别名】大叶糙苏、山苏子、续断、山芝麻等。

【科属分类】唇形科 Labiatae 糙苏属 *Phlomis*

【植物形态】多年生草本；根粗厚，须根肉质，长至 30cm，粗至 1cm。茎高 50～150cm，多分枝，四棱形，具浅槽，疏被向下短硬毛，有时上部被星状短柔毛，常带紫红色。叶近圆形、圆卵形至卵状长圆形，长 5.2～12cm，宽 2.5～12cm，先端急尖，稀渐尖，基部浅心形或圆形，边缘为具胼胝尖的锯齿状牙齿，或为不整齐的圆齿，上面橄榄绿色，疏被疏柔毛及星状疏柔毛，下面较淡，毛被同叶上面，但有时较密，叶柄长 1～12cm，腹凹背凸，密被短硬毛；苞叶通常为卵形，长 1～3.5cm，宽 0.6～2cm，边缘为粗锯齿状牙齿，毛被同茎叶，叶柄长 2～3mm。轮伞花序通常 4～8 花，多数，生于主茎及分枝上；苞片线状钻形，较坚硬，长 8～14mm，宽 1～2mm，常呈紫红色，被星状微柔毛、近无毛或边缘被具节缘毛。花萼管状，长约 10mm，宽约 3.5mm，外面被星状微柔毛，有时脉上疏被具节刚毛，齿先端具长约 1.5mm 的小刺尖，齿间形成两个不十分明显的小齿，边缘被丛毛。花冠通常粉红色，下唇较深色，常具红色斑点，长约 1.7cm，冠筒长约 1cm，外面除背部上方被短柔毛外余部无毛，内面近基部 1/3 具斜向间断的小疏柔毛毛环，冠檐二唇形，上唇长约 7mm，外面被绢状柔毛，边缘具不整齐的小齿，自内面被髯毛，下唇长约 5mm，宽约 6mm，外面除边缘无毛外密被绢状柔毛，内面无毛，3 圆裂，裂片卵形或近圆形，中裂片较大。雄蕊内藏，花丝无毛，无附属器。小坚果无毛。花期 6 ~ 9 月，果期 9 月。

【生境分布】产于辽宁，内蒙古，河北，山东，山西，陕西，甘肃，四川，湖北，贵州及广东；生于疏林下或草坡上，海拔 200 ~ 3200m。

【药用部位】以地上全草或根入药。

【采收加工】夏秋采割地上全草；秋季挖取根部，去净泥土和杂质，晒干。

【功能主治】辛，温。祛风活络，强筋壮骨，消肿。用于感冒，风湿关节痛，腰痛，跌打损伤，疮疖肿毒。

【用法用量】内服：煎汤，3 ~ 10g。

【附方】治无名肿毒：糙苏三钱，水煎服（《内蒙古中草药》）。

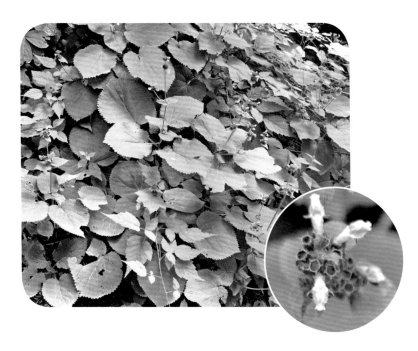

303. 柴续断 | Chái Xù Duàn

【拉丁学名】*Phlomis szechuanensis* C. Y. Wu

【别名】续断、接骨草等。

【科属分类】唇形科 Labiatae 糙苏属 *Phlomis*

【植物形态】多年生草本。茎多分枝，四棱形，具深槽及细条纹，密被污黄色星状短柔毛。上部茎生叶卵形，长 6.5~11cm，宽 3~8cm，先端急尖，基部截状阔楔形，边缘为锯齿状，上面橄榄绿色，脉上密被星状短柔毛，余部被极疏的中枝较长的星状糙伏毛，下面较淡，密被星状疏柔毛，叶柄长 2~5cm，腹平背凸，密被星状疏柔毛；苞叶卵状长圆形，向上渐变小，顶部的几与花序等长，毛被同茎叶，叶柄长 3~10mm。轮伞花序多花，2~5 个生于主茎及分枝上，明显具总梗；苞片线形，长 3~7（9.）mm，草质。花萼管状，长约 11mm，宽约 3mm，外面密被星状短柔毛，齿先端具长约 1.2mm 的小刺尖，齿间形成先端具丛毛的两小齿。花冠白色，长约 2cm，冠筒长约 1.3cm，外面在上部被绢状柔毛，内面近基部 1/3 具近于平展的小疏柔毛环，冠檐二唇形，上唇长约 6.5mm，外面极密被绢状长柔毛，边缘流苏状，自内面被髯毛，下唇外面除边缘外被绢状柔毛，长宽约 6mm，3 圆裂，

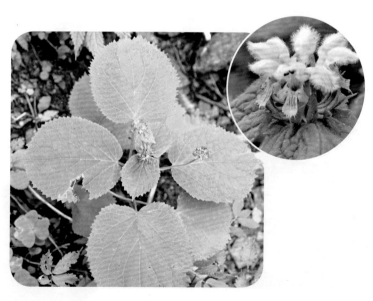

中裂片倒卵形，较大，侧裂片卵形。雄蕊花丝被毛，基部无附属器。花柱先端极不等的 2 裂。小坚果无毛。花期 8 月。

【生境分布】产于四川北部、湖北西部。生于草地上，海拔约 2000m。

【药用部位】根入药。

【采收加工】春秋采挖，洗净，晒干。

【功能主治】苦、辛，微温。行血破瘀，敛营补损。行瘀血而敛新血，治崩漏，癥瘕，痈疽，瘰疬，淋漓，痔瘘，跌打，金疮诸血，能止能行，有补虚损，接骨续筋之力。

304. 野芝麻 | Yě Zhī Ma

【拉丁学名】*Lamium barbatum* Sieb. et Zucc.

【别名】野油麻、山麦胡、地蚤、白花益母草、白花菜、白花野芝麻、糯米饭草、吸吸草、包团草、泡花草、土天子、山麦胡、野藿香、山芝麻、山苏子等。

【科属分类】唇形科 Labiatae 野芝麻属 *Lamium*

【植物形态】多年生植物；根茎有长地下匍匐枝。茎高达 1m，单生，直立，四棱形，具浅槽，中空，几无毛。茎下部的叶卵圆形或心脏形，长

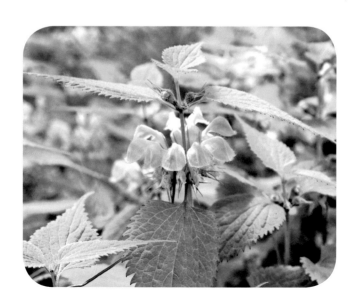

4.5～8.5cm，宽3.5～5cm，先端尾状渐尖，基部心形，茎上部的叶卵圆状披针形，较茎下部的叶为长而狭，先端长尾状渐尖，边缘有微内弯的牙齿状锯齿，齿尖具胼胝体的小突尖，草质，两面均被短硬毛，叶柄长达7cm，茎上部的渐变短。轮伞花序4～14花，着生于茎端；苞片狭线形或丝状，长2～3mm，锐尖，具缘毛。花萼钟形，长约1.5cm，宽约4mm，外面疏被伏毛，膜质，萼齿披针状钻形，长7～10mm，具缘毛。花冠白或浅黄色，长约2cm，冠筒基部直径2mm，稍上方呈囊状膨大，筒口宽至6mm，外面在上部被疏硬毛或近绒毛状毛被，余部几无毛，内面冠筒近基部有毛环，冠檐二唇形，上唇直立，倒卵圆形或长圆形，长约1.2cm，先端圆形或微缺，边缘具缘毛及长柔毛，下唇长约6mm，3裂，中裂片倒肾形，先端深凹，基部急收缩，侧裂片宽，浅圆裂片状，长约0.5mm，先端有针状小齿。雄蕊花丝扁平，被微柔毛，彼此粘连，花药深紫色，被柔毛。花柱丝状，先端近相等的2浅裂。花盘杯状。子房裂片长圆形，无毛。小坚果倒卵圆形，先端截形，基部渐狭，长约3mm，直径1.8mm，淡褐色。花期4～6月，果期7～8月。

【生境分布】产于东北、华北、华东各省区，西北的陕西、甘肃，中南的湖北、湖南以及西南的四川、贵州。生于路边、溪旁、田埂及荒坡上，海拔可达2600m。

【药用部位】根、全草或花入药。

【采收加工】夏季采花及全草，分别晒干。

【功能主治】全草：甘、辛，平；花：辛，平；根：苦，寒。全草：散瘀，消积，调经，利湿。用于跌打损伤，小儿疳积，白带，痛经，月经不调，肾炎，膀胱炎。花：调经，利湿。用于月经不调，白带，子宫颈炎，小便不利。根：清热解毒，截疟，杀虫。主治疟疾，预防、治疗均可使用。

【用法用量】内服：煎汤，3～5钱，或研末。外用：鲜者捣敷或研末调敷。

【注意】孕妇忌服。

【附方】治子宫颈炎，小便不利，月经不调：野芝麻五钱。水煎，日服2次（《吉林中草药》）。治血淋：野芝麻炒后研末，每服三钱，热米酒冲服（《江西草药手册》）。治肿毒，毒虫咬伤：野芝麻、山莴苣、萱草，共捣烂敷患处（《江西草药手册》）。治神经衰弱，头目眩晕：土蚕子根一两半，何首乌四钱，丹参草一两，仙茅二钱，柏子仁四钱。水煎，一日分2次服；治慢性肝炎，胆囊炎：土蚕子根二两，瘦风轮菜一两，荠菜一两，姜黄四钱。水煎服。

305. 益母草 | Yì Mǔ Cǎo

【拉丁学名】*Leonurus artemisia*（Laur.）S. Y. Hu

【别名】益母蒿、益母艾、坤草、茺蔚、野麻、益母花、童子益母草、铁麻干、溪麻、鸡母草、三角小胡麻、爱母草、红花益母草、臭艾、玉米草、益母夏枯等。

【科属分类】唇形科 Labiatae 益母草属 *Leonurus*

【植物形态】一年生或二年生草本，有于其上密生须根的主根。茎直立，通常高 30～120cm，钝四棱形，微具槽，有倒向糙伏毛，在节及棱上尤为密集，在基部有时近于无毛，多分枝，或仅于茎中部以上有能育的小枝条。叶轮廓变化很大，茎下部叶轮廓为卵形，基部宽楔形，掌状 3 裂，裂片呈长圆状菱形至卵圆形，通常长 2.5～6cm，宽 1.5～4cm，裂片上再分裂，上面绿色，有糙伏毛，叶脉稍下陷，下面淡绿色，被疏柔毛及腺点，叶脉突出，叶柄纤细，长 2～3cm，由于叶基下延而在上部略具翅，腹面具槽，背面圆形，被糙伏毛；茎中部叶轮廓为菱形，较小，通常分裂成 3 个或偶有多个长圆状线形的裂片，基部狭楔形，叶柄长 0.5～2cm；花序最上部的苞叶近于无柄，线形或线状披针形，长 3～12cm，宽 2～8mm，全缘或具稀少牙齿。轮伞花

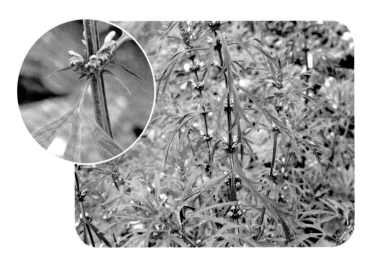

序腋生，具 8~15 花，轮廓为圆球形，径 2~2.5cm，多数远离而组成长穗状花序；小苞片刺状，向上伸出，基部略弯曲，比萼筒短，长约 5mm，有贴生的微柔毛；花梗无。花萼管状钟形，长 6~8mm，外面有贴生微柔毛，内面于离基部 1/3 以上被微柔毛，5 脉，显著，齿 5，前 2 齿靠合，长约 3mm，后 3 齿较短，等长，长约 2mm，齿均宽三角形，先端刺尖。花冠粉红至淡紫红色，长 1~1.2cm，外面于伸出萼筒部分被柔毛，冠筒长约 6mm，等大，内面在离基部 1/3 处有近水平向的不明显鳞毛毛环，毛环在背面间断，其上部多少有鳞状毛，冠檐二唇形，上唇直伸，内凹，长圆形，长约 7mm，宽 4mm，全缘，内面无毛，边缘具纤毛，下唇略短于上唇，内面在基部疏被鳞状毛，3 裂，中裂片倒心形，先端微缺，边缘薄膜质，基部收缩，侧裂片卵圆形，细小。雄蕊 4，均延伸至上唇片之下，平行，前对较长，花丝丝状，扁平，疏被鳞状毛，花药卵圆形，二室。花柱丝状，略超出于雄蕊而与上唇片等长，无毛，先端相等 2 浅裂，裂片钻形。花盘平顶。子房褐色，无毛。小坚果长圆状三棱形，长 2.5mm，顶端截平而略宽大，基部楔形，淡褐色，光滑。花期通常在 6~9 月，果期 9~10 月。

【生境分布】产于全国各地，生长于多种生境，尤以阳处为多，海拔可高达 3400m。

【药用部位】全草（益母草）及果实（茺蔚子）入药。

【采收加工】鲜品春季幼苗期至初夏花前期采割。干品夏季茎叶茂盛、花未开或初开时采割，晒干，或切段晒干。果实秋季成熟时采割地上部分，晒干，打下果实，除去杂质。

【功能主治】苦、辛，微寒。益母草：活血调经，利尿消肿，清热解毒。用于月经不调，痛经经闭，恶露不尽，水肿尿少，疮疡肿毒；茺蔚子：活血调经，清肝明目。用于月经不调，经闭痛经，目赤翳障，头晕胀痛。嫩苗入药称童子益母草，功用同益母草，并有补血作用。花治贫血体弱。

【用法用量】9~30g；鲜品 12~40g。

【注意】孕妇禁用。阴虚血少者忌服。

【附方】治痛经：益母草五钱，元胡索二钱，水煎服；治闭经：益母草、乌豆、红糖、老酒各一两，炖服，连服一周；治瘀血块结：益母草一两，水，酒各半煎服；治产后恶露不下：益母草，捣绞取汁，每服一小盏，入酒一合，暖过搅匀服之（《圣惠方》）。治尿血：益母草汁（服）一升（《外台秘要》）。治肾炎水肿：益母草一两。水煎服（《福建省中草药新医疗法资料选编》）。

306. 鄂西鼠尾草 | È Xī Shǔ Wěi Cǎo

【拉丁学名】*Salvia maximowicziana* Hemsl.

【别名】鄂西鼠尾、红秦艽、秦岭鼠尾等。

【科属分类】唇形科 Labiatae 鼠尾草属 *Salvia*

【植物形态】多年生草本；根茎横生，稍粗厚，径不及 1cm，顶端密被宿存的叶鞘。茎直立，高达 90cm，不分枝，四棱形，被具腺的疏柔毛。叶有基出叶及茎生叶两种，叶片均圆心形或卵圆状心形，长与宽 6 ~ 8（11 ~ 12）cm，先端圆形或骤然渐尖，基部心形或近戟形，边缘有粗大的圆齿状牙齿，齿锐尖或稍钝，有时具重牙齿及小裂片，膜质，上面深绿色，近无毛或略被短硬毛，下面色较淡，有明显的脉纹；叶柄扁平，基出叶柄最长，长约为叶片 2 ~ 2.5 倍，茎生叶柄渐短，被具腺疏柔毛。轮伞花序通常 2 花，疏离，排列成疏松庞大总状圆锥花序；苞叶与茎生叶同形，但较小而无柄，苞片披针形或卵圆状披针形，长 3 ~ 7mm，先端长渐尖，基部宽楔形或近圆形，边缘被具腺疏柔毛；花梗长 1 ~ 2mm，与序轴被具腺疏柔毛。花萼钟形，长约 6mm，外面略被疏柔毛，内面密被微硬伏毛，二唇形，上唇宽三角

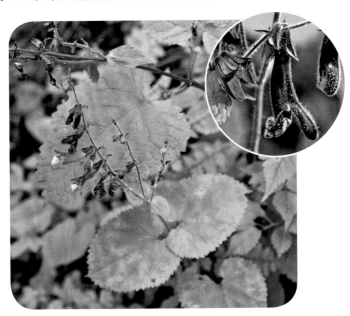

形，长 2.5mm，宽 5mm，先端具小突尖，下唇与上唇近等长，半裂成 2 齿，齿三角形，先端具小突尖，果萼增大，长约 8mm，宽 1.2cm，口部十分开张，上唇具 3 肋，2 侧肋具狭翅，先端骤然渐尖而略反折，下唇 2 齿，齿端刺状，其后略弯曲。花冠黄色，唇片上具紫晕，长约 2.2cm，外面略被微柔毛，内面极疏生小疏柔毛，离基部 2.5mm 有水平向的小疏柔毛环，冠筒直伸，微腹状膨大，至喉部宽达 8mm，冠檐二唇形，上唇微盔状，卵圆形，长 5mm，宽 4mm，先端微凹，下唇与上唇近等长，3 裂，中裂片心形，长 3mm，宽 4mm，先端微凹，基部收缩，边缘全缘，侧裂片小，半圆形或近平截。能育雄蕊伸出花冠，花丝近平伸，扁平，长约 5mm，药隔长 5.5mm，弯成弧形，上臂长 3mm，下臂长 2.5mm，两下臂先端具横生的药室，药室互相联合。花柱伸出花冠，先端极不相等 2 浅裂，后裂片不明显。花盘前方稍膨大。小坚果倒卵圆形，两侧略扁，长 2.5mm，宽 1.5mm，黄褐色，顶部圆形，基部略尖。花期 7 ~ 8 月。

【生境分布】产于湖北西部、四川、云南东北部、陕西南部、甘肃南部、西藏（妥坝）、河南西部；生于路旁、草坡、林缘、山坡、山顶及林下，海拔 1800 ~ 3450m。

【药用部位】全草入药。

【采收加工】夏秋采集，晾干。

【功能主治】味苦、辛，性平。用于风湿痹痛，周身关节拘挛，手足不遂等。

307. 荔枝草 | Lì Zhī Cǎo

【拉丁学名】*Salvia plebeia* R. Br.

【别名】水羊耳、凤眼草、赖师草、雪里青、皱皮葱、癞子草、癞客蚂草、是蟆草、沟香薷、麻麻草、青蛙草、野猪菜、雪见草等。

【科属分类】唇形科 Labiatae 鼠尾草属 *Salvia*

【植物形态】一年生或二年生草本；主根肥厚，向下直伸，有多数须根。茎直立，高 15 ~ 90cm，粗壮，多分枝，被向下的灰白色疏柔毛。叶椭圆状卵圆形或椭圆状披针形，长 2 ~ 6cm，宽 0.8 ~ 2.5cm，先端钝或急尖，基部圆形或楔形，边缘具圆齿、牙齿或尖锯齿，草质，上面被稀疏的微硬毛，下面被短疏柔毛，余部散布黄褐色腺点；叶柄长 4 ~ 15mm，腹凹背凸，密被疏柔毛。轮伞花序6花，多数，在茎、枝顶端密集组成总状或总状圆锥花序，花序长10～25cm，结果时延长；苞片披针形，长于或短于花萼；先端渐尖，基部渐狭，全缘，两面被疏柔毛，下面较密，边缘具缘毛；花梗长约1mm，与花序轴密被疏柔毛。花萼钟形，长约2.7mm，外面被疏柔毛，散布黄褐色腺点，内面喉部有微柔毛，二唇形，唇裂约至花萼长1/3，上唇全缘，先端具3个小尖头，下唇深裂成2齿，齿三角形，锐尖。花冠淡红、淡紫、紫、蓝紫至蓝色，稀白色，长4.5mm，冠筒外面无毛，内面中部有毛环，冠檐二唇形，上唇长圆形，长约1.8mm，宽1mm，先端微凹，外面密被微柔毛，两侧折合，下唇长约1.7mm，宽3mm，外面被微柔毛，3裂，

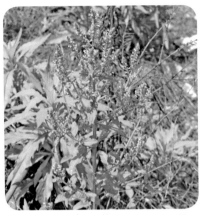

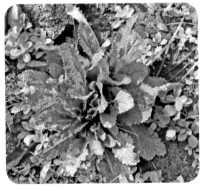

中裂片最大，阔倒心形，顶端微凹或呈浅波状，侧裂片近半圆形。能育雄蕊2，着生于下唇基部，略伸出花冠外，花丝长1.5mm，药隔长约1.5mm，弯成弧形，上臂和下臂等长，上臂具药室，两下臂不育，膨大，互相联合。花柱和花冠等长，先端不相等2裂，前裂片较长。花盘前方微隆起。小坚果倒卵圆形，直径0.4mm，成熟时干燥，光滑。花期4～5月，果期67月。

【生境分布】除新疆、甘肃、青海及西藏外几乎产于全国各地；生于山坡，路旁，沟边，田野潮湿的土壤上，海拔可至2800m。

【药用部位】全草入药。

【采收加工】6～7月采收，洗净，切细，鲜用或晒干。

【功能主治】苦、辛，凉。清热解毒，利尿消肿，凉血止血。用于扁桃体炎，肺结核咯血，支气管炎，腹水肿胀，肾炎水肿，崩漏，便血，血小板减少性紫癜；外用治痈肿，痔疮肿痛，乳腺炎，阴道炎。

【用法用量】内服：煎汤，9～30g（鲜品15～60g），或捣绞汁饮。外用：适量，捣敷，或绞汁含漱及滴耳，亦可煎水外洗。

【附方】治喉痛或生乳蛾：荔枝草捣烂，加米醋，绢包裹，缚箸头上，点入喉中数次（《救生苦海》）。治风火牙痛：癞子草含口；治耳心痛，耳心灌脓：癞子草捣汁滴耳。治乳痈初起：雪见草连根一两。酒水各半煎服，药渣敷患处。治小儿疳积：荔枝草汁入茶杯内，用不见水鸡软肝一个，将银针钻数孔，浸在汁内，汁浮于肝，放饭锅上蒸熟食之。

308. 丹参 | Dān Shēn

【拉丁学名】*Salvia miltiorrhiza* Bunge.

【别名】赤参、逐乌郁蝉草、木羊乳、奔马草、血参根、野苏子根、烧酒壶根、大红袍、紫丹参、红根、红根赤参、血参、夏丹参、五凤花、红根红参、活血根、大叶活血丹等。

【科属分类】唇形科 Labiatae 鼠尾草属 *Salvia*

【植物形态】多年生直立草本；根肥厚，肉质，外面朱红色，内面白色，长5～15cm，直径4～14mm，疏生支根。茎直立，高40～80cm，四棱形，具槽，密被长柔毛，多分枝。叶常为奇数羽状复叶，叶柄长1.3～7.5cm，密

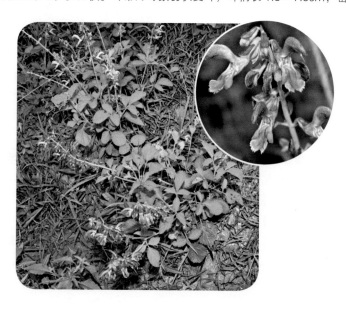

被向下长柔毛，小叶 3 ~ 5（7），长 1.5 ~ 8cm，宽 1 ~ 4cm，卵圆形或椭圆状卵圆形或宽披针形，先端锐尖或渐尖，基部圆形或偏斜，边缘具圆齿，草质，两面被疏柔毛，下面较密，小叶柄长 2 ~ 14mm，与叶轴密被长柔毛。轮伞花序 6 花或多花，下部者疏离，上部者密集，组成长 4.5 ~ 17cm 具长梗的顶生或腋生总状花序；苞片披针形，先端渐尖，基部楔形，全缘，上面无毛，下面略被疏柔毛，比花梗长或短；花梗长 3 ~ 4mm，花序轴密被长柔毛或具腺长柔毛。花萼钟形，带紫色，长约 1.1cm，花后稍增大，外面被疏长柔毛及具腺长柔毛，具缘毛，内面中部被白色长硬毛，具 11 脉，二唇形，上唇全缘，三角形，长约 4mm，宽约 8mm，先端具 3 个小尖头，侧脉外缘具狭翅，下唇与上唇近等长，深裂成 2 齿，齿三角形，先端渐尖。花冠紫蓝色，长 2 ~ 2.7cm，外被具腺短柔毛，尤以上唇为密，内面离冠筒基部约 2 ~ 3mm 有斜生不完全小疏柔毛毛环，冠筒外伸，比冠檐短，基部宽 2mm，向上渐宽，至喉部宽达 8mm，冠檐二唇形，上唇长 12 ~ 15mm，镰刀状，向上竖立，先端微缺，下唇短于上唇，3 裂，中裂片长 5mm，宽达 10mm，先端二裂，裂片顶端具不整齐的尖齿，侧裂片短，顶端圆形，宽约 3mm。能育雄蕊 2，伸至上唇片，花丝长 3.5 ~ 4mm，药隔长 17 ~ 20mm，中部关节处略被小疏柔毛，上臂十分伸长，长 14 ~ 17mm，下臂短而增粗，药室不育，顶端联合。退化雄蕊线形，长约 4mm。花柱远外伸，长达 40mm，先端不相等 2 裂，后裂片极短，前裂片线形。花盘前方稍膨大。小坚果黑色，椭圆形，长约 3.2cm，直径 1.5mm。花期 4 ~ 8 月，花后见果。

【生境分布】产于河北、山西、陕西、湖北、山东、河南、江苏、浙江、安徽、江西及湖南；生于山坡、林下草丛或溪谷旁，海拔 120 ~ 1300m。

【药用部位】干燥根和根茎入药。

【采收加工】春、秋二季采挖，除去泥沙，干燥。

【功能主治】苦，微寒。活血祛瘀，通经止痛，清心除烦，凉血消痈。用于胸痹心痛，脘腹胁痛，癥瘕积聚，热痹疼痛，心烦不眠，月经不调，痛经经闭，疮疡肿痛。

【用法用量】内服：煎汤，5 ~ 15g，大剂量可用至 30g。

【注意】不宜与藜芦同用。无瘀血者慎服。

【附方】治经水不调：紫丹参一斤，切薄片，于烈日中晒脆，为细末，用好酒泛为丸。每服三钱，清晨开水送下（《集验拔萃良方》调经丸）。治经血涩少，产后瘀血腹痛，闭经腹痛：丹参、益母草、香附各三钱。水煎服；治腹中包块：丹参、三棱、莪术各三钱，皂角刺一钱。水煎服；治心腹诸痛，属半虚半实者：丹参一两，白檀香、砂仁各一钱半。水煎服（《医学金针》丹参饮）。治寒疝，小腹及阴中相引痛，自汗出欲死：丹参半两，锉，捣细罗为散。每服，以热酒调下二钱（《圣惠方》）。

309. 风轮菜 | Fēng Lún Cài

【拉丁学名】*Clinopodium chinense*（Benth.）O. Ktze.

【别名】蜂窝草、节节草、九层塔、苦地胆、熊胆草、九塔草、落地梅花、苦刀草等。

【科属分类】唇形科 Labiatae 风轮菜属 *Clinopodium*

【植物形态】多年生草本。茎基部匍匐生根，上部上升，多分枝，高可达1m，四棱形，具细条纹，密被短柔毛及腺微柔毛。叶卵圆形，不偏斜，长2～4cm，宽1.3～2.6cm，先端急尖或钝，基部圆形呈阔楔形，边缘具大小均匀的圆齿状锯齿，坚纸质，上面榄绿色，密被平伏短硬毛，下面灰白色，被疏柔毛，脉上尤密，侧脉5～7对，与中肋在上面微凹陷下面隆起，网脉在下面清晰可见；叶柄长3～8mm，腹凹背凸，密被疏柔毛。轮伞花序多花密集，半球状，位于下部者径达3cm，最上部者径1.5cm，彼此远隔；苞叶

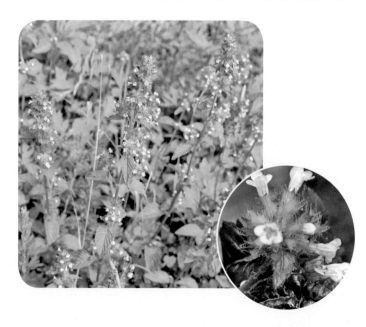

叶状，向上渐小至苞片状，苞片针状，极细，无明显中肋，长3~6mm，多数，被柔毛状缘毛及微柔毛；总梗长1~2mm，分枝多数；花梗长约2.5mm，与总梗及序轴被柔毛状缘毛及微柔毛。花萼狭管状，常染紫红色，长约6mm，13脉，外面主要沿脉上被疏柔毛及腺微柔毛，内面在齿上被疏柔毛，果时基部稍一边膨胀，上唇3齿，齿近外反，长三角形，先端具硬尖，下唇2齿，齿稍长，直伸，先端芒尖。花冠紫红色，长约9mm，外面被微柔毛，内面在下唇下方喉部具二列毛茸，冠筒伸出，向上渐扩大，至喉部宽近2mm，冠檐二唇形，上唇直伸，先端微缺，下唇3裂，中裂片稍大。雄蕊4，前对稍长，均内藏或前对微露出，花药2室，室近水平叉开。花柱微露出，先端不相等2浅裂，裂片扁平。花盘平顶。子房无毛。小坚果倒卵形，长约1.2mm，宽约0.9mm，黄褐色。花期5~8月，果期8~10月。

【生境分布】产于山东、浙江、江苏、安徽、江西、福建、台湾、湖南、湖北、广东、广西及云南（东北部）。生于山坡、草丛、路边、沟边、灌丛、林下，海拔在1000m以下。

【药用部位】全草入药。

【采收加工】夏、秋季采收，洗净，切段，晒干或鲜用。

【功能主治】辛，苦，凉。疏风清热，解毒消肿，止血。主治感冒发热，中暑，咽喉肿痛，白喉，急性胆囊炎，肝炎，肠炎，痢疾，腮腺炎，乳腺炎，疔疮肿毒，过敏性皮炎，急性结膜炎，尿血，崩漏，牙龈出血，外伤出血。

【用法用量】内服：煎汤，3~5钱。外用：捣敷或煎水洗。

【附方】治疔疮：蜂窝草捣敷，或研末调菜油敷。治火眼：蜂窝草叶放手中揉去皮，放眼角，数分钟后流出泪转好。治皮肤疮痒：蜂窝草晒干为末，调菜油外涂。治烂头疗：蜂窝草、菊花叶适量，捣绒敷。治感冒寒热：蜂窝草五钱，阎王刺二钱，煎水服（《贵州民间药物》）。

310. 牛至 | Niú Zhì

【拉丁学名】*Origanum vulgare* L.

【别名】琦香、乳香草、满山香、苏子草、玉兰至、罗罗香、山薄荷、满天星、满坡香、地藿香、小田草、香炉草、糯米条、野荆芥、随经草、五香草、署草、小叶薄荷等。

【科属分类】唇形科 Labiatae 牛至属 *Origanum*

【植物形态】多年生草本或半灌木，芳香；根茎斜生，其节上具纤细的须根，多少木质。茎直立或近基部伏地，通常高 25～60cm，多少带紫色，四棱形，具倒向或微蜷曲的短柔毛，多数，从根茎发出，中上部各节有具花的分枝，下部各节有不育的短枝，近基部常无叶。叶具柄，柄长 2～7mm，腹面具槽，背面近圆形，被柔毛，叶片卵圆形或长圆状卵圆形，长 1～4cm，宽 0.4～1.5cm，先端钝或稍钝，基部宽楔形至近圆形或微心形，全缘或有远离的小锯齿，上面亮绿色，常带紫晕，具不明显的柔毛及凹陷的腺点，下面淡绿色，明显被柔毛及凹陷的腺点，侧脉 3～5 对，与中脉在上面不显著，下面多少突出；苞叶大多无柄，常带紫色。花序呈伞房状圆锥花序，开张，多花密集，由多数长圆状小穗状花序所组成；苞片长圆状倒卵形至倒卵形或倒披针形，锐尖，绿色或带紫晕，长约 5mm，具平行脉，全缘。花萼钟状，连齿长 3mm，外面被小硬毛或近无毛，内面在喉部有白色柔毛环，13 脉，多少显著，萼齿 5，三角形，等大，长 0.5mm。花冠紫红、淡红至白色，管状钟形，长 7mm，两性花冠筒长 5mm，显著超出花萼，而雌性花冠筒短于花萼，长约 3mm，外面疏被短柔毛，内面在喉部被疏短柔毛，冠檐明显二唇形，上唇直立，卵圆形，长 1.5mm，先端 2 浅裂，下唇开张，长 2mm，3 裂，中裂片较大，侧裂片较小，均长圆状卵圆形。雄蕊 4，在两性花中，后对短于上唇，前对略伸出花冠，在雌性花中，前后对近相等，内藏，花丝丝状，扁平，无毛，花药卵圆形，2 室，两性花由三角状楔形的药隔分隔，室叉开，而雌性花中药隔退化雄蕊的药室近于平行。花盘平顶。花柱略超出雄蕊，先端不相等 2 浅裂，裂片钻形。小坚果卵圆形，长约 0.6mm，先端圆，

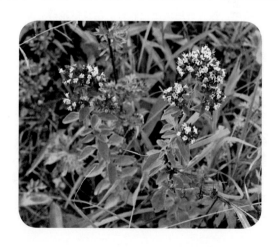

基部骤狭，微具棱，褐色，无毛。花期 7 ~ 9 月，果期 10 ~ 12 月。

【生境分布】产于河南，江苏，浙江，安徽，江西，福建，台湾，湖北，湖南，广东，贵州，四川，云南，陕西，甘肃，新疆及西藏；生于路旁、山坡、林下及草地，海拔 500 ~ 3600m。

【药用部位】全草入药。

【采收加工】夏末秋初开花时采收，将全草齐根头割起，或将全草连根拔起，抖净泥沙，晒干后扎成小把。

【功能主治】辛、微苦，凉。理气解表，清暑利湿。主中暑，感冒头痛身重，腹痛，呕吐，胸膈胀满，气阻食滞，小儿食积腹胀，腹泻，月经过多，崩漏带下，皮肤瘙痒及水肿等症。其散寒发表功用胜于薄荷。

【用法用量】内服：煎汤，3 ~ 9g，大剂量用至 15 ~ 30g；或泡茶。外用：适量，煎水洗；或鲜品捣敷。

311. 薄荷 | Bò He

【拉丁学名】*Mentha haplocalyx* Briq.

【别名】野薄荷、南薄荷、夜息香、野仁丹草、见肿消、水薄荷、水益母、接骨草、水薄荷、土薄荷、鱼香草、香薷草等。

【科属分类】唇形科 Labiatae 薄荷属 *Mentha*

【植物形态】多年生草本。茎直立，高 30 ~ 60cm，下部数节具纤细的须

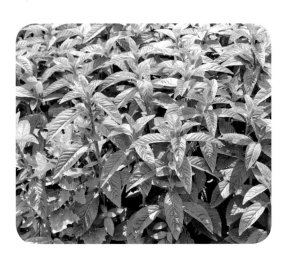

根及水平匍匐根状茎，锐四棱形，具四槽，上部被倒向微柔毛，下部仅沿棱上被微柔毛，多分枝。叶片长圆状披针形，披针形，椭圆形或卵状披针形，稀长圆形，长 3 ~ 5（7）cm，宽 0.8 ~ 3cm，先端锐尖，基部楔形至近圆形，边缘在基部以上疏生粗大的牙齿状锯齿，侧脉 5 ~ 6 对，与中肋在上面微凹陷下面显著，上面绿色；沿脉上密生余部疏生微柔毛，或除脉外余部近于无毛，上面淡绿色，通常沿脉上密生微柔毛；叶柄长 2 ~ 10mm，腹凹背凸，被微柔毛。轮伞花序腋生，轮廓球形，花时径约 18mm，具梗或无梗，具梗时梗可长达 3mm，被微柔毛；花梗纤细，长 2.5mm，被微柔毛或近于无毛。花萼管状钟形，长约 2.5mm，外被微柔毛及腺点，内面无毛，10 脉，不明显，萼齿 5，狭三角状钻形，先端长锐尖，长 1mm。花冠淡紫，长 4mm，外面略被微柔毛，内面在喉部以下被微柔毛，冠檐 4 裂，上裂片先端 2 裂，较大，其余 3 裂片近等大，长圆形，先端钝。雄蕊 4，前对较长，长约 5mm，均伸出于花冠之外，花丝丝状，无毛，花药卵圆形，2 室，室平行。花柱略超出雄蕊，先端近相等 2 浅裂，裂片钻形。花盘平顶。小坚果卵珠形，黄褐色，具小腺窝。花期 7 ~ 9 月，果期 10 月。

【生境分布】产于南北各地；生于水旁潮湿地，海拔可高达 3500m。

【药用部位】干燥地上部分

【采收加工】夏、秋二季茎叶茂盛或花开至三轮时，选晴天，分次采割，晒干或阴干。

【功能主治】辛，凉。疏散风热，清利头目，利咽，透疹，疏肝行气。用于风热感冒，风温初起，头痛，目赤，喉痹，口疮，风疹，麻疹，胸胁胀闷。

【用法用量】内服：煎汤（不宜久煎），0.8 ~ 2 钱；或入丸、散。外用：捣汁或煎汁涂。

【注意】阴虚血燥，肝阳偏亢，表虚汗多者忌服。

【附方】治瘰疬结成块，疼痛，穿溃，脓水不绝，不计远近：薄荷一束如碗大（阴干），皂荚十挺（涂醋，炙令焦黄）。捣碎，以酒一斛，浸经三宿，取出曝干，更浸三宿，如此取酒尽为度，焙干，捣罗为散，以烧饭和丸，如梧桐子大。每于食前，以黄芪汤下二十丸，小儿减半服之（《圣惠方》薄荷丸）。治风气瘙痒：大薄荷、蝉蜕等份为末，每温酒调服一钱（《永类钤方》）。治耳痛：鲜薄荷绞汁滴入（《闽东本草》）。

312. 地笋 | Dì Sǔn

【拉丁学名】*Lycopus lucidus* Turcz.

【别名】泽兰、地藕、地瓜儿苗、甘露子、地参、地蚕子、地笋子、水三七等。

【科属分类】唇形科 Labiatae 地笋属 *Lycopus*

【植物形态】多年生草本，高 0.6～1.7m；根茎横走，具节，节上密生须根，先端肥大呈圆柱形，此时于节上具鳞叶及少数须根，或侧生有肥大的具鳞叶的地下枝。茎直立，通常不分枝，四棱形，具槽，绿色，常于节上多少带紫红色，无毛，或在节上疏生小硬毛。叶具极短柄或近无柄，长圆状披针形，多少弧弯，通常长 4～8cm，宽 1.2～2.5cm，先端渐尖，基部渐狭，边缘具锐尖粗牙齿状锯齿，两面或上面具光泽，亮绿色，两面均无毛，下面具凹陷的腺点，侧脉 6～7 对，与中脉在上面不显著下面突出。轮伞花序无梗，轮廓圆球形，花时径 1.2～1.5cm，多花密集，其下承以小苞片；小苞片卵圆形至披针形，先端刺尖，位于外方者超过花萼，长达 5mm，具 3 脉，位于内方者，长 2～3mm，短于或等于花萼，具 1 脉，边缘均具小纤毛。花萼钟形，长 3mm，两面无毛，外面具腺点，萼齿 5，披针状三角形，长 2mm，

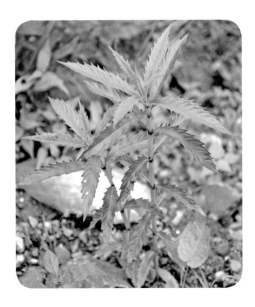

具刺尖头，边缘具小缘毛。花冠白色，长 5mm，外面在冠檐上具腺点，内面在喉部具白色短柔毛，冠筒长约 3mm，冠檐不明显二唇形，上唇近圆形，下唇 3 裂，中裂片较大。雄蕊仅前对能育，超出于花冠，先端略下弯，花丝丝状，无毛，花药卵圆形，2 室，室略叉开，后对雄蕊退化，丝状，先端棍棒状。花柱伸出花冠，先端相等 2 浅裂，裂片线形。花盘平顶。小坚果倒卵圆状四边形，基部略狭，长 1.6mm，宽 1.2mm，褐色，边缘加厚，背面平，腹面具棱，有腺点。花期 6 ~ 9 月，果期 8 ~ 11 月。

【生境分布】产于黑龙江、吉林、辽宁、河北、陕西、湖北、四川、贵州、云南；生于沼泽地、水边、沟边等潮湿处，海拔 320 ~ 2100m。

【药用部位】地上部分（泽兰）及根茎（地笋）入药。

【采收加工】泽兰：夏、秋间茎叶生长茂盛而花朵未开时割取，晒干。地笋：秋季采挖根茎，洗净，晒干。

【功能主治】泽兰：苦、辛，微温。地笋：甘、辛，温。泽兰：活血化瘀、行水消肿。用于月经不调、经闭、痛经、产后瘀血腹痛、水肿；地笋：活血，益气，消水。治吐血，衄血，产后腹痛，带下。

【用法用量】内服：煎汤，1.5 ~ 3 钱；或入丸、散。外用：捣敷或煎水熏洗。

【注意】无瘀血者慎服。

【附方】治经闭腹痛：泽兰、铁刺菱各三钱，马鞭草、益母草各五钱，土牛膝一钱。同煎服（《浙江民间草药》）。治疮肿初起及损伤瘀肿：泽兰捣封之（《濒湖集简方》）。治痈疽发背：泽兰全草二至四两，煎服；另取鲜叶一握，调冬蜜捣烂敷贴，日换两次（《福建民间草药》）。

313. 野草香 | Yě Cǎo Xiāng

【拉丁学名】*Elsholtzia cypriani*(Pavol.) C. Y. Wu et S. Chow.

【别名】野香薷、鱼香菜、木姜花、野薄荷、狗尾草、野香苏、野苏麻、满山香等。

【科属分类】唇形科 Labiatae 香薷属 *Elsholtzia*

【植物形态】一年生草本，根有时具块根。茎高 10 ~ 60cm，四棱形，具槽，密被污黄色绒毛。叶卵圆形，卵圆状长圆形至阔披针形，长 1.5 ~ 4cm，宽 1.1 ~ 2.2cm，先端钝至急尖，基部阔楔形，边缘为具圆齿状锯齿，草质，上面橄榄绿色，密被贴生的纤毛，下面较淡，被污黄色绒毛；叶柄长 5～15mm。轮伞花序 2～4 花；苞片极小，线形，长约 6mm，早落。花萼管状钟形，长约 1.5cm，直径约 0.7cm，外面密被绒毛，萼齿披针形，长 4～6mm，先端渐尖呈芒状。花冠粉红色，长约 2.1cm，外面被白色长柔毛，尤以上唇为甚，冠筒内面下部有毛环，冠檐二唇形，上唇长 1.1cm，倒卵圆形，基部渐狭，下唇长约 8mm，宽约 9mm，3 裂，中裂片较大，侧裂片与之相似，近圆形。雄蕊花丝扁平，无毛，花药紫色，无毛。花柱丝状，先端不相等的 2 浅裂。花盘杯状。子房无毛。小坚果三棱状倒卵圆形，长约 2.1mm，直径 0.9mm，顶端截形。花期 3～5 月，果期在 6 月以后。

【生境分布】产于江苏，安徽，浙江，江西，福建，台湾，湖南，湖北、广东北部及广西东北部；生于疏林中，海拔 50～300m。

【药用部位】叶或茎叶入药。

【采收加工】夏、秋季采收，晒干或鲜用。

【功能主治】辛，凉。清热发表，解毒截疟。主风热感冒，咽喉肿痛，鼻渊头痛，风湿关节痛，泻痢腹痛，疟疾，疔疮肿毒，汗斑，神经性皮炎。

【用法用量】内服：煎汤，10～30g。外用：适量，捣汁涂。

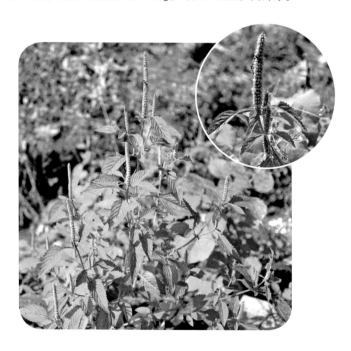

314. 香茶菜 | Xiāng Chá Cài

【拉丁学名】*Rabdosia amethystoides*（Benth.）Hara

【别名】铁棱角、棱角三七、四棱角、铁角棱、铁丁角、铁龙角、铁钉头、铁称锤、石哈巴、铁生姜、蛇总管、山薄荷、痱子草等。

【科属分类】唇形科 Labiatae 香茶菜属 *Rabdosia*

【植物形态】多年生、直立草本；根茎肥大，疙瘩状，木质，向下密生纤维状须根。茎高 0.3~1.5m，四棱形，具槽，密被向下贴生疏柔毛或短柔毛，草质，在叶腋内常有不育的短枝，其上具较小型的叶。叶卵状圆形，卵形至披针形，大小不一，生于主茎中、下部的较大，生于侧枝及主茎上部的较小，长 0.8~11cm，宽 0.7~3.5cm，先端渐尖、急尖或钝，基部骤然收缩后长渐狭或阔楔状渐狭而成具狭翅的柄，边缘除基部全缘外具圆齿，草质，上面榄绿色，被疏或密的短刚毛，有些近无毛，下面较淡，被疏柔毛至短绒毛，有时近无毛，但均密被白色或黄色小腺点；叶柄长 0.2~2.5cm 不等。花序为由聚伞花序组成的顶生圆锥花序，疏散，聚伞花序多花，长 2~9cm，直径 1.5~8cm，分枝纤细而极叉开；苞叶与茎叶同型，通常卵形，较小，近无柄，向上变苞片状，苞片卵形或针状，小，但较显著；花梗长 3~8mm，总梗长 1~4cm。花萼钟形，长与宽约 2.5mm，外面疏生极短硬毛或近无毛，满布白色或黄色腺点，萼齿 5，近相等，三角状，约为萼长之 1/3，果萼直立，阔钟形，长 4~5mm，直径约 5mm，基部圆形。花冠白、蓝白或紫色，上唇带紫蓝色，长约 7mm，外疏被短柔毛，内面无毛，冠筒在基部上方明显浅囊状突起，略弯曲，至喉部宽约 2mm，长为花冠长之 1/2，冠檐二唇形，上唇先端具 4 圆裂，下唇阔圆形。雄

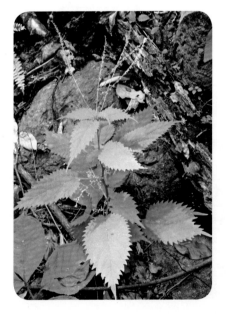

蕊及花柱与花冠等长，均内藏。花盘环状。成熟小坚果卵形，长约 2mm，宽约 1.5mm，黄栗色，被黄色及白色腺点。花期 6~10 月，果期 9~11 月。

【生境分布】产于广东、广西、贵州、福建、台湾、江西、浙江、江苏、安徽及湖北。生于林下或草丛中的湿润处，海拔 200~920m。

【药用部位】全草或根入药。

【采收加工】秋季开花时割取地上部分或秋后挖根，鲜用或晒干。

【功能主治】辛、苦，凉。清热解毒，散瘀消肿。用于毒蛇咬伤，跌打肿痛，筋骨酸痛，疮疡。

【用法用量】0.5~1 两，水煎服或水煎冲黄酒服；外用适量，鲜品捣烂敷患处。

【注意】孕妇慎服。

94. 茄科　Solanaceae

315. 枸杞 | Góu Qǐ

【拉丁学名】*Lycium chinense* Mill.

【别名】枸杞菜、红珠仔刺、牛吉力、狗牙子、狗牙根、狗奶子等。

【科属分类】茄科 Solanaceae 枸杞属 *Lycium*

【植物形态】多分枝灌木，高 0.5~1m，栽培时可达 2m 多；枝条细弱，弓状弯曲或俯垂，淡灰色，有纵条纹，棘刺长 0.5~2cm，生叶和花的棘刺较长，小枝顶端锐尖成棘刺状。叶纸质或栽培者质稍厚，单叶互生或 2~4 枚簇生，卵形、卵状菱形、长椭圆形、卵状披针形，顶端急尖，基部楔形，长 1.5~5cm，宽 0.5~2.5cm，栽培者较大，可长达 10cm 以上，宽达 4cm；叶柄长 0.4~1cm。花在长枝上单生或双生于叶腋，在短枝上则同叶簇生；花梗长 1~2cm，向顶端渐增粗。花萼长 3~4mm，通常 3 中裂或 4~5 齿裂，裂片多少有缘毛；花冠漏斗状，长 9~12mm，淡紫色，筒部向上骤然扩大，稍短于或近等于檐部裂片，5 深裂，裂片卵形，顶端圆钝，平展或稍向外反曲，边缘有缘毛，基部耳显著；雄蕊较花冠稍短，或因花冠裂片外展而伸出花冠，花丝在近基部处密生一圈绒毛并交织成椭圆状的毛丛，与毛丛等高处的花冠筒内壁亦密生一环绒毛；花柱稍伸出雄蕊，上端弓弯，柱头绿色。浆果红色，卵状，栽培者可成长矩圆状或长椭圆状，顶端尖或钝，长7～15mm，栽培者长可达2.2cm，直径5～8mm。种子扁肾脏形，长2.5～3mm，黄色。花果期6～11月。

【生境分布】分布于我国东北、河北、山西、陕西、甘肃南部以及西南、华中、华南和华东各省区。常生于山坡、荒地、丘陵地、盐碱地、路旁及村边宅旁。

【药用部位】其叶、果实（枸杞子）、根（地骨皮）均可入药。

【采收加工】冬采根，春、夏采叶，秋采茎、实，阴干。

【功能主治】果：味甘，性平。根：味苦、甘，性凉。枸杞子：滋补肝肾，益精明目。用于虚劳精亏，腰膝酸痛，眩晕耳鸣，内热消渴，血虚萎黄，目昏不明。枸杞叶：补虚益精，清热，止渴，祛风明目。治虚劳发热，烦渴，目赤昏痛，障翳夜盲，崩漏带下，热毒疮肿。地骨皮：凉血除蒸，清肺降火。用于阴虚潮热，骨蒸盗汗，肺热咳嗽，咯血，衄血，内热消渴。

【用法用量】枸杞子：内服，煎汤，2～4钱，熬膏、浸酒或入丸、散；地骨皮：内服，煎汤，3～6钱，或入丸、散。外用：煎水含漱、淋洗、研末撒或调敷；枸杞叶：内服，煎汤，鲜者2～8两，煮食或捣汁。外用：煎水洗或捣汁滴眼。

【注意】外邪实热，脾虚有湿及泄泻者忌服。

【附方】治劳伤虚损：枸杞子三升，干地黄（切）一升，天门冬一升。上

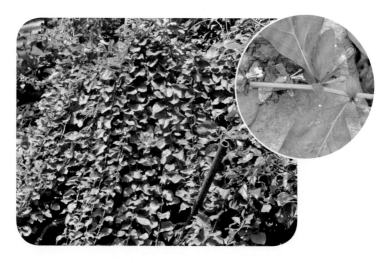

三物，细捣，曝令干，以绢罗之，蜜和作丸，大如弹丸，日二（《古今录验方》枸杞丸）。治肾经虚损，眼目昏花，或云翳遮睛：甘州枸杞子一斤。好酒润透，分作四分，四两用蜀椒一两炒，四两用小茴香一两炒，四两用脂麻一两炒，四两用川楝肉炒，拣出枸杞，加熟地黄、白术、白茯苓各一两，为末，炼蜜丸，日服（《瑞竹堂经验方》四神丸）。安神养血，滋阴壮阳，益智，强筋骨，泽肌肤，驻颜色：枸杞子（去蒂）五升，圆眼肉五斤。上二味为一处，用新汲长流水五十斤，以砂锅桑柴火慢慢熬之，渐渐加水煮至杞圆无味，方去渣，再慢火熬成膏，取起，瓷罐收贮。不拘时频服二、三匙（《摄生秘剖》杞圆膏）。治五劳七伤，房事衰弱：枸杞叶半斤（切），粳米二合。上件以豉汁相和，煮作粥，以五味末葱白等，调和食之（《圣惠方》枸杞粥方）。治视力减退及夜盲：枸杞菜二两，柄猫草一两，夜明砂三钱，猪肝四两。水煎服（《陆川本草》）。治消渴唇干口燥：枸杞根五升（锉皮），石膏一升，小麦三升。上三味切，以水煮，麦熟汤成，去滓，适寒温饮之（《医心方》枸杞汤）。

316. 散血丹 | Sàn Xuè Dān

【拉丁学名】*Physaliastrum kweichouense* Kuang et A. M. Lu

【科属分类】茄科 Solanaceae 散血丹属 *Physaliastrum*

【植物形态】植株高约 30cm。根多条簇生；茎稍密被细柔毛，枝条稍细瘦。叶连叶柄长 7~12cm，宽 3~6cm，叶片卵形、椭圆形或倒卵状椭圆

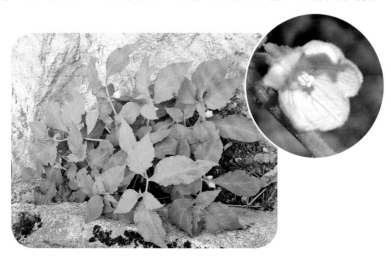

形，顶端急尖或渐尖，基部歪斜，变狭而成长 1 ~ 2cm 的叶柄，全缘而波状，具细缘毛，上面被有稍密的柔毛，下面仅沿脉有柔毛，侧脉 5 ~ 7 对。花俯垂，花梗弧状弯曲，有疏柔毛，长 1 ~ 1.5cm。花萼筒部几乎不到花冠长度的 1/3，长约 6mm，直径 7mm，外面被稀疏柔毛，5 深中裂，裂片极不相等，最长者阔条形，与花冠等高，最短者狭三角形，有缘毛；花冠钟状，长及直径各约 2cm，外面密被细柔毛，具 5 浅裂，裂片扁三角形，有细缘毛；雄蕊长 6 ~ 7mm，约为花冠长的 1/3，花丝无毛；子房圆锥状，花柱冠以膨大的 2 浅裂柱头。5 月开花。

【生境分布】产于四川、贵州、湖北、云南、广西、广东等省。生于海拔 750m 上下的水旁。

【药用部位】以全草入药。

【采收加工】全年可采，洗净晒干或鲜用。

【功能主治】甘，凉。散瘀止血。用于胃出血，鼻衄。

317. 挂金灯 | Guà Jīn Dēng

【拉丁学名】*Physalis alkekengi* L. var. *franchetii*（Mast.）Makino

【别名】酸浆实、灯笼儿、王母珠、洛神珠、天泡草铃儿、金灯笼、天灯笼、红姑娘、灯笼果、天泡果、包铃子、端浆果、野胡椒、锦灯笼、鬼灯笼、水辣子、浆水灌、勒马回、红灯笼等。

【科属分类】茄科 Solanaceae 酸浆属 *Physalis*

【植物形态】多年生草本，基部常匍匐生根。茎高 40 ~ 80cm，基部略带木质，分枝稀疏或不分枝，茎节不甚膨大，常被有柔毛，尤其以幼嫩部分较密。叶长 5 ~ 15cm，宽 2 ~ 8cm，长卵形至阔卵形、有时菱状卵形，顶端渐尖，基部不对称狭楔形、下延至叶柄，全缘而波状或者有粗牙齿、有时每边具少数不等大的三角形大牙齿，两面被有柔毛，沿叶脉较密，上面的毛常不脱落，沿叶脉亦有短硬毛；叶柄长 1 ~ 3cm。花梗长 6 ~ 16mm，开花时直立，后来向下弯曲，密生柔毛而果时也不脱落；花萼阔钟状，长约 6mm，密生柔毛，萼齿三角形，边缘有硬毛；花冠辐状，白色，直径 15 ~ 20mm，裂片开展，阔而短，顶端骤然狭窄成三角形尖头，外面有短柔毛，边缘有缘毛；雄蕊及花柱均较花冠为短。果梗长 2 ~ 3cm，多少被宿存柔毛；果萼卵状，长 2.5 ~ 4cm，直径 2 ~ 3.5cm，薄革质，网脉显著，有 10 纵肋，橙色或火红色，被宿存的柔毛，顶端闭合，基部凹陷；浆果球状，橙红色，直径 10~15mm，柔软多汁。种子肾脏形，淡黄色，长约 2mm。花期 5~9 月，果期 6~10 月。

【生境分布】本种在我国分布广泛，除西藏尚未见到外其他各省区均有分布。常生于田野、沟边、山坡草地、林下或路旁水边；亦普遍栽培。

【药用部位】带宿萼的果实。

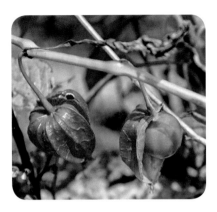

【采收加工】秋季果实成熟，宿萼呈橘红色时采摘，晒干。

【功能主治】味酸、甘，性寒。清肺利咽，化痰利水。主肺热痰咳，咽喉肿痛，骨蒸劳热，小便淋涩，天疱湿疮。

【用法用量】内服：煎汤，1.5~3 钱；或研末。外用：煎水洗、捣敷或研末吹喉。

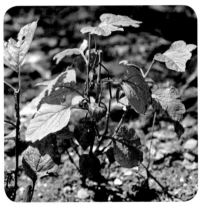

【注意】虚泻者忌用，有堕胎作用，孕妇忌用。

【附方】治百日咳：酸浆果实，瓦上烧存性。每服一分，白砂糖送下（《江西中医药》）。治喉炎：天泡果研末一钱，加冰片一分，吹喉部（《贵阳民间药草》）。治天蛇头（指尖痛）：天泡果套在指上患处（《贵阳民间药草》）。

318. 苦蘵 | Kǔ Zhī

【拉丁学名】*Physalis angulata* L.

【别名】灯笼草、天泡子、天泡草、黄姑娘、小酸浆、朴朴草、打额泡等。

【科属分类】茄科 Solanaceae 酸浆属 *Physalis*

【植物形态】一年生草本,被疏短柔毛或近无毛,高常 30～50cm;茎多分枝,分枝纤细。叶柄长 1～5cm,叶片卵形至卵状椭圆形,顶端渐尖或急尖,基部阔楔形或楔形,全缘或有不等大的牙齿,两面近无毛,长 3～6cm,宽 2～4cm。花梗长 5～12mm,纤细和花萼一样生短柔毛,长 4～5mm,5 中裂,裂片披针形,生缘毛;花冠淡黄色,喉部常有紫色斑纹,长 4～6mm,直径 6～8mm;花药蓝紫色或有时黄色,长约 1.5mm。果萼卵球状,直径 1.5～2.5cm,薄纸质,浆果直径约 1.2cm。种子圆盘状,长约 2mm。花果期 5～12 月。

【生境分布】分布于我国华东、华中、华南及西南。常生于海拔 500～1500m 的山谷林下及村边路旁。

【药用部位】全草、根、果实入药。

【采收加工】夏、秋季采全草,鲜用或晒干。

【功能主治】苦,寒。全草:清热解毒,消肿利尿。用于咽喉肿痛,腮腺炎,急慢性气管炎,肺脓疡,痢疾,睾丸炎,小便不利。外用治脓疱疮。苦藏根:利水通淋。治水肿腹胀,黄疸,热淋。苦藏果实:治牙痛,天疱疮,疔疮。

【用法用量】内服:煎汤,0.5～1 两;或捣汁。外用:捣敷、煎水含漱

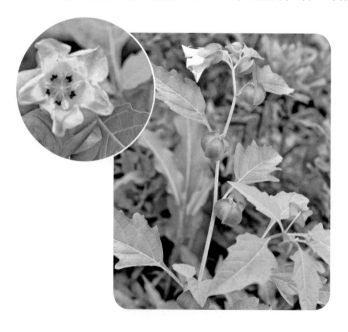

或熏洗。

【注意】孕妇忌服。

【附方】治百日咳：苦蘵五钱，水煎，加适量白糖调服（《江西民间草药验方》）。治咽喉红肿疼痛：新鲜苦蘵，洗净，切碎，捣烂，绞取自然汁一匙，用开水冲服（《江西民间草药验方》）。治牙龈肿痛：苦蘵八钱。煎水含漱（《江西民间草药》）。治牙痛：苦蘵果含痛处（《湖南药物志》）。治疔疮：苦蘵果去壳，捣烂，搽患处（《湖南药物志》）。

319. 白英 | Bái Yīng

【拉丁学名】*Solanum lyratum* Thunb.

【别名】白毛藤、白草、毛千里光、毛风藤、排风藤、毛秀才、葫芦草、金线绿毛龟等。

【科属分类】茄科 Solanaceae　茄属 *Solanum*

【植物形态】草质藤本，长 0.5～1m，茎及小枝均密被具节长柔毛。叶互生，多数为琴形，长 3.5～5.5cm，宽 2.5～4.8cm，基部常 3～5 深裂，裂片全缘，侧裂片愈近基部的愈小，端钝，中裂片较大，通常卵形，先端渐尖，两面均被白色发亮的长柔毛，中脉明显，侧脉在下面较清晰，通常每边 5～7 条；少数在小枝上部的为心脏形，小，长 1～2cm；叶柄长 1～3cm，被有与茎枝相同的毛被。聚伞花序顶生或腋外生，疏花，总花梗长 2～2.5cm，被具节的长柔毛，花梗长 0.8～1.5cm，无毛，顶端稍膨大，基部具关节；萼环状，直径约 3mm，无毛，萼齿 5 枚，圆形，顶端具短尖头；花冠蓝紫色或白色，直径约 1.1cm，花冠筒隐于萼内，长约 1mm，冠檐长约 6.5mm，5 深裂，裂片椭圆状披针形，长约 4.5mm，先端被微柔毛；花丝长约 1mm，花药长圆形，长约 3mm，顶孔略向上；子房卵形，直径不及 1mm，花柱丝状，长约 6mm，柱头小，头状。浆果球状，成熟时红黑色，直径约 8mm；种子近盘状，扁平，直径约 1.5mm。花期夏秋，果熟期秋末。

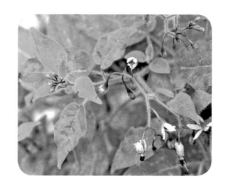

【生境分布】产于甘肃、陕西，山西、河南、山东、江苏、浙江、安徽、江西、福建、台湾、广东、广西、湖南、湖北、四川、云南诸省。喜生于海拔600~2800m的山谷草地或路旁、田边。

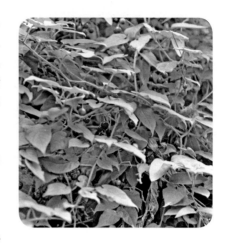

【药用部位】以全草或根入药。

【采收加工】全草：于5~6月或9~11月间割取全草，洗净晒干；根：夏、秋采收。

【功能主治】全草：甘、苦，寒；小毒；根：苦、辛，平。全草：清热利湿，解毒消肿。用于湿热黄疸，胆囊炎，胆石症，肾炎水肿，风湿关节痛，妇女湿热带下，小儿高热惊搐，痈肿瘰疬，湿疹瘙痒，带状疱疹。根：清热解毒，消肿止痛。用于风炎牙痛，头痛，瘰疬，痔漏。

【用法用量】全草：内服：煎汤，15~30g，鲜者30~60g，或浸酒。外用：适量，煎水洗、捣敷涂；根：内服：煎汤，0.5~1两。

【附方】治乳痛：白毛藤根一两，酒，水各半煎服，取渣加酒糟调敷患处（《贵阳民间药草》）。治风痛：桑黄二两，白毛藤二两。切碎，用绍兴原坛酒六斤，煎三炷香。每日服一饭碗（《杨春涯经验方》）。治风湿关节痛：排风藤一两，忍冬一两，五加皮一两。好酒一斤泡服（《贵阳民间药草》）。治风火赤眼：白英鲜叶捣烂，调入乳外敷眼睑（《福建中草药》）。治火牙虫牙痛：白毛藤根、地骨皮、枸骨根、龙胆草、白牛膝。炖内服（《四川中药志》）。

320. 刺天茄 | Cì Tiān Qié

【拉丁学名】*Solanum indicum* L.

【别名】苦果、苦天茄、野海椒、钉茄、丁茄子、袖扣果、生刺矮瓜、紫花茄、鸡刺子、黄水茄等。

【科属分类】茄科 Solanaceae 茄属 *Solanum*

【植物形态】多枝灌木，通常高0.5~1.5~（6）m，小枝，叶下面，叶柄，花序均密被8~11分枝，长短不相等的具柄的星状绒毛。小枝褐色，密被尘土色渐老逐渐脱落的星状绒毛及基部宽扁的淡黄色钩刺，钩刺长

4~7mm，基部宽 1.5~7mm，基部被星状绒
毛，先端弯曲，褐色。叶卵形，长 5~7~（11）
cm，宽 2.5~5.2~（8.5）cm，先端钝，基部心
形，截形或不相等，边缘 5~7 深裂或成波状浅
圆裂，裂片边缘有时又作波状浅裂，上面绿色，
被具短柄的 5~9~（11）分枝的星状短绒毛，
下面灰绿，密被星状长绒毛；中脉及侧脉常在两
面具有长 2~6mm 的钻形皮刺，侧脉每边 3~4
条；叶柄长 2~4cm，密被星状毛及具 1~2 枚
钻形皮刺，有时不具。蝎尾状花序腋外生，长
3.5~6cm，总花梗长 2~8mm，花梗长 1.5cm
或稍长，密被星状绒毛及钻形细直刺；花蓝紫
色，或少为白色，直径约 2cm；萼杯状，直径
约 1cm，长 4~6mm，先端 5 裂，裂片卵形，
端尖，外面密被星状绒毛及细直刺，内面仅先端
被星状毛；花冠辐状，筒部长约 1.5mm，隐于
萼内，冠檐长约 1.3cm，先端深 5 裂，裂片卵
形，长约 8mm，外面密被分枝多具柄或无柄的
星状绒毛，内面上部及中脉疏被分枝少无柄的星
状绒毛，很少有与外面相同的星状毛；花丝长约

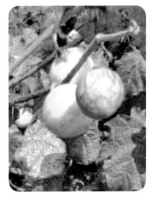

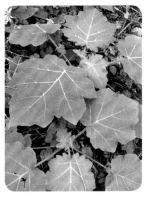

1mm，基部稍宽大，花药黄色，长约为花丝长度的 7 倍，顶孔向上；子房长
圆形，具棱，顶端被星状绒毛，花柱丝状，除柱头以下 1mm 外余均被星状
绒毛，柱头截形。果序长 4~7cm，果柄长 1~1.2cm，被星状毛及直刺。浆
果球形，光亮，成熟时橙红色，直径约 1cm，宿存萼反卷。种子淡黄色，近
盘状，直径约 2mm。全年开花结果。

【生境分布】产于我国四川、湖北、贵州、云南、广西、广东、福建、台
湾，广布于热带及亚热带。生于海拔 180~1700m 的林下、路边、荒地、干
燥灌丛中。

【药用部位】以果实、叶入药。

【采收加工】果实：秋季采收，晒干；叶：夏、秋采集，晒干或鲜用。

【功能主治】果实：苦，寒，有小毒；叶：微苦，凉。果实：消炎解毒，
镇静止痛。用于风湿跌打疼痛，神经性头痛，胃痛，牙痛，乳腺炎，腮腺炎。

叶：消炎止痛，解毒止痉。用于小儿惊厥。

【用法用量】果实：内服：煎汤，1~2钱。外用：捣涂或研末调敷；叶：内服：煎汤，1~2钱。

【附方】治将要出头的疮毒：刺天茄叶、果晒干研末，加重楼粉，蜂蜜调匀外敷（《昆明民间常用草药》）。治牙痛：刺天茄鲜果实捣烂，置牙痛处（《云南中草药》）。

321. 曼陀罗 | Màn Tuó Luó

【拉丁学名】*Datura stramonium* L.

【别名】曼荼罗、满达、曼达、醉心花、狗核桃、洋金花、枫茄花、万桃花、闹羊花、大喇叭花、山茄子等。

【科属分类】茄科 Solanaceae 曼陀罗属 *Datura*

【植物形态】野生直立木质一年生草本植物，在低纬度地区可长成亚灌木，高 0.5~1.5m，全体近于平滑或在幼嫩部分被短柔毛。茎粗壮，圆柱状，淡绿色或带紫色，下部木质化。叶互生，上部呈对生状，叶片卵形或宽卵形，顶端渐尖，基部不对称楔形，有不规则波状浅裂，裂片顶端急尖，有时亦有波状牙齿，侧脉每边 3~5 条，直达裂片顶端，长 8~17cm，宽 4~12cm；

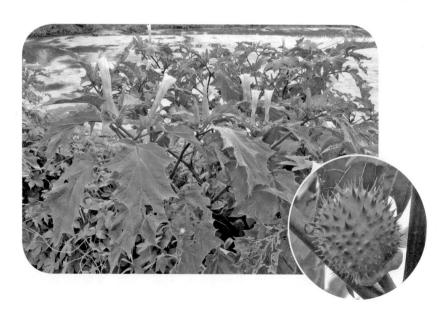

叶柄长 3~5cm。花单生于枝叉间或叶腋，直立，有短梗；花萼筒状，长4~5cm，筒部有 5 棱角，两棱间稍向内陷，基部稍膨大，顶端紧围花冠筒，5 浅裂，裂片三角形，花后自近基部断裂，宿存部分随果实而增大并向外反折；花冠漏斗状，下半部带绿色，上部白色或淡紫色，檐部 5 浅裂，裂片有短尖头，长 6~10cm，檐部直径 3~5cm；雄蕊不伸出花冠，花丝长约3cm，花药长约 4mm；子房密生柔针毛，花柱长约 6cm。蒴果直立生，卵状，长 3~4.5cm，直径 2~4cm，表面生有坚硬针刺或有时无刺而近平滑，成熟后淡黄色，规则 4 瓣裂。种子卵圆形，稍扁，长约 4mm，黑色。花期6~10 月，果期 7~11 月。

【生境分布】曼陀罗花原产于印度。广泛分布于世界温带至热带地区。中国各地均有分布。

【药用部位】以叶、花（洋金花）、籽入药。

【采收加工】花于 6~10 月份，分次采摘，一般含苞待放时有效成分含量高，花朵采下，晒干或微火烘干；叶于 7~8 月间采收晒干或烘干；夏、秋果实成熟时采收果实或种子。

【功能主治】辛，温，有大毒。花麻醉，祛风湿，止喘定痛，用于风顽痹及寒湿脚气，惊痫和寒哮。花瓣的镇痛作用尤佳，可治神经痛等。茎叶：镇咳平喘，止痛拔脓，用于喘咳，痹痛，脚气，痈疽疮疖。籽可用于镇咳镇痛。

【注意】茎叶：切忌用量过大，以免中毒；种子：切不可吞服，以免中毒；儿童忌用。

【附方】治顽固性溃疡：曼陀罗鲜叶，用银针密刺细孔，再用于水或米汤冲泡，然后贴患处，日换两次（《福建民间草药》）。外治皮肤痒起水泡：曼陀罗鲜叶适量，捣烂取汁抹患处（《闽南民间草药》）。治牛皮癣：剥取曼陀罗根皮，晒干，研末，加醋及枯矾擦患处（《广西中药志》）。治筋骨疼痛：曼陀罗干根一两，浸酒半斤。十日后饮酒，每日 1~2 次，每次不超过一钱（《南方主要有毒植物》）。

322. 毛曼陀罗 | Máo Màn Tuó Luó

【拉丁学名】*Datura innoxia* Mill.

【别名】曼荼罗、满达、曼扎、曼达、醉心花、狗核桃、洋金花、枫茄花、万桃花、闹羊花、大喇叭花、山茄子、羊惊花、山茄花、风茄花、枫茄花、醉仙桃、大麻子花、广东闹羊花、大喇叭花、金盘托荔枝、假荔枝等。

【科属分类】茄科 Solanaceae 曼陀罗属 *Datura*

【植物形态】一年生直立草本或半灌木状，高 1～2m，全体密被细腺毛和短柔毛。茎粗壮，下部灰白色，分枝灰绿色或微带紫色。叶片广卵形，长 10～18cm，宽 4～15cm，顶端急尖，基部不对称近圆形，全缘而微波状或有不规则的疏齿，侧脉每边 7～10 条。花单生于枝叉间或叶腋，直立或斜升；花梗长 1～2cm，初直立，花萎谢后渐转向下弓曲。花萼圆筒状而不具棱角，长 8～10cm，直径 2～3cm，向下渐稍膨大，5 裂，裂片狭三角形，有时不等大，长 1～2cm，花后宿存部分随果实增大而渐大呈五角形，果时向外反折；花冠长漏斗状，长 15～20cm，檐部直径 7～10cm，下半部带淡绿色，上部白色，花开放后呈喇叭状，边缘有 10 尖头；花丝长约 5.5cm，花药长 1～1.5cm；子房密生白色柔针毛，花柱长 13～17cm。蒴果俯垂，近球状或卵球状，直径 3～4cm，密生细针刺，针刺有韧曲性，全果亦密生白色柔毛，成熟后淡褐色，由近顶端不规则开裂。种子扁肾形，褐色，长约 5mm，宽 3mm。花果期 6～9 月。

【生境分布】我国大连、北京、上海、南京等许多城市有栽培，新疆阿尔泰地区、河北、山东、河南、湖北、江苏等省区有野生。常生于村边、路旁。

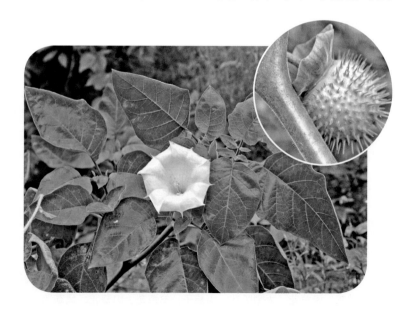

95. 玄参科　Scrophulariaceae

323. 玄参 | Xuán Shēn

【拉丁学名】*Scrophularia ningpoensis* Hemsl.

【别名】元参、浙玄参、水萝卜、八秽麻、黑参等。

【科属分类】玄参科 Scrophulariaceae　玄参属 *Scrophularia*

【植物形态】高大草本，可达1米余。支根数条，纺锤形或胡萝卜状膨大，粗可达3cm以上。茎四棱形，有浅槽，无翅或有极狭的翅，无毛或多少有白色卷毛，常分枝。叶在茎下部多对生而具柄，上部的有时互生而柄极短，柄长者达4.5cm，叶片多变化，多为卵形，有时上部的为卵状披针形至披针形，基部楔形、圆形或近心形，边缘具细锯齿，稀为不规则的细重锯齿，大者长达30cm，宽达19cm，上部最狭者长约8cm，宽仅1cm。花序为疏散的大圆锥花序，由顶生和腋生的聚伞圆锥花序合成，长可达50cm，但在较小的植株中，仅有顶生聚伞圆锥花序，长不及10cm，聚伞花序常2～4回复

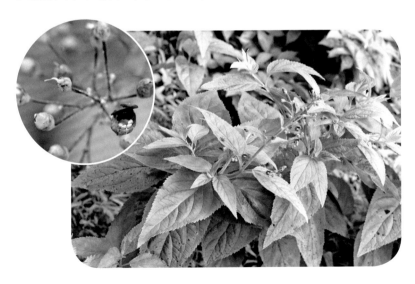

出，花梗长 3 ~ 30mm，有腺毛；花褐紫色，花萼长 2 ~ 3mm，裂片圆形，边缘稍膜质；花冠长 8 ~ 9mm，花冠筒多少球形，上唇长于下唇约 2.5mm，裂片圆形，相邻边缘相互重叠，下唇裂片多少卵形，中裂片稍短；雄蕊稍短于下唇，花丝肥厚，退化雄蕊大而近于圆形；花柱长约 3mm，稍长于子房。蒴果卵圆形，连同短喙长 8 ~ 9mm。花期 6 ~ 10 月，果期 9 ~ 11 月。

【生境分布】为我国特产，是一分布较广，变异较大的种类，产于河北（南部）、河南、山西、陕西（南部）、湖北、安徽、江苏、浙江、福建、江西、湖南、广东、贵州、四川。生于海拔 1700m 以下的竹林、溪旁、丛林及高草丛中；药用多为栽培。

【药用部位】干燥根入药。

【采收加工】冬季茎叶枯萎时采挖，除去根茎、幼芽、须根及泥沙，晒或烘至半干，堆放 3 ~ 6 天，反复数次至干燥。

【功能主治】甘、苦、咸，微寒。清热凉血，滋阴降火，解毒散结。用于热入营血，温毒发斑，热病伤阴，舌绛烦渴，津伤便秘，骨蒸劳嗽，目赤，咽痛，白喉，瘰疬，痈肿疮毒。

【用法用量】9 ~ 15g。

【注意】不宜与藜芦同用。脾胃有湿及脾虚便溏者忌服。

【附方】治急喉痹风，不拘大人小儿：玄参、鼠粘子（半生半炒）各一两。为末，新汲水服一盏（《圣惠方》）。治瘰疬初起：元参（蒸）、牡蛎（醋煅，研）、贝母（去心，蒸）各四两。共为末，炼蜜为丸。每服三钱，开水下，日二服（《医学心悟》消瘰丸）。

324. 地黄 | Dì Huáng

【拉丁学名】*Rehmannia glutinosa* (Gaetn.) Libosch. ex Fisch. et Mey.

【别名】生地、怀庆地黄等。

【科属分类】玄参科 Scrophulariaceae 地黄属 *Rehmannia*

【植物形态】体高 10 ~ 30cm，密被灰白色多细胞长柔毛和腺毛。根茎肉质，鲜时黄色，在栽培条件下，直径可达 5.5cm，茎紫红色。叶通常在茎基部集成莲座状，向上则强烈缩小成苞片，或逐渐缩小而在茎上互生；叶片卵形至长椭圆形，上面绿色，下面略带紫色或成紫红色，长 2 ~ 13cm，宽 1 ~ 6cm，边缘具不规则圆齿或钝锯齿以至牙齿；基部渐狭成柄，叶脉在上面凹陷，下面

隆起。花具长 0.5 ~ 3cm 之梗，梗
细弱，弯曲而后上升，在茎顶部略
排列成总状花序，或几全部单生叶
腋而分散在茎上；萼长 1 ~ 1.5cm，
密被多细胞长柔毛和白色长毛，具
10 条隆起的脉；萼齿 5 枚，矩
圆状披针形或卵状披针形抑或多
少 三 角 形，长 0.5 ~ 0.6cm，宽
0.2 ~ 0.3cm，稀前方 2 枚各又开裂
而使萼齿总数达 7 枚之多；花冠长
3 ~ 4.5cm；花冠筒多少弓曲，外面

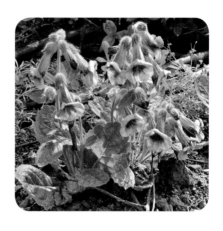

紫红色，被多细胞长柔毛；花冠裂片，5 枚，先端钝或微凹，内面黄紫色，外
面紫红色，两面均被多细胞长柔毛，长 5 ~ 7mm，宽 4 ~ 10mm；雄蕊 4 枚；
药室矩圆形，长 2.5mm，宽 1.5mm，基部又开，而使两药室常排成一直线，
子房幼时 2 室，老时因隔膜撕裂而成一室，无毛；花柱顶部扩大成 2 枚片状
柱头。蒴果卵形至长卵形，长 1 ~ 1.5cm。花果期 4 ~ 7 月。

【生境分布】分布于辽宁、河北、河南、山东、山西、陕西、甘肃、内蒙
古、江苏、湖北等省区。生于海拔 50 ~ 1100m 之砂质壤土、荒山坡、山脚、
墙边、路旁等处。药用多为栽培。

【药用部位】新鲜或干燥块根入药。

【采收加工】秋季采挖，除去芦头、须根及泥沙，鲜用称"鲜地黄"，或
将地黄缓缓烘焙至约八成干称"生地黄"。

【功能主治】鲜地黄：甘、苦，寒。生地黄：甘，寒。鲜地黄：清热生
津，凉血，止血。用于热病伤阴，舌绛烦渴，温毒发斑，吐血，衄血，咽喉
肿痛。生地黄：清热凉血，养阴生津。用于热入营血，温毒发斑，吐血衄血，
热病伤阴，舌绛烦渴，津伤便秘，阴虚发热，骨蒸劳热，内热消渴。

【用法用量】鲜地黄：12 ~ 30g。生地黄：9 ~ 15g。

325. 湖北地黄 | Hú Běi Dì Huáng

【拉丁学名】*Rehmannia henryi* N. E. Brown

【别名】鄂地黄、岩白菜等。

【科属分类】玄参科 Scrophulariaceae 地黄属 *Rehmannia*

【植物形态】植体被多细胞长柔毛及腺毛，高 15～40cm，基生叶多少成丛，叶片椭圆状矩圆形，或匙形，长 6～17cm，宽 3～8cm，两面均被多细胞长柔毛，边缘具不规则圆齿，齿的顶端钝或急尖，有时在较大的叶片中常具带齿的浅裂片；叶片顶部钝圆，基部渐狭成长 2～8cm 的带翅的柄；茎生叶与基生叶相似，但向上逐渐变小。花单生叶腋，具长约 2.5mm 之梗；梗稍弯曲向上斜伸，基部的可长达 5.5cm；小苞片钻状，长约 3mm，着生于花梗的近基部，与萼同被黄褐色多细胞长柔毛，萼长 1.8～2.5cm；萼齿开展，卵状披针形，先端钝，全缘或略有齿，长 0.8～1.2cm，宽 3～4mm；花冠淡黄色，长 5～7cm，筒背腹扁，前端稍膨大，外面被白色柔毛；上唇裂片横矩圆形，长 1.3cm，宽 1.5cm；下唇裂片矩圆形，中裂长 1.8cm，宽 1.5cm，侧裂片彼此相等，长 1.5cm，宽 1.4cm；花丝基部疏被极短的腺毛；子房无毛，下托有一环状花盘，柱头圆形。花期 4～5 月。

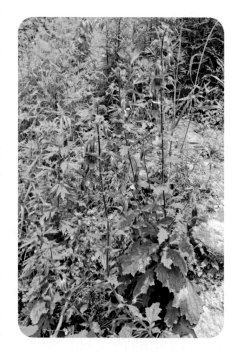

【生境分布】分布于湖北。生于路旁或石缝中。

【药用部位】以根入药。

【采收加工】秋季采挖，洗净，晒干。

【功能主治】味甘，性微寒。凉血止血，清热生津。主发热品干，血热衄，尿血，崩漏，斑疹，消渴。

【用法用量】内服：煎汤，10～15g。

【附方】根：有补血、止血、强壮的功能。鲜根液汁可用于创伤止血。内服用于吐血、鼻衄。子宫出血（《新华本草纲要》）。

326. 腹水草 | Fù Shuǐ Cǎo

【拉丁学名】*Veronicastrum stenostachyum*（Hemsl.）Yamazaki

【别名】多穗草、爬崖红、悬铃草、两头爬、两头粘、两头镇、毛叶仙桥、仙桥草、钓鱼竿、钓竿藤、爬岩红、两头生根等。

【科属分类】玄参科 Scrophulariaceae 腹水草属 *Veronicastrum*

【植物形态】多年生宿根草本，高 1.8～2.1m，全株着生细长软毛。茎半蔓性，瘦细，圆形。叶互生，椭圆形或长卵形，先端长锐尖，基部楔形或圆形，边缘粗锯齿，茎上部的叶较小，中部的叶最大，稍革质；有短柄。穗状花序集成球形，生于叶腋及枝梢，苞片卵形，花小而多；花萼 5 深裂，裂片披针形，背面有毛；花冠深紫色，圆筒状，4 浅裂；雄蕊 2，伸出，花丝下部有毛；雌蕊由 2 心皮组成，子房上位。蒴果，胞背开裂。花期 6～9 月。果期 10 月。

【生境分布】野生于山谷阴湿处。分布浙江、江苏、湖北、安徽、江西、福建等地。

【药用部位】全草入药。

【采收加工】10 月采收，晒干或鲜用。

【功能主治】苦、辛，凉；有小毒。行水，消肿，散瘀，解毒。主治肝硬化腹水，肾炎水肿，跌打损伤，疮肿疔毒，烫伤，毒蛇咬伤。

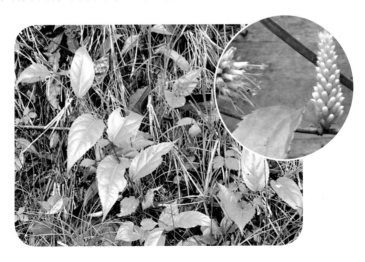

【用法用量】内服：煎汤，10～15g，鲜品30～60g，或捣汁服。外用：鲜品适量，捣敷，或研粉调敷，或煎水洗。

【注意】孕妇及体虚者忌服。

【附方】治腹水：腹水草全草一两。水煎，分两次，食前空腹服（《湖南药物志》）。治小便不利：腹水草全草，水煎服（《湖南药物志》）。治子宫脱垂：腹水草八钱，野葡萄根七钱，猪小肚一个。炖老酒服（《闽东本草》）。治便秘：腹水草根一两，鹿茸草二钱。水煎，蜂蜜调服（《浙江民间常用草药》）。治子宫癌：腹水草藤一两，牛尾菜一两，七叶一枝花五钱，龙葵一两，黄药子一两。煎水服（《江西草药手册》）。

327. 蚊母草 | Wén Mǔ Cǎo

【拉丁学名】*Veronica peregrina* L.

【别名】仙桃草、水蓑衣、英桃草、小头红、蟠桃草、小伤力草、接骨仙桃等。

【科属分类】玄参科 Scrophulariaceae 婆婆纳属 *Veronica*

【植物形态】株高10～25cm，通常自基部多分枝，主茎直立，侧枝披散，全体无毛或疏生柔毛。叶无柄，下部的倒披针形，上部的长矩圆形，长1～2cm，宽2～6mm，全缘或中上端有三角状锯齿。总状花序长，果期达20cm；苞片与叶同形而略小；花梗极短；花萼裂片长矩圆形至宽条形，长3～4mm；花冠白色或浅蓝色，长2mm，裂片长矩圆形至卵形；雄蕊短于花冠。

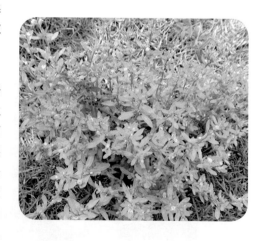

蒴果倒心形，明显侧扁，长3～4mm，宽略过之，边缘生短腺毛，宿存的花柱不超出凹口。种子矩圆形。花期5～6月。

【生境分布】分布于东北、华东、华中、西南各省区。生于潮湿的荒地、路边，在西南可达海拔 3000m 处。

【药用部位】带虫瘿的全草。

【采收加工】5 月中旬至 6 月上旬花后采集带虫瘿的全草（小虫未逸出之前），立即蒸后晒干或直接晒干。

【功能主治】甘、微辛，平。活血止血，祛瘀止痛，和肝益脾。主治咳血，吐血，便血，胃痛，经来腹痛，咽喉肿痛，跌打损伤等症。

【用法用量】内服：煎汤，10 ~ 30g，或研末，或捣汁服。外用：鲜品适量，捣敷或煎水洗。

【注意】孕妇忌服。

328. 水苦荬 | Shuǐ Kǔ Mǎi

【拉丁学名】*Veronica undulata* Wall.

【别名】水仙桃草、仙桃草、水接骨丹、接骨仙桃草、虫虫草、水莴苣、水对叶莲等。

【科属分类】玄参科 Scrophulariaceae 婆婆纳属 *Veronica*

【植物形态】多年生草本，高 30 ~ 60cm，通常全体无毛。根茎横走。茎直立或基部倾斜，多少肉质。叶对生，无柄，上部的叶半抱茎，叶片为长圆状披针形，长 2 ~ 8cm，宽 1 ~ 1.5cm，叶缘有尖锯齿。总状花序腋生及顶生，多花，长 5 ~ 12cm，宽 1cm 以上，花梗多横生，与花序轴成直角；苞片线形，长 1.5 ~ 2cm；花萼 4 深裂，裂片狭椭圆形，长约 3mm，急尖；花冠淡蓝紫色，直径约 4mm。花柱长 1 ~ 1.5mm。蒴果几为圆形，长约 3mm。种子微细。花梗、花萼和蒴果上多少有些毛；花期 4 ~ 5 月，果期 6 月。

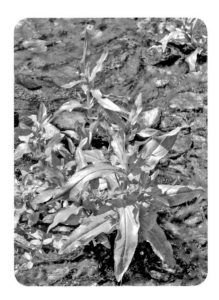

【生境分布】广布于全国各省

区，仅西藏、青海、宁夏、内蒙古未见标本。生水边及沼地。

【药用部位】带虫瘿的全草、根及果实入药。

【采收加工】夏季采集有虫瘿的全草，洗净，切片，晒干或鲜用；果实：立夏前后采收。

【功能主治】带虫瘿的全草及果实：苦，凉；根：微苦、辛，寒。全草：活血止血，解毒消肿。用于咽喉肿痛，肺结核咯血，风湿疼痛，月经不调，血小板减少性紫癜，跌打损伤。外用治骨折、痈疖肿毒。根：主风热上壅，喉咽肿痛及项上风疬，以酒磨服。果实：治跌打损伤，劳伤吐血。

【用法用量】内服：煎汤，3~5钱，或研末冲服。外用：捣敷或研末吹喉。

【附方】治妇女产后感冒：水苦荬煎水，加红糖服（《南京民间药草》）。治闭经：水仙桃草一两，血巴木根一两。泡酒温服（《贵州草药》）。治痈肿、无名肿毒：水仙桃草、蒲公英各适量共捣烂外敷，或本品配独角莲、生地，加鸡蛋清捣如泥状，外敷患处（《陕西中草药》）。

329. 婆婆纳 | Pó Pó Nà

【拉丁学名】*Veronica persica* Poir.

【别名】狗卵草、双珠草、双铜锤、双肾草、卵子草、石补钉、菜肾子、将军草、脾寒草等。

【科属分类】玄参科 Scrophulariaceae 婆婆纳属 *Veronica*

【植物形态】铺散多分枝草本，多少被长柔毛，高10~25cm。叶仅2~4对（腋间有花的为苞片，见下），具3~6mm长的短柄，叶片心形至卵形，长5~10mm，宽6~7mm，每边有2~4个深刻的钝齿，两面被白色长柔毛。总状花序很长；苞片叶状，下部的对生或全部互生；花梗比苞片略短；花萼裂片卵形，顶端急尖，果期稍增大，三出脉，疏被短硬毛；花冠淡紫色、蓝色、粉色或白色，直径4~5mm，裂片圆形至卵形；雄蕊比花冠短。蒴果近于肾形，密被腺毛，略短于花

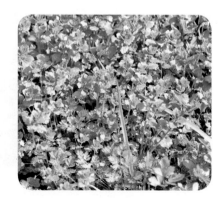

萼，宽 4 ~ 5mm，凹口约为 90 度角，裂片顶端圆，脉不明显，宿存的花柱
与凹口齐或略过之。种子背面具横纹，长约 1.5mm。花期 3 ~ 10 月。

【生境分布】华东、华中、西南、西北及北京常见。广布于欧亚大陆北
部。生荒地。

【药用部位】以全草入药。

【采收加工】春夏秋均可采收，洗净晒干。

【功能主治】甘，凉。凉血止血，理气止痛。用于吐血，疝气，睾丸炎，
白带。

【用法用量】内服：煎汤，0.5 ~ 1 两（鲜者 2 ~ 3 两），或捣汁饮。

【附方】治疝气：狗卵草鲜者二两，捣取汁，白酒和服，饥时服药尽醉，
蒙被暖睡，待发大汗自愈。倘用干者，止宜一两，煎白酒，加紫背天葵五钱
同煎更妙（《澹寮试效方》）。治膀胱疝气白带：卵子草、夜关门各一至二两，
用二道淘米水煎服（《重庆草药》）。治睾丸肿：婆婆纳、黄独，水煎服（《湖
南药物志》）。

330. 山罗花 | Shān Luó Huā

【拉丁学名】*Melampyrumroseum* Maxim.

【别名】球锈草、山萝花等。

【科属分类】玄参科 Scrophulariaceae 山罗花属 *Melampyrum*

【植物形态】直立草本，植株全体疏被鳞片状短毛，有时茎上还有两列多
细胞柔毛。茎通常多分枝，少不分枝，近于四棱形，高 15 ~ 80cm。叶柄长
约 5mm，叶片披针形至卵状披针形，顶端渐尖，基部圆钝或楔形，长

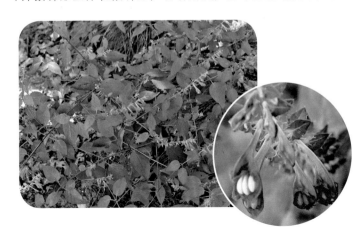

2～8cm，宽0.8～3cm。苞叶绿色，仅基部具尖齿至整个边缘具多条刺毛状长齿，较少几乎全缘的，顶端急尖至长渐尖。花萼长约4mm，常被糙毛，脉上常生多细胞柔毛，萼齿长三角形至钻状三角形，生有短睫毛；花冠紫色、紫红色或红色，长15～20mm，筒部长为檐部长的2倍左右，上唇内面密被须毛。蒴果卵状渐尖，长8～10mm，直或顶端稍向前偏，被鳞片状毛，少无毛的。种子黑色，长3mm。花期夏秋。

【生境分布】分布于东北、河北、山西、陕西、甘肃、河南、湖北、湖南及华东各省。生山坡灌丛及高草丛中。

【药用部位】全草及根入药。

【采收加工】7～8月采收，鲜用或晾干。

【功能主治】苦，凉。清热解毒。主治痈疮肿毒，肺痈，肠痈。

【用法用量】内服：煎汤，全草15～30g，或根适量，泡茶。外用：鲜品适量，捣敷。

331. 变色马先蒿 | Biàn Sè Mǎ Xiān Hāo

【拉丁学名】*Pedicularis variegata* Li

【别名】马新蒿、马矢蒿、练石草、烂石草、虎麻等。

【科属分类】玄参科 Scrophulariaceae 马先蒿属 *Pedicularis*

【植物形态】多年生草本，丛生，高不达15cm。根单条，伸长，稍稍变

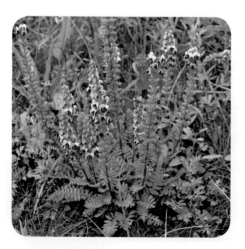

粗，不分枝。茎多数，铺散或直立，不分枝，有毛。叶茎生与基生，相似，互生，有长柄，长达6.5cm，其中柄长达2.5cm，微有翅，有细毛；叶片长圆状卵形或长圆形，长达4cm，宽1.4cm，两面均有粗毛，羽状全裂，裂片每边9～12枚，卵形，长达4mm，钝头，有锯齿，基部宽而延下。花几无梗，下部者腋生，疏散，上部者多数密生；苞

片叶状有柄，羽状全裂；萼钟形，长 7～9mm，上方极宽，宽达 6mm，膜质，有疏长毛，无网脉，前方开裂，齿 2 枚，不相等，后方 1 枚较小，卵形，全缘或几全缘，侧齿有短柄，卵形，有深缺刻状锯齿；花冠除紫色之盔外均带白色，管圆筒形，长 3.5～4.5cm，宽约 1mm，直立，亚无毛或有疏毛，不扩大，盔强烈扭旋，有腺毛，有长而不显著的鸡冠状凸起，伸出为同色的喙，后者长 9～10mm，显然作 S 形，端全缘，下唇宽 18～19mm，长 8～9mm，缘有细毛，深 3 裂，裂片极不相等，中裂较小很多，截头或圆头，侧裂圆形，全缘，偶有 2 裂；雄蕊着生于管端，前方 1 对花丝端有疏毛，下方无毛，药卵圆形；花柱略伸出。蒴果未见。花期 8 月。

【生境分布】为我国特有种，产湖北、四川西南部（木里），生于海拔 4150m 的沼泽草甸中。

【药用部位】以根入药。

【采收加工】春秋采挖，除净泥土，晒干。

【功能主治】苦，平。祛风利湿，杀虫。用于风湿性关节炎，尿路结石，小便不利。外用治疥疮。

【用法用量】2～3 钱；外用适量，煎水洗患处。

【附方】治风湿性关节炎，关节疼痛，小便少：马先蒿根五钱，水煎服（《河北中草药手册》）。治尿路结石，小便不畅：马先蒿根四两，研末，每服二钱，开水送服，每天 2 次（《河北中草药手册》）。治疥疮：马先蒿根适量，煎汤洗患部（《河北中草药手册》）。

96. 紫葳科　**Bignoniaceae**

332. 凌霄 | Líng Xiāo

【拉丁学名】*Campsis grandiflora*（Thunb.）Schum.

【别名】紫葳、五爪龙、红花倒水莲、倒挂金钟、上树龙、上树蜈蚣、白狗肠、吊墙花、堕胎花等。

【科属分类】紫葳科 Bignoniaceae 凌霄属 *Campsis*

【植物形态】落叶木质藤本，具气根。茎黄褐色，具棱状网裂。单数羽状复叶，对生；小叶 7 ~ 9，顶端小叶较大，卵形至卵状披针形，长 4 ~ 9cm，宽 2 ~ 4cm，先端渐尖，基部不对称，边缘有锯齿，小叶柄着生处有淡黄褐色毛。花成疏大顶生聚伞圆锥花序；花大，径 4 ~ 5cm；花萼 5 裂，绿色，裂片披针形；花冠赤黄色，漏斗状钟形，先端 5 裂，裂片圆形，开展；雄蕊 4，2 长 2 短；雌蕊 1，子房上位，2 室，基部有花盘。蒴果细长，豆荚状，长达 10cm，具子房柄，室背开裂。种子多数，扁平，两端具翅。花期 7 ~ 9 月。果期 8 ~ 10 月。

【生境分布】生于山谷、溪边、疏林下，或攀援于树上、石壁上或为栽培。我国南北各地均有分布。主产江苏、浙江等地。

【药用部位】干燥花及根入药。

【采收加工】花：夏、秋二季花盛开时采收，干燥；根：春秋采，洗净，切片晒干。

【功能主治】花：甘、酸，寒。根：苦，凉。花：凉血，化瘀，祛风。用于月经不调，经闭癥瘕，产后乳肿，风疹发红，皮肤瘙痒，痤疮；根：活血散瘀，解毒消肿。用于风湿痹痛，跌打损伤，骨折，脱臼，急性胃肠炎。

【用法用量】花 5 ~ 9g。根 0.3 ~ 1 两，外用鲜根适量，捣烂敷患处。

【注意】气血虚弱及孕妇忌服。

【附方】治女经不行：凌霄花为末。每服二钱，食前温酒下（《徐氏胎产方》）。治崩中漏下血：凌霄花末，温酒服方寸匕，日三（《广利方》）。治通身痒：凌霄花为末，酒调涂（《医学正传》）。治皮肤湿癣：凌霄花、羊蹄根各等量，酌加枯矾，研末搽患处（《上海常用中草药》）。

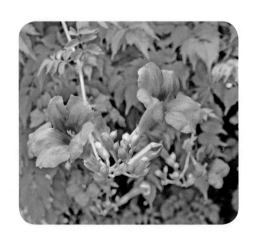

97. 苦苣苔科　Gesneriaceae

333. 苦苣苔 | Kǔ Jù Tái

【拉丁学名】*Conandron ramondioides* S. et Z.

【别名】锯齿三七、一张白、岩菜、水鳖草等。

【科属分类】苦苣苔科 Gesneriaceae 苦苣苔属 *Conandron*

【植物形态】多年生草本。根状茎长 1.4～3cm，粗 1～1.5cm，芽密被黄褐色长柔毛。叶 1～2（～3），有长或短柄；叶片草质或薄纸质，椭圆形或椭圆状卵形，长 18～24cm，宽 4.5～14.5cm，顶端渐尖，基部宽楔形或近圆形，边缘有小牙齿、浅钝齿、缺刻状重牙齿，或有时浅波状不明显浅裂，两面无毛，偶尔下面沿脉有疏柔毛，侧脉每侧 8～11 条；叶柄长 4～19cm，扁，包括翅宽 0.4～2cm，无毛，除下部外两侧有翅，翅边缘有小齿。聚伞花序 1 条，长 3～8cm，2～3 回分枝，有 6～23 花，分枝及花梗被疏柔毛或近无毛；花序梗长（3～）9～12cm，被疏柔毛或近无毛，有时有 2 条狭纵翅；苞片对生，线形，长 4～8mm。花萼 5 全裂，裂片狭披针形或披针状线形，长 3～7mm，宽 0.8～1.8mm，顶端微钝，外面被疏柔毛，内面无毛。花冠紫色，直径 1～1.8cm，无毛，筒长 3.5mm，裂片 5，三角状狭卵形，长 6～8mm，宽 3～5mm，顶端钝。雄蕊 5，无毛，花丝着生于距花冠基部 0.8～1mm 处，长约 0.8mm，花药包括药隔突起，长

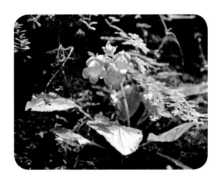

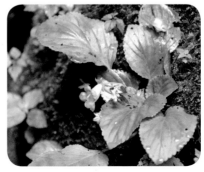

4.2 ~ 6mm，本身长 2.2 ~ 3.2mm，药隔突起膜质，长 1.9 ~ 2.1mm。雌蕊长 7.5 ~ 9mm，子房长约 2mm，与花柱散生小腺体，花柱长 5 ~ 6.5mm，柱头小。蒴果狭卵球形或长椭圆球形，长 7 ~ 9mm，宿存花柱长 5 ~ 7mm。种子淡褐色，纺锤形，长 0.5 ~ 0.6mm。花期 6 月。

【生境分布】产于安徽南部、江西东北部、浙江、湖北、福建北部及台湾。生于山谷溪边石上，山坡林中石壁上阴湿处，海拔 580 ~ 1000m。

【药用部位】全草入药。

【采收加工】夏、秋季采收，洗净，鲜用。

【功能主治】苦，寒。解蛇毒。主毒蛇咬伤，与秋海棠、夏枯草等合用外敷，治毒蛇咬伤。

【用法用量】外用：适量，捣敷。

334. 降龙草 | Xiáng Lóng Cǎo

【拉丁学名】*Hemiboea subcapitata* Clarke

【别名】马拐、牛耳朵、水泡菜、散血毒莲、虎山叶、雪汀菜、白雌雄草、山兰、秤杆蛇药、降蛇草等。

【科属分类】苦苣苔科 Gesneriaceae 半蒴苣苔属 *Hemiboea*

【植物形态】多年生草本。茎高 10 ~ 40cm，肉质，无毛或疏生白色短柔毛，散生紫褐色斑点，不分枝，具 4 ~ 7 节。叶对生；叶片稍肉质，干时草质，椭圆形、卵状披针形或倒卵状披针形，长 3 ~ 22cm，宽 1.4 ~ 8cm，全缘或中部以上具浅钝齿，顶端急尖或渐尖，基部楔形或下延，常不相等，上面散生短柔毛或近无毛，深绿色，背面无毛或沿脉疏生短柔毛，淡绿色或紫红色；皮下散生蠕虫状石细胞；侧脉每侧 5 ~ 6 条；叶柄长 0.5 ~ 5.5cm。聚伞花序腋生或假顶生，具（1 ~ ）3 ~ 10 余花；花序梗长 2 ~ 4（ ~ 13）cm，无毛；总苞球形，直径 1.5 ~ 2.2cm，顶端具突尖，无毛，开裂后呈船形；花梗粗壮，长 2 ~ 5mm，无毛。萼片 5，长椭圆形，长 6 ~ 9mm，宽 3 ~ 4mm，无毛，干时膜质。花冠白色，具紫斑，长 3.5 ~ 4.2cm；花冠筒长 2.8 ~ 3.5cm，外面疏生腺状短柔毛，内面基部上方 5 ~ 6mm 处有一毛环。口部直径 13 ~ 15mm，基部上方直径 5 ~ 6mm；上唇长 5 ~ 6mm，2 浅裂，裂片半圆形，下唇长 6 ~ 8mm，3 浅裂，裂片半圆形。雄蕊：花丝着生于距花冠基部 14 ~ 15mm 处，长 8 ~ 13mm，狭线形，无毛，花药椭圆形，长 3 ~

4mm，顶端连着；退化雄蕊3，中央1个小，长2mm；侧面2个长5～8mm，顶端小头状，分离。花盘环状，高1～1.2mm。雌蕊长3.2～3.5cm，子房线形，无毛，柱头钝，略宽于花柱。蒴果线状披针形，多少弯曲，长1.5～2.2cm，基部宽3～4mm，无毛。花期9～10月，果期10～12月。

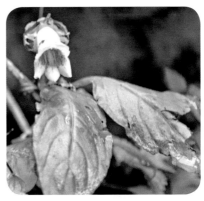

【生境分布】陕西南部、甘肃南部、浙江南部、江西、湖北、湖南、广东、广西、四川、贵州及云南东南部。生于海拔100～2100m的山谷林下石上或沟边阴湿处。

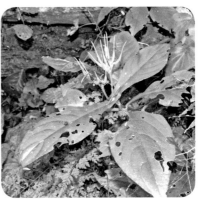

【药用部位】全草入药。

【采收加工】四季可采，洗净，鲜用或晒干。

【功能主治】微苦、涩，凉，有毒。清热解毒，利尿，止咳，生津。用于治疗疮肿毒、蛇咬伤和烧烫伤。可作猪饲料。

335. 旋蒴苣苔 | Xuán Shuò Jù Tái

【拉丁学名】*Boea hygrometrica*（Bunge）R. Br.

【别名】牛耳草、绵还阳草、八宝茶、猫耳朵、石花子、崖青叶、翻魂草、石胆草、蝴蝶草、牛耳散血草、散血草等。

【科属分类】苦苣苔科 Gesneriaceae 旋蒴苣苔属 *Boea*

【植物形态】多年生草本。叶全部基生，莲座状，无柄，近圆形，圆卵形，卵形，长1.8～7cm，宽1.2～5.5cm，上面被白色贴伏长柔毛，下面被白色或淡褐色贴伏长绒毛，顶端圆形，边缘具牙齿或波状浅齿，叶脉不明显。聚伞花序伞状，2～5条，每花序具2～5花；花序梗长10～18cm，被

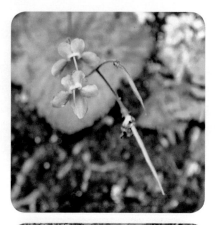

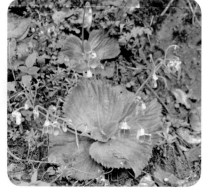

淡褐色短柔毛和腺状柔毛；苞片 2，极小或不明显；花梗长 1 ~ 3cm，被短柔毛。花萼钟状，5 裂至近基部，裂片稍不等，上唇 2 枚略小，线状披针形，长 2 ~ 3mm，宽约 0.8mm，外面被短柔毛，顶端钝，全缘。花冠淡蓝紫色，长 8 ~ 13mm，直径 6 ~ 10mm，外面近无毛；筒长约 5mm；檐部稍二唇形，上唇 2 裂，裂片相等，长圆形，长约 4mm，比下唇裂片短而窄，下唇 3 裂，裂片相等，宽卵形或卵形，长 5 ~ 6mm，宽 6 ~ 7mm。雄蕊 2，花丝扁平，长约 1mm，无毛，着生于距花冠基部 3mm 处，花药卵圆形，长约 2.5mm，顶端连着，药室 2，顶端汇合；退化雄蕊 3，极小。无花盘。雌蕊长约 8mm，不伸出花冠外，子房卵状长圆形，长约 4.5mm，直径约 1.2mm，被短柔毛，花柱长约 3.5mm，无毛，柱头 1，头状。蒴果长圆形，长 3 ~ 3.5cm，直径 1.5 ~ 2mm，外面被短柔毛，螺旋状卷曲。种子卵圆形，长约 0.6mm。花期 7 ~ 8 月，果期 9 月。

【生境分布】产于浙江、福建、江西、广东、广西、湖南、湖北、河南、山东、河北、辽宁、山西、陕西、四川及云南。生于山坡路旁岩石上，海拔 200 ~ 1320m。

【药用部位】全草入药。

【采收加工】四季可采，洗净，鲜用或晒干。

【功能主治】苦、涩，平。散瘀，止血，解毒。用于创伤出血，跌打损伤，肠炎，中耳炎。

【用法用量】创伤出血、跌打损伤：鲜品捣烂敷或干品研粉撒患处；肠炎：每次 5 ~ 15 株，煎水洗脚；中耳炎：鲜品捣烂取汁滴耳。

98. 爵床科　**Acanthaceae**

336. 九头狮子草 | Jiǔ Tóu Shī Zi Cǎo

【拉丁学名】*Peristrophe japonica*（Thunb.）Bremek.

【别名】观音草、六角英、咳嗽草、接长草、土细辛、尖惊药、天青菜、金钗草、辣叶青药、项开口、蛇舌草、化痰青、四季青等。

【科属分类】爵床科 Acanthaceae 观音草属 *Peristrophe*

【植物形态】草本，高 20 ~ 50cm。叶卵状矩圆形，长 5 ~ 12cm，宽 2.5 ~ 4cm，顶端渐尖或尾尖，基部钝或急尖。花序顶生或腋生于上部叶腋，由 2 ~ 8（10）聚伞花序组成，每个聚伞花序下托以 2 枚总苞状苞片，一大一小，卵形，几倒卵形，长 1.5 ~ 2.5cm，宽 5 ~ 12mm，顶端急尖，基部宽楔形或平截，全缘，近无毛，羽脉明显，内有 1 至少数花；花萼裂片 5，钻形，长约 3mm；花冠粉红色至微紫色，长 2.5 ~ 3cm，外疏生短柔毛，2 唇形，下唇 3 裂；雄蕊 2，花丝细长，伸出，花药被长硬毛，2 室叠生，一上一下，线形纵裂。蒴果长 1 ~ 1.2cm，疏生短柔毛，开裂时胎座不弹起，上部具 4 粒种子，下部实心；种子有小疣状突起。

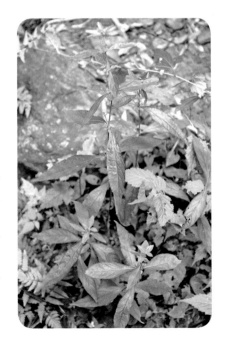

【生境分布】产于自河南、安徽、江苏、浙江、江西、福建、湖北、广东、广西、湖南、重庆、贵州、云南。低海拔广布，生路边、草地或林下。

【药用部位】全草入药。

【采收加工】夏、秋二季采挖全草。洗净，晒干。

【功能主治】辛、微苦，凉。祛风清热，活血解毒，消肿镇痛。主治感冒发热，头晕，失眠，跌打损伤，毒蛇咬伤，无名肿毒，痈疖肿毒，瘰疬，咽喉肿痛，白喉，小儿消化不良，惊风，月经不调，白带等症。

【用法用量】内服：煎汤，1～5钱。外用：捣敷。

【附方】治肺炎：鲜九头狮子草二至三两，捣烂绞汁，调少许食盐服（《福建中草药》）。治虚弱咳嗽：辣叶青药嫩尖七个，蒸五分麦芽糖服（《贵州草药》）。治咽喉肿痛：鲜九头狮子草二两，水煎，或捣烂绞汁一至二两，调蜜服（《福建中草药》）。治痔疮：尖惊药二两，槐树根二两，折耳根二两。炖猪大肠头，吃五次（《贵阳民间药草》）。

337. 杜根藤 | Dù Gēn Téng

【拉丁学名】*Calophanoides quadrifaria*（Nees）Ridl.

【别名】大青草等。

【科属分类】爵床科 Acanthaceae 杜根藤属 *Calophanoides*

【植物形态】草本，茎基部匍匐，下部节上生根，后直立，近4棱形，在两相对面具沟，幼时被短柔毛，后近圆柱形而无毛。叶有柄，柄长0.4～1.5～（2）cm，叶片矩圆形或披针形，基部锐尖，先端短渐尖，边缘常具有间距的小齿，背面脉上无毛或被微柔毛，长2.5～8（～10）cm，宽

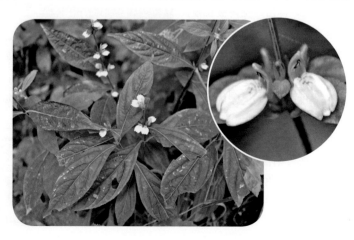

1 ~ 3.5cm，叶片干时黄褐色。花序腋生，苞片卵形，倒卵圆形，长 8mm，宽 5mm，具 3 ~ 4mm 柄，具羽脉，两面疏被短柔毛；小苞片线形，无毛，长 1mm，花萼裂片线状披针形，被微柔毛，长 5 ~ 6mm。花冠白色，具红色斑点，被疏柔毛；上唇直立，2 浅裂，下唇 3 深裂，开展；雄蕊 2，花药 2 室，上下叠生，下方药室具距。蒴果无毛，长 8mm；种子无毛，被小瘤。

【生境分布】产于湖北、重庆、广西、广东、海南、云南。生于海拔 850 ~ 1600m。

【药用部位】全草入药。

【采收加工】夏、秋季采收，洗净，鲜用或晒干。

【功能主治】苦，寒。清热解毒。主时行热毒，丹毒，口舌生疮，黄疸。

【用法用量】内服：煎汤，9 ~ 15g；或鲜品捣烂绞汁服。

【注意】虚寒、胃弱者忌用。

99. 车前科　Plantaginaceae

338. 车前 ｜ Chē Qián

【拉丁学名】*Plantago asiatica* L.

【别名】车轮草、猪耳草、牛耳草、车轱辘菜、蛤蟆草等。

【科属分类】车前科 Plantaginaceae 车前属 *Plantago*

【植物形态】二年生或多年生草本。须根多数。根茎短，稍粗。叶基生呈莲座状，平卧、斜展或直立；叶片薄纸质或纸质，宽卵形至宽椭圆形，长 4 ~ 12cm，宽 2.5 ~ 6.5cm，先端钝圆至急尖，边缘波状、全缘或中部以下有锯齿、牙齿或裂齿，基部宽楔形或近圆形，多少下延，两面疏生短柔毛；脉 5 ~ 7 条；叶柄长 2 ~ 15（ ~ 27）cm，基部扩大成鞘，疏生短柔毛。花序 3 ~ 10 个，直立或弓曲上升；花序梗长 5 ~ 30cm，有纵条纹，疏生白色短柔毛；穗状花序细圆柱状，长 3 ~ 40cm，紧密或稀疏，下部常间断；苞片狭卵状三角形或三角状披针形，长 2 ~ 3mm，长过于宽，龙骨突宽厚，无毛或先端疏生短毛。花具短梗；花萼长 2 ~ 3mm，萼片先端钝圆或钝尖，龙骨突不延至顶端，前对萼片椭圆形，龙骨突较宽，两侧片稍不对称，后对萼片宽倒卵状椭圆形或宽倒卵形。花冠白色，无毛，冠筒与萼片约等长，裂片狭三角形，长约 1.5mm，先端渐尖或急尖，具明显的中脉，于花后反折。雄蕊着生于冠筒内面近基部，与花柱明显外伸，花药卵状椭圆形，长 1~1.2mm，顶端具宽三角形突起，白色，干后变淡褐色。胚珠 7~15（~18）。蒴果纺锤状卵形、卵球形或圆锥状卵形，长 3~4.5mm，于基部上方周裂。种子 5~6（~12），卵状椭圆形或椭圆形，长（1.2~）1.5~2mm，具角，黑褐色至黑色，背腹面微隆起；子叶背腹向排列。花期 4~8 月，果期 6~9 月。

【生境分布】产于黑龙江、吉林、辽宁、内蒙古、河北、山西、陕西、甘肃、新疆、山东、江苏、安徽、浙江、江西、福建、台湾、河南、湖北、湖南、广东、广西、海南、四川、贵州、云南、西藏。生于草地、沟边、河岸湿地、田边、路旁或村边空旷处，海拔 3~3200m。

【药用部位】种子（车前子）及全草入药。

【采收加工】全草：夏季采挖，除去泥沙，晒干；车前子：夏、秋二季种子成熟时采收果穗，晒干，搓出种子，除去杂质。

【功能主治】甘，寒。全草：清热利尿通淋，祛痰，凉血，解毒。用于热淋涩痛。水肿尿少，暑湿泄泻，痰热咳嗽，吐血衄血，痈肿疮毒。车前子：清热利尿通淋，渗湿止泻，明目，祛痰。用于热淋涩痛，水肿胀满，暑湿泄泻，目赤肿痛。痰热咳嗽。

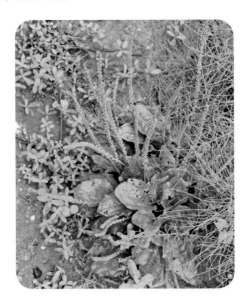

100. 茜草科 Rubiaceae

339. 中华蛇根草 | Zhōng Huá Shé Gēn Cǎo

【拉丁学名】*Ophiorrhiza chinensis* L.

【别名】天青地红、自来血、血经草、四季花、雪里开花、雪里梅、阴蛇风、血贯肠、死后红、红灵仙、地红草、白丁香、蛇足草、荷包草、向日红、散血草、钻地风等。

【科属分类】茜草科 Rubiaceae 蛇根草属 *Ophiorrhiza*

【植物形态】草本或有时亚灌木状，高通常 20 ~ 40cm，有时可达 80cm；茎圆柱状，干时草黄色，无毛；嫩枝干时常变紫黑色，近无毛，或被短柔毛，叶纸质，披针形至卵形，长 3.5 ~ 12cm，很少达 14 ~ 15cm，顶端渐尖，基部楔尖，很少圆钝，全缘，通常两面无毛或近无毛，干时多少变淡红色；侧脉纤细，每边 9 ~ 10 条，上面明显，下面凸起，有时两面近同等凸起，网脉极雅致；叶柄长 1 ~ 4cm；托叶早落。花序顶生，通常多花，总梗长 1.5 ~ 3.5cm，分枝长 1 ~ 3.5cm，螺状，初时弯卷，后变直立，均密被极短柔毛；花二型，花柱异长；长柱花：花梗长 1 ~ 2mm，被极短柔毛；小苞片无或极小，且早落；萼管近陀螺形，高 1.2 ~ 1.4mm，宽约 2.5mm，有 5 棱，被粉状微柔毛，裂片 5，近三角形，长 0.4 ~ 0.5mm；花冠白色或微染紫红色，管状漏斗形，长 18 ~ 20mm，外面近无毛或被粉状微柔毛，里面被疏柔毛，喉部被鳞

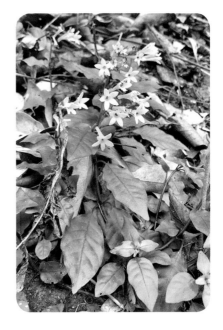

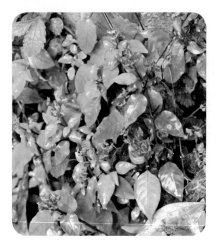

片状毛，近中部有一圈稠密的白色长柔毛，裂片5，三角状卵形，长2.5～3mm，里面被鳞片状毛，顶端内弯，兜状，有喙，背面有龙骨状狭翅，近顶部有角状附属体；雄蕊5，生冠管中部稍下，花丝极短，花药长2.5～3mm；花柱长16～18mm，被疏柔毛，柱头深2裂，裂片粗厚，阔椭圆形，长1.5～2mm，微露出；短柱花：花萼和花冠外形同长柱花；花冠中部无毛环；雄蕊生喉部下方，花丝长约2.5mm，花药长2.5～3mm；花柱长3.5～4mm，柱头裂片薄，长圆形，长约4mm。果序常粗壮，总梗长3～5cm或过之，分枝常很长，达5～6cm，果梗粗壮，长通常3～4mm，近无毛；种子小，很多，有棱角。花期冬春，果期春夏。

【生境分布】我国特有，产于四川、贵州、湖北、湖南、江西、安徽、福建、广东、广西。生于阔叶林下的潮湿沃土上。

【药用部位】全草入药。

【采收加工】全年可采，晒干或鲜用。

【功能主治】平，淡。清肺平喘，活血散瘀。用于支气管炎，劳伤咳血，跌打损伤，月经不调，流火，扭伤等症。

【用法用量】内服：煎汤，15～30g；外用：适量，鲜品捣敷。

【附方】治虚劳咳嗽：四季花四钱至一两。煎服（《浙江民间草药》）。治劳伤咳血：蛇根草、杏香兔儿风、抱石莲各五钱。水煎冲白糖服。治伤盘和扭伤脱臼：蛇根草一两。水煎冲黄酒服。另取部分加醋共捣烂外敷。治月经不调：蛇极草八钱。水煎服（《浙江民间常用草药》）。

340. 华钩藤 | Huá Gōu Téng

【拉丁学名】*Uncaria sinensis* (Oliv.) Havil.

【别名】钩藤、吊藤、钩藤钩子、钓钩藤、莺爪风、嫩钩钩、金钩藤、挂钩藤、钩丁、倒挂金钩、钩耳、双钩藤、鹰爪风、倒挂刺等。

【科属分类】茜草科 Rubiaceae 钩藤属 Uncaria

【植物形态】藤本，嫩枝较纤细，方柱形或有 4 棱角，无毛。叶薄纸质，椭圆形，长 9 ~ 14cm，宽 5 ~ 8cm，顶端渐尖，基部圆或钝，两面均无毛；侧脉 6 ~ 8 对，脉腋窝陷有黏液毛；叶柄长 6 ~ 10mm，无毛；托叶阔三角形至半圆形，有时顶端微缺，外面无毛，内面基部有腺毛。头状花序单生叶腋，总花梗具一节，节上苞片微小，或成单聚伞状排列，总花梗腋生，长 3 ~ 6cm；头状花序不计花冠直径 10 ~ 15mm，花序轴有稠密短柔毛；小苞片线形或近匙形；花近无梗，花萼管长 2mm，外面有苍白色毛，萼裂片线状长圆形，长约 1.5mm，有短柔毛；花冠管长 7 ~ 8mm，无毛或有稀少微柔毛，花冠裂片外面有短柔毛；花柱伸出冠喉外，柱头棒状。果序直径 20 ~ 30mm；小蒴果长 8 ~ 10mm，有短柔毛。花、果期 6 ~ 10 月。

【生境分布】我国特有，产于四川、广西、云南、湖北、贵州、湖南、陕西、甘肃；生于中等海拔的山地疏林中或湿润次生林下。

【药用部位】带钩"钩藤"及不带钩的茎枝或根。

【采收加工】夏、秋二季采收，当钩呈紫红色时，剪取带钩茎枝，除去叶片，切成 2 ~ 3cm 的小段，晒干或蒸后晒干。根四季均可采挖，除去泥土，晒干或鲜用。

【功能主治】性温，味辛。钩藤：清热平肝，息风镇惊。用于头痛眩晕，感冒夹惊，惊痫抽搐，妊娠子痫，高血压；根：清热消肿，舒经活络。用于

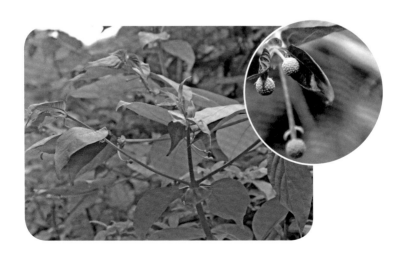

关节痛风，半身不遂，水肿，跌打损伤等症。

【用法用量】内服：煎汤 6 ~ 30g。不宜久煎，或入散剂。

【注意】最能盗气，虚者勿投。无火者勿服。

【附方】治小儿惊热：钩藤一两，硝石半两，甘草一分（炙微赤，锉）。上药捣细，罗为散。每服，以温水调下半钱，日三、四服。量儿大小，加减服之（《圣惠方》延龄散）。治高血压，头晕目眩，神经性头痛：钩藤二至五钱，水煎服（《广州部队常用中草药手册》）。治全身麻木：钩藤茎枝、黑芝麻、紫苏各七钱。煨水服，一日三次（《贵州草药》）。治面神经麻痹：钩藤二两，鲜何首乌藤四两。水煎服（《浙江民间常用草药》）。

341. 细叶水团花 | Xì Yè Shuǐ Tuán Huā

【拉丁学名】*Adina rubella* Hance

【别名】水杨梅、青龙珠、穿鱼柳、假杨梅、溪棉条、满山香、球花水杨梅、水里斜、水里树等。

【科属分类】茜草科 Rubiaceae 水团花属 *Adina*

【植物形态】落叶小灌木，高 1 ~ 3m；小枝延长，具赤褐色微毛，后无毛；顶芽不明显，被开展的托叶包裹。叶对生，近无柄，薄革质，卵状披针形或卵状椭圆形，全缘，长 2.5 ~ 4cm，宽 8 ~ 12mm，顶端渐尖或短尖，基部阔楔形或近圆形；侧脉 5 ~ 7 对，被稀疏或稠密短柔毛；托叶小，早落。

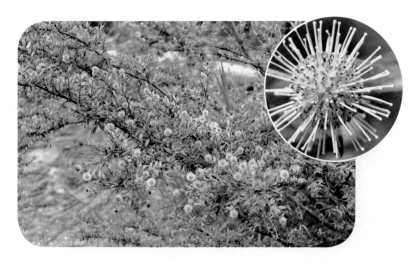

头状花序不计花冠直径 4~5mm，单生，顶生或兼有腋生，总花梗略被柔毛；小苞片线形或线状棒形；花萼管疏被短柔毛，萼裂片匙形或匙状棒形；花冠管长 2~3mm，5 裂，花冠裂片三角状，紫红色。果序直径 8~12mm；小蒴果长卵状楔形，长 3mm。花、果期 5~12 月。

【生境分布】产于广东、广西、福建、江苏、浙江、湖南、湖北、江西和陕西（秦岭南坡）；生于溪边、河边、沙滩等湿润地区。

【药用部位】枝叶、花果及根入药。

【采收加工】随时可采，鲜用或晒干用。

【功能主治】苦、涩、凉。枝叶、花果：清热利湿，消瘀定痛，止血生肌。治痢疾，肠炎，湿热浮肿，痈肿疮毒，湿疹，烂脚，溃疡不敛，创伤出血；根：解毒消肿。主感冒发热，肺热咳嗽，腮腺炎，肝炎，风湿关节痛。

【用法用量】内服：煎汤，花果 3~6 钱；枝、叶 0.5~1 两。外用：枝、叶煎水洗或捣敷。

【附方】治菌痢：水团花花球三钱，水煎服，每日服 3 次（《江西草药手册》）。治风火牙痛：水团花鲜花球二两，水煎，日含漱数次（《江西草药手册》）。治皮肤湿疹：水团花叶、风船葛、扛板归、筋骨草各适量，水煎。洗患处（《江西草药手册》）。治创伤出血，脚部烂毒：水团花叶或花，以冷开水洗净，捣烂包敷于创口（《福建民间草药》）。

342. 栀子 | Zhī Zi

【拉丁学名】*Gardenia jasminoides* Ellis

【别名】黄栀子、黄果树、越桃、山栀子、枝子、黄鸡子、黄荑子、黄栀、山黄栀、山栀等。

【科属分类】茜草科 Rubiaceae 栀子属 *Gardenia*

【植物形态】灌木，高 0.3~3m；嫩枝常被短毛，枝圆柱形，灰色。叶对生，革质，稀为纸质，少为 3 枚轮生，叶形多样，通常为长圆状披针形、倒卵状长圆形、倒卵形或椭圆形，长 3~25cm，宽 1.5~8cm，顶端渐尖、骤然长渐尖或短尖而钝，基部楔形或短尖，两面常无毛，上面亮绿，下面色较暗；侧脉 8~15 对，在下面凸起，在上面平；叶柄长 0.2~1cm；托叶膜质。花芳香，通常单朵生于枝顶，花梗长 3~5mm；萼管倒圆锥形或卵形，长 8~25mm，有纵棱，萼檐管形，膨大，顶部 5~8 裂，通常 6 裂，裂片披针形或线状披针形，长 10 ~ 30mm，宽 1 ~ 4mm，结果时增长，宿存；花冠白色或乳黄色，高脚碟状，喉部有疏柔毛，冠管狭圆筒形，长 3 ~ 5cm，宽 4 ~ 6mm，顶部 5 ~ 8 裂，通常 6 裂，裂片广展，倒卵形或倒卵状长圆形，长 1.5 ~ 4cm，宽 0.6 ~ 2.8cm；花丝极短，花药线形，长 1.5 ~ 2.2cm，伸出；花柱粗厚，长约 4.5cm，柱头纺锤形，伸出，长 1 ~ 1.5cm，宽 3 ~ 7mm，子房直径约 3mm，黄色，平滑。果卵形、近球形、椭圆形或长圆形，黄色或橙红色，长 1.5 ~ 7cm，直径 1.2 ~ 2cm，有翅状纵棱 5 ~ 9 条，顶部的宿存萼片长达 4cm，宽达 6mm；种子多数，扁，近圆形而稍有棱角，长约 3.5mm，宽约 3mm。花期 3 ~ 7 月，果期 5 月至翌年 2 月。

【生境分布】产于山东、江苏、安徽、浙江、江西、福建、台湾、湖北、湖南、广东、香港、广西、海南、四川、贵州和云南，河北、陕西和甘肃有栽培。生于海拔 10 ~ 1500m 处的旷野、丘陵、山谷、山坡、溪边的灌丛或林中。

【药用部位】果实、根、花入药。

【采收加工】9 ~ 11 月果实成熟呈红黄色时采收，除去果梗及杂质，蒸至上汽或置沸水中略烫，取出，干燥。根夏秋采挖，洗净晒干。

【功能主治】苦，寒。清热，泻火，凉血。治热病虚烦不眠，黄疸，淋病，消渴，目赤，咽痛，吐血，衄血，血痢，尿血，热毒疮疡，扭伤肿痛。

【用法用量】内服：煎汤，2 ~ 4 钱；或入丸、散。外用：研末调敷。

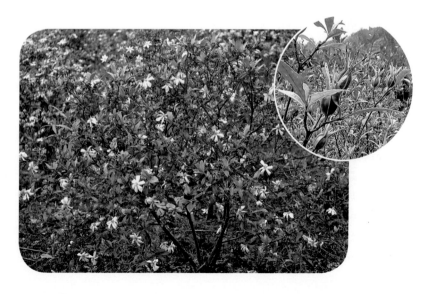

【注意】脾虚便溏者忌服。

【附方】治湿热黄疸：山栀四钱，鸡骨草、田基黄各一两。水煎，日分三次服（《广西中草药》）。治尿淋，血淋：鲜栀子二两，冰糖一两。煎服（《闽东本草》）。治急性胃肠炎，腹痛，上吐下泻：山栀三钱，盘柱南五味（紫金皮）根五钱，青木香二钱。上药炒黑存性，加蜂蜜五钱。水煎，分二次服（《单方验方调查资料选编》）。治口疮、咽喉中塞痛，食不得：大青四两，山栀子、黄柏各一两，白蜜半斤。上切，以水三升，煎取一升，去滓，下蜜更煎一两沸，含之（《普济方》栀子汤）。治目赤：取山栀七枚，钻透，入塘灰火煨熟，以水一升半，煎至八合，去滓，入大黄末三钱匕，搅匀，食后旋旋温服（《圣济总录》栀子汤）。

343. 鸡矢藤 | Jī Shǐ Téng

【拉丁学名】*Paederia scandens*（Lour.）Merr

【别名】鸡屎藤、牛皮冻、解暑藤、狗屁藤、臭藤、皆治藤、清风藤等。

【科属分类】茜草科 Rubiaceae 鸡矢藤属 *Paederia*

【植物形态】藤本，茎长 3 ~ 5m，无毛或近无毛。叶对生，纸质或近革

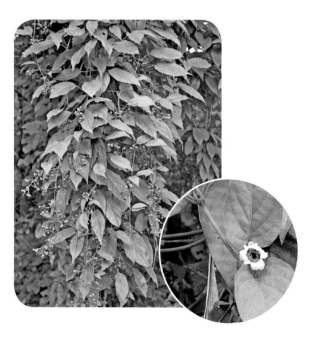

质，形状变化很大，卵形、卵状长圆形至披针形，长 5 ~ 9（15）cm，宽 1 ~ 4（6）cm，顶端急尖或渐尖，基部楔形或近圆或截平，有时浅心形，两面无毛或近无毛，有时下面脉腋内有束毛；侧脉每边 4 ~ 6 条，纤细；叶柄长 1.5 ~ 7cm；托叶长 3 ~ 5mm，无毛。圆锥花序式的聚伞花序腋生和顶生，扩展，分枝对生，末次分枝上着生的花常呈蝎尾状排列；小苞片披针形，长约 2mm；花具短梗或无；萼管陀螺形，长 1 ~ 1.2mm，萼檐裂片 5，裂片三角形，长 0.8 ~ 1mm；花冠浅紫色，管长 7 ~ 10mm，外面被粉末状柔毛，里面被绒毛，顶部 5 裂，裂片长 1 ~ 2mm，顶端急尖而直，花药背着，花丝长短不齐。果球形，成熟时近黄色，有光泽，平滑，直径 5 ~ 7mm，顶冠以宿存的萼檐裂片和花盘；小坚果无翅，浅黑色。花期 5 ~ 7 月。

【生境分布】产于陕西、甘肃、山东、江苏、安徽、江西、浙江、福建、台湾、河南、湖南、广东、香港、海南、广西、四川、贵州、云南。生于海拔 200 ~ 2000m 的山坡、林中、林缘、沟谷边灌丛中或缠绕在灌木上。

【药用部位】全草、根及果入药。

【采收加工】全株：夏、秋季采收，晒干或鲜用。根：全年可采，洗净，鲜用或晒干。果：秋季果实成熟时采收，晒干或鲜用。

【功能主治】甘、酸，平。全草：祛风利湿，止痛解毒，消食化积，活血消肿。用于风湿筋骨痛、跌打损伤、外伤性疼痛、肝胆及胃肠绞痛、消化不良、小儿疳积、支气管炎、放射反应引起的白血球减少症。外用皮炎、湿疹及疮疡肿毒。果实：解毒疗伤。主蛇毒螫伤；冻伤。

【用法用量】内服：煎汤，3 ~ 5 钱（大剂量 1 ~ 2 两）；或浸酒。外用：捣敷或煎水洗。

【附方】治小儿脱肛：皆治藤近根之头，老者，酒蒸晒十次，和羊肠煮食之（《岭南采药录》）。治关节风湿痛：鸡屎藤根或藤一至二两。酒水煎服。治阑尾炎：鲜鸡屎藤根或茎叶一至二两。水煎服。治背疽：鲜鸡屎藤二两，酒水煎服。渣或另用鲜叶捣烂敷患处。

344. 六月雪 | Liù Yuè Xuě

【拉丁学名】*Serissa japonica*（Thunb.）Thunb.

【别名】白马骨、满天星、路边姜、天星木、路边荆、鸡骨柴等。

【科属分类】茜草科 Rubiaceae 白马骨属 *Serissa*

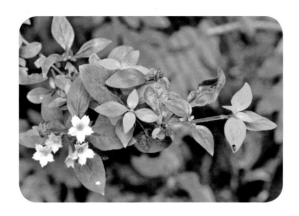

【植物形态】小灌木，高 60～90cm，有臭气。叶革质，卵形至倒披针形，长 6～22mm，宽 3～6mm，顶端短尖至长尖，边全缘，无毛；叶柄短。花单生或数朵丛生于小枝顶部或腋生，有被毛、边缘浅波状的苞片；萼檐裂片细小，锥形，被毛；花冠淡红色或白色，长 6～12mm，裂片扩展，顶端 3 裂；雄蕊突出冠管喉部外；花柱长突出，柱头 2，直，略分开。花期 5～7 月。

【生境分布】产于江苏、安徽、江西、湖北、浙江、福建、广东、香港、广西、四川、云南。生于河溪边或丘陵的杂木林内。

【药用部位】全株入药。

【采收加工】全年可采。洗净鲜用或切段晒干。

【功能主治】淡、微辛，凉。疏风解表，清热利湿，舒筋活络。用于感冒，咳嗽，牙痛，急性扁桃体炎，咽喉炎，急、慢性肝炎，肠炎，痢疾，小儿疳积，高血压头痛，偏头痛，风湿性关节痛，白带。

【用法用量】0.5～1 两。茎烧灰点眼治眼翳。

345. 茜草 | Qiàn Cǎo

【拉丁学名】*Rubia cordifolia* L.

【别名】四轮草、拉拉蔓、小活血、过山藤等。

【科属分类】茜草科 Rubiaceae 茜草属 *Rubia*

【植物形态】草质攀援藤本，长通常 1.5～3.5m；根状茎和其节上的须根均红色；茎数至多条，从根状茎的节上发出，细长，方柱形，有 4 棱，棱上生倒生皮刺，中部以上多分枝。叶通常 4 片轮生，纸质，披针形或长圆状披针形，长 0.7~3.5cm，顶端渐尖，有时钝尖，基部心形，边缘有齿状皮刺，两面粗糙，脉上有微小皮刺；基出脉 3 条，极少外侧有 1 对很小的基出脉。叶柄长通常 1~2.5cm，有倒生皮刺。聚伞花序腋生和顶生，多回分枝，有花 10 余朵至数十朵，花序和分枝均细瘦，有微小皮刺；花冠淡黄色，干时淡褐色，盛开时花冠檐部直径 3~3.5mm，花冠裂片近卵形，微伸展，长约 1.5mm，外面无毛。果球形，直径通常 4~5mm，成熟时橘黄色。花期 8~9 月，果期 10~11 月。

【生境分布】产于东北、华北、西北、四川、湖北及西藏（昌都地区）等地。常生于疏林、林缘、灌丛或草地上。

【药用部位】以根和根茎入药。

【采收加工】春秋二季采挖。茜草：除去杂质，洗净，润透，切厚片或段，干燥。

【功能主治】苦、寒。凉血活血，祛瘀，通经。用于吐血，衄血，崩漏下血，外伤出血，经闭瘀阻，关节痹痛，跌扑肿痛。

【用法用量】6~10g。

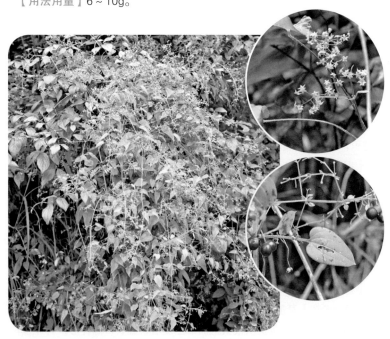

【附方】吐血：茜根一两，捣成末。每服二钱，水煎，用水调末二钱服亦可；妇女经闭：茜根一两，煎酒服；脱肛：茜根、石榴皮各一把，加酒一碗，煎至七成，温服。

101. 忍冬科　Caprifoliaceae

346. 接骨草 | Jiē Gǔ Cǎo

【拉丁学名】*Sambucus chinensis* Lindl.

【别名】陆英、八棱麻、臭根草、蒴藋、走马前、走马风、八里麻、苛草、七叶金等。

【科属分类】忍冬科 Caprifoliaceae 接骨木属 *Sambucus*

【植物形态】高大草本或半灌木，高 1～2m；茎有棱条，髓部白色。羽状复叶的托叶叶状或有时退化成蓝色的腺体；小叶 2～3 对，互生或对生，狭卵形，长 6～13cm，宽 2～3cm，嫩时上面被疏长柔毛，先端长渐尖，基部钝圆，两侧不等，边缘具细锯齿，近基部或中部以下边缘常有 1 或数枚腺

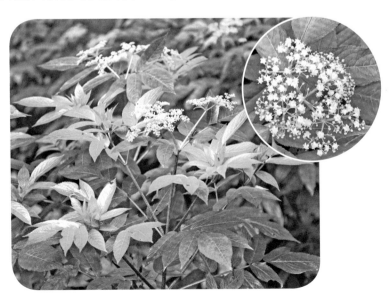

齿；顶生小叶卵形或倒卵形，基部楔形，有时与第一对小叶相连，小叶无托叶，基部一对小叶有时有短柄。复伞形花序顶生，大而疏散，总花梗基部托以叶状总苞片，分枝 3~5 出，纤细，被黄色疏柔毛；杯形不孕性花不脱落，可孕性花小；萼筒杯状，萼齿三角形；花冠白色，仅基部联合，花药黄色或紫色；子房 3 室，花柱极短或几无，柱头 3 裂。果实红色，近圆形，直径 3~4mm；核 2~3 粒，卵形，长 2.5mm，表面有小疣状突起。花期 4~5 月，果熟期 8~9 月。

【生境分布】产于陕西、甘肃、江苏、安徽、浙江、江西、福建、台湾、河南、湖北、湖南、广东、广西、四川、贵州、云南、西藏等省区。生于海拔 300~2600m 的山坡、林下、沟边和草丛中，亦有栽种。

【药用部位】根、茎及叶入药。

【采收加工】全年可采，洗净切碎，晒干或鲜用。

【功能主治】甘、微苦，平。根：散瘀消肿，祛风活络。用于跌打损伤，扭伤肿痛，骨折疼痛，风湿关节痛。茎、叶：利尿消肿，活血止痛。用于肾炎水肿，腰膝酸痛。外用治跌打肿痛。

【用法用量】内服：煎汤，9~15g，鲜品 60~120g。外用：适量，捣敷，或煎水洗，或研末调敷。

【注意】孕妇禁服。

347. 接骨木 | Jiē Gǔ Mù

【拉丁学名】*Sambucus williamsii* Hance

【别名】木蒴藋、续骨木、扦扦活、七叶黄荆、放棍行、珊瑚配、接骨丹、七叶金、接骨风、戳树、蒴树、公道老树、大叶接骨木、大叶蒴藋、舒筋树等。

【科属分类】忍冬科 Caprifoliaceae 接骨木属 *Sambucus*

【植物形态】落叶灌木或小乔木，高 5~6m；老枝淡红褐色，具明显的长椭圆形皮孔，髓部淡褐色。羽状复叶有小叶 2~3 对，有时仅 1 对或多达 5 对，侧生小叶片卵圆形、狭椭圆形至倒矩圆状披针形，长 5~15cm，宽 1.2~7cm，顶端尖、渐尖至尾尖，边缘具不整齐锯齿，有时基部或中部以下具 1 至数枚腺齿，基部楔形或圆形，有时心形，两侧不对称，最下一对小叶有时具长 0.5cm 的柄，顶生小叶卵形或倒卵形，顶端渐尖或尾尖，基部楔形，具长约 2cm 的柄，初时小叶上面及中脉被稀疏短柔毛，后光滑无毛，叶搓揉后有臭气；托叶狭带形，或退化成带蓝色的突起。花与叶同出，圆锥形聚伞花序顶生，长 5~11cm，宽 4~14cm，具总花梗，花序分枝多成直角开展，有时被稀疏短柔毛，随即光滑无毛；花小而密；萼筒杯状，长约 1mm，萼齿三角状披针形，稍短于萼筒；花冠蕾时带粉红色，开后白色或淡黄色，筒短，裂片矩圆形或长卵圆形，长约 2mm；雄蕊与花冠裂片等长，开展，花丝基部稍肥大，花药黄色；子房 3 室，花柱短，柱头 3 裂。果实红色，极少蓝紫黑色，卵圆形或近圆形，直径 3~5mm；分核 2~3 枚，卵圆形至椭圆形，长 2.5~3.5mm，略有皱纹。花期一般 4~5 月，果熟期 9~10 月。

　　【生境分布】产于黑龙江、吉林、辽宁、河北、山西、陕西、甘肃、山东、江苏、安徽、浙江、福建、河南、湖北、湖南、广东、广西、四川、贵州及云南等省区。生于海拔 540~1600m 的山坡、灌丛、沟边、路旁、宅边等地。

　　【药用部位】以根、茎、叶入药。

　　【采收加工】夏秋采收，晒干。

　　【功能主治】甘、苦，平，有小毒。接骨续筋，活血止痛，祛风利湿。用于骨折，跌打损伤，风湿性关节炎，痛风，大骨节病，急、慢性肾炎。外用

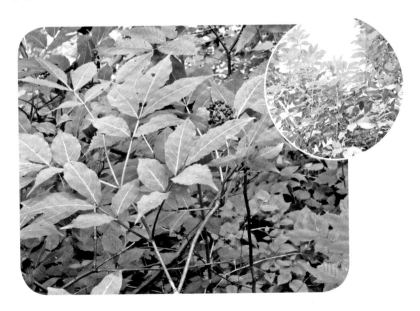

治创伤出血。

【用法用量】内服：煎汤，3～5钱；或入丸、散。外用：捣敷或煎水
熏洗。

【注意】孕妇忌服。

【附方】治打损接骨：接骨木半两，好乳香半钱，赤芍药、川当归、川
芎、自然铜各一两。上为末，用黄蜡四两溶入前药末，搅匀，候温软，众手
丸如大龙眼。如打伤筋骨及闪抑疼痛不堪忍者，用药一丸，好旧无灰酒一盏
浸药，候药溃失开，承热呷之，痛绝便止（《续本事方》）。治肾炎水肿：接骨
木三至五钱，煎服（《上海常用中草药》）。

348. 荚蒾 ｜ Jiá Mí

【拉丁学名】*Viburnum dilatatum* Thunb.

【别名】酸汤杆、苦柴子、孩儿拳头等。

【科属分类】忍冬科 Caprifoliaceae 荚蒾属 *Viburnum*

【植物形态】落叶灌木，高 1.5～3m；当年小枝连同芽、叶柄和花序均
密被土黄色或黄绿色开展的小刚毛状粗毛及簇状短毛，老时毛可弯伏，毛基
有小瘤状突起，二年生小枝暗紫褐色，被疏毛或几无毛，有凸起的垫状物。

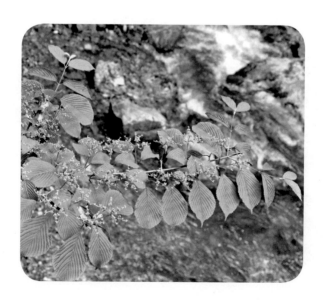

叶纸质，宽倒卵形倒卵形、或宽卵形，长 3 ~ 10（ ~ 13）cm，顶端急尖，基部圆形至钝形或微心形，有时楔形，边缘有牙齿状锯齿，齿端突尖，上面被叉状或简单伏毛，下面被带黄色叉状或簇状毛，脉上毛尤密，脉腋集聚簇状毛，有带黄色或近无色的透亮腺点，虽脱落仍留有痕迹，近基部两侧有少数腺体，侧脉 6 ~ 8 对，直达齿端，上面凹陷，下面明显凸起；叶柄长（5 ~ ）10 ~ 15mm；无托叶。复伞形式聚伞花序稠密，生于具 1 对叶的短枝之顶，直径 4 ~ 10cm，果时毛多少脱落，总花梗长 1 ~ 2（ ~ 3）cm，第一级辐射枝 5 条，花生于第三至第四级辐射枝上，萼和花冠外面均有簇状糙毛；萼筒狭筒状，长约 1mm，有暗红色微细腺点，萼齿卵形；花冠白色，辐状，直径约 5mm，裂片圆卵形；雄蕊明显高出花冠，花药小，乳白色，宽椭圆形；花柱高出萼齿。果实红色，椭圆状卵圆形，长 7 ~ 8mm；核扁，卵形，长 6 ~ 8mm，直径 5 ~ 6mm，有 3 条浅腹沟和 2 条浅背沟。花期 5 ~ 6 月，果熟期 9 ~ 11 月。

【生境分布】产于河北南部、陕西南部、江苏、安徽、浙江、江西、福建、台湾、河南南部、湖北、湖南、广东北部、广西北部、四川、贵州及云南（保山）。生于海拔 100 ~ 1000m 的山坡或山谷疏林下、林缘及山脚灌丛中。

【药用部位】以根、枝、叶及果实（荚蒾子）入药。

【采收加工】夏秋采集，晒干或鲜用。

【功能主治】枝、叶：酸，微寒。根：辛、涩，微寒。荚蒾子：味甘。枝、叶：清热解毒，疏风解表。用于疔疮发热，风热感冒；外用治过敏性皮炎。根：祛瘀消肿。用于淋巴结炎（丝虫病引起），跌打损伤。

【用法用量】枝、叶：0.5 ~ 1 两；外用适量，煎水温洗患处。根：0.5 ~ 1 两，水煎或水酒各半煎服。

【附方】治小儿疳积：荚蒾叶与茎一至二两，芡实五钱至一两。酌加水，煎 3 小时，加些白糖，吃芡实和汤。可以常服（《福建民间草药》）。

349. 六道木 | Liù Dào Mù

【拉丁学名】*Abelia biflora* Turcz.

【别名】六条木、交翅木等。

【科属分类】忍冬科 Caprifoliaceae 六道木属 *Abelia*

【植物形态】落叶灌木，高 1～3m；幼枝被倒生硬毛，老枝无毛。叶矩圆形至矩圆状披针形，长 2～6cm，宽 0.5～2cm，顶端尖至渐尖，基部钝至渐狭成楔形，全缘或中部以上羽状浅裂而具 1～4 对粗齿，上面深绿色，下面绿白色，两面疏被柔毛，脉上密被长柔毛，边缘有睫毛；叶柄长 2～4mm，基部膨大且成对相连，被硬毛。花单生于小枝上叶腋，无总花梗；花梗长 5～10mm，被硬毛；小苞片三齿状，齿 1 长 2 短，花后不落；萼筒圆柱形，疏生短硬毛，萼齿 4 枚，狭椭圆形或倒卵状矩圆形，长约 1cm；花冠白色、淡黄色或带浅红色，狭漏斗形或高脚碟形，外面被短柔毛，杂有倒向硬毛，4 裂，裂片圆形，筒为裂片长的三倍，内密生硬毛；雄蕊 4 枚，二强，着生于花冠筒中部，内藏，花药长卵圆形；子房 3 室，仅 1 室发育，花柱长约 1cm，柱头头状。果实具硬毛，冠以 4 枚宿存而略增大的萼裂片；种子圆柱形，长 4～6mm，具肉质胚乳。早春开花，8～9 月结果。

【生境分布】产于我国黄河以北的辽宁、河北、湖北、山西等省。生于海拔 1000～2000m 的山坡灌丛、林下及沟边。

【药用部位】以果实入药。

【采收加工】秋季采收，鲜用或晒干。

【功能主治】微苦、涩，平。祛风除湿，解毒消肿。用于湿痹痛，热毒痈疮。

【用法用量】内服：煎汤，10～30g。外用：适量，捣敷。

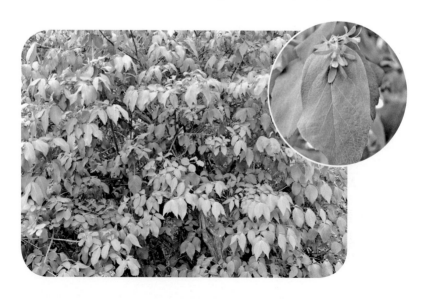

350. 二翅六道木 | Ēr Chì Liù Dào Mù

【拉丁学名】*Abelia macrotera*（Graebn. et Buchw.）Rehd.

【别名】神仙叶等。

【科属分类】忍冬科 Caprifoliaceae 六道木属 *Abelia*

【植物形态】落叶灌木，高 1～2m；幼枝红褐色，光滑。叶卵形至椭圆状卵形，长 3～8cm，宽 1.5～3.5cm，顶端渐尖或长渐尖，基部钝圆或阔楔形至楔形，边缘具疏锯齿及睫毛，上面绿色，叶脉下陷，疏生短柔毛，下面灰绿色，中脉及侧脉基部密生白色柔毛。聚伞花序常由未伸展的带叶花枝所构成，含数朵花，生于小枝顶端或上部叶腋；花大，长 2.5～5cm；苞片红色，披针形；小苞片 3 枚，卵形，疏被长柔毛；萼筒被短柔毛，萼裂片 2 枚，长 1～1.5cm，矩圆形、椭圆形或狭椭圆形，长为花冠筒的 1/3；花冠浅紫红色，漏斗状，长 3～4cm，外面被短柔毛，内面喉部有长柔毛，裂片 5，略呈二唇形，上唇 2 裂，下唇 3 裂，筒基部具浅囊；雄蕊 4 枚，二强，花丝着生于花冠筒中部；花柱与花冠筒等长，柱头头状。果实长 0.6～1.5cm，被短柔毛，冠以 2 枚宿存而略增大的萼裂片。花期 5～6 月，果熟期 8～10 月。

【生境分布】产于陕西、河南、湖北、湖南、四川、贵州和云南。生于海

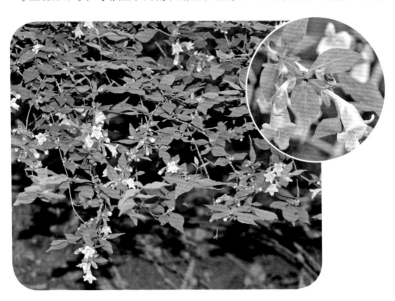

拔 950 ~ 1000m 的路边灌丛、溪边林下等处。

【药用部位】以嫩叶入药。

【采收加工】取植物嫩叶将洗净、晾干，放到盆中用开水烫软，接着双手重复揉搓、捣碎，直至叶子成为糊状，然后用布袋过滤到盆中，待冷却后即成"神仙豆腐"。

【功能主治】甘、微苦，凉。清热解毒、活血、降暑。

351. 双盾木 │ Shuāng Dùn Mù

【拉丁学名】*Dipelta floribunda* Maxim.

【别名】双盾、鸡骨头等。

【科属分类】忍冬科 Caprifoliaceae 盾木属 *Dipelta*

【植物形态】落叶灌木或小乔木，高达 6m；枝纤细，初时被腺毛，后变光滑无毛；树皮剥落。叶卵状披针形或卵形，长 4 ~ 10cm，宽 1.5 ~ 6cm，顶端尖或长渐尖，基部楔形或钝圆，全缘，有时顶端疏生 2 ~ 3 对浅齿，上面初时被柔毛，后变光滑无毛，下面灰白色，侧脉 3 ~ 4 对，与主脉均被白色柔毛；叶柄长 6 ~ 14mm。聚伞花序簇生于侧生短枝顶端叶腋，花梗纤细，长约 1cm；苞片条形，被微柔毛，早落；2 对小苞片形状、大小不等，紧贴萼筒的一对盾状，呈稍偏斜的圆形至矩圆形，宿存而增大，成熟时最宽处达 2cm，干膜质，脉明显，下方一对为一前一后，均小，其中一枚卵形，钝头，基部宽，紧裹花梗，长 1cm，另一枚更小，狭椭圆形，长仅 6mm；萼筒疏

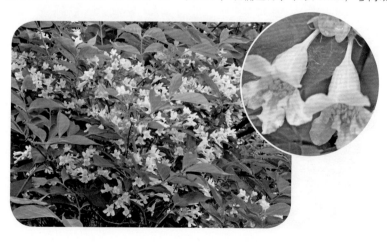

被硬毛，萼齿条形，等长，长 6 ~ 7mm，具腺毛，坚硬而宿存；花冠粉红色，长 3 ~ 4cm，筒中部以下狭细圆柱形，上部开展呈钟形，稍呈二唇形，裂片圆形至矩圆形，长约 5mm，下唇喉部橘黄色；花柱丝状，无毛。果实具棱角，连同萼齿为宿存而增大的小苞片所包被。花期 4 ~ 7 月，果熟期 8 ~ 9 月。

【生境分布】产于陕西、甘肃、湖北、湖南、广西、四川等地。生于海拔 650 ~ 2200m 的杂木林下或灌丛中。

【药用部位】根入药。

【采收加工】秋、冬季采收，洗净泥土，晒干。

【功能主治】苦，平。可治疗麻疹初起、湿热身痒等症。

352. 盘叶忍冬 | Pán Yè Rěn Dōng

【拉丁学名】*Lonicera tragophylla* Hemsl.

【别名】大叶银花、叶藏花、杜银花、土银花等。

【科属分类】忍冬科 Caprifoliaceae 忍冬属 *Lonicera*

【植物形态】落叶藤本；幼枝无毛。叶纸质，矩圆形或卵状矩圆形，稀椭圆形，长（4 ~）5 ~ 12cm，顶端钝或稍尖，基部楔形，下面粉绿色，被短糙毛或至少中脉下部两侧密生横出的淡黄色髯毛状短糙毛，很少无毛，中脉基部有时带紫红色，花序下方 1 ~ 2 对叶连合成近圆形或圆卵形的盘，盘两端通常钝形或具短尖头；叶柄很短或不存在。由 3 朵花组成的聚伞花序密集

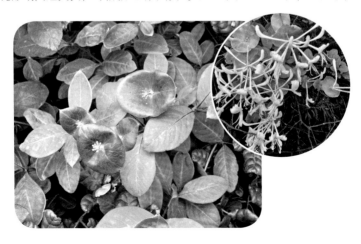

成头状花序生小枝顶端，共有 6～9（～18）朵花；萼筒壶形，长约 3mm，萼齿小，三角形或卵形，顶钝；花冠黄色至橙黄色，上部外面略带红色，长 5～9cm，外面无毛，唇形，筒稍弓弯，长 2～3 倍于唇瓣，内面疏生柔毛；雄蕊着生于唇瓣基部，长约与唇瓣等，无毛；花柱伸出，无毛。果实成熟时由黄色转红黄色，最后变深红色，近圆形，直径约 1cm。花期 6～7 月，果熟期 9～10 月。

【生境分布】产于河北、山西、陕西、宁夏、甘肃、安徽、浙江、河南、湖北、四川及贵州等地。生林下、灌丛中或河滩旁岩缝中，海拔（700～3000）m。

【药用部位】花蕾和带叶嫩枝供药用。花在贵州印江收购入药，称"大金银花"，产量不高。

【采收加工】芒种过后，选晴天分批摘取含苞未开的花蕾或半开的花朵，薄摊烘箱中，用文火缓缓烘干或晒干，晒时不能翻动，以免颜色变黑；当天晒不干，第二天不能再晒，要阴干，以保证色泽不变。

【功能主治】甘，寒。清热解毒。用于外感风热或温热病初起，发热而微恶风寒者。

353. 忍冬 | Rěn Dōng

【拉丁学名】*Lonicera japonica* Thunb.

【别名】金银花、二花、双花、金银藤、银藤、二色花藤、二宝藤、右转藤、子风藤、蜜桷藤、鸳鸯藤、老翁须、二宝花等。

【科属分类】忍冬科 Caprifoliaceae 忍冬属 *Lonicera*

【植物形态】半常绿藤本；幼枝红褐色，密被黄褐色、开展的硬直糙毛、腺毛和短柔毛，下部常无毛。叶纸质，卵形至矩圆状卵形，有时卵状披针形，稀圆卵形或倒卵形，极少有 1 至数个钝缺刻，长 3～5（～9.5）cm，顶端尖或渐尖，少有钝、圆或微凹缺，基部圆或近心形，有糙缘毛，上面深绿色，下面淡绿色，小枝上部叶通常两面均密被短糙毛，下部叶常平滑无毛而下面多少带青灰色；叶柄长 4～8mm，密被短柔毛。总花梗通常单生于小枝上部叶腋，与叶柄等长或稍较短，下方者则长达 2～4cm，密被短柔后，并夹杂腺毛；苞片大，叶状，卵形至椭圆形，长达 2～3cm，两面均有短柔毛或有时近无毛；小苞片顶端圆形或截形，长约 1mm，为萼筒的 1/2～4/5，有短糙毛和腺毛；萼筒长约 2mm，无毛，萼齿卵状三角形或长三角形，顶端尖而有长毛，外面和边缘都有密毛；花冠白色，有时基部向阳面呈微红，后变黄色，长（2～）3～4.5（～6）cm，唇形，筒稍长于唇瓣，很少近等长，外被多少倒生的开展或半开展糙毛和长腺毛，上唇裂片顶端钝形，下唇带状而反曲；雄蕊和花柱均高出花冠。果实圆形，直径 6～7mm，熟时蓝黑色，有光泽；种子卵圆形或椭圆形，褐色，长约 3mm，中部有 1 凸起的脊，两侧有浅的横沟纹。花期 4～6 月（秋季亦常开花），果熟期 10～11 月。

【生境分布】除黑龙江、内蒙古、宁夏、青海、新疆、海南和西藏无自然生长外，全国各省均有分布。生于山坡灌丛或疏林中、乱石堆、山足路旁及村庄篱笆边，海拔最高达 1500m。也常栽培。

【药用部位】花蕾和带初开的花（金银花）及茎叶（忍冬藤）。

【采收加工】金银花：夏初花开放前采收，干燥。忍冬藤：秋、冬割取带叶的茎藤，扎成小捆，晒干。

【功能主治】甘，寒。金银花：清热解毒，凉散风热。用于痈肿疔疮，喉痹，丹毒，热毒血痢，风热感冒，温病发热；忍冬藤：清热解毒，通络。主温病发热，疮痈肿毒，热毒血痢，风湿热痹。

【用法用量】内服：煎汤，3～5 钱。或入丸、散。外用：研末调敷；根：内服：煎汤，0.3～1 两，入丸、散或浸酒。外用：煎水熏洗、熬膏贴或研末调敷。

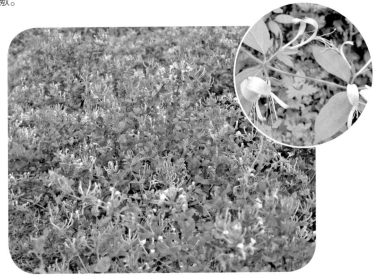

【注意】脾胃虚寒及气虚疮疡脓清者忌服。

【附方】治热淋：金银花、海金沙藤、天胡荽、金樱子根、白茅根各一两。水煎服，每日 1 剂，五至七天为一疗程（《江西草药》）。治一切肿毒，不问已溃未溃，或初起发热，并疔疮便毒，喉痹乳蛾：金银花（连茎叶）自然汁半碗，煎八分服之，以滓敷上，败毒托里，散气和血，其功独胜（《积善堂经验方》）。治气性坏疽，骨髓炎：金银花一两，积雪草二两，一点红一两，野菊花一两，白茅根一两，白花蛇舌草二两，地胆草一两。水煎服。另用女贞子、佛甲草（均鲜者）各适量，捣烂外敷（《江西草药》）。

354. 红白忍冬 | Hóng Bái Rěn Dōng

【拉丁学名】*Lonicera japonica* Thunb. var. *chinensis*（Wats.）Bak.

【别名】红花忍冬、红金银花等。

【科属分类】忍冬科 Caprifoliaceae 忍冬属 *Lonicera*

【植物形态】半常绿藤本；幼枝紫黑色，密被黄褐色、开展的硬直糙毛、腺毛和短柔毛，下部常无毛。叶纸质，卵形至矩圆状卵形，有时卵状披针形，稀圆卵形或倒卵形，极少有 1 至数个钝缺刻，长 3～5（～9.5）cm，顶端尖或渐尖，少有钝、圆或微凹缺，基部圆或近心形，有糙缘毛，上面深绿色，下面淡绿色，小枝上部叶通常两面均密被短糙毛，下部叶常平滑无毛而下面多少带青灰色；叶柄长 4～8mm，密被短柔毛，幼叶带紫红色。总花梗通常

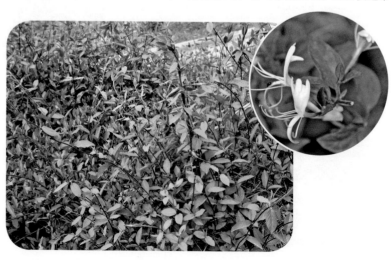

单生于小枝上部叶腋，与叶柄等长或稍较短，下方者则长达 2 ~ 4cm，密被短柔后，并夹杂腺毛；苞片大，叶状，卵形至椭圆形，长达 2 ~ 3cm，两面均有短柔毛或有时近无毛；小苞片比萼筒狭，长约 1mm，为萼筒的 1/2 ~ 4/5，有短糙毛和腺毛，萼筒长约 2mm，无毛，萼齿卵状三角形或长三角形，顶端尖而有长毛，外面和边缘都有密毛；花冠外面紫红色，内面白色，上唇裂片较长，裂隙深超过唇瓣的 1/2，外被多少倒生的开展半半开展糙毛和长腺毛，上唇裂片顶端钝形，下唇带状而反曲；雄蕊和花柱均高出花冠。果实圆形，直径 6 ~ 7mm，熟时蓝黑色，有光泽；种子卵圆形或椭圆形，褐色，长约 3mm，中部有 1 凸起的脊，两侧有浅的横沟纹。花期 4 ~ 6 月（秋季亦常开花），果熟期 10 ~ 11 月。

【生境分布】产于安徽（岳西），江苏、浙江、江西和云南等地有栽培。生于海拔 800m 的山坡。

药用部位及其他功效用法同忍冬。

355. 灰毡毛忍冬 | Huī Zhān Máo Rěn Dōng

【拉丁学名】*Lonicera macranthoides* Hand.–Mazz.

【别名】大花忍冬、大金银花、左转藤、银花、双花、二花、二宝花等。

【科属分类】忍冬科 Caprifoliaceae 忍冬属 *Lonicera*

【植物形态】藤本；幼枝或其顶梢及总花梗有薄绒状短糙伏毛，有时兼具微腺毛，后变栗褐色有光泽而近无毛，很少在幼枝下部有开展长刚毛。叶革质，卵形、卵状披针形、矩圆形至宽披针形，长 6 ~ 14cm，顶端尖或渐尖，基部圆形、微心形或渐狭，上面无毛，下面被由短糙毛组成的灰白色或有时带灰黄色毡毛，并散生暗橘黄色微腺毛，网脉凸起而呈明显蜂窝状。叶柄长 6 ~ 10mm，有薄绒状短糙毛，有时具开展长糙毛。花有香味，双花常密集生于小枝梢成圆锥状花序；总花梗长 0.5 ~ 3mm；苞片披针形或条状披针形，长 2 ~ 4mm，连同萼

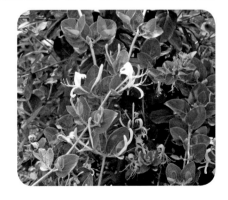

齿外面均有细毡毛和短缘毛；小苞片圆卵形或倒卵形，长约为萼筒之半，有短糙缘毛；萼筒常有蓝白色粉，无毛或有时上半部或全部有毛，长近 2mm，萼齿三角形，长 1mm，比萼筒稍短；花冠白色，后变黄色，长 3.5 ~ 4.5（~6）cm，外被倒短糙伏毛及橘黄色腺毛，唇形，筒纤细，内面密生短柔毛，与唇瓣等长或略较长，上唇裂片卵形，基部具耳，两侧裂片裂隙深达1/2，中裂片长为侧裂片之半，下唇条状倒披针形，反卷；雄蕊生于花冠筒顶端，连同花柱均伸出而无毛。果实黑色，常有蓝白色粉，圆形，直径6 ~ 10mm。花期 6 月中旬至 7 月上旬，果熟期 10 ~ 11 月。

【生境分布】产于安徽南部、浙江、江西、福建西北部、湖北西南部、湖南南部至西部、广东（翁源）、广西东北部、四川东南部及贵州东部和西北部。生于海拔 500 ~ 1800m 的山谷溪流旁、山坡或山顶混交林内或灌丛中。

【药用部位】以花、叶、茎入药。

药用部位及功效用法同忍冬。

356. 金银忍冬 | Jīn Yín Rěn Dōng

【拉丁学名】*Lonicera maackii*（Rupr.）Maxim.

【别名】金银木、树金银、木银花、金银藤、王作骨头、千层皮、鸡骨头树、北金银花等。

【科属分类】忍冬科 Caprifoliaceae 忍冬属 *Lonicera*

【植物形态】落叶灌木，高达 6m，茎干直径达 10cm；凡幼枝、叶两面脉上、叶柄、苞片、小苞片及萼檐外面都被短柔毛和微腺毛。冬芽小，卵圆形，有 5 ~ 6 对或更多鳞片。叶纸质，形状变化较大，通常卵状椭圆形至卵状披针形，稀矩圆状披针形或倒卵状矩圆形，更少菱状矩圆形或圆卵形，长5 ~ 8cm，顶端渐尖或长渐尖，基部宽楔形至圆形；叶柄长 2 ~ 5（~ 8）mm。花芳香，生于幼枝叶腋，总花梗长 1 ~ 2mm，短于叶柄；苞片条形，有时条状倒披针形而呈叶状，长 3 ~ 6mm；小苞片多少连合成对，长为萼筒的 1/2至几相等，顶端截形；相邻两萼筒分离，长约 2mm，无毛或疏生微腺毛，萼檐钟状，为萼筒长的 2/3 至相等，干膜质，萼齿宽三角形或披针形，不相等，顶尖，裂隙约达萼檐之半；花冠先白色后变黄色，长（1 ~）2cm，外被短伏毛或无毛，唇形，筒长约为唇瓣的 1/2，内被柔毛；雄蕊与花柱长约达花冠的2/3，花丝中部以下和花柱均有向上的柔毛。果实暗红色，圆形，直径

5~6mm；种子具蜂窝状微小浅凹点。花期5~6月，果熟期8~10月。

【生境分布】产于黑龙江、吉林、辽宁三省的东部，河北、山西南部、陕西、甘肃东南部、山东东部和西南部、江苏、安徽、浙江北部、河南、湖北、湖南西北部和西南部（新宁）、四川东北部、贵州，云南东部至西北部及西藏（吉隆）。生于林中或林缘溪流附近的灌木丛中，海拔达1800m（云南和西藏达3000m）。

【药用部位】以茎叶及花入药。

【采收加工】5~6月采花，夏、秋季采茎叶，鲜用或切段晒干。

【功能主治】花蕾：甘，寒；茎叶：甘、淡，寒。花：清热解毒，疏散风热。用于痈肿疔疮，喉痹，丹毒，热毒血痢，风热感冒，温病发热。茎叶：清热解毒，疏风通络。用于温病发热，热毒血痢，痈肿疮疡，风湿热痹，关节红肿热痛。

【用法用量】内服：煎汤，9~15g。外用：适量，捣敷，或煎水洗。茎皮可制人造棉。花可提取芳香油。种子榨成的油可制肥皂。

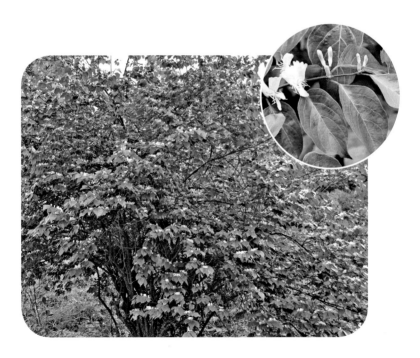

357. 苦糖果 | Kǔ Táng Guǒ

【拉丁学名】*Lonicera fragrantissima* Lindl. et Paxt. subsp. *standishii*（Carr.）Hsu et H. J. Wang

【别名】苦竹泡、驴奶果、羊尿泡、狗蛋子、腾杷树等。

【科属分类】忍冬科 Caprifoliaceae 忍冬属 *Lonicera*

【植物形态】落叶灌木。小枝和叶柄有时具短糙毛。叶卵形、椭圆形或卵状披针形，呈披针形或近卵形者较少，通常两面被刚伏毛及短腺毛或至少下面中脉被刚伏毛，有时中脉下部或基部两侧夹杂短糙毛。花柱下部疏生糙毛。花期 1 月下旬至 4 月上旬，果熟期 5 ~ 6 月。

【生境分布】产于陕西和甘肃的南部，山东北部，安徽南部和西部，浙江，江西，河南，湖北西部和东南部、湖南、四川西部、东北部和东南部及贵州北部和西部。生于向阳山坡林中、灌丛中或溪涧旁，海拔 100 ~ 2000m（四川西部达 2700 m）。

【药用部位】以嫩枝叶入药。

【采收加工】鲜用。

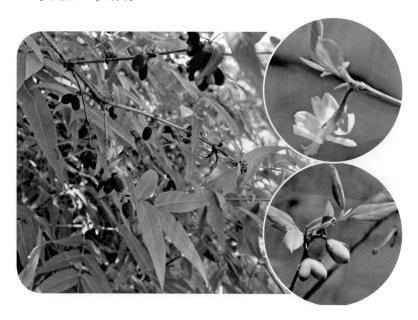

【功能主治】甘，寒。祛风除湿，清热止痛。主治风湿关节痛，外用治疗疮。

【用法用量】3～5钱；外用适量，鲜嫩枝叶适量，捣烂敷患处。

102. 败酱科　Valerianaceae

358. 败酱 | Bài Jiàng

【拉丁学名】*Patrinia scabiosaefolia* Fisch. ex Trev.

【别名】苦益、女郎花、黄花龙牙、黄花苦菜、苦菜、山芝麻、麻鸡婆、将军草、野黄花、野芹、苦苣菜等。

【科属分类】败酱科 Valerianaceae 败酱属 *Patrinia*

【植物形态】多年生草本，高 30～100（～200）cm；根状茎横卧或斜生，节处生多数细根；茎直立，黄绿色至黄棕色，有时带淡紫色，下部常被脱落性倒生白色粗毛或几无毛，上部常近无毛或被倒生稍弯糙毛，或疏被2

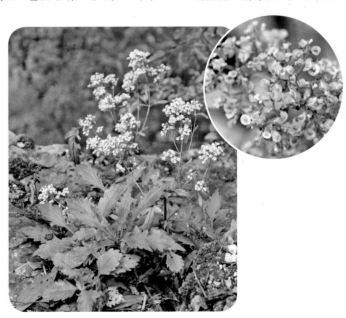

列纵向短糙毛。基生叶丛生，花时枯落，卵形、椭圆形或椭圆状披针形，长（1.8～）3～10.5cm，宽1.2～3cm，不分裂或羽状分裂或全裂，顶端钝或尖，基部楔形，边缘具粗锯齿，上面暗绿色，背面淡绿色，两面被糙伏毛或几无毛，具缘毛；叶柄长3～12cm；茎生叶对生，宽卵形至披针形，长5～15cm，常羽状深裂或全裂具2～3（～5）对侧裂片，顶生裂片卵形、椭圆形或椭圆状披针形，先端渐尖，具粗锯齿，两面密被或疏被白色糙毛，或几无毛，上部叶渐变窄小，无柄。花序为聚伞花序组成的大型伞房花序，顶生，具5～6（7）级分枝；花序梗上方一侧被开展白色粗糙毛；总苞线形，甚小；苞片小；花小，萼齿不明显；花冠钟形，黄色，冠筒长1.5mm，上部宽1.5mm，基部一侧囊肿不明显，内具白色长柔毛，花冠裂片卵形，长1.5mm，宽1～1.3mm；雄蕊4，稍超出或几不超出花冠，花丝不等长，近蜜囊的2枚长3.5mm，下部被柔毛，另2枚长2.7mm，无毛，花药长圆形，长约1mm；子房椭圆状长圆形，长约1.5mm，花柱长2.5mm，柱头盾状或截头状，径0.5～0.6mm。瘦果长圆形，长3～4mm，具3棱，2不育子室中央稍隆起成上粗下细的棒槌状，能育子室略扁平，向两侧延展成窄边状，内含1椭圆形、扁平种子。花期7～9月。

【生境分布】分布很广，除宁夏、青海、新疆、西藏和广东的海南岛外，全国各地均有分布。常生于海拔400～2600 m的山坡林下、林缘和灌丛中以及路边、田埂边的草丛中。

【药用部位】全草（败酱草）、根茎及根。

【采收加工】全草：秋季采收，洗净泥土，鲜用或晒干备用；根：全年可采，洗净，晒干。

【功能主治】味辛、苦，性微寒。清热解毒，排脓破瘀。治肠痈，下痢，赤白带下，产后瘀滞腹痛，目赤肿痛，痈肿疔癣。

【用法用量】内服：煎汤，3～5钱（鲜者2～4两）。外用：捣敷。

【附方】治赤眼、障痛并胬肉攀睛：败酱一握，荆芥、草决明、木贼草各二钱，白蒺藜一钱五分。水煎服（《硕虎斋省医语》）。治痈疽肿毒，无论已溃未溃：鲜败酱草四两，地瓜酒四两。开水适量冲炖服。将渣捣烂，冬蜜调敷患处（《闽东本草》）。治吐血：败酱草煎汤服。治赤白痢疾：鲜败酱草二两，冰糖五钱。开水炖服（《闽东本草》）。

359. 攀倒甑 | Pān Dǎo Zèng

【拉丁学名】*Patrinia villosa*（Thunb.）Juss.

【别名】白花败酱、毛败酱、败酱、苦斋、胭脂麻、苦菜、萌菜、苦斋草等。

【科属分类】败酱科 Valerianaceae 败酱属 *Patrinia*

【植物形态】多年生草本，高 50 ~ 100（120）cm；地下根状茎长而横走，偶在地表匍匐生长；茎密被白色倒生粗毛或仅沿二叶柄相连的侧面具纵列倒生短粗伏毛，有时几无毛。基生叶丛生，叶片卵形、宽卵形或卵状披针形至长圆状披针形，长 4 ~ 10（~ 25）cm，宽 2 ~ 5（~ 18）cm，先端渐尖，边缘具粗钝齿，基部楔形下延，不分裂或大头羽状深裂，常有 1 ~ 2（有 3 ~ 4）对生裂片，叶柄较叶片稍长；茎生叶对生，与基生叶同形，或菱状卵形，先端尾状渐尖或渐尖，基部楔形下延，边缘具粗齿，上部叶较窄小，常不分裂，上面均鲜绿色或浓绿色，背面绿白色，两面被糙伏毛或近无毛；叶柄长 1 ~ 3cm，上部叶渐近无柄。由聚伞花序组成顶生圆锥花序或伞房花序，分枝达 5 ~ 6 级，花序梗密被长粗糙毛或仅二纵列粗糙毛；总苞叶卵状披针形至线状披针形或线形；花萼小，萼齿 5，浅波状或浅钝裂状，长 0.3 ~ 0.5mm，被短糙毛，有时疏生腺毛；花冠钟形，白色，5 深裂，

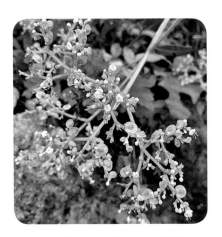

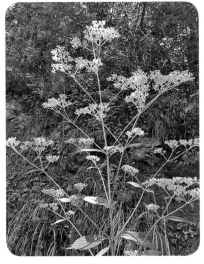

裂片不等形，卵形、卵状长圆形或卵状椭圆形，长（0.75 ~）1.25 ~ 2mm，宽 1.1 ~ 1.65（~ 1.75）mm，蜜囊顶端的裂片常较大，冠筒常比裂片稍长，长 1.5 ~ 2.25（~ 2.6）mm，宽 1.7 ~ 2.3mm，内面有长柔毛，筒基部一侧稍囊肿；雄蕊 4，伸出；子房下位，花柱较雄蕊稍短。瘦果倒卵形，与宿存增大苞片贴生；果苞倒卵形、卵形、倒卵状长圆形或椭圆形，有时圆形，长（2.8 ~）4 ~ 5.5（~ 6.5）mm，宽（2.5 ~）4 ~ 5.5（~ 8）mm，顶端钝圆，不分裂或微 3 裂，基部楔形或钝，网脉明显，具主脉 2 条，极少有 3 条的，下面中部 2 主脉内有微糙毛。花期 8 ~ 10 月，果期 9 ~ 11 月。

【生境分布】产于台湾、江苏、浙江、江西、安徽、河南、湖北、湖南、广东、广西、贵州和四川。生于海拔（50 ~）400 ~ 1500（~ 2000）m 的山地林下、林缘或灌丛中、草丛中。

【药用部位】根状茎、带根全草。

【采收加工】夏、秋采集全草晾干。

【功能主治】苦、寒，无毒。根茎及根有陈腐臭味，为消炎利尿药，全草药用与败酱相同。

360. 缬草 | Xié Cǎo

【拉丁学名】*Valeriana officinalis* L.

【别名】拔地麻、媳妇菜、香草、珍珠香、满山香、满坡香、五里香、大救驾等。

【科属分类】败酱科 Valerianaceae 缬草属 *Valeriana*

【植物形态】多年生高大草本，高可达 100 ~ 150cm；根状茎粗短呈头状，须根簇生；茎中空，有纵棱，被粗毛，尤以节部为多，老时毛少。匍枝叶、基出叶和基部叶在花期常凋萎。茎生叶卵形至宽卵形，羽状深裂，裂片 7 ~ 11；中央裂片与两侧裂片近同形同大小，但有时与第 1 对侧裂片合生成 3 裂状，裂片披针形或条形，顶端渐窄，基部下延，全缘或有疏锯齿，两面及柄轴多少被毛。花序顶生，成伞房状三出聚伞圆锥花序；小苞片中央纸质，两侧膜质，长椭圆状长圆形、倒披针形或线状披针形，先端芒状突尖，边缘多少有粗缘毛。花冠淡紫红色或白色，长 4 ~ 5（~ 6）mm，花冠裂片椭圆形，雌雄蕊约与花冠等长。瘦果长卵形，长 4 ~ 5mm，基部近平截，光秃或两面被毛。花期 5 ~ 7 月，果期 6 ~ 10 月。

【生境分布】产于我国东北至西南的广大地区。生山坡草地、林下、沟边，海拔 2500m 以下，在西藏可分布至海拔 4000m。

【药用部位】以根状茎及根入药。

【采收加工】秋季采集，去净秧苗及泥土，晒干。

【功能主治】辛、甘，温。安神，理气，止痛。用于神经衰弱，失眠，癔病，癫痫，胃腹胀痛，腰腿痛，跌打损伤。

【用法用量】内服：煎汤，1~1.5 钱，研末或浸酒。

【注意】体弱阴虚者慎用。

【附方】治神经衰弱及神经病：缬草、五味子。煎服或浸酒服（《四川中药志》）。治腰痛，腿痛，腹痛，跌打损伤，心悸，神经衰弱：缬草一钱。研为细末，水冲服，或加童便冲服（《新疆中草药手册》）。治神经官能症：缬草一两，五味子三钱，合欢皮三钱，酒半斤，浸泡七天，每次服 10mL，一日三次（《新疆中草药手册》）。

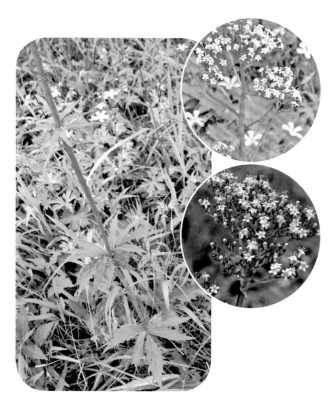

361. 小缬草 | Xiǎo Xié Cǎo

【拉丁学名】*Valeriana tangutica* Bat.

【别名】穿心排草、鹿子草、甘松、猫食菜、潢山香、抓地虎、拔地麻、七里香、小救驾、香草、潢坡香、五里香等。

【科属分类】败酱科 Valerianaceae 缬草属 *Valeriana*

【植物形态】细弱小草本，高 10 ～ 15（ ～ 20 ）cm，全株无毛；根状茎斜生，顶端包有膜质纤维状老叶鞘；根细带状，根状茎及根均具有浓香味。基生叶薄纸质，心状宽卵形或长方状卵形，长 1 ～ 2 ～ 4cm，宽约 1cm，全缘或大头羽裂，顶裂片圆或椭圆形，长宽约 1cm，全缘，侧裂片 1 ～ 2 对，小椭圆形或狭椭圆形，两端均钝圆，全缘；叶柄长达 5cm；茎上部叶羽状 3 ～ 7 深裂，裂片线状披针形，全缘。半球形的聚伞花序顶生，直径 1 ～ 2cm；小苞片披针形，边缘膜质。花白色或有时粉红色，花冠筒状漏斗形，长 5 ～ 6mm，花冠 5 裂，裂片倒卵形；雌雄蕊近等长，均伸出于花冠之外。子房椭圆形、光秃。花期 6 ～ 7 月，果期 7 ～ 8 月。

【生境分布】产于内蒙古、宁夏、甘肃、青海。生于山沟或潮湿草地，海拔 1200 ～ 3600m。

【药用部位】以根状茎及根入药。

【采收加工】秋季采集，去净秋苗及泥土，晒干。

【功能主治】辛、甘，温。安神，理气，止痛。用于神经衰弱，失眠，癔病，癫痫，胃腹胀痛，腰腿痛，跌打损伤。

【用法用量】内服：煎汤，1 ～ 1.5 钱，研末或浸酒。附方同缬草。

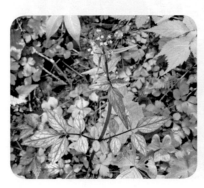
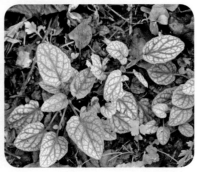

362. 蜘蛛香 | Zhī Zhū Xiāng

【拉丁学名】*Valeriana jatamansi* Jones

【别名】心叶缬草、鬼见愁、豆鼓菜根、九转香、雷公七、臭狗药、磨脚花、连香草、养血莲、大救驾等。

【科属分类】败酱科 Valerianaceae 缬草属 *Valeriana*

【植物形态】植株高 20 ~ 70cm；根茎粗厚，块柱状，节密，有浓烈香味；茎 1 至数株丛生。基生叶发达，叶片心状圆形至卵状心形，长 2 ~ 9cm，宽 3 ~ 8cm，边缘具疏浅波齿，被短毛或有时无毛，叶柄长为叶片的 2 ~ 3 倍；茎生叶不发达，每茎 2 对，有时 3 对，下部的心状圆形，近无柄，上部的常羽裂，无柄。花序为顶生的聚伞花序，苞片和小苞片长钻形，中肋明显，最上部的小苞片常与果实等长。花白色或微红色，杂性；雌花小，长 1.5mm，不育花药着生在极短的花丝上，位于花冠喉部；雌蕊伸长于花冠之外，柱头深 3 裂；两性花较大，长 3 ~ 4mm，雌雄蕊与花冠等长。瘦果长卵形，两面被毛。花期 5 ~ 7 月，果期 6 ~ 9 月。

【生境分布】产于河南、陕西、湖南、湖北、四川、贵州、云南、西藏。生山顶草地、林中或溪边，海拔 2500m 以下。药圃常有栽培，药用或、香料用。

【药用部位】根茎入药。

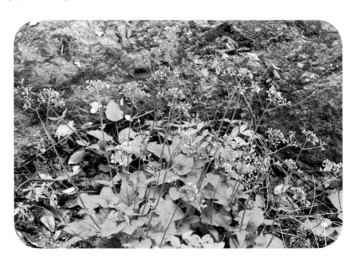

【采收加工】9～10月采挖，除去茎叶，选净，晒干。

【功能主治】辛、微苦，温。行气，散寒，活血，调经。治发痧脘腹胀痛，呕吐泄泻，肺气水肿，风寒感冒，月经不调，痨伤咳嗽。

【用法用量】内服：煎汤，1～1.5钱，或浸酒。外用：磨汁涂。

【注意】阳虚气弱及孕妇忌用。

【附方】治毒疮：蜘蛛香磨醋，外擦患处（《贵阳民间药草》）。治胃气痛：蜘蛛香一钱。切细，开水吞服。治风湿麻木：蜘蛛香一两。煨水服，并用药渣搽患处；治劳伤咳嗽：养血莲、猪獠参，猪鬃草、岩白菜。炖猪心肺服（《成都常用草药治疗手册》）。治阳痿：养血莲一至二两。炖鸡服（《成都常用草药治疗手册》）。

103. 川续断科　Dipsacaceae

363. 川续断 | Chuān Xù Duàn

【拉丁学名】*Dipsacus asperoides* C. Y. Cheng et T. M. Ai

【别名】川断、和尚头、山萝卜、鼓捶草、滋油菜、六汗等。

【科属分类】川续断科 Dipsacaceae 川续断属 *Dipsacus*

【植物形态】多年生草本，高达 2m；主根 1 条或在根茎上生出数条，圆柱形，黄褐色，稍肉质；茎中空，具 6～8 条棱，棱上疏生下弯粗短的硬刺。基生叶稀疏丛生，叶片琴状羽裂，长 15～25cm，宽 5～20cm，顶端裂片大，卵形，长达 15cm，宽 9cm，两侧裂片 3～4 对，侧裂片一般为倒卵形或匙形，叶面被白色刺毛或乳头状刺毛，背面沿脉密被刺毛；叶柄长可达 25cm；茎生叶在茎之中下部为羽状深裂，中裂片披针形，长 11cm，宽 5cm，先端渐尖，边缘具疏粗锯齿，侧裂片 2～4 对，披针形或长圆形，基生叶和下部的茎生叶具长柄，向上叶柄渐短，上部叶披针形，不裂或基部 3 裂。头状花序球形，径 2～3cm，总花梗长达 55cm；总苞片 5～7 枚，叶状，披针形或线形，被硬毛；小苞片倒卵形，长 7～11mm，先端稍平截，被短柔毛，具长 3～4mm 的喙尖，喙尖两侧密生刺毛或疏疏刺毛，稀被短毛；小总苞四棱倒卵柱状、每个侧面具两条纵纵沟；花萼四棱，皿状、长约 1mm，不裂或 4 浅裂至深裂，外面被短毛；花冠淡黄色或白色，花冠管长 9～11mm，基部狭缩成细管，顶端 4 裂，1 裂片稍大，外面被短柔毛；雄蕊 4，着生于花冠管上，明显超出花冠，花丝扁平，花药椭圆形，紫色；子房下位，花柱通常短于雄蕊，柱头短棒状。瘦果长倒卵柱状，包藏于小总苞内，长约 4mm，仅顶端外露于小总苞外。花期 7～9 月，果期 9～11 月。

【生境分布】产于湖北、湖南、江西、广西、云南、贵州、四川和西藏等省区。生于沟边、草丛、林缘和田野路旁。

【药用部位】根入药。

【采收加工】秋季采挖，除去根头和须根，用微火烘至半干，堆置"发汗"至内部变绿色时，再烘干。

【功能主治】苦、辛，微温。补肝肾，强筋骨，续折伤，止崩漏。用于腰膝酸软，风湿痹痛，崩漏，胎漏，跌扑损伤。酒续断多用于风湿痹痛，跌扑损伤。盐续断多用于腰膝酸软。

【用法用量】内服：煎汤，2～4 钱，或入丸、散。外用：捣敷。

【注意】恶雷丸。初痢勿用，怒气郁者禁用。

【附方】治腰痛并脚酸腿软：续断二两，破故纸、牛膝、木瓜、萆薢、杜仲各一两。上为细末，炼蜜为丸桐子大。空心无灰酒下五六十丸（《扶寿精

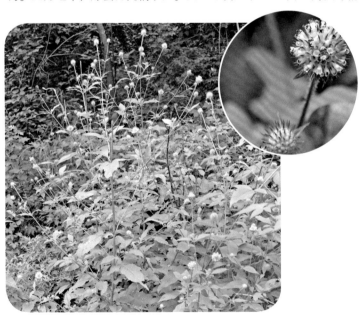

方》续断丸）。治老人风冷，转筋骨痛：续断、牛膝（去芦，酒浸）。上为细末，温酒调下二钱，食前服（《魏氏家藏方》续断散）。治乳痈初起可消，久患可愈：川续断八两（酒浸，炒），蒲公英四两（炒）。俱为末，每早晚，各服三钱，白汤调下（《本草汇言》）。

104. 葫芦科　Cucurbitaceae

364. 赤瓟 | Chì Páo

【拉丁学名】*Thladiantha nudiflora* Hemsl. ex Forbes et Hemsl.

【别名】气包、赤包、山屎瓜、赤雹、屎包子、山土豆、赤包子等。

【科属分类】葫芦科 Cucurbitaceae 赤瓟属 *Thladiantha*

【植物形态】攀援草质藤本，全株被黄白色的长柔毛状硬毛；根块状；茎稍粗壮，有棱沟。叶柄稍粗，长 2 ~ 6cm；叶片宽卵状心形，长 5 ~ 8cm，宽

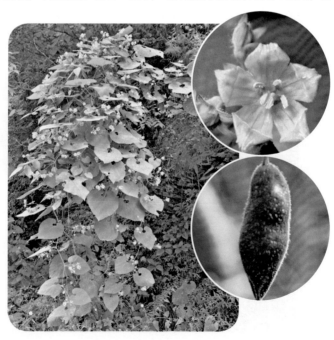

4~9cm，边缘浅波状，有大小不等的细齿，先端急尖或短渐尖，基部心形，弯缺深，近圆形或半圆形，深 1~1.5cm，宽 1.5~3cm，两面粗糙，脉上有长硬毛，最基部 1 对叶脉沿叶基弯缺边缘向外展开。卷须纤细，被长柔毛，单一。雌雄异株；雄花单生或聚生于短枝的上端呈假总状花序，有时 2~3 花生于总梗上，花梗细长，长 1.5~3.5cm，被柔软的长柔毛；花萼筒极短，近辐状，长 3~4mm，上端径 7~8mm，裂片披针形，向外反折，长 12~13mm，宽 2~3mm，具 3 脉，两面有长柔毛；花冠黄色，裂片长圆形，长 2~2.5cm，宽 0.8~1.2cm，上部向外反折，先端稍急尖，具 5 条明显的脉，外面被短柔毛，内面有极短的疣状腺点；雄蕊 5，着生在花萼筒部，其中 1 枚分离，其余 4 枚两两稍靠合，花丝极短，有短柔毛，长 2~2.5mm，花药卵形，长约 2mm；退化子房半球形。雌花单生，花梗细，长 1~2cm，有长柔毛；花萼和花冠雄雄花；退化雌蕊 5，棒状，长约 2mm；子房长圆形，长 0.5~0.8cm，外面密被淡黄色长柔毛，花柱无毛，自 3~4mm 处分 3 叉，分叉部分长约 3mm，柱头膨大，肾形，2 裂。果实卵状长圆形，长 4~5cm，径 2.8cm，顶端有残留的柱基，基部稍变狭，表面橙黄色或红棕色，有光泽，被柔毛，具 10 条明显的纵纹。种子卵形，黑色，平滑无毛，长 4~4.3mm，宽 2.5~3mm，厚 1.5mm。花期 6~8 月，果期 8~10 月。

【生境分布】产于黑龙江、吉林、辽宁、河北、湖北、山西、山东、陕西、甘肃和宁夏。常生于海拔 300~1800m 的山坡、河谷及林缘湿处。

【药用部位】根和果入药。

【采收加工】果实成熟后连柄摘下，防止果实破裂，用线将果柄串起，挂于日光下或通风处晒干为止。根秋后采收，鲜用或切片晒干。

【功能主治】果实：味酸，苦，性平；根：味苦，性寒。果实：理气、活血、祛痰和利湿。主反胃吐酸，肺痨咳血，黄疸，痢疾，胸胁疼痛，跌打扭伤，筋骨疼痛，闭经。根：通乳，解毒，活血。主乳汁不下，乳痈，痈肿，黄疸，跌打损伤，痛经。

【用法用量】内服：煎汤或研末服。

【附方】治反胃吐酸、吐食：赤包一至三钱，研末冲服（《东北常用中草药手册》）。治肺结核，咳嗽吐血，黄疸，痢疾便血：赤包（干品）一至三钱，研末冲服（《东北常用中草药手册》）。

365. 王瓜 | Wáng Guā

【拉丁学名】*Trichosanthes cucumeroides*（Ser.）Maxim.

【别名】老鸦瓜、野甜瓜、马雹儿、马剥儿、马腿瓜、公公须、杜瓜、鸽蛋瓜、吊瓜、山科瓜、水瓜、苦瓜莲、小苦兜、土瓜等。

【科属分类】葫芦科 Cucurbitaceae 栝楼属 *Trichosanthes*

【植物形态】多年生攀援藤本。块根纺锤形，肥大。茎细弱，多分枝，具纵棱及槽，被短柔毛。叶片纸质，轮廓阔卵形或圆形，长 5～13（～19）cm，宽 5～12（～18）cm，常 3～5 浅裂至深裂，或有时不分裂，裂片三角形、卵形至倒卵状椭圆形，先端钝或渐尖，边缘具细齿或波状齿，叶基深心形，弯缺深 2～5cm，上面深绿色，被短绒毛及疏散短刚毛，背面淡绿色，密被短茸毛，基出掌状脉 5～7 条，细脉网状；叶柄长 3～10cm，具纵条纹，密被短茸毛及稀疏短刚毛状硬毛。卷须 2 歧，被短柔毛。花雌雄异株。雄花组成总状花序，或 1 单花与之并生，总花梗长 5～10cm，具纵条纹，被短茸毛；花梗短，长约 5mm，被短茸毛；小苞片线状披针形，长 2～3mm，全缘，被短柔毛，稀无小苞片；花萼筒喇叭形，长 6～7cm，基部径约 2mm，顶端径约 7mm，被短茸毛，裂片线状披针形，长 3～6mm，宽约 1.5mm，渐尖，全缘；花冠白色，裂片长圆状卵形，长 14～15（～20）mm，宽 6～7mm，具极长的丝状流苏；花药长 3mm，药隔有毛，花丝短，分离；退化

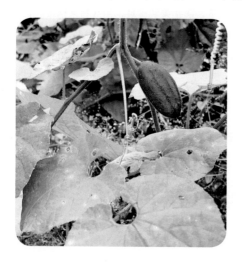

雌蕊刚毛状。雌花单生，花梗长 0.5～1cm，子房长圆形，均密被短柔毛，花萼及花冠与雄花相同。果实卵圆形、卵状椭圆形或球形，长 6～7cm，径 4～5.5cm，成熟时橙红色，平滑，两端圆钝，具喙；果柄长 5～20mm，被短柔毛。种子横长圆形，长 7～12mm，宽 7～14mm，深褐色，两侧室大，近圆形，径约 4.5mm，表面具瘤状突起。花期 5～8

月，果期 8 ~ 11 月。

【生境分布】产于华东、华中、华南和西南地区。生于海拔（250 ~ ）600 ~ 1700m 的山谷密林中或山坡疏林中或灌丛中。

【药用部位】以根（王瓜根）、种子（王瓜子）与果实（王瓜）入药。

【采收加工】王瓜根：深秋挖，洗去泥土，切段晒干；王瓜子：秋季采摘成熟的果实，对剖，取出种子，洗净后晒干；王瓜：秋季果熟后采收，鲜用或连柄摘下，防止破裂，用线将果柄串起，挂于日光下或通风处干燥。

【功能主治】王瓜根：苦，寒；有小毒。王瓜子：酸苦，平。王瓜：味苦，性寒。王瓜根：清热解毒，利尿消肿，散瘀止痛。用于毒蛇咬伤，急性扁桃体炎，咽喉炎，痈疮肿毒，跌打损伤，小便不利，胃痛。王瓜子：清热，凉血。治肺痿吐血，黄疸，痢疾，肠风下血。王瓜：清热，生津，消瘀，通乳。治消渴，黄疸，噎膈反胃，经闭，乳汁滞少，痈肿，慢性咽喉炎。

【用法用量】王瓜根：内服：煎汤，1.5 ~ 3 钱（鲜者 2 ~ 3 两），或捣汁。外用：捣敷或磨汁涂。王瓜：内服：煎汤，9 ~ 15g，或和丸、散。外用：适量，捣敷。

【注意】脾胃虚寒及孕妇慎服。

【附方】治小便不通及关格：生土瓜根捣取汁，以少水解之，筒中吹下部，取通（《肘后方》）。治痈疽初起：土瓜根块二至四两，酌加水煎成半碗，日服 2 次；渣和红糖捣烂，加热敷贴（《福建民间草药》）。治睾丸肿大：王瓜根二两，猪赤肉四两，加老酒适量炖服（《闽东本草》）。治口腔破烂，咽喉肿痛：王瓜根二至三钱，切片，放入口内含，令其唾液流掉。每日含一至三次；治指疔：王瓜根研末，加烧酒调成糊状，用鸭毛蘸涂，或加入蟾酥适量，鸡蛋清一个调匀。频频涂患处，疗效更速。若已溃者，用根研末，加蜜糖调成饼状，敷患处。每日换药一次。

366. 栝楼 | Guā Lóu

【拉丁学名】*Trichosanthes kirilowii* Maxim.

【别名】瓜蒌、药瓜、果裸、地楼、泽巨、泽冶、王白、天瓜、泽姑、天圆子、柿瓜、狗苦瓜、野苦瓜、杜瓜、大肚瓜、鸭屎瓜、山金匏、大圆瓜、吊瓜等。

【科属分类】葫芦科 Cucurbitaceae 栝楼属 *Trichosanthes*

【植物形态】攀援藤本，长达 10m；块根圆柱状，粗大肥厚，富含淀粉，淡黄褐色。茎较粗，多分枝，具纵棱及槽，被白色伸展柔毛。叶片纸质，轮廓近圆形，长宽均 5 ~ 20cm，常 3 ~ 5（ ~ 7）浅裂至中裂，稀深裂或不分裂而仅有不等大的粗齿，裂片菱状倒卵形、长圆形，先端钝，急尖，边缘常再浅裂，叶基心形，弯缺深 2 ~ 4cm，上表面深绿色，粗糙，背面淡绿色，两面沿脉被长柔毛状硬毛，基出掌状脉 5 条，细脉网状；叶柄长 3 ~ 10cm，具纵条纹，被长柔毛。卷须 3 ~ 7 歧，被柔毛。花雌雄异株。雄总状花序单生，或与一单花并生，或在枝条上部者单生，总状花序长 10 ~ 20cm，粗壮，具纵棱与槽，被微柔毛，顶端有 5 ~ 8 花，单花花梗长约 15cm，花梗长约 3mm，小苞片倒卵形或阔卵形，长 1.5 ~ 2.5（ ~ 3）cm，宽 1 ~ 2cm，中上部具粗齿，基部具柄，被短柔毛；花萼筒筒状，长 2 ~ 4cm，顶端扩大，径约 10mm，中、下部径约 5mm，被短柔毛，裂片披针形，长 10 ~ 15mm，宽 3 ~ 5mm，全缘；花冠白色，裂片倒卵形，长 20mm，宽 18mm，顶端中央具 1 绿色尖头，两侧具丝状流苏，被柔毛；花药靠合，长约 6mm，径约 4mm，花丝分离，粗壮，被长柔毛。雌花单生，花梗长 7.5cm，被短柔毛；花萼筒圆筒形，长 2.5cm，径 1.2cm，裂片和花冠同雄花；子房椭圆形，绿色，长 2cm，径 1cm，花柱长 2cm，柱头 3。果梗粗壮，长 4 ~ 11cm；果实椭圆形或圆形，长 7 ~ 10.5cm，成熟时黄褐色或橙黄色；种子卵状椭圆形，压扁，长 11 ~ 16mm，宽 7 ~ 12mm，淡黄褐色，近边缘处具棱线。花

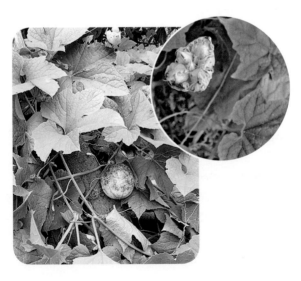

期 5 ~ 8 月，果期 8 ~ 10 月。

【生境分布】产于辽宁、华北、华东、中南、陕西、甘肃、四川、贵州和云南。生于海拔 200 ~ 1800m 的山坡林下、灌丛中、草地和村旁田边。

【药用部位】根（天花粉）、果实（瓜蒌）、种子（瓜蒌子）入药。

【采收加工】秋、冬二季采挖根，洗净，除去外皮，切段或纵剖成瓣，干燥为天花粉；秋季果实成熟时，连果梗剪下，置通风处阴干为瓜蒌，果皮为瓜蒌皮，种子为瓜蒌子。

【功能主治】瓜蒌：甘、微苦，寒；瓜蒌皮：甘，寒；天花粉：甘、微苦，微寒；瓜蒌子：甘，寒。瓜蒌：清热涤痰，宽胸散结，润燥滑肠。用于肺热咳嗽，痰浊黄稠，胸痹心痛，结胸痞满，乳痈，肺痈，肠痈肿痛，大便秘结。瓜蒌皮：清化热痰，利气宽胸。用于痰热咳嗽，胸闷胁痛。天花粉：清热生津，消肿排脓。用于热病烦渴，肺热燥咳，内热消渴，疮疡肿毒，润肺化痰，滑肠通便。含天花粉蛋白，有引产作用，是良好的避孕药。瓜蒌子：用于燥咳痰黏，肠燥便秘。

【用法用量】瓜蒌及瓜蒌子：9 ~ 15g。瓜蒌皮：6 ~ 9g。天花粉：10 ~ 15g。

【注意】不宜与乌头类药材同用。脾胃虚寒，大便不实，有寒痰、湿痰者不宜。

【附方】治小结胸病，正在心下，按之则痛，脉浮滑者：黄连一两，半夏（洗）半升，瓜蒌实大者一枚。上三味，以水六升，先煮瓜蒌，取三升，去滓，内诸药，煮取二升，去滓，分温三服（《伤寒论》小陷胸汤）。治胸痹不得卧，心痛彻背者：瓜蒌实一枚（捣），薤白三两，半夏半斤，白酒一斗。上四味，同煮取四升，温服一升，日三服（《金匮要略》瓜蒌薤白半夏汤）。治消渴，除肠胃热实：瓜蒌根、生姜各五两，生麦门冬（用汁）、芦根（切）各二升，茅根（切）三升.上五味细切，以水一斗，煮取三升，分三服（《千金方》）。

367. 绞股蓝 | Jiǎo Gǔ Lán

【拉丁学名】*Gynostemma pentaphyllum*（Thunb.）Makino

【别名】天堂草、福音草、超人参、公罗锅底、遍地生根、七叶胆、五叶参和七叶参等。

【科属分类】葫芦科 Cucurbitaceae 绞股蓝属 *Gynostemma*

【植物形态】多年生攀缘草本。茎细弱，多分枝，具纵棱和沟槽，无毛或疏被短柔毛。叶互生；叶柄长 3～7cm；卷须纤细，2 歧，稀单一，无毛或基部被短柔毛；叶片膜质或纸质，鸟足状，具 5～9 小叶，通常 5～7，卵状长圆形或长圆状披针形，中央小叶长 3～12cm，宽 1.5～4cm，侧生小叶较小，先端急尖或短渐尖，基部渐狭，边缘具波状齿或圆齿状牙齿，上面深绿色，背面淡绿色，两面均被短硬毛；侧脉 6～8 对，上面平坦，下面突起，细脉网状。雌雄异株，雄花为圆锥花序，花序穗纤细，多分枝，长 10～15（～20）cm，分枝扩展，长 3～4（～15）cm，有时基部具小叶，被短柔毛，花梗丝状，长 1～4mm；基部具钻状小苞片；花萼筒极短，5 裂，裂片三角形；花冠淡绿以，5 深裂，裂片卵状披针形，长 2.5～3mm，宽约 1mm，具 1 脉，边缘具缘毛状小齿；雄蕊 5，联合成柱；雌花为圆锥花序，较雄花小，花萼、花冠均似雄花；子房球形，花柱 3 短而分叉，柱头 2 裂，具短小退化雄蕊 5。果实球形，径 5～6mm，成熟后为黑色，光滑无毛。内含倒垂种子 2 颗，卵状心形，径约 4mm，灰褐色或深褐色，顶端钝，基部心形，压扁状，面具乳突状突起。花期 3～11 月，果期 4～12 月。

【生境分布】生于海拔 100～3200m 的山谷密林中、山坡疏林下或灌丛中。分布于陕西、甘肃、湖北及长江以南各地。

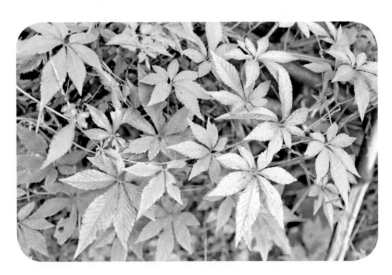

【药用部位】以根状茎及全草入药。

【采收加工】每年夏、秋两季可采收 3 ~ 4 次，洗净、晒干。

【功能主治】苦，寒。清热解毒，补虚。主体虚乏力，虚劳失精，白细胞减少症，高脂血症，病毒性肝炎，慢性胃肠炎，慢性气管炎。现多用作滋补强壮药。

【用法用量】内服：煎汤，15 ~ 30g，研末，3 ~ 6g，或泡茶饮。外用：适量，捣烂涂擦。

105. 桔梗科　Campanulaceae

368. 川党参 | Chuān Dǎng Shēn

【拉丁学名】*Codonopsis tangshen* Oliv.

【别名】板党、上党人参、防风党参、黄参、防党参、上党参、狮头参、中灵草等。

【科属分类】桔梗科 Campanulaceae 党参属 *Codonopsis*

【植物形态】植株除叶片两面密被微柔毛外，全体几近于光滑无毛。茎基微膨大，具多数瘤状茎痕，根常肥大呈纺锤状或纺锤状圆柱形，较少分枝或中部以下略有分枝，长 15 ~ 30cm，直径 1 ~ 1.5cm，表面灰黄色，上端 1 ~ 2cm 部分有稀或较密的环纹，而下部则疏生横长皮孔，肉质。茎缠绕，长可达 3m，直径 2 ~ 3mm，有多数分枝，侧枝长 15 ~ 50cm，小枝长 1 ~ 5cm，具叶，不育或顶端着花，淡绿色，黄绿色或下部微带紫色，叶在主茎及侧枝上的互生，在小枝上的近于对生，叶柄长 0.7 ~ 2.4cm，叶片卵形、狭卵形或披针形，长 2 ~ 8cm，宽 0.8 ~ 3.5cm，顶端钝或急尖，基部楔形或较圆钝，仅个别叶片偶近于心形，边缘浅钝锯齿，上面绿色，下面灰绿色。花单生于枝端，与叶柄互生或近于对生；花有梗；花萼几乎完全不贴生于子房上，几乎全裂，裂片矩圆状披针形，长 1.4 ~ 1.7cm，宽 5 ~ 7mm，顶端急尖，微波状或近于全缘；花冠上位，与花萼裂片着生处相距约 3mm，钟状，长 1.5 ~ 2cm，直径 2.5 ~ 3cm，淡黄绿色而内有紫斑，浅裂，裂片近于正三角形；花丝基部微扩大，长 7 ~ 8mm，花药长 4 ~ 5mm；子房对花冠言为下位，直径 5～1.4cm。蒴果下部近于球状，上部短圆锥状，直径 2～2.5cm。种子多数，椭圆状，无翼，细小，光滑，棕黄色。花果期 7～10 月。

【生境分布】产于四川（北部及东部）、贵州（北部）、湖南（西北部）、湖北（西部）以及陕西（南部）。生于海拔 900～2300m 间的山地林边灌丛中，现已大量栽培。

【药用部位】根入药。

【采收加工】一般移栽 3 年就可收获。宜在白露后（不能过寒露）挖出，防止挖伤挖断。采摘后去尽泥土，首先晾晒。注意大小分档，头尾顺序横行排列。晒软后，边晒边搓，连搓 3 次后（一等党参通常要多搓 2 次），用栗炭火炕干。如遇雨天，可用微火烘干。但烘时，应将后排党参的尾部放在前排党参的头部的上面，使头部受热大，根尾不致烘干，但也须分批搓揉，并昼夜连续进行，一次炕干。否则，所得成品性硬，发黑，味不甜。另外，加工时必须注意新鲜党参不能揉搓。以免出浆发黑，碎断，并忌烟熏和水洗。

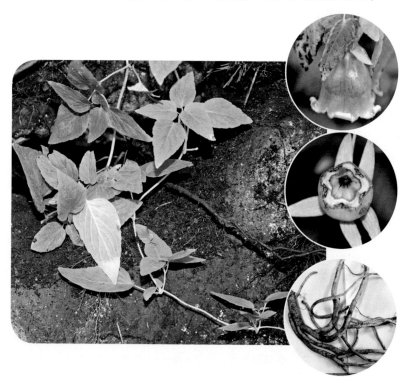

【功能主治】甘，平。补中益气，健脾益肺。用于脾肺虚弱，气短心悸，食少便溏，虚喘咳嗽，内热消渴。

【用法用量】内服：煎汤，6~15g，或熬膏、入丸、散。生津、养血宜生用。补脾益肺宜炙用。

【注意】不宜与藜芦同用。实证、热证禁服；正虚邪实证，不宜单独应用。

【附方】治泻痢与产育气虚脱肛：党参（去芦，米炒）二钱，炙芪、白术（净炒）、肉蔻霜、茯苓各一钱五分，怀山药（炒）二钱，升麻（蜜炙）六分，炙甘草七分。加生姜二片煎。或加制附子五分（《不知医必要》参芪白术汤）。治服寒凉峻剂，以致损伤脾胃，口舌生疮：党参（焙）、黄芪（炙）各二钱，茯苓一钱，甘草（生）五分，白芍七分。白水煎，温服（《喉科紫珍集》参芪安胃散）。治小儿口疮：党参一两，黄柏五钱。共为细末，吹撒患处（《青海省中医验方汇编》）。

369. 桔梗 | Jié Gěng

【拉丁学名】*Platycodon grandiflorus*（Jacq.）A. DC.

【别名】包袱花、铃当花、道拉基、符蔰、白药、梗草、房图、苦梗、苦桔梗、大药等。

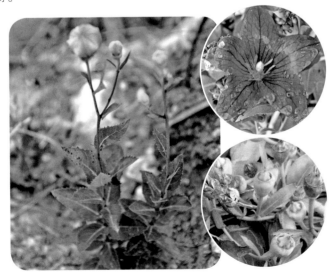

【科属分类】桔梗科 Campanulaceae 桔梗属 *Platycodon*

【植物形态】茎高 20～120cm，通常无毛，偶密被短毛，不分枝，极少上部分枝。叶全部轮生，部分轮生至全部互生，无柄或有极短的柄，叶片卵形，卵状椭圆形至披针形，长 2～7cm，宽 0.5～3.5cm，基部宽楔形至圆钝，顶端急尖，上面无毛而绿色，下面常无毛而有白粉，有时脉上有短毛或瘤突状毛，边缘具细锯齿。花单朵顶生，或数朵集成假总状花序，或有花序分枝而集成圆锥花序；花萼筒部半圆球状或圆球状倒锥形，被白粉，裂片三角形，或狭三角形，有时齿状；花冠大，长 1.5～4.0cm，蓝色或紫色。蒴果球状，或球状倒圆锥形，或倒卵状，长 1～2.5cm，直径约 1cm。花期 7～9 月。

【生境分布】产于东北、华北、华东、华中各省以及广东、广西、贵州、云南东南部、四川、陕西、湖北等省。生于海拔 2000m 以下的阳坡草丛、灌丛中，少生于林下。

【药用部位】干燥根入药。

【采收加工】春、秋二季采挖，洗净，除去须根，趁鲜剥去外皮或不去外皮，干燥。

【功能主治】苦、辛，平。宣肺利咽，祛痰排脓。用于咳嗽痰多，胸闷不畅，咽痛，音哑，肺痈吐脓，疮疡脓成不溃。

【用法用量】3～10g。

【注意】阴虚久嗽、气逆及咳血者忌服。

【附方】治痰嗽喘急不定：桔梗一两半。捣罗为散，用童子小便半升，煎取四合，去滓温服（《简要济众方》）。治喉痹及毒气：桔梗二两。水三升，煮取一升，顿服之（《千金方》）。

370. 沙参 ┃ Shā Shēn

【拉丁学名】*Adenophora stricta* Miq.

【别名】杏叶沙参、南沙参、泡参、泡沙参、白参、知母、羊乳等。

【科属分类】桔梗科 Campanulaceae 沙参属 *Adenophora*

【植物形态】茎高 40～80cm，不分枝，常被短硬毛或长柔毛，少无毛的。基生叶心形，大而具长柄；茎生叶无柄，或仅下部的叶有极短而带翅的柄，叶片椭圆形，狭卵形，基部楔形，少近于圆钝的，顶端急尖或短渐尖，边缘有不整齐的锯齿，两面疏生短毛或长硬毛，或近于无毛，长 3～11cm，宽 1.5～5cm。花序常不分枝而成假总状花序，或有短分枝而成极狭的圆锥花序，极少具长分枝而为圆锥花序的。花梗常极短，长不足 5mm；花萼常被短柔毛或粒状毛，少完全无毛的，筒部常倒卵状，少为倒卵状圆锥形，裂片狭长，多为钻形，少为条状披针形，长 6～8mm，宽至 1.5mm；花

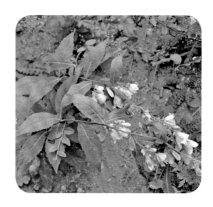

冠宽钟状，蓝色或紫色，外面无毛或有硬毛，特别是在脉上，长 1.5～2.3cm，裂片长为全长的 1/3，三角状卵形；花盘短筒状，长 1～1.8mm，无毛；花柱常略长于花冠，少较短的。蒴果椭圆状球形，极少为椭圆状，长 6～10mm。种子棕黄色，稍扁，有一条棱，长约 1.5mm。花期 8～10 月。

【生境分布】分布于湖北、东北、河北、山东、河南、安徽、江苏、浙江、广东、江西等地。多生长于山野的阳坡草丛中。

【药用部位】干燥的根入药。

【采收加工】春、秋二季采挖，除去须根，洗后趁鲜刮去粗皮，洗净，干燥。

【功能主治】甘，微寒。养阴清肺，化痰，益气。用于肺热燥咳，阴虚劳嗽，干咳痰黏，气阴不足，烦热口干。

【用法用量】内服：熬汤，3～5 钱（鲜者 1～3 两）；或入丸、散。

【注意】风寒作嗽者忌服。恶防己，反藜芦。

【附方】治肺热咳嗽：沙参半两，水煎服之（《卫生易简方》）。治赤白带下，皆因七情内伤，或下元虚冷：米饮调沙参末服（《证治要诀》）。治产后无乳：杏叶沙参根四钱。煮猪肉食（《湖南药物志》）。治虚火牙痛：杏叶沙参根五钱至二两。煮鸡蛋服（《湖南药物志》）。

371. 荠苨 | Qí Nǐ

【拉丁学名】*Adenophora trachelioides* Maxim.

【别名】苨、薐苨、甜桔梗、土桔梗、空沙参、梅参、长叶沙参、心叶沙

参、杏叶菜、老母鸡肉等。

【科属分类】桔梗科 Campanulaceae 沙参属 *Adenophora*

【植物形态】茎单生，高 40 ~ 120cm，直径可达近 1cm，无毛，常多少之字形曲折，有时具分枝。基生叶心胜肾形，宽超过长；茎生叶具 2 ~ 6cm 长的叶柄，叶片心形或在茎上部的叶基部近于平截形，通常叶基部不向叶柄下延成翅，顶端钝至短渐尖，边缘为单锯齿或重锯齿，长 3 ~ 13cm，宽 2 ~ 8cm，无毛或仅沿叶脉疏生短硬毛。花序分枝大多长而几乎平展，组成大圆锥花序，或分枝短而组成狭、圆锥花序。花萼筒部倒三角状圆锥形，裂片长椭圆形或披针形，长 6 ~ 13mm，宽 2.5 ~ 4mm；花冠钟状，蓝色、蓝紫色或白色，长 2 ~ 2.5cm，裂片宽三角状半圆形，顶端急尖，长 5 ~ 7mm；花盘筒状，长 2 ~ 3mm，上下等粗或向上渐细；花柱与花冠近等长。蒴果卵状圆锥形，长 7mm，直径 5mm。种子黄棕色，两端黑色，长矩圆状，稍扁，有一条棱，棱外缘黄白色，长 0.8 ~ 1.5mm。花期 7 ~ 9 月。

【生境分布】产于辽宁、河北、山东、江苏（北部）、浙江（天目山）、安徽（黄山）、湖北西北部。生山坡草地或林缘。

【药用部位】根入药。

【采收加工】春季采挖，除去茎叶，洗净，晒干。

【功能主治】甘，寒。润燥化痰，清热解毒。主肺燥咳嗽，咽喉肿痛，消渴，疔痈疮毒，药物中毒。

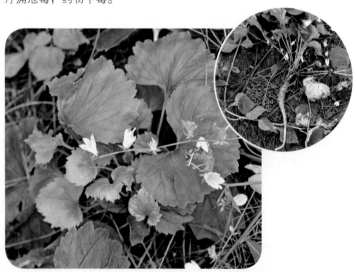

【用法用量】内服：煎汤，5～10g。外用：适量，捣烂敷。

【附方】治急、慢性支气管炎：茅莓鲜根一两（干者三钱），加枇杷叶五钱。水煎服（《浙江民间常用草药》）。

372. 半边莲 | Bàn Biān Lián

【拉丁学名】*Lobelia chinensis* Lour.

【别名】急解索、细米草、瓜仁草等。

【科属分类】桔梗科 Campanulaceae 半边莲属 *Lobelia*

【植物形态】多年生草本。茎细弱，匍匐，节上生根，分枝直立，高6～15cm，无毛。叶互生，无柄或近无柄，椭圆状披针形至条形，长8～25cm，宽2～6cm，先端急尖，基部圆形至阔楔形，全缘或顶部有明显的锯齿，无毛。花通常1朵，生分枝的上部叶腋；花梗细，长1.2～2.5（3.5）cm，基部有长约1mm的小苞片2枚、1枚或者没有，小苞片无毛；花萼筒倒长锥状，基部渐细而与花梗无明显区分，长3～5mm，无毛，裂片披针形，约与萼筒等长，全缘或下部有1对小齿；花冠粉红色或白色，长10～15mm，背面裂至基部，喉部以下生白色柔毛，裂片全部平展于下方，呈一个平面，2侧裂片披针形，较长，中间3枚裂片椭圆状披针形，较短；雄蕊长约8mm，花丝中部以上连合，花丝筒无毛，未连合部分的花丝侧面生

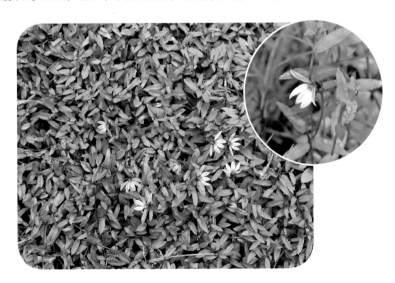

柔毛，花药管长约 2mm，背部无毛或疏生柔毛。蒴果倒锥状，长约 6mm。种子椭圆状，稍扁压，近肉色。花果期 5～10 月。

【生境分布】产于长江中、下游及以南各省区。印度以东的亚洲其它各国也有。生于水田边、沟边及潮湿草地上。

【药用部位】干燥全草入药。

【采收加工】夏季采收，除去泥沙，洗净，晒干。

【功能主治】辛，平。清热解毒，利尿消肿。用于痈肿疔疮，蛇虫咬伤，臌胀水肿，湿热黄疸，湿疹湿疮。

【用法用量】内服：煎汤，15～30g，或捣汁。外用：适量，捣敷，或捣汁调涂。

【附方】治毒蛇咬伤：鲜半边莲一二两，捣烂绞汁，加甜酒一两调服，服后盖被入睡，以便出微汗。毒重的一天服两次。并用捣烂的鲜半边莲敷于伤口周围（《江西民间草药验方》）。治乳腺炎：鲜半边莲适量，捣烂敷患处（《福建中草药》）。治急性中耳炎：半边莲擂烂绞汁，和酒少许滴耳（《岭南草药志》）。

106. 菊科　Compositae

373. 白头婆 | Bái Tóu Pó

【拉丁学名】*Eupatorium japonicum* Thunb.

【别名】山佩兰、孩儿菊、六月霜、白花莲、麻杆消、麻婆娘等。

【科属分类】菊科 Compositae 泽兰属 *Eupatorium*

【植物形态】多年生草本，高 50～200cm。根茎短，有多数细长侧根。茎直立，下部或至中部或全部淡紫红色，基部径达 1.5cm，通常不分枝，或仅上部有伞房状花序分枝，全部茎枝被白色皱波状短柔毛，花序分枝上的毛较密，茎下部或全部花期脱毛或疏毛。叶对生，有叶柄，柄长 1～2cm，质地稍厚；中部茎叶椭圆形或长椭圆形或卵状长椭圆形或披针形，长 6～20cm，宽 2～6.5cm，基部宽或狭楔形，顶端渐尖，羽状脉，侧脉约 7 对，在下面突起；自中部向上及向下部的叶渐小，与茎中部叶同形，基部茎叶花期枯萎；全部茎叶两面粗涩，被皱波状长或短柔毛及黄色腺点，下面沿脉及叶柄上的毛较密，边缘有粗或重粗锯齿。头状花序在茎顶或枝端排成紧密的伞房花序，花序径通常 3~6cm，少有大型复伞房花序而花序径达 20cm 的。总苞钟状，长 5~6mm，含 5 个小花；总苞片覆瓦状排列，3 层；外层极短，长 1~2mm，披针形；中层及内层苞片渐长，长 5~6mm，长椭圆形或长椭圆状披针形；全部苞片绿色或带紫红色，顶端钝或圆形。花白色或带红紫色或粉红色，花冠长 5mm，外面有较稠密的黄色腺点。瘦果淡黑褐色，椭圆状，长 3.5mm，5 棱，被多数黄色腺点，无毛；冠毛白色，长约 5mm。花果期 6~11 月。海拔 120~3000m。

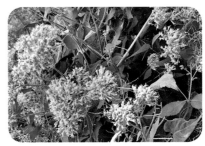
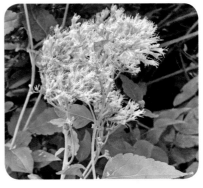

【生境分布】产于黑龙江、吉林、辽宁、山东、山西、陕西、河南、江苏、浙江、湖北、湖南、安徽、江西、广东、四川、云南、贵州等地。生山坡草地、密疏林下、灌丛中、水湿地及河岸水旁。

【药用部位】全草入药。

【采收加工】夏、秋季采收，洗净，鲜用或晒干。

【功能主治】苦、平，辛。祛暑发表，化湿和中，理气活血，解毒。主伤暑湿，发热头痛，胸闷腹胀，消化不良，胃肠炎，感冒，咳嗽，咽喉炎，扁桃体炎，月经不调，跌打损伤，痈肿，蛇咬伤。

【用法用量】内服：煎汤，9~15g，或研末，每次 6~9g，每日 2 次。外用：适量，捣敷。

374. 佩兰 | Pèi Lán

【拉丁学名】*Eupatorium fortunei* Turcz

【别名】兰草、泽兰、圆梗泽兰、省头草等。

【科属分类】菊科 Compositae 泽兰属 *Eupatorium*

【植物形态】多年生草本，高 40 ~ 100cm。根茎横走，淡红褐色。茎直立，绿色或红紫色，基部茎达 0.5cm，分枝少或仅在茎顶有伞房状花序分枝。全部茎枝被稀疏的短柔毛，花序分枝及花序梗上的毛较密。中部茎叶较大，三全裂或三深裂，总叶柄长 0.7 ~ 1cm；中裂片较大，长椭圆形或长椭圆状披针形或倒披针形，长 5 ~ 10cm，宽 1.5 ~ 2.5cm，顶端渐尖，侧生裂片与中裂片

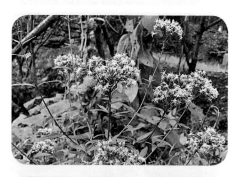

同形但较小，上部的茎叶常不分裂；或全部茎叶不裂，披针形或长椭圆状披针形或长椭圆形，长 6 ~ 12cm，宽 2.5 ~ 4.5cm，叶柄长 1 ~ 1.5cm。全部茎叶两面光滑，无毛无腺点，羽状脉，边缘有粗齿或不规则的细齿。中部以下茎叶渐小，基部叶花期枯萎。头状花序多数在茎顶及枝端排成复伞房花序，花序径 3 ~ 6（10）cm。总苞钟状，长 6 ~ 7mm；总苞片 2 ~ 3 层，覆瓦状排列，外层短，卵状披针形，中内层苞片渐长，长约 7mm，长椭圆形；全部苞片紫红色，外面无毛无腺点，顶端钝。花白色或带微红色，花冠长约 5mm，外面

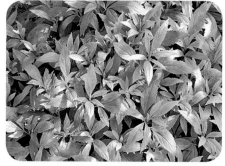

无腺点。瘦果黑褐色，长椭圆形，5 棱，长 3 ~ 4mm，无毛无腺点；冠毛白色，长约 5mm。花果期 7 ~ 11 月。

【生境分布】产于山东、江苏、浙江、江西、湖北、湖南、云南、四川、贵州、广西、广东及陕西。野生或栽培。野生罕见，栽培者多。野生者生路边灌丛及山沟路旁。

【药用部位】干燥地上部分入药。

【采收加工】夏季茎叶茂盛，花前割取，阴干或晒干。

【功能主治】辛，平。醒脾化湿，辟秽解暑。用于湿浊内阻、脘闷不畅、

头胀胸闷、口甜黏腻等症。

【用法用量】内服：煎汤，1.5 ~ 3 钱（鲜者 3 ~ 5 钱）。

【注意】阴虚、气虚者忌服。

【附方】治秋后伏暑，因新症触发：藿香叶一钱五分，佩兰叶二钱，薄荷叶一钱，冬桑叶二钱，大青叶三钱，鲜竹叶三十片。先用青箬叶一两，活水芦笋二两，煎汤代水（《增补评注温病条辨》七叶芦根汤）。治温暑初起，身大热，背微恶寒，继则但热无寒，口大渴，汗大出，面垢齿燥，心烦懊憹：藿香叶一钱，薄荷叶一钱，佩兰叶一钱，荷叶一钱。先用枇杷叶一两，水芦根一两，鲜冬瓜二两，煎汤代水（《重订广温热论》五叶芦根汤）。

375. 长叶火绒草 | Cháng Yè Huǒ Róng Cǎo

【拉丁学名】*Leontopodium longifolium* Ling

【别名】兔耳子草等。

【科属分类】菊科 Compositae 火绒草属 *Leontopodium*

【植物形态】多年生草本，根状茎分枝短，有顶生的莲座状叶丛，或分枝长，平卧，有叶鞘和多数近丛生的花茎，或分枝细长（达 30cm）成匍枝状，有短节间和细根和散生的莲座，状叶丛。花茎直立，或斜升，高 2 ~ 45cm，不分枝，纤细或粗壮，草质，被白色或银白色疏柔毛或密茸毛，全部有密或疏生的叶，节间短或达 3cm，上部节间有时较长。基部叶或莲座状叶常狭长匙形，渐狭成宽柄状，近基部又扩大成紫红色无毛的长鞘部；茎中部叶直立，和部分基部叶线形、宽线形或舌状线形，长 2 ~ 13cm，宽1.5 ~ 9mm，基部等宽或下半部稍狭窄，顶端急尖或近圆形，有隐没于毛茸中的小尖头，两面被同样的，或下面被较密的白色或银白色疏柔毛或密茸毛，上面不久脱毛或无毛；中脉在叶下面凸起，有

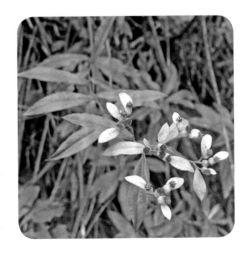

时另有 2 条基出脉。苞叶多数，较茎上部叶短，但较宽，卵圆披针形或线状披针形，基部急狭，上面或两面被白色长柔毛状茸毛，较花序长 1.5 ~ 2 或 3 倍，开展成径 2 ~ 6cm 的苞叶群，或有长序梗而成径达 9cm 的复苞叶群。头状花序径 6 ~ 9mm，3 ~ 30 个密集。总苞长约 5mm，被长柔毛；总苞片约 3 层，椭圆披针形，顶端无毛，有时啮蚀状，露出毛茸之上。小花雌雄异株，少有异形花。花冠长约 4mm；雄花花冠管状漏斗状，有三角形深裂片；雌花花冠丝状管状，有披针形裂片。冠毛白色，较花冠稍长，基部有细锯齿；雄花冠毛向上端渐粗厚，有齿；雌花冠毛较细，上部全缘。瘦果无毛或有乳头状突起，或有短粗毛。花期 7 ~ 8 月。

【生境分布】产于西藏西部和北部、青海东部、四川西部、甘肃南部、西部和西北部的高原及昆仑、祁连等山脉、陕西中部和山西中部的秦岭和吕梁山脉、河北北部、内蒙古南部、东部。生于高山和亚高山的湿润草地、洼地、灌丛或岩石上。海拔 1500 ~ 4800m。

【药用部位】干燥全草入药。

【采收加工】夏季采收，洗净，晾干。

【功能主治】辛，凉。疏风清热，止咳化痰。主外感发热，肺热咳嗽，支气管炎。

【用法用量】内服：煎汤，6 ~ 15g。

376. 香青 | Xiāng Qīng

【拉丁学名】*Anaphalis sinica* Hance

【别名】通肠香、九里香、白四棱风、大叶蓬等。

【科属分类】菊科 Compositae 香青属 *Anaphalis*

【植物形态】根状茎细或粗壮，木质，有长达 8cm 的细匍枝。茎直立，疏散或密集丛生，高 20 ~ 50cm，细或粗壮，通常不分枝或在花后及断茎上分枝，被白色或灰白色棉毛，全部有密生的叶。下部叶在下花期枯萎。中部叶长圆形，倒披针长圆形或线形，长 2.5 ~ 9cm，宽 0.2 ~ 1.5cm，基部渐狭，沿茎下延成狭或稍宽的翅，边缘平，顶端渐尖或急尖，有短小尖头，上部叶较小，披针状线形或线形，全部叶上面被蛛丝状棉毛，或下面或两面被白色或黄白色厚棉毛，在棉毛下常杂有腺毛，有单脉或具侧脉向上渐消失的离基三出脉。莲座状叶被密棉毛，顶端钝或圆形。头状花序多数或极多数，密集成复伞房状或多次复伞房状；花序梗细。总苞钟状或近倒圆锥状，长4～5mm（稀达6mm），宽4～6mm；总苞片6～7层，外层卵圆形，浅褐色，被蛛丝状毛，长2mm，内层舌状长圆形，长约3.5mm，宽1～1.2mm，乳白色或污白色，顶端钝或圆形；最内层较狭，长椭圆形，有长达全长三分之二的爪部；雄株的总苞片常较钝。雌株头状花序有多层雌花，中央有1～4个雄花；雄株头状花托有繸状短毛。花序全部有雄花。花冠长2.8～3mm。冠毛常较花冠稍长；雄花冠毛上部渐宽扁，有锯齿。瘦果长0.7～1mm，被小腺点。花期6～9月，果期8～10月。

【生境分布】产于我国北部、中部、东部及南部。生于低山或亚高山灌丛、草地、山坡和溪岸，海拔400～2000m。

【药用部位】全草入药。

【采收加工】霜降后采收全草，除去泥沙，晒干。

【功能主治】辛、苦，温。解表祛风，消炎止痛，镇咳平喘。主感冒，气管炎，肠炎，痢疾。

【用法用量】内服：煎汤，10～30g。

【附方】感冒头痛，咳嗽慢性气管炎：全草3钱，水煎服；急性胃肠炎，痢疾：鲜叶适量，捣烂取汁，开水冲服，或用全草3钱水煎服，但不宜久煎。

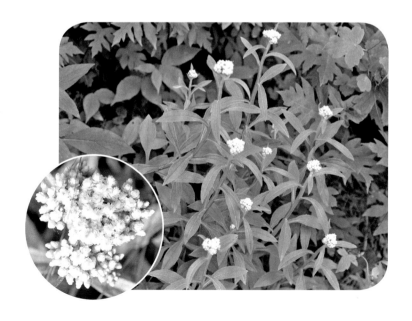

377. 旋覆花 | Xuán Fù Huā

【拉丁学名】*Inula japonica* Thunb.

【别名】金佛花、金佛草、六月菊、白芷胡、旋覆梗、黄花草、毛柴胡、黄柴胡等。

【科属分类】菊科 Compositae 旋覆花属 *Inula*

【植物形态】多年生草本。根状茎短，横走或斜升，有多少粗壮的须根。茎单生，有时2~3个簇生，直立，高30~70cm，有时基部具不定根，基部径3~10mm，有细沟，被长伏毛，或下部有时脱毛，上部有上升或开展的分枝，全部有叶；节间长2~4cm。基部叶常较小，在花期枯萎；中部叶

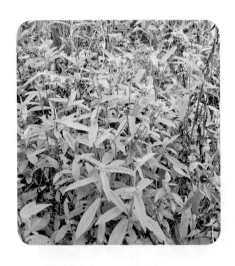

长圆形，长圆状披针形或披针形，长4~13cm，宽1.5~3.5稀4cm，基部多少狭窄，常有圆形半抱茎的小耳，无柄，顶端稍尖或渐尖，边缘有小尖头状疏齿或全缘，上面有疏毛或近无毛，下面有疏伏毛和腺点；中脉和侧脉有较密的长毛；上部叶渐狭小，线状披针形。头状花序径3~4cm，多数或少数排列成疏散的伞房花序；花序梗细长。总苞半球形，径13~17mm，长7~8mm；总苞片约6层，线状披针形，近等长，但最外层常叶质而较长；外层基部革质，上部叶质，背面有伏毛或近无毛，有缘毛；内层除绿色中脉外干膜质，渐尖，有腺点和缘毛。舌状花黄色，较总苞长2~2.5倍；舌片线形，长10~13mm；管状花花冠长约5mm，有三角披针形裂片；冠毛1层，白色有20余个微糙毛，与管状花近等长。瘦果长1~1.2mm，圆柱形，有10条沟，顶端截形，被疏短毛。花期6~10月，果期9~11月。

【生境分布】广产于我国北部、东北部、中部、东部各省，极常见，在四川、贵州、福建、广东也可见到。生于山坡路旁、湿润草地、河岸和田埂上，

海拔 150 ~ 2400m。

【药用部位】头状花序（旋覆花）、根（旋覆花根）及全草（金沸草）入药。

【采收加工】旋覆花：夏、秋采摘即将开放的花序，晒干。旋覆花根及金沸草：夏、秋二季采割，分别晒干。

【功能主治】苦、辛、咸，微温。旋覆花：祛风，化痰止咳。主治咳嗽，跌打损伤等症。金沸草：降气，消痰，行水。用于风寒咳嗽，痰饮蓄结，痰壅气逆，胸膈痞满，喘咳痰多。外治疔疮肿毒。旋覆花根：治刀伤，疔疮，平喘镇咳。

【用法用量】内服：煎汤（旋覆花包煎或滤去毛），1.5 ~ 3 钱，或入丸、散。外用：煎水洗，研末干撒或调敷。

【附方】治风痰呕逆，饮食不下，头目昏闷：旋覆花、枇杷叶、川芎、细辛、赤茯苓各一钱，前胡一钱五分。姜、枣水煎服（《妇人良方》旋覆花汤）。治风火牙痛：旋覆花为末，搽牙根上，良久，去其痰涎，疼止；治乳岩、乳痈：旋覆花二钱，蒲公英一钱，甘草节八分，白芷一钱，青皮一钱。水酒为引，水煎服（《滇南本草》）。

378. 天名精 | Tiān Míng Jīng

【拉丁学名】*Carpesium abrotanoides* L.

【别名】野叶子烟、鹤虱、天蔓青、地菘、天门精、玉门精、挖耳草、癞头草、蚵蚾草、臭草等。

【科属分类】菊科 Compositae 天名精属 *Carpesium*

【植物形态】多年生粗壮草本。茎高 60 ~ 100cm，圆柱状，下部木质，近于无毛，上部密被短柔毛，有明显的纵条纹，多分枝。基叶于开花前凋萎，茎下部叶广椭圆形或长椭圆形，长 8 ~ 16cm，宽 4 ~ 7cm，先端钝或锐尖，基部楔形，三面深绿色，被短柔毛，老时脱落，几无毛，叶面粗糙，下面淡绿色，密被短柔毛，有细小腺点，边缘具不规整的钝齿，齿端有腺体状胼胝体；叶柄长 5 ~ 15mm，密被短柔毛；茎上部节间长 1 ~ 2.5cm，叶较密，长椭圆形或椭圆状披针形，先端渐尖或锐尖，基部阔楔形，无柄或具短柄。头状花序多数，生茎端及沿茎、枝生于叶腋，近无梗，成穗状花序式排列，着生于茎端及枝端者具椭圆形或披针形长 6 ~ 15mm 的苞叶 2 ~ 4 枚，腋生头状花序无苞叶或有时具 1~2 枚甚小的苞叶。总苞钟球形，基部宽，上端稍收缩，成熟时开展成扁球形，直径 6~8mm；苞片 3 层，外层较短，卵圆形，先端钝或短渐尖，膜质或先端草质，具缘毛，背面被短柔毛，内层长圆形，先端圆钝或具不明显的啮蚀状小齿。雌花狭筒状，长 1.5mm，两性花筒状，长 2~2.5mm，向上渐宽，冠檐 5 齿裂。瘦果长约 3.5mm。

【生境分布】产于华东、华南、华中、西南各省区及河北、陕西等地。生于村旁、路边荒地、溪边及林缘，垂直分布可达海拔 2000m。

【药用部位】全草及果实入药。果实习称"北鹤虱"。

【采收加工】夏、秋季采挖全草，除去泥土，晒干。果实于秋季果实成熟时采收，晒干，除去杂质。

【功能主治】全草：苦、辛，寒。果实：苦、辛，平；有毒。全草：清热解毒，散瘀止痛，止血，杀虫。主治咽喉肿痛，牙痛，鼻衄，支气管炎，胃痛，风湿性关节炎，虫积，急性肝炎，急慢惊风，疔肿疮毒，皮肤瘙痒等症；果实：杀虫消积。主治蛔虫，蛲虫，绦虫病，虫积腹痛，小儿疳积。

【用法用量】内服：煎汤，3~5 钱，捣汁或入丸、散。外用：捣敷或煎水熏洗。

【注意】鹤虱有毒，孕妇禁用。

【附方】治咽喉肿塞，痰涎壅滞，喉肿水不可下者：地菘捣汁。鹅翎

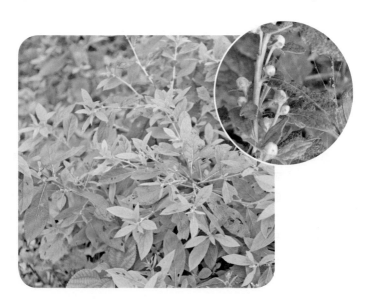

扫入，去痰最妙（《伤寒蕴要》）。治疗疮肿毒：鹤虱草叶、浮酒糟。同捣敷（《孙天仁集效方》）。治发背初起：地菘，杵汁一升，日再服，瘥乃止（《伤寒类要》）。治恶疮：捣地菘汁服之，每日两三服（《孟诜必效方》）。

379. 和尚菜 | Hé Shàng Cài

【拉丁学名】*Adenocaulon himalaicum* Edgew.

【别名】腺梗菜、小皮袄、土冬花、水葫芦、水马蹄草等。

【科属分类】菊科 Compositae 和尚菜属 *Adenocaulon*

【植物形态】多年生草本。根状茎匍匐，自节上生出多数的纤维根。茎直立，高 30 ~ 100cm，中部以上分枝，稀自基部分枝，分枝纤细、斜上，或基部的分枝粗壮，被蛛丝状绒毛，有长 2 ~ 4cm 的节间。根生叶或有时下部的茎叶花期凋落；下部茎叶肾形或圆肾形，长（3）5 ~ 8cm，宽（4）7 ~ 12cm，基部心形，顶端急尖或钝，边缘有不等形的波状大牙齿，齿端有突尖，叶上面沿脉被尘状柔毛，下面密被蛛丝状毛，基出三脉，叶柄长 5 ~ 17cm，宽 0.3 ~ 1cm，有狭或较宽的翼，翼全缘或有不规则的钝齿；中部茎叶三角状圆形，长 7 ~ 13cm，宽 8 ~ 14cm，向上的叶渐小，三角状卵形或菱状倒卵形，最上部的叶长约 1cm，披针形或线状披针形，无柄，全缘。头状花序排成狭或宽大的圆锥状花序，花梗短，被白色绒毛，花后花梗伸长，长 2 ~ 6cm，密被稠密

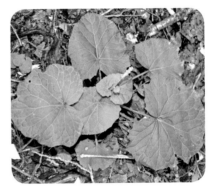

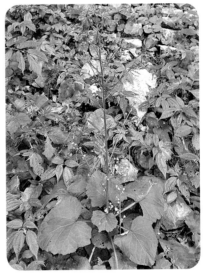

头状具柄腺毛。总苞半球形，宽 2.5～5mm；总苞片 5～7 个，宽卵形，长 2～3.5mm，全缘，果期向外反曲。雌花白色，长 1.5mm，檐部比管部长，裂片卵状长椭圆形，两性花淡白色，长 2mm，檐部短于管部 2 倍。瘦果棍棒状，长 6～8mm，被多数头状具柄的腺毛。花果期 6～11 月。

【生境分布】全国各地都有分布。生河岸、湖旁、峡谷、阴湿密林下；在干燥山坡亦有生长；从平原到海拔 3400m 的山地均可见。

【药用部位】根和根茎入药。

【采收加工】夏、秋季采收，洗净，晾干。

【功能主治】苦、辛，温。具有止咳平喘，活血行瘀，利水消肿的功效，主治寒邪壅肺之咳嗽，气喘，痰多等，跌打损伤，产后腹痛，水肿。

【用法用量】内服：煎汤，9～15g。

380. 豨莶 | Xī Xiān

【拉丁学名】*Siegesbeckia orientalis* L.

【别名】豨莶草、肥猪草、肥猪菜、黏苍子、黏糊菜、虾柑草、黄花仔、黏不扎等。

【科属分类】菊科 Compositae 豨莶属 *Siegesbeckia*

【植物形态】一年生草本。茎直立，高 30～100cm，分枝斜升，上部的分枝常成复二歧状；全部分枝被灰白色短柔毛。基部叶花期枯萎；中部叶三

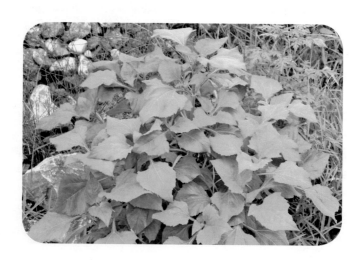

角状卵圆形或卵状披针形，长 4 ~ 10cm，宽 1.8 ~ 6.5cm，基部阔楔形，下延成具翼的柄，顶端渐尖，边缘有规则的浅裂或粗齿，纸质，上面绿色，下面淡绿，具腺点，两面被毛，三出基脉，侧脉及网脉明显；上部叶渐小，卵状长圆形，边缘浅波状或全缘，近无柄。头状花序径 15 ~ 20mm，多数聚生于枝端，排列成具叶的圆锥花序；花梗长 1.5 ~ 4cm，密生短柔毛；总苞阔钟状；总苞片 2 层，叶质，背面被紫褐色头状具柄的腺毛；外层苞片 5 ~ 6 枚，线状匙形或匙形，开展，长 8 ~ 11mm，宽约 1.2mm；内层苞片卵状长圆形或卵圆形，长约 5mm，宽 1.5 ~ 2.2mm。外层托片长圆形，内弯，内层托片倒卵状长圆形。花黄色；雌花花冠的管部长 0.7mm；两性管状花上部钟状，上端有 4 ~ 5 卵圆形裂片。瘦果倒卵圆形，有 4 棱，顶端有灰褐色环状突起，长 3 ~ 3.5mm，宽 1 ~ 1.5mm。花期 4 ~ 9 月，果期 6 ~ 11 月。

【生境分布】分布于陕西、甘肃、江苏、浙江、安徽、江西、湖南、四川、贵州、福建、广东（海南）、台湾、广西、云南等省区。生于海拔 110 ~ 2700m 的山野、荒草地、灌丛及林下。

【药用部位】干燥地上部分（豨莶草）、根（豨莶根）、果实（豨莶果）入药。

【采收加工】豨莶草：夏、秋二季花开前及花期均可采割，除去杂质，晒干；豨莶根：秋、冬季采挖，洗净，切断，鲜用；豨莶果：夏、秋季采，晒干。

【功能主治】辛、苦，寒。豨莶草：祛风湿，利关节，解毒。用于风湿痹痛，筋骨无力，腰膝酸软，四肢麻痹，半身不遂，风疹湿疮。豨莶根：祛风，除湿，生肌。主风湿顽痹，头风，带下，烧烫伤；豨莶果：驱蛔虫。

【用法用量】豨莶草：9 ~ 12g。豨莶根：内服：煎汤，鲜品 60 ~ 120g。外用：适量，捣敷。

【注意】阴血不足者忌服。

【附方】治病风脚弱：豨莶草（九蒸九晒）一斤，当归、芍药、熟地各一两，川乌（黑豆制净）六钱，羌活、防风各一两。为末，蜜丸。每服二钱，空心温酒下（《张氏医通》豨莶丸）。治中风口眼㖞斜，口角流涎，腰脚无力等证：豨莶（酒蒸九晒）三斤，蕲蛇二条，人参、黄芪、枸杞子、川萆薢、白术、当归身各八两，苍耳子、川芎、威灵仙、半夏曲各四两（以上诸药，但用酒拌炒），沉香二两（不见火）。共十三味，俱为细末，炼蜜九如梧桐子大。每早晚各服三钱，白汤送下（《方脉正宗》）。治痈疽肿毒，一切恶疮：豨莶草

（端午采者）一两，乳香一两，白矾（烧）半两。为末。每服二钱，热酒调下，毒重者逐进三服，得汗妙（《乾坤生意秘韫》）。治风湿顽痹，腰膝酸楚：豨莶根二至三两，同猪脚（七寸）一只，黄酒四两，酌加水煎，分2～3次服（《福建民间草药》）。

381. 鳢肠（墨旱莲）│ Lǐ Cháng

【拉丁学名】*Eclipta prostrata*（L.）L.

【别名】旱莲草、墨菜、冰冻草、墨汁草、金陵草等。

【科属分类】菊科 Compositae 鳢肠属 *Eclipta*

【植物形态】一年生草本。茎直立，斜升或平卧，高达60cm，通常自基部分枝，被贴生糙毛。叶长圆状披针形或披针形，无柄或有极短的柄，长3～10cm，宽0.5～2.5cm，顶端尖或渐尖，边缘有细锯齿或有时仅波状，两面被密硬糙毛。头状花序径6～8mm，有长2～4cm的细花序梗；总苞球状钟形，总苞片绿色，草质，5～6个排成2层，长圆形或长圆状披针形，外层较内层稍短，背面及边缘被白色短伏毛；外围的雌花2层，舌状，长2～3mm，舌片短，顶端2浅裂或全缘，中央的两性花多数，花冠管状，白色，长约1.5mm，顶端4齿裂；花柱分枝钝，有乳头状突起；花托凸，有披针形或线形的托片。托片中部以上有微毛；瘦果暗褐色，长2.8mm，雌花的瘦果三棱形，两性花的瘦果扁四棱形，顶端截形，具1～3个细齿，基部稍

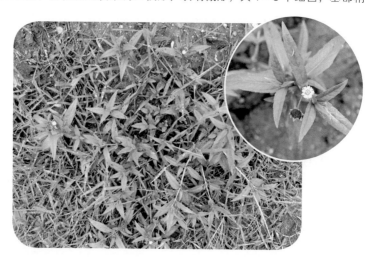

缩小，边缘具白色的筋脉，表面有小瘤状突起，无毛。花期 6 ~ 9 月。

【生境分布】产于全国各省区。生于河边，田边或路旁。

【药用部位】干燥地上部分入药。

【采收加工】花开时采割，晒干。

【功能主治】甘、酸，寒。滋补肝肾，凉血止血。用于肝肾阴虚，牙齿松动，须发早白，眩晕耳鸣，腰膝酸软，阴虚血热、吐血、衄血、尿血，血痢，崩漏下血，外伤出血。

【用法用量】6 ~ 12g。外用鲜品适量。

【注意】脾肾虚寒者忌服。

【附方】补腰膝，壮筋骨，强肾阴，乌须发：女贞子（冬至日采）不拘多少，旱莲草（夏至日采）不拘多少，捣汁熬膏，和药为丸。临卧酒服（《医方集解》二至丸）。治偏正头痛：鳢肠汁滴鼻中（《圣济总录》）。治咳嗽咯血：鲜旱莲草二两。捣绞汁，开水冲服（《江西民间草药验方》）。治鼻衄：鲜旱莲草一握，洗净后捣烂绞汁。何次取五酒杯炖热，饭后温服，日服 2 次（《福建民间草药》）。

382. 大丽花 | Dà Lì Huā

【拉丁学名】*Dahlia pinnata* Cav.

【别名】大理菊、天竺牡丹、西番莲、苕菊、洋芍药等。

【科属分类】菊科 Compositae 大丽花属 *Dahlia*

【植物形态】多年生草本，有巨大棒状块根。茎直立，多分枝，高 1.5 ~ 2m，粗壮。叶 1 ~ 3 回羽状全裂，上部叶有时不分裂，裂片卵形或长圆状卵形，下面灰绿色，两面无毛。头状花序大，有长花序梗，常下垂，宽 6 ~ 12cm。总苞片外层约 5 个，卵状椭圆形，叶质，内层膜质，椭圆状披针形。舌状花 1 层，白色，红色，或紫色，常卵形，顶端有不明显的 3 齿，或全缘；管状花黄色，有时栽培种全部为舌状

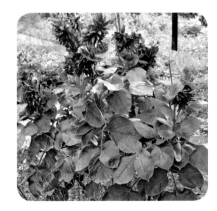

花。瘦果长圆形，长 9 ~ 12mm，宽 3 ~ 4mm，黑色，扁平，有 2 个不明显的齿。花期 6 ~ 12 月，果期 9 ~ 10 月。

【生境分布】原产于墨西哥，是全世界栽培最广的观赏植物。在我国的品种也很多，可分为单瓣、细瓣、菊花状、牡丹花状、球状等类型。根内含菊糖，在医药上有与葡萄糖同样的功效。

【药用部位】块根入药。

【采收加工】秋季挖根，洗净，晒干或鲜用。

【功能主治】辛、甘、平。清热解毒，散瘀止痛。主治腮腺炎，龋齿疼痛、无名肿痛、跌打损伤。

【用法用量】内服：煎汤，6 ~ 15g。外用：适量，捣敷。

383. 狼杷草 | Láng Bǎ Cǎo

【拉丁学名】*Bidens tripartita* L.

【别名】豆渣菜、郎耶菜、针包草、引线包等。

【科属分类】菊科 Compositae 鬼针草属 *Bidens*

【植物形态】一年生草本。茎高 20 ~ 150cm，圆柱状或具钝棱而稍呈四方形，基部直径 2 ~ 7mm，无毛，绿色或带紫色，上部分枝或有时自基部分枝。叶对生，下部的较小，不分裂，边缘具锯齿，通常于花期枯萎，中部叶具柄，柄长 0.8 ~ 2.5cm，有狭翅；叶片无毛或下面有极稀疏的小硬毛，长 4 ~ 13cm，长椭圆状披针形，不分裂（极少）或近基部浅裂成一对小裂片，通常 3 ~ 5 深裂，裂深几达中肋，两侧裂片披针形至狭披针形，长 3 ~ 7cm，

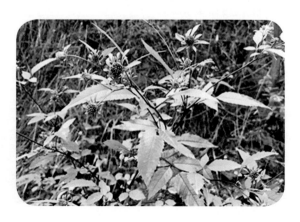

宽 8 ~ 12mm，顶生裂片较大，披针形或长椭圆状披针形，长 5 ~ 11cm，宽 1.5 ~ 3cm，两端渐狭，与侧生裂片边缘均具疏锯齿，上部叶较小，披针形，三裂或不分裂。头状花序单生茎端及枝端，直径 1 ~ 3cm，高 1 ~ 1.5cm，具较长的花序梗。总苞盘状，外层苞片 5 ~ 9 枚，条形或匙状倒披针形，长 1 ~ 3.5cm，先端钝，具缘毛，叶状，内层苞片长椭圆形或卵状披针形，长 6 ~ 9mm，膜质，褐色，有纵条纹，具透明或淡黄色的边缘；托片条状披针形，约与瘦果等长，背面有褐色条纹，边缘透明。无舌状花，全为筒状两性花，花冠长 4 ~ 5mm，冠檐 4 裂。花药基部钝，顶端有椭圆形附器，花丝上部增宽。瘦果扁，楔形或倒卵状楔形，长 6 ~ 11mm，宽 2 ~ 3mm，边缘有倒刺毛，顶端芒刺通常 2 枚，极少 3 ~ 4 枚，长 2 ~ 4mm，两侧有倒刺毛。

【生境分布】产于东北、华北、华东、华中、西南及陕西、甘肃、新疆等省区。生于路边荒野及水边湿地。

【药用部位】以全草入药。

【采收加工】夏秋二季采挖，除去须根，洗净，晒干。

【功能主治】甘、微苦，凉。清热解毒，养阴敛汗。用于感冒，扁桃体炎，咽喉炎，肠炎，痢疾，肝炎，泌尿系感染，肺结核盗汗，闭经；外用治疖肿，湿疹，皮癣。

【用法用量】内服：煎汤，2 ~ 5 钱（鲜者 1 ~ 2 两），研末成捣汁。外用：研末撒或捣汁涂。

【附方】治气管炎，肺结核：鲜狼把草一两。水煎服（《福建中草药》）。治白喉，咽喉炎，扁桃体炎：鲜狼把草三至四两，加鲜橄榄六个，或马兰鲜根五钱。水煎服（《福建中草药》）。治咽喉肿痛：鲜狼把草五钱至一两。加冰糖炖服（《闽东本草》）。治湿疹：鲜狼把草叶捣烂绞汁涂抹（《福建中草药》）。治癣：狼把草叶研末，醋调涂（《福建中草药》）。

384. 鬼针草 | Guǐ Zhēn Cǎo

【拉丁学名】*Bidens pilosa* L.

【别名】鬼钗草、鬼黄花、婆婆针、跳虱草、豆渣菜、叉婆子、针包草、一把针、刺儿鬼、乌藤菜、清胃草、跟人走、粘花衣、鬼菊、擂钻草等。

【科属分类】菊科 Compositae 鬼针草属 *Bidens*

【植物形态】一年生草本，茎直立，高 30 ~ 100cm，钝四棱形，无毛或上部被极稀疏的柔毛，基部直径可达 6mm。茎下部叶较小，3 裂或不分裂，通常在开花前枯萎，中部叶具长 1.5～5cm 无翅的柄，三出，小叶 3 枚，很少为具 5（～7）小叶的羽状复叶，两侧小叶椭圆形或卵状椭圆形，长 2～4.5cm，宽 1.5～2.5cm，先端锐尖，基部近圆形或阔楔形，有时偏斜，不对称，具短柄，边缘有锯齿、顶生小叶较大，长椭圆形或卵状长圆形，长 3.5～7cm，先端渐尖，基部渐狭或近圆形，具长 1～2cm 的柄，边缘有锯齿，无毛或被极稀疏的短柔毛，上部叶小，3 裂或不分裂，条状披针形。头状花序直径 8～9mm，有长 1～6（果时长 3～10）cm 的花序梗。总苞基部被短柔毛，苞片 7～8 枚，条状匙形，上部稍宽，开花时长 3～4mm，果时长至 5mm，草质，边缘疏被短柔毛或几无毛，外层托片披针形，果时长 5～6mm，干膜质，背面褐色，具黄色边缘，内层较狭，条状披针形。无舌状花，盘花筒状，长约 4.5mm，冠檐 5 齿裂。瘦果黑色，条形，略扁，具棱，长 7～13mm，宽约 1mm，上部具稀疏瘤状突起及刚毛，顶端芒刺 3～4 枚，长 1.5～2.5mm，具倒刺毛。形，直径 2.5mm，花柱不明显，柱头钝三棱形，顶端 3 裂。浆果球形，熟时紫红色，直径 8～10mm。花期 4～6 月，果期 9～11 月。

【生境分布】产于华东、华中、华南、西南各省区。生于村旁、路边及荒地中。

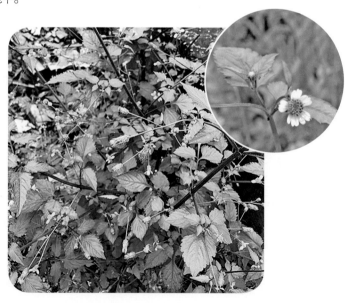

【药用部位】以全草入药。

【采收加工】夏秋二季采挖，除去须根，洗净，晒干。

【功能主治】苦，微寒。清热解毒，散瘀消肿。用于疟疾，腹泻，痢疾，肝炎，急性肾炎，胃痛，噎膈，肠痛，咽喉肿痛，跌打损伤，蛇虫咬伤。

【用法用量】内服：煎汤，15～30g，鲜品倍量，或捣汁。外用：适量，捣敷或取汁涂，或煎水熏洗。

【注意】孕妇忌服。

【附方】治黄疸：鬼针草、柞木叶各五钱，青松针一两。煎服（《浙江民间草药》）。治肝炎：鬼针草、黄花棉各一两五钱至二两。加水1000mL，煎至500mL。一日多次服，服完为止（广西《中草药新医疗法处方集》）。治偏头痛：鬼针草一两，大枣三枚。水煎温服（《江西草药》）。治胃气痛：鲜鬼针草一两五钱。和猪肉四两同炖，调酒少许，饭前服（《泉州本草》）。治四肢无力：脱力草一把。煎汤服（《江苏药材志》）。

385. 辣子草 | Là Zǐ Cǎo

【拉丁学名】*Galinsoga parviflora* Cav.

【别名】向阳花、珍珠草、铜锤草、旱田菊、兔儿草、珍珠草等。

【科属分类】菊科 Compositae 牛膝菊属 *Galinsoga*

【植物形态】一年生草本，高10～80cm。茎纤细，基部径不足1mm，或粗壮，基部径约4mm，不分枝或自基部分枝，分枝斜升，全部茎枝被疏散或上部稠密的贴伏短柔毛和少量腺毛，茎基部和中部花期脱毛或稀毛。叶对生，卵形或长椭圆状卵形，长（1.5）2.5～5.5cm，宽（0.6）1.2～3.5cm，基部圆形、宽或狭楔形，顶端渐尖或钝，基出三脉或不明显五出脉，在叶下面稍突起，在上面平，有叶柄，柄长1～2cm；向上及花序下部的叶渐小，通常披针形；全部茎叶两面粗涩，被白色稀疏贴伏的短柔毛，沿脉和

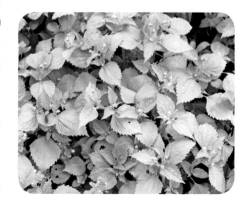

叶柄上的毛较密，边缘浅或钝锯齿或波状浅锯齿，在花序下部的叶有时全缘或近全缘。头状花序半球形，有长花梗，多数在茎枝顶端排成疏松的伞房花序，花序径约3cm。总苞半球形或宽钟状，宽3~6mm；总苞片1~2层，约5个，外层短，内层卵形或卵圆形，长3mm，顶端圆钝，白色，膜质。舌状花4~5个，舌片白色，顶端3齿裂，筒部细管状，外面被稠密白色短柔毛；管状花花冠长约1mm，黄色，下部被稠密的白色短柔毛。托片倒披针形或长倒披针形，纸质，顶端3裂或不裂或侧裂。瘦果长1~1.5mm，三棱或中央的瘦果4~5棱，黑色或黑褐色，常压扁，被白色微毛。舌状花冠毛毛状，脱落；管状花冠毛膜片状，白色，披针形，边缘流苏状，固结于冠毛环上，正体脱落。花果期7~10月。

【生境分布】产于湖北、四川、云南、贵州、西藏等省区。生林下、河谷地、荒野、河边、田间、溪边或市郊路旁。

【药用部位】全草及花入药。

【采收加工】全草夏、秋采收，晒干。花于开放时采集，晒干。

【功能主治】淡，平。全草：消炎，止血。主治扁桃体炎，咽喉炎，急性黄疸型肝炎，外伤出血。花：清肝明目。主治夜盲，视力模糊及其他眼疾。

【用法用量】内服：煎汤，30~60g。外用：适量，研末敷。

386. 万寿菊 | Wàn Shòu Jú

【拉丁学名】*Tagetes erecta* L.

【别名】蜂窝菊、金盏菊、臭菊花、臭芙蓉、芙蓉花等。

【科属分类】菊科 Compositae 万寿菊属 *Tagetes*

【植物形态】一年生草本，高50~150cm。茎直立，粗壮，具纵细条棱，分枝向上平展。叶羽状分裂，长5~10cm，宽4~8cm，裂片长椭圆形或披针形，边缘具锐锯齿，上部叶裂片的齿端有长细芒；沿叶缘有少数腺体。头状花序单生，径5~8cm，花序梗顶端棍棒状膨大。总苞长1.8~2cm，宽1~1.5cm，杯状，顶端具齿尖；舌状花黄色或暗橙色；长2.9cm，舌片倒卵形，长1.4cm，宽1.2cm，基部收缩成长爪，顶端微弯缺；管状花花冠黄色，长约9mm，顶端具5齿裂。瘦果线形，基部缩小，黑色或褐色，长8~11mm，被短微毛；冠毛有1~2个长芒和2~3个短而钝的鳞片。花期7~9月。

【生境分布】原产于墨西哥。我国各地均有栽培。

【药用部位】花及根入药。

【采收加工】秋冬采花，鲜用或晒干用。

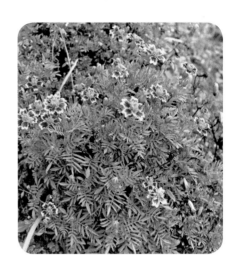

【功能主治】苦，凉。花：清热解毒，化痰止咳；根：解毒消肿。用于上呼吸道感染，百日咳，支气管炎，眼角膜炎，咽炎，口腔炎，牙痛。外用治腮腺炎，乳腺炎，痈疮肿毒。

【用法用量】3～5钱。外用适量，花研粉，醋调匀搽患处。鲜根捣烂敷患处。

【附方】治百日咳：蜂窝菊15朵。煎水兑红糖服。治气管炎：鲜蜂窝菊一两，水朝阳三钱，紫菀二钱。水煎服。治腮腺炎，乳腺炎：蜂窝菊、重楼、银花共研末，酸醋调匀外敷患部。治牙痛、目痛：蜂窝菊五钱。水煎服（《昆明民间常用草药》）。

387. 奇蒿 | Qí Hāo

【拉丁学名】*Artemisia anomala* S. Moore

【别名】刘寄奴、千粒米、六月霜、九里光、白花尾、炭包包、斑枣子、细白花草、九牛草、苦连婆等。

【科属分类】菊科 Compositae 蒿属 *Artemisia*

【植物形态】多年生草本。主根稍明显或不明显，侧根多数；根状茎稍粗，直径3～5mm，弯曲，斜向上。茎单生，稀2至少数，高80～150cm，具纵棱，黄褐色或紫褐色，初时被微柔毛，后渐脱落；上半部有分枝，枝弯曲，斜向上或略开展，长5～15cm。叶厚纸质或纸质，上面绿色或淡绿色，初时微有疏短柔毛，后无毛，背面黄绿色，初时微有蛛丝状绵毛，后脱落；下部叶卵形或长卵形，稀倒卵形，不分裂或先端有数枚浅裂齿，先端锐尖或长尖，边缘具细锯齿，基部圆形或宽楔形，具短柄，叶柄长3～5mm；中部叶卵形、长卵形或卵状披针形，长 9 ~ 12（~ 15）cm，宽 2.5 ~ 4（~ 5.5）cm，先端锐尖或长尖，边缘具细锯齿，基部圆形或宽楔形，叶柄长 2 ~ 4（10）mm；上部叶与苞片叶小，无柄。头状花序长圆形或卵形，直径 2 ~ 2.5mm，无梗或近无梗，在分枝上端或分枝的小枝上排成密穗状花序，并在茎上端组成狭窄或稍开展的圆锥花序；总苞片 3 ~ 4 层，半膜质至膜质，背面淡黄色，无毛，外层总苞片小，卵形，中、内层总苞片长卵形、长圆形或椭圆形；雌花 4 ~ 6 朵，花冠狭管状，檐部具 2 裂齿，花柱长，伸出花冠外，先端 2 叉，叉端钝尖；两性花 6 ~ 8 朵，花冠管状，花药线形，先端附属物尖，长三角形，基部圆钝，花柱略长于花冠，先端 2 叉，叉端截形，并有睫毛。瘦果倒卵形或长圆状倒卵形。花果期 6 ~ 11 月。

【生境分布】产于河南（南部）、江苏、浙江、安徽、江西、福建、台湾、湖北、湖南、广东、广西、四川（东部）、贵州；生于低海拔地区林缘、路旁、沟边、河岸、灌丛及荒坡等地。

【药用部位】带花全草入药。

【采收加工】8 ~ 9 月花期采收，连根拔起晒干，打成捆。防止野露雨淋变黑。

【功能主治】辛、微苦，温。破血通经，敛疮消肿。治经闭癥瘕，胸腹胀

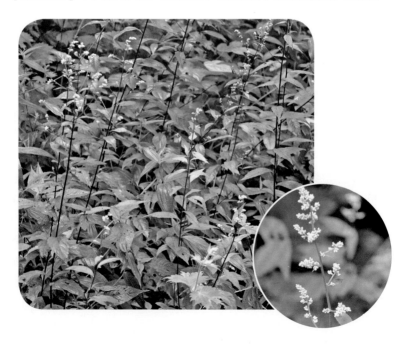

痛，产后血瘀，跌打损伤，金疮出血，痈毒焮肿。

【用法用量】内服：煎汤，1.5 ~ 3钱，或入散剂。外用：捣敷或研末撒。

【注意】孕妇忌服。气血虚弱，脾虚作泄者忌服。

【附方】治被打伤破，腹中有瘀血：刘寄奴、延胡索、骨碎补各一两。上三味细切，以水二升，煎取七合，复内酒及小便各一合，热温顿服（《千金方》）。治大小便血：刘寄奴为末，茶调，空心服二钱（《濒湖集简方》）。

388. 杯菊 | Bēi Jú

【拉丁学名】*Cyathocline purpurea*（Buch.–Ham. ex De Don）O. Kuntze.

【别名】小红蒿、红蒿枝等。

【科属分类】菊科 Compositae 杯菊属 *Cyathocline*

【植物形态】一年生草本，高10 ~ 15cm。或无明显主根而侧根多数，或主根明显而直伸。茎直立，粗挺而坚细，基部径有时可达6mm，通常自基部分枝，分枝斜升。全部茎枝红紫色或带红色，被黏质长柔毛，上部的毛较密。中部茎叶长2.5 ~ 12cm，卵形，倒卵形或长倒卵形，二回羽状分裂，一回全裂，二回半裂；一回羽片排列稀疏或密集，对生或偏斜，或一侧裂片不发育而成栉齿状，羽轴上常有不规正的栉齿，栉齿或大或小，或疏或密；二回羽

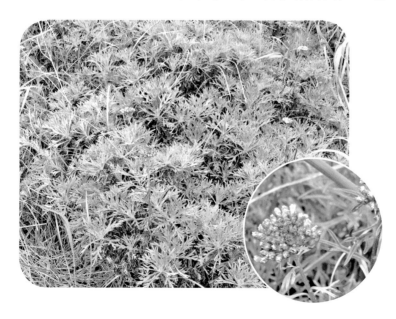

裂片斜三角形，全缘或有微尖齿。自中部向上或向下的叶渐小；全部叶下面沿羽轴及侧脉上被短柔毛，上面的毛稀或几无毛；全部叶无叶柄，基部扩大耳状抱茎。头状花序小，多数或少数在茎枝顶端排列成伞房状花序或圆锥状伞房花序而花序径 1~2.5cm；花序梗被白色黏质开展的长或短柔毛。总苞片半球形，直径 2mm；总苞片 2 层，近等长，长约 2mm，边缘膜质，有缘毛，外面被稀疏白色多细胞长毛或无毛，顶端染紫色。头状花序外围有多层结实的雌花，花冠线形，红紫色，顶端 2 齿裂；中央花两性。瘦果长圆形。无冠毛。花果期近全年。

【生境分布】产于云南、四川、湖北、贵州和广西。生山坡林下、山坡草地或村舍路旁或田边水旁。海拔 150~2600m。

【药用部位】全草入药。

【采收加工】夏秋二季采挖，除去须根，洗净，晒干。

【功能主治】苦，凉。清热解毒，消炎止血，除湿利尿，杀虫。主治急性胃肠炎，中暑，膀胱炎，尿道炎，咽喉炎，口腔炎，吐血，衄血。

【用法用量】内服：煎汤，0.5~4 两。外用：捣敷或研木撒。

【附方】治感冒发热，扁桃体炎，支气管炎，咽峡炎，肺炎，术后感染：干红蒿枝三至五钱。水煎服。防治流感：干红蒿枝三钱，白茅根二钱。水煎服。防治疟疾：干红蒿枝三至五钱。水煎服，或煮大锅药服（《红河中草药》）。治吐血，鼻衄：小红蒿、地管子。水煎服（《云南思茅中草药选》）。

389. 野菊 | Yě Jú

【拉丁学名】*Dendranthema indicum*（L.）Des Moul.

【别名】山菊花、千层菊、黄菊花、土菊花、草菊等。

【科属分类】菊科 Compositae 菊属 *Dendranthema*

【植物形态】多年生草本，高 0.25~1m，有地下长或短匍匐茎。茎直立或铺散，分枝或仅在茎顶有伞房状花序分枝。茎枝被稀疏的毛，上部及花序枝上的毛稍多或较多。基生叶和下部叶花期脱落。中部茎叶卵形、长卵形或椭圆状卵形，长 3~7（10）cm，宽 2~4（7）cm，羽状半裂、浅裂或分裂不明显而边缘有浅锯齿。基部截形或稍心形或宽楔形，叶柄长 1~2cm，柄基无耳或有分裂的叶耳。两面同色或几同色，淡绿色，或干后两面成橄榄色，有稀疏的短柔毛，或下面的毛稍多。头状花序直径 1.5~2.5cm，多数在茎枝顶端排成疏松的伞房圆锥花序或少数在茎顶排成伞房花序。总苞片约5层，外层卵形或卵状三角形，长2.5～3mm，中层卵形，内层长椭圆形，长11mm。全部苞片边缘白色或褐色宽膜质，顶端钝或圆。舌状花黄色，舌片长10～13mm，顶端全缘或2～3齿。瘦果长1.5～1.8mm。花期6～11月。

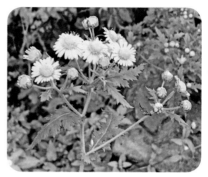

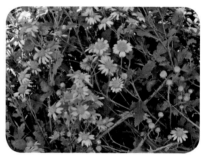

【生境分布】产于东北、华北、华中、华南及西南各地。生于山坡草地、灌丛、河边水湿地、滨海盐渍地、田边及路旁。

【药用部位】以全草（野菊）及干燥头状花序（野菊花）入药。

【采收加工】野菊花：秋、冬二季花初开放时采摘，晒干，或蒸后晒干；野菊：夏、秋间采收全草，晒干。

【功能主治】苦、辛，微寒。野菊花：疏风清热，消肿解毒。用于风热感冒，肺炎，白喉，胃肠炎，高血压，口疮，丹毒，湿疹，天泡疮。野菊：清热解毒。用于痈肿，疔疮，目赤，瘰疬，天疱疮，湿疹。

【用法用量】内服：煎汤，2～4钱（鲜者1～2两）。外用：捣敷，煎水漱口或淋洗。

【附方】治疔疮：野菊花和黄糖捣烂贴患处。如生于发际，加梅片、生地龙同敷。也可用野菊花根、菖蒲根、生姜各一两。水煎，水酒对服（《岭南草药志》）。治夏令热疖及皮肤湿疮溃烂：用野菊花或茎叶煎浓汤洗涤，并以药棉或纱布浸药汤掩敷，一日数回。另一方野菊花茎叶、苍耳草各一握，共捣，入酒一碗，绞汁服，取汗，以滓敷之（《卫生易简方》）。预防流脑：野菊花一斤。将上药粉碎，加水十斤，熬煮至70%煎液，过滤去渣。在流脑流行期，用上项药液滴鼻2～3滴，每日两次（辽宁《中草药新医疗法资料选编》）。治头癣、湿疹：野菊花、苦楝根皮、苦参根各适量。水煎外洗（《江西草药》）。治白喉：野菊一两，和醋糟少许，捣汁，冲开水漱口。或野菊叶和醋半匙，将野菊叶捣烂后，加白醋调匀涂在喉头（《贵州中医验方》）。

390. 华蟹甲 | Huá Xiè Jiǎ

【拉丁学名】*Sinacalia tangutica*（Maxim.）B. Nord.

【别名】羽裂蟹甲草、猪肚子、水萝卜、羊角天麻、鸡多囊、唐古特蟹甲草等。

【科属分类】菊科 Compositae 华蟹甲属 *Sinacalia*

【植物形态】根状茎块状，径 1～1.5cm，具多数纤维状根。茎粗壮，中空，高 50～100cm，基部径 5～6mm，不分枝，幼时被疏蛛丝状毛，或基部无毛，上部被褐色腺状短柔毛。叶具柄，下部茎叶花期常脱落，中部叶片厚纸质，卵形或卵状心形长 10～16cm，宽 10～15cm，顶端具小尖，羽状深裂，每边各有侧裂片 3～4，侧裂片近对生，狭至宽长圆形，顶端具小尖，边缘常具数个小尖齿，基部截形或浅心形，上面深绿色，被疏贴生短硬毛，下面浅绿色，至少沿脉被短柔毛及疏蛛丝状毛，具明显羽状脉；叶柄较粗壮，

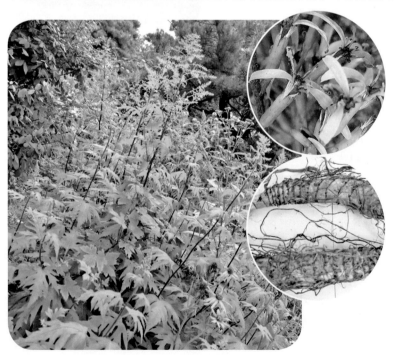

长 3～6cm，基部扩大且半抱茎，被疏短柔毛或近无毛；上部茎叶渐小，具短柄。头状花序小，多数常排成多分枝宽塔状复圆锥状，花序轴及花序梗被黄褐色腺状短柔毛；花序梗细，长 2～3mm，具 2～3 个线形渐尖的小苞片。总苞圆柱状，长 8～10mm，宽 1～1.5mm，总苞片 5，线状长圆形，长约 8mm，宽 1～1.5mm，顶端钝，被微毛，边缘狭干膜质。舌状花 2～3 个，黄色，管部长 4.5mm，舌片长圆状披针形，长 13～14mm，宽 2mm，顶端具 2 小齿，具 4 条脉；管状花 4，稀 7，花冠黄色，长 8～9mm，管部长 2～2.5mm，檐部漏斗状，裂片长圆状卵形，长 1.5mm，顶端渐尖。花药长圆形，长 3.5～3.7mm，基部具短尾，附片长圆状渐尖；花柱分枝弯曲，长 1.5mm，顶端钝，被乳头状微毛。瘦果圆柱形，长约 3mm，无毛，具肋；冠毛糙毛状，白色，长 7～8mm。花期 7～9 月。

【生境分布】产于宁夏、青海、河北、山西、陕西、宁夏、甘肃、湖北、湖南、四川等省区。常见于山坡草地、悬崖、沟边、草甸或林缘和路边，海拔 1250～3450m。

【药用部位】地下块茎入药。

【采收加工】秋末苗枯后采挖，洗净晒干。

【功能主治】辛，平。有小毒。祛风，化痰，平肝。用于头痛眩晕，风湿疼痛，偏瘫，咳嗽痰多。

【用法用量】2～3 钱，水煎或泡酒服。

391. 兔儿伞 | Tù Ér Sǎn

【拉丁学名】*Syneilesis aconitifolia*（Bge.）Maxim.

【别名】雨伞菜、水鹅掌、七里麻、一把伞、伞把草、南天扇、帽头菜、兔打伞、雪里伞、龙头七、贴骨伞、伸草、破阳伞、铁凉伞等。

【科属分类】菊科 Compositae 兔儿伞属 *Syneilesis*

【植物形态】多年生草本。几根状茎短，横走，具多数须根，茎直立，高 70～120cm，下部直径 2.5～6mm，紫褐色，无毛，具纵肋，不分枝。叶通常 2，疏生；下部叶具长柄；叶片盾状圆形，直径 20～30cm，掌状深裂；裂片 7～9，每裂片再次 2～3 浅裂；小裂片宽 4～8mm，线状披针形，边缘具不等长的锐齿，顶端渐尖，初时反折呈闭伞状，被密蛛丝状绒毛，后开展成伞状，变无毛，上面淡绿色，下面灰色；叶柄长 10～16cm，无翅，无毛，基部抱茎；中部叶较小，直径 12 ~ 24cm；裂片通常 4 ~ 5；叶柄长 2 ~ 6 cm。其余的叶呈苞片状，披针形，向上渐小，无柄或具短柄。头状花序多数，在茎端密集成复伞房状，干时宽 6 ~ 7mm；花序梗长 5 ~ 16mm，具数枚线形小苞片；总苞筒状，长 9 ~ 12mm，宽 5 ~ 7mm，基部有 3 ~ 4 小苞片；总苞片 1 层，5，长圆形，顶端钝，边缘膜质，外面无毛。小花 8 ~ 10，花冠淡粉白色，长 10mm，管部窄，长 3.5 ~ 4mm，檐部窄钟状，5 裂；花药变紫色，基部短箭形；花柱分枝伸长，扁，顶端钝，被笔状微毛。瘦果圆柱形，长 5 ~ 6mm，无毛，具肋；冠毛污白色或变红色，糙毛状，长 8 ~ 10mm。花期 6 ~ 7 月，果期 8 ~ 10 月。

【生境分布】产于东北、华北、华中和陕西、甘肃、贵州。生于山坡荒地林缘或路旁，海拔 500 ~ 1800m。

【药用部位】根或全草入药。

【采收加工】夏秋采收全草，洗净，鲜用或晒干。

【功能主治】苦、辛，温；有毒。祛风除湿，解毒活血，消肿止痛。治风湿麻木，关节疼痛，痈疽疮肿，跌打损伤。

【用法用量】内服：煎汤，2 ~ 5 钱；或浸酒。外用：捣敷。

【注意】孕妇忌服，反生姜。

【附方】治风湿麻木，全身骨痛：一把伞四钱，刺五茄根四钱，白龙须三钱，小血藤三钱，木瓜根三钱。泡酒二斤。每日服 2 次，每次一两至一两

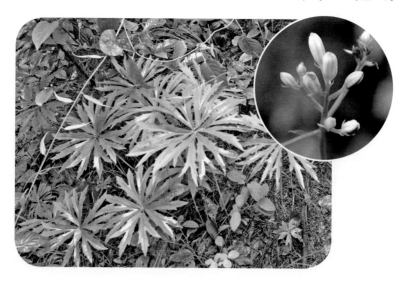

五钱（《贵州民间药物》）。治四肢麻木，腰腿疼痛：兔儿伞根二两，用白酒200mL 浸泡后，分三次服（《北方常用中草药手册》）。治肾虚腰痛：一把伞根，泡酒服（《贵州民间药物》）。

392. 蒲儿根 | Pú Ér Gēn

【拉丁学名】*Sinosenecio oldhamianus*（Maxim.）B. Nord.

【别名】肥猪苗、黄花草等。

【科属分类】菊科 Compositae 蒲儿根属 *Sinosenecio*

【植物形态】多年生或二年生茎叶草本。根状茎木质，粗，具多数纤维状根。茎单生，或有时数个，直立，高 40~80cm 或更高，基部径 4~5mm，不分枝，被白色蛛丝状毛及疏长柔毛，或多少脱毛至近无毛。基部叶在花期凋落，具长叶柄；下部茎叶具柄，叶片卵状圆形或近圆形，长 3~5（8）cm，宽 3~6cm，顶端尖或渐尖，基部心形，边缘具浅至深重齿或重锯齿，齿端具小尖，膜质，上面绿色，被疏蛛丝状毛至近无毛，下面被白蛛丝状毛，有时或多或少脱毛，掌状 5 脉，叶脉两面明显；叶柄长 3~6cm，被白色蛛丝状毛，基部稍扩大，上部叶渐小，叶片卵形或卵状三角形，基部楔形，具短柄；最上部叶卵形或卵状披针形。头状花序多数排列成顶生复伞房状花序；花序梗细，长1.5~3cm，被疏柔毛，基部通常具 1 线形苞片。总苞宽钟状，长

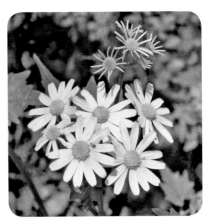

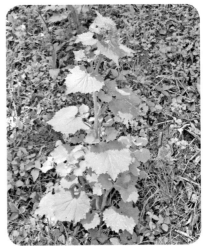

3 ~ 4mm，宽 2.5 ~ 4mm，无外层苞片；总苞片约 13，1 层，长圆状披针形，宽约 1mm，顶端渐尖，紫色，草质，具膜质边缘，外面被白色蛛丝状毛或短柔毛至无毛。舌状花约 13，管部长 2 ~ 2.5mm，无毛，舌片黄色，长圆形，长 8 ~ 9mm，宽 1.5 ~ 2mm，顶端钝，具 3 细齿，4 条脉；管状花多数，花冠黄色，长 3 ~ 3.5mm，管部长 1.5 ~ 1.8mm，循部钟状；裂片卵状长圆形，长约 1mm，顶端尖；花药长圆形，长 0.8 ~ 0.9mm，基部钝，附片卵状长圆形；花柱分枝外弯，长 0.5mm，顶端截形，被乳头状毛。瘦果圆柱形，长 1.5mm，舌状花瘦果无毛，在管状花被短柔毛；冠毛在舌状花缺，管状花冠毛白色，长 3 ~ 3.5mm。花期 1 ~ 12 月。

【生境分布】全国各地均产。生于林缘、溪边、潮湿岩石边及草坡、田边，海拔 360 ~ 2100m。

【药用部位】全草入药。

【采收加工】春、夏季采收，除去泥土，晒干或鲜用。

【功能主治】辛，苦，凉；有小毒。清热解毒。用于痈疖肿毒。

【用法用量】外用适量，鲜草捣烂敷患处。

393. 千里光 | Qiān Lǐ Guāng

【拉丁学名】*Senecio scandens* Buch.–Ham. ex D. Don

【别名】千里急、眼明草、九里光、金钗草、黄花草、九岭光、一扫光、九龙光、百花草、九龙明、黄花母、黄花枝草、粗糠花、箭草、青龙梗、木

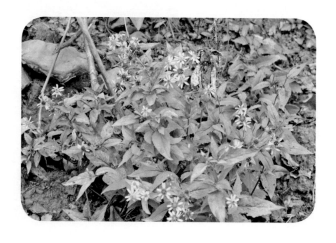

莲草、软藤黄花草、光明草、千家药等。

【科属分类】菊科 Compositae 千里光属 *Senecio*

【植物形态】多年生攀援草本，根状茎木质，粗，径达 1.5cm。茎伸长，弯曲，长 2～5m，多分枝，被柔毛或无毛，老时变木质，皮淡色。叶具柄，叶片卵状披针形至长三角形，长 2.5～12cm，宽 2～4.5cm，顶端渐尖，基部宽楔形、截形、戟形或稀心形，通常具浅或深齿，稀全缘，有时具细裂或羽状浅裂，至少向基部具 1～3 对较小的侧裂片，两面被短柔毛至无毛；羽状脉，侧脉 7～9 对，弧状，叶脉明显；叶柄长 0.5～1（～2）cm，具柔毛或近无毛，无耳或基部有小耳；上部叶变小，披针形或线状披针形，长渐尖。头状花序有舌状花，多数，在茎枝端排列成顶生复聚伞圆锥花序；分枝和花序梗被密至疏短柔毛；花序梗长 1～2cm，具苞片，小苞片通常 1～10，线状钻形。总苞圆柱状钟形，长 5～8mm，宽 3～6mm，具外层苞片；苞片约 8，线状钻形，长 2～3mm。总苞片 12～13，线状披针形，渐尖，上端和上部边缘有缘毛状短柔毛，草质，边缘宽干膜质，背面有短柔毛或无毛，具 3 脉。舌状花 8～10，管部长 4.5mm；舌片黄色，长圆形，长 9～10mm，宽 2mm，钝，具 3 细齿，具 4 脉；管状花多数；花冠黄色，长 7.5mm，管部长 3.5mm，檐部漏斗状；裂片卵状长圆形，尖，上端有乳头状毛。花药长 2.3mm，基部有钝耳；耳长约为花药颈部 1/7；附片卵状披针形；花药颈部伸长，向基部略膨大；花柱分枝长 1.8mm，顶端截形，有乳头状毛。瘦果圆柱形，长 3mm，被柔毛；冠毛白色，长 7.5mm。

【生境分布】产于西藏、陕西、湖北、四川、贵州、云南、安徽、浙江、江西、福建、湖南、广东、广西、台湾等省区。常生于森林、灌丛中，攀援于灌木、岩石上或溪边，海拔 50～3200m 处。

【药用部位】以全草入药。

【采收加工】夏秋采收，洗净，鲜用或晒干。

【功能主治】苦、辛，凉。有小毒。清热解毒，凉血消肿，清肝明目。用于风火赤眼，疮疖肿毒，皮肤湿疹及痢疾腹痛等病症。

【用法用量】内服：煎汤，3～5 钱（鲜者 1 两）。外用：煎水洗、捣敷或熬膏涂。

【注意】中寒泄泻者勿服，有小毒不宜长期内服。

【附方】治烂睑风眼：九里光草煨熟，捻入眼中（《经验良方》）。治风火眼痛：千里光二两，煎水熏洗（《江西民间草药》）。治鸡盲：千里光一两，鸡肝一个。同炖服（《江西民间草药》）。治痈疽疮毒：千里光（鲜）一两，水煎服；另用千里光（鲜）适量，水煎外洗；再用千里光（鲜）适量，捣烂外敷（《江西草药》）。治干湿癣疮，湿疹日久不愈者：千里光，水煎 2 次，过滤，再将两次煎成之汁混合，文火浓缩成膏，用时稍加开水或麻油，稀释如稀糊状，搽擦患处，一日 2 次，婴儿胎癣勿用（《江西民间草药》）。治脚趾间湿痒，肛门痒，阴道痒：千里光适量，煎水洗患处（《江西民间草药》）。治阴囊皮肤流水奇痒：千里光捣烂，水煎去渣，再用文火煎成稠膏状，调乌桕油，涂患处（《浙江民间常用草药》）。

394. 金盏花 | Jīn Zhǎn Huá

【拉丁学名】*Calendula officinalis* L.

【别名】金盏菊、水涨菊、山金菊、灯盏花、月月红等。

【科属分类】菊科 Compositae 金盏花属 *Calendula*

【植物形态】一年生草本，高 20～75cm，通常白茎基部分枝，绿色或多少被腺状柔毛。基生叶长圆形倒卵形或匙形，长 15～20cm，全缘或具疏细齿，具柄，茎生叶长圆状披针形或长圆状倒卵形，无柄，长 5～15cm，宽 1～3cm，顶端钝，稀急尖，边缘波状具不明显的细齿，基部多少抱茎。头状

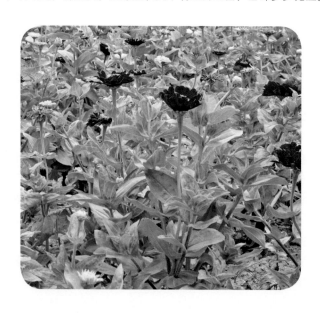

花序单生茎枝端，直径 4 ~ 5cm，总苞片 1 ~ 2 层，披针形或长圆状披针形，外层稍长于内层，顶端渐尖，小花黄或橙黄色，长于总苞的 2 倍，舌片宽达 4 ~ 5mm；管状花檐部具三角状披针形裂片，瘦果全部弯曲，淡黄色或淡褐色，外层的瘦果大半内弯，外面常具小针刺，顶端具喙，两侧具翅，脊部具规则的横折皱。花期 4 ~ 9 月，果期 6 ~ 10 月。

【生境分布】花美丽鲜艳，是庭院、公园装饰花圃花坛的理想花卉。我国各地广泛栽培，供观赏。

【药用部位】以根、花入药。

【采收加工】夏、秋季采收，鲜用或晒干。

【功能主治】淡，平。根：活血散瘀，行气利尿。主治癥瘕，疝气，胃寒疼痛；花：凉血，止血。主治肠风便血。

【用法用量】根 1 ~ 2 两；花：5 ~ 10 朵。

【附方】治胃寒痛：金盏菊鲜根一至二两。水煎或酒、水煎服。治疝气：金盏菊鲜根二至四两。酒、水煎服。治癥瘕：金盏菊干根一至二两。酒、水煎服。治肠风便血：金盏菊鲜花十朵，酌加冰糖。水煎服（《福建中草药》）。

395. 苍术 | Cāng Zhú

【拉丁学名】*Atractylodes lancea* (Thunb.) DC.

【别名】枪头菜、山精、赤术、马蓟、青术、仙术等。

【科属分类】菊科 Compositae 苍术属 *Atractylodes*

【植物形态】多年生草本。根状茎平卧或斜升，粗长或通常呈疙瘩状，生多数等粗等长或近等长的不定根。茎直立，高（15 ~ 20）30 ~ 100cm，单生或少数茎成簇生，下部或中部以下常紫红色，不分枝或上部有自下部的分枝，全部茎枝被稀疏的蛛丝状毛或无毛。基部叶花期脱落；中下部茎叶长 8 ~ 12cm，宽 5 ~ 8cm，3 ~ 5（7 ~ 9）羽状深裂或半裂，基部楔形或宽楔形，几无柄，扩大半抱茎，或基部渐狭成长达 3.5cm 的叶柄；顶裂片与侧裂片不等形或近等形，圆形、倒卵形、偏斜卵形、卵形或椭圆形，宽 1.5 ~ 4.5cm；侧裂片 1 ~ 2（3 ~ 4）对，椭圆形、长椭圆形或倒卵状长椭圆形，宽 0.5 ~ 2cm；有时中下部茎叶不分裂；中部以上或仅上部茎叶不分裂，倒长卵形、倒卵状长椭圆形或长椭圆形，有时基部或近基部有 1 ~ 2 对三角形刺齿或刺齿状浅裂。或全部茎叶不裂，中部茎叶倒卵形、长倒卵形、倒披针形或长

倒披针形，长 2.2 ~ 9.5cm，宽 1.5 ~ 6cm，基部楔状，渐狭成长 0.5 ~ 2.5cm
的叶柄，上部的叶基部有时有 1 ~ 2 对三角形刺齿裂。全部叶质地硬，硬纸
质，两面同色，绿色，无毛，边缘或裂片边缘有针刺状缘毛或三角形刺齿或
重刺齿。头状花序单生茎枝顶端，但不形成明显的花序式排列，植株有多数
或少数（2 ~ 5 个）头状花序。总苞钟状，直径 1 ~ 1.5cm。苞叶针刺状羽状
全裂或深裂。总苞片 5 ~ 7 层，覆瓦状排列，最外层及外层卵形至卵状披针
形，长 3 ~ 6mm；中层长卵形至长椭圆形或卵状长椭圆形，长 6 ~ 10mm；
内层线状长椭圆形或线形，长 11 ~ 12mm。全部苞片顶端钝或圆形，边缘有
稀疏蛛丝毛，中内层或内层苞片上部有时变红紫色。小花白色，长 9mm。瘦
果倒卵圆状，被稠密的顺向贴伏的白色长直毛，有时变稀毛。冠毛刚毛褐色
或污白色，长 7 ~ 8mm，羽毛状，基部连合成环。花果期 6 ~ 10 月。

【生境分布】分布于黑龙江、辽宁、吉林、内蒙古、河北、山西、甘肃、
陕西、河南、江苏、浙江、江西、安徽、四川、湖南、湖北等地。野生山坡
草地、林下、灌丛及岩缝隙中。各地药圃广有栽培。

【药用部位】根茎入药。

【采收加工】春、秋二季采挖，除去泥沙，晒干，撞去须根。

【功能主治】辛，苦，温。燥湿健脾，祛风散寒，明目。用于脘腹胀满，
泄泻，水肿，脚气痿躄，风湿痹痛，风寒感冒，夜盲。

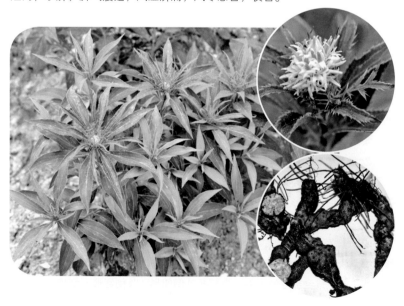

【用法用量】内服：煎汤，1.5～3钱，熬膏或入丸、散。

【注意】阴虚内热，气虚多汗者忌服。

396. 白术 | Bái Zhú

【拉丁学名】*Atractylodes macrocephala* Koidz.

【别名】桴蓟、于术、冬白术、浙术、种术等。

【科属分类】菊科 Asteraceae 苍术属 *Atractylodes*

【植物形态】多年生草本，高20～60cm，根状茎结节状；茎直立，通常自中下部长分枝，全部光滑无毛。中部茎叶有长3～6cm的叶柄，叶片通常3～5羽状全裂，极少兼杂不裂，叶为长椭圆形的。侧裂片1～2对，倒披针形、椭圆形或长椭圆形，长4.5～7cm，宽1.5～2cm；顶裂片比侧裂片大，倒长卵形、长椭圆形或椭圆形；自中部茎叶向上向下，叶渐小，与中部茎叶等样分裂，接花序下部的叶不裂，椭圆形或长椭圆形，无柄；或大部茎叶不裂，但总兼杂有3～5羽状全裂的叶。全部叶质地薄，纸质，两面绿色，无毛，边缘或裂片边缘有长或短针刺状缘毛或细刺齿。头状花序单生茎枝顶端，植株通常有6～10个头状花序，但不形成明显的花序式排列。苞叶绿色，长3～4cm，针刺状羽状全裂。总苞大，宽钟状，直径3～4cm。总苞片9～10层，覆瓦状排列；外层及中外层长卵形或三角形，长6～8mm；中层披针形

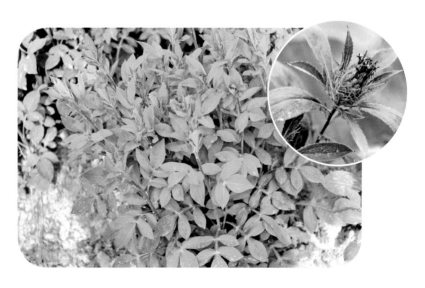

或椭圆状披针形，长 11 ~ 16mm；最内层宽线形，长 2cm，顶端紫红色。全部苞片顶端钝，边缘有白色蛛丝毛。小花长 1.7cm，紫红色，冠檐 5 深裂。瘦果倒圆锥状，长 7.5mm，被顺向顺伏的稠密白色的长直毛。冠毛刚毛羽毛状，污白色，长 15cm，基部结合成环状。花果期 8 ~ 10 月。

【生境分布】分布于中国江苏、浙江、福建、江西、安徽、四川、湖北及湖南等地，该种大多数为栽培品。野生于山坡草地及山坡林下。

【药用部位】干燥根茎入药。

【采收加工】冬季下部叶枯黄、上部叶变脆时采挖，除去泥沙，烘干或晒干，再除去须根。

【功能主治】苦、甘，温。健脾益气，燥湿利水，止汗，安胎。用于脾虚食少，腹胀泄泻，痰饮眩悸，水肿，自汗，胎动不安。

【用法用量】6 ~ 12g。

【注意】阴虚燥渴，气滞胀闷者忌服。

【附方】治虚弱枯瘦，食而不化：于术（酒浸，九蒸九晒）一斤，菟丝子（酒煮吐丝，晒干）一斤，共为木，蜜丸，梧子人。每服二三钱（《本草纲目拾遗》）。治脾虚胀满：白术二两，橘皮四两。为末，糊丸，梧子大。每食前木香汤送下三十丸（《全生指迷方》宽中丸）。治自汗不止：白术末，饮服方寸匕，日二服（《千金方》）。治盗汗：白术四两，分作四份，一份用黄芪同炒，一份用石斛同炒，一份用牡蛎同炒，一份用麸皮同炒。上各微炒黄色，去余药。只用白术，研细。每服二钱，粟米汤调下，尽四两（《丹溪心法》）。

397. 牛蒡 | Niú Bàng

【拉丁学名】*Arctium lappa* L.

【别名】恶实、大力子、荔实、鼠粘草、鼠粘子、蒡翁菜、便牵牛、蝙蝠刺等。

【科属分类】菊科 Compositae 牛蒡属 *Arctium*

【植物形态】二年生草本，具粗大的肉质直根，长达 15cm，径可达 2cm，有分枝支根。茎直立，高达 2m，粗壮，基部直径达 2cm，通常带紫红或淡紫红色，有多数高起的条棱，分枝斜升，多数，全部茎枝被稀疏的乳突状短毛及长蛛丝毛并混杂以棕黄色的小腺点。基生叶宽卵形，长达 30cm，宽达 21cm，边缘稀疏的浅波状凹齿或齿尖，基部心形，有长达 32cm 的叶柄，两面异色，上面绿色，有稀疏的短糙毛及黄色小腺点，下面灰白色或淡绿色，被薄绒毛或绒毛稀疏，有黄色小腺点，叶柄灰白色，被稠密的蛛丝状绒毛及黄色小腺点，但中下部常脱毛。茎生叶与基生叶同形或近同形，具等样及等量的毛被，接花序下部的叶小，基部平截或浅心形。头状花序多数或少数在茎枝顶端排成疏松的伞房花序或圆锥状伞房花序，花序梗粗壮。总苞卵形或卵球形，直径 1.5～2cm。总苞片多层，多数，外层三角状或披针状钻形，宽约 1mm，中内层披针状或线状钻形，宽 1.5～3mm；全部苞片近等长，长约 1.5cm，顶端有软骨质钩刺。小花紫红色，花冠长 1.4cm，细管部长 8mm，檐部长 6mm，外面无腺点，花冠裂片长约 2mm。瘦果倒长卵形或偏斜倒长卵形，长 5～7mm，宽 2～3mm，两侧压扁，浅褐色，有多数细脉纹，有深褐色的色斑或无色斑。冠毛多层，浅褐色；冠毛刚毛糙毛状，不等长，长达 3.8mm，基部不连合成环，分散脱落。花果期 6～9 月。

【生境分布】全国各地普遍分布。生于山坡、山谷、林缘、林中、灌木丛中、河边潮湿地、村庄路旁或荒地，海拔 750～3500m。

【药用部位】果实（牛蒡子）及根（牛蒡根）入药。

【采收加工】秋季果实成熟时剪取果序，晒干，打出果实，除去杂质，再晒至全干。根秋季采挖，洗净泥土，晒干。

【功能主治】果实：疏散风热，宣肺透疹，解毒利咽。用于风热感冒，咳

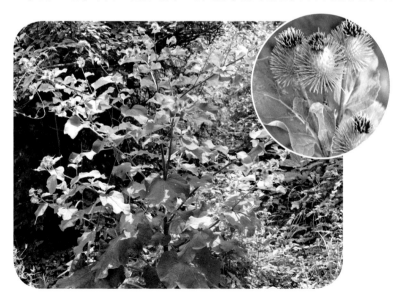

嗽痰多，麻疹，风疹，咽喉肿痛，痄腮丹毒，痈肿疮毒；根：祛风热，消肿毒。用于风热感冒，咳嗽，咽喉肿痛，头晕，风毒面肿，痈疽疮疡等症。

【用法用量】内服：煎汤，1.5～3钱；或入散剂。外用：煎水含漱。

【附方】治喉痹：牛蒡子六分，马蔺子八分。上二味捣为散，每空腹以暖水服方寸匕，渐加至一匕半，日再（《广济方》）。治皮肤风热，遍身生瘾疹：牛蒡子、浮萍等份。以薄荷汤调下二钱，日二服（《养生必用方》）。治痰厥头痛：旋覆花一两，牛蒡子一两（微炒）。上药捣细罗为散，不计时候，以腊面茶清调下一钱（《圣惠方》）。治头痛连睛，并目昏涩不明：牛蒡子、苍耳子、甘菊花各三钱。水煎服（《方脉正宗》）。治风龋牙痛：牛蒡子炒，煎水含漱吐之（《延年方》）。

398. 野蓟 | Yě Jì

【拉丁学名】*Cirsium maackii* Maxim.

【别名】牛戳口、老牛锉、丁针草、大蓟等。

【科属分类】菊科 Compositae 蓟属 *Cirsium*

【植物形态】多年生草本，高 40～150cm，不定根可以发育成萝卜状的块根。茎直立，分枝或不分枝，被多细胞长或短节毛，上部特别接头状花序下部灰白色，有稠密的绒毛。基生叶和下部茎叶全形长椭圆形、披针形或披针状椭圆形，向下渐狭成翼柄，柄基有时扩大半抱茎，柄翼边缘三角形刺齿或针刺，包括翼柄长 20～25cm，宽 7～9cm，羽状半裂、深裂或几全裂，侧裂片 4～8 对，半长椭圆形，中部侧裂片较大，宽 1～2cm，全部侧裂片边

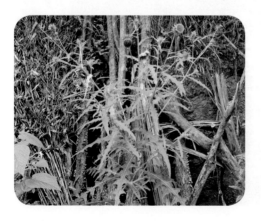

缘具大型或小型三角型刺齿及缘毛状针刺，有时边缘刺齿裂度较深而使叶呈现近乎二回羽状，刺齿顶端有针刺，针刺较长，长达 5mm，齿缘针刺及缘毛状针刺较短，长不足 1mm；向上的叶渐小，与下部及基生叶同形，等样分裂或不裂而边缘有刺齿，基部

扩大的耳状抱茎。全部叶两面异色，上面绿色，沿脉被稀疏的多细胞长或短节毛，下面灰色或浅灰色，被稀疏绒毛，或至少上部叶两面异色。头状花序单生茎端，或在茎枝顶端排成伞房花序。总苞钟状，直径 2cm。总苞片约 5 层，覆瓦状排列，外层及中层长三角状披针形至披针形，长 6 ~ 13mm，宽 2 ~ 2.5mm，顶端急尖成短针刺，针刺长不足 0.5mm，边缘有缘毛；内层及最内层披针形至线状披针形，长 1.3 ~ 2.3cm。全部苞片背面有黑色黏腺。小花紫红色，花冠长 2.4cm，檐部与细管部等长，5 裂不达檐部中部。瘦果淡黄色，偏斜倒披针状，长 4 mm，宽 1.8mm，压扁，顶端截形。冠毛多层，白色，基部连合成环，整体脱落；冠毛刚毛长羽毛状，长达 2cm，内层顶端纺锤状扩大。花果期 6 ~ 9 月。

【生境分布】产于黑龙江、吉林、辽宁、河北、山东、江苏、浙江、安徽及四川。生于海拔 140 ~ 1100m 的山坡草地、林缘、草甸及林旁。

【药用部位】以全草入药。

【采收加工】夏、秋季采挖，鲜用或切段晒干。

【功能主治】甘，凉。凉血止血，消肿解毒。用于咯血，衄血，尿血，跌打损伤，痈疮肿毒。

【用法用量】内服：煎汤，15 ~ 30g。外用：适量，捣敷。

399. 刺儿菜（小蓟）| Cì Ér Cài

【拉丁学名】*Cirsium setosum*（Willd.）MB.

【别名】小蓟、青青草、刺儿菜、刺蓟菜、枪刀菜、小恶鸡婆等。

【科属分类】菊科 Compositae 蓟属 *Cirsium*

【植物形态】多年生草本。茎直立，高 30 ~ 80（100 ~ 120）cm，基部直径 3 ~ 5mm，有时可达 1cm，上部有分枝，花序分枝无毛或有薄绒毛。基生叶和中部茎叶椭圆形、长椭圆形或椭圆状倒披针形，顶端钝或圆形，基部楔形，有时有极短的叶柄，通常无叶柄，长 7 ~ 15cm，宽 1.5 ~ 10cm，上部茎叶渐小，椭圆形或披针形或线状披针形，或全部茎叶不分裂，叶缘有细密的针刺，针刺紧贴叶缘。或叶缘有刺齿，齿顶针刺大小不等，针刺长达 3.5mm，或大部茎叶羽状浅裂或半裂或边缘粗大圆锯齿，裂片或锯齿斜三角形，顶端钝，齿顶及裂片顶端有较长的针刺，齿缘及裂片边缘的针刺较短且贴伏。全部茎叶两面同色，绿色或下面色淡，两面无毛，极少两面异色，上面绿色，无毛，下面被稀疏或稠密的绒毛而呈现灰色的，亦极少两面同色，灰绿色，两面被薄绒毛。头状花序单生茎端，或植株含少数或多数头状花序在茎枝顶端排成伞房花序。总苞卵形、长卵形或卵圆形，直径 1.5～2cm。总苞片约 6 层，覆瓦状排列，向内层渐长，外层与中层宽 1.5～2mm，包括顶端针刺长 5～8mm；内层及最内层长椭圆形至线形，长 1.1～2cm，宽 1～1.8mm；中外层苞片顶端有长不足 0.5mm 的短针刺，内层及最内层渐尖，膜质，短针刺。小花紫红色或白色，雌花花冠长 2.4cm，檐部长 6mm，细管部细丝状，长 18mm，两性花花冠长 1.8cm，檐部长 6mm，细管部细丝状，长 1.2mm。瘦果淡黄色，椭圆形或偏斜椭圆形，压扁，长 3mm，宽 1.5mm，顶端斜截形。冠毛污白色，多层，整体脱落；冠毛刚毛长羽毛状，长 3.5cm，顶端渐细。花果期 5～9 月。

【生境分布】除西藏、云南、广东、广西外，全国各地均有分布。分布于平原、丘陵和山地。生于山坡、河旁或荒地、田间，海拔 170～2650m。为最常见的杂草。

【药用部位】干燥地上部分入药。

【采收加工】夏、秋二季花开时采割，除去杂质，晒干。

【功能主治】甘、苦，凉。凉血止血，祛瘀消肿。用于衄血，吐血，尿血，便血，崩漏下血，外伤出血，痈肿疮毒。

【用法用量】4.5～9g。外用鲜品适量，捣烂敷患处。

【注意】脾胃虚寒而无瘀滞者忌服。

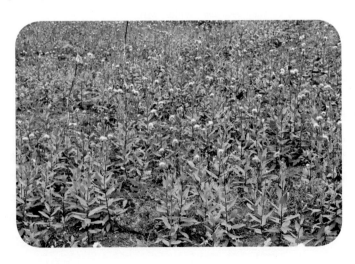

【附方】治呕血、咯血：大蓟、小蓟、荷叶、扁柏叶、茅根、茜草、山栀、大黄、牡丹皮、棕榈皮各等份。烧灰存性，研极细末，用纸包，碗盖于地上一夕，出火毒，用时先将白藕汁或萝卜汁半碗调服五钱，食后下（《十药神书》十灰散）。治妊娠胎堕后出血不止：小蓟根叶（锉碎）、益母草（去根，切碎）各五两。以水三大碗，煮二味烂熟去滓至一大碗，将药于铜器中煎至一盏，分作二服，日内服尽（《圣济总录》小蓟饮）。

400. 蓟（大蓟） | Jì

【拉丁学名】*Cirsium japonicum* Fisch. ex DC.

【别名】大蓟、山萝卜、地萝卜等。

【科属分类】菊科 Compositae 蓟属 *Cirsium*

【植物形态】多年生草本，块根纺锤状或萝卜状，直径达 7mm。茎直立，30（100）～80（150）cm，分枝或不分枝，全部茎枝有条棱，被稠密或稀疏的多细胞长节毛，接头状花序下部灰白色，被稠密绒毛及多细胞节毛。基生叶较大，全形卵形、长倒卵形、椭圆形或长椭圆形，长 8～20cm，宽

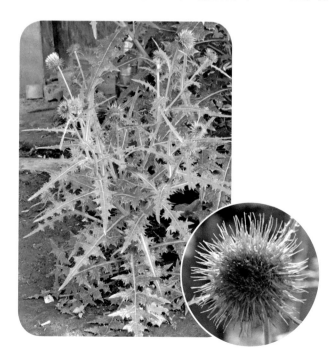

2.5~8cm，羽状深裂或几全裂，基部渐狭成短或长翼柄，柄翼边缘有针刺及刺齿；侧裂片6~12对，中部侧裂片较大，向下及向下的侧裂片渐小，全部侧裂片排列稀疏或紧密，卵状披针形、半椭圆形、斜三角形、长三角形或三角状披针形，宽狭变化极大，或宽达3cm，或狭至0.5cm，边缘有稀疏大小不等小锯齿，或锯齿较大而使整个叶片呈现较为明显的二回状分裂状态，齿顶针刺长可达6mm，短可至2mm，齿缘针刺小而密或几无针刺；顶裂片披针形或长三角形。自基部向上的叶渐小，与基生叶同形并等样分裂，但无柄，基部扩大半抱茎。全部茎叶两面同色，绿色，两面沿脉有稀疏的多细胞长或短节毛或几无毛。头状花序直立，少有下垂的，少数生茎端而花序极短，不呈明显的花序式排列，少有头状花序单生茎端的。总苞钟状，直径3cm。总苞片约6层，覆瓦状排列，向内层渐长，外层与中层卵状三角形至长三角形，长0.8~1.3cm，宽3~3.5mm，顶端长渐尖，有长1~2mm的针刺；内层披针形或线状披针形，长1.5~2cm，宽2~3mm，顶端渐尖呈软针刺状。全部苞片外面有微糙毛并沿中肋有黏腺。瘦果压扁，偏斜楔状倒披针状，长4mm，宽2.5mm，顶端斜截形。小花红色或紫色，长2.1cm，檐部长1.2cm，不等5浅裂，细管部长9mm。冠毛浅褐色，多层，基部联合成环，整体脱落；冠毛刚毛长羽毛状，长达2cm，内层向顶端纺锤状扩大或渐细。花果期4~11月。

【生境分布】广布于河北、山东、陕西、江苏、浙江、江西、湖南、湖北、四川、贵州、云南、广西、广东、福建和台湾。生于山坡林中、林缘、灌丛中、草地、荒地、田间、路旁或溪旁，海拔400~2100m。

【药用部位】干燥地上部分入药。

【采收加工】夏、秋二季花开时采割，除去杂质，晒干。

【功能主治】甘、苦，凉。凉血止血，散瘀解毒消痈。用于衄血，吐血，尿血，血淋，便血，崩漏，外伤出血，痈肿疮毒。

【用法用量】9~15g。

401. 泥胡菜 | Ní Hú Cài

【拉丁学名】*Hemistepta lyrata*（Bunge）Bunge

【别名】苦马菜、牛插鼻、石灰菜、糯米菜、苦郎头、苦蓝关菜、石灰青、田青、猪兜菜等。

【科属分类】菊科 Compositae 泥胡菜属 *Hemisteptia*

【植物形态】二年生草本，高 30 ~ 80cm。根圆锥形，肉质。茎直立，具纵沟纹，无毛或具白色蛛丝状毛。基生叶莲座状，具柄，倒披针形或倒披针状椭圆形，长 7 ~ 21cm，根提琴状羽状分裂，顶裂片三角形，较大，有时 3 裂，侧

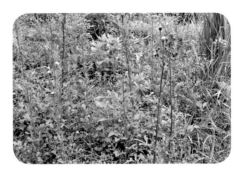

裂片 7 ~ 8 对，长椭圆状披针形，下面被白色蛛丝状毛；中部叶椭圆形，无柄，羽状分裂；上部叶条状披针形至条形。头状花序多数，有长梗；总苞于形，长 12 ~ 14mm，宽 18 ~ 22mm；总苞片 5 ~ 8 层，外层较短，卵形，中层椭圆形，内层条状披针形，各层总苞片背面先端下具 1 紫红色鸡冠状附片；花紫色。瘦果椭圆形，长 2.5mm，具 15 条纵筋；冠毛白色，2 列，羽毛状。花期 5 ~ 6 月。

【生境分布】产于我国南北各地。生于路旁、荒草丛中或水沟边。

【药用部位】以全草或根入药。

【采收加工】夏、秋季采集，洗净，鲜用或晒干。

【功能主治】辛、苦，寒。清热解毒，消肿祛瘀。用于痔漏，痈肿疔疮，外伤出血，骨折。

【用法用量】内服：煎汤，3 ~ 5 钱。外用：捣敷或煎水洗。

【附方】治各种疮疡：泥胡菜、蒲公英各一两。水煎服（《河南中草药手册》）。治疔疮：糯米菜根、苎麻根、折耳根各适量，捣绒敷患处；治乳痈：糯米菜叶、蒲公英各适量，捣绒外敷；治刀伤出血：糯米菜叶适量，捣绒敷伤处；治骨折：糯米菜叶适量，捣绒包骨折处（《贵州草药》）。

402. 水飞蓟 | Shuǐ Fēi Jì

【拉丁学名】*Silybum marianum*（L.）Gaertn.

【别名】水飞雉、奶蓟、老鼠筋等。

【科属分类】菊科 Compositae 水飞蓟属 *Silybum*

【植物形态】一年生或二年生草本，高 1.2m。茎直立，分枝，有条棱，极少不分枝，全部茎枝有白色粉质复被物，被稀疏的蛛丝毛或脱毛。莲

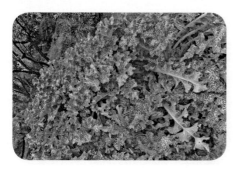

座状基生叶与下部茎叶有叶柄，全形椭圆形或倒披针形，长达50cm，宽达30cm，羽状浅裂至全裂；中部与上部茎叶渐小，长卵形或披针形，羽状浅裂或边缘浅波状圆齿裂，基部尾状渐尖，基部心形，半抱茎，最上部茎叶更小，不分裂，披针形，基部心形抱茎。全部叶两面同色，绿色，具大型白色花斑，无毛，质地薄，边缘或裂片边缘及顶端有坚硬的黄色的针刺，针刺长达5mm。头状花序较大，生枝端，植株含多数头状花序，但不形成明显的花序式排列。总苞球形或卵球形，直径3~5cm。总苞片6层，中外层宽匙形，椭圆形、长菱形至披针形，包括顶端针刺长1~3cm，包括边缘针刺宽达1.2cm，基部或下部或大部紧贴，边缘无针刺，上部扩大成圆形、三角形、近菱形或三角形的坚硬的叫质附属物，附属物边缘或基部有坚硬的针刺，每侧针刺4~12个，长1~2mm，附属物顶端有长达5mm的针刺；内层苞片线状披针形，长约2.7cm，宽4cm，边缘无针刺，上部无叶质附属物，顶端渐尖。全部苞片无毛，中外层苞片质地坚硬，革质。小花红紫色，少有白色，长3cm，细管部长2.1cm，檐部5裂，裂片长6mm。花丝短而宽，上部分离，下部由于被黏质柔毛而粘合。瘦果压扁，长椭圆形或长倒卵形，长7mm，宽约3mm，褐色，有线状长椭圆形的深褐色色斑，顶端有果缘，果缘边缘全缘，无锯齿。冠毛多层，刚毛状，白色，向中层或内层渐长，长达1.5cm；冠毛刚毛锯齿状，基部连合成环，整体脱落；最内层冠毛极短，柔毛状，边缘全缘，排列在冠毛环上。花果期5~10月。

【生境分布】我国各地公园、植物园或庭园都有栽培。喜凉爽干燥气候，适应性强，对土壤、水分要求不严，沙滩地、盐碱地均可种植。

【药用部位】全草及瘦果入药。

【采收加工】春季采收叶，夏季采收种子。

【功能主治】苦，凉。清热利湿，疏肝利胆。主慢性肝炎，肝硬化脂肪肝，胆石症，胆管炎。

【用法用量】内服：煎汤，6~15g，或制成冲剂、胶囊、丸剂。

403. 漏芦 | Lòu Lú

【拉丁学名】*Stemmacantha uniflora*（L.）Dittrich

【别名】狼头花、野兰、鹿骊、鬼油麻、和尚头、大头翁、独花山牛蒡、祁州漏芦、龙葱根、毛头等。

【科属分类】菊科 Compositae 漏芦属 *Stemmacantha*

【植物形态】多年生草本，高（6）30～100cm。根状茎粗厚。根直伸，直径1～3cm。茎直立，不分枝，簇生或单生，灰白色，被棉毛，基部直径0.5～1cm，被褐色残存的叶柄。基生叶及下部茎叶全形椭圆形，长椭圆形，倒披针形，长10～24cm，宽4～9cm，羽状深裂或几全裂，有长叶柄，叶柄长6～20cm。侧裂片5～12对，椭圆形或倒披针形，边缘有锯齿或锯齿稍大而使叶呈现二回羽状分裂状态，或边缘少锯齿或无锯齿，中部侧裂片稍大，向上或向下的侧裂片渐小，最下部的侧裂片小耳状，顶裂片长椭圆形或几匙形，边缘有锯齿。中上部茎叶渐小，与基生叶及下部茎叶同形并等样分裂，无柄或有短柄。全部叶质地柔软，两面灰白色，被稠密的或稀疏的蛛丝毛及多细胞糙毛和黄色小腺点。叶柄灰白色，被稠密的蛛丝状棉毛。头状花序单生茎顶，花序梗粗壮，裸露或有少数钻形小叶。总苞半球形，大直径

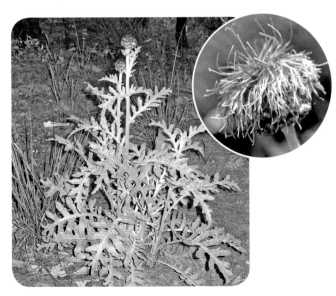

3.5～6cm。总苞片约9层，覆瓦状排列，向内层渐长，外层不包括顶端膜质附属长三角形，长4mm，宽2mm；中层不包括顶端膜质附属物椭圆形至披针形；内层及最内层不包括顶端附属物披针形，长约2.5cm，宽约5mm。全部苞片顶端有膜质附属物，附属物宽卵形或几圆形，长达1cm，宽达1.5cm，浅褐色。全部小花两性，管状，花冠紫红色，长3.1cm，细管部长1.5cm，花冠裂片长8mm。瘦果3～4棱，楔状，长4mm，宽2.5mm，顶端有果缘，果缘边缘细尖齿，侧生着生面。冠毛褐色，多层，不等长，向内层渐长，长达1.8cm，基部连合成环，整体脱落；冠毛刚毛糙毛状。花果期4～9月。

【生境分布】分布于黑龙江、吉林、辽宁、河北、内蒙古、陕西、湖北、甘肃、青海、山西、河南、四川、山东等地。生于山坡丘陵地、松林下或桦木林下、海拔390～2700m。

【药用部位】干燥根入药。

【采收加工】春、秋二季采挖，除去须根及泥沙，晒干。

【功能主治】苦，寒。清热解毒，消痈下乳，舒筋通脉。用于乳痈肿痛，痈疽发背，瘰疬疮毒，乳汁不通，湿痹拘挛。

【用法用量】内服：煎汤，9～15g。外用：适量，研末醋调敷，或鲜品捣敷。

【注意】气虚、疮疡平塌不起及孕妇忌服。

【附方】治乳妇气脉壅塞，乳汁不行，漏芦二两半，瓜蒌十个（急火烧焦存性），蛇蜕十条（炙）。上为细散，每服二钱，温酒调服，不拘时，良久吃热羹汤助之（《局方》漏芦散）。治瘰疬，排脓、止痛、生肌：漏芦、连翘、紫花地丁、贝母、金银花、甘草、夏枯草各等份。水煎服（《本草汇言》）。治流行性腮腺炎：板蓝根一钱，漏芦一钱半，牛蒡子四分，甘草五分。水煎服（《新疆中草药手册》）。治白秃：五月收漏芦草，烧作灰，膏和使涂之，先用盐汤洗，乃敷（《补缺肘后方》）。

404. 心叶风毛菊 | Xīn Yè Fēng Máo Jú

【拉丁学名】*Saussurea cordifolia* Hemsl.

【别名】山牛蒡、马蹄细辛、山芍药等。

【科属分类】菊科 Compositae 风毛菊属 *Saussurea*

【植物形态】多年生草本，高 40 ～ 150cm。根状茎粗厚。茎直立，无毛，上部伞房状或伞房圆锥花序状分枝。基生叶花期脱落；下部与中部茎叶有长柄，柄长 8 ～ 10cm，叶片心形，长宽各 10 ～ 18cm，顶端渐尖，基部深心形，边缘有粗齿，上部茎叶渐小，与下部及中部茎叶同形或卵形，有短柄至无柄，基部心形或圆形或宽

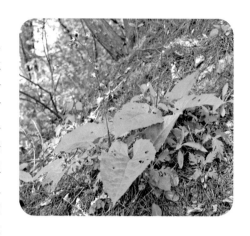

楔形，顶部渐尖或急尖，边缘有锯齿；花序枝叉上的叶更小，披针形或长椭圆形，全部叶两面绿色，下面色淡，上面被稀疏的糙毛，下面无毛。头状花序数个或多数在茎枝顶端成疏松伞房花序或伞房圆锥花序状排列，有长花梗。总苞钟状，直径 0.8 ～ 1.5cm；总苞片 5 层，中部以上有短附属物，附属物草质，渐尖，反折或直立，外层卵形，长 7mm，宽 3mm，中层卵形至长圆形，长 8 ～ 11mm，宽 4mm，内层线形，长 1.3cm，宽 2mm。小花紫红色，长 1.2cm，细管部与檐部各长 6mm。瘦果圆柱状，褐色，长 6mm，无毛。冠毛浅褐色，2 层，外层短，单毛状，长 3mm，内层长，羽毛状，长 1.1cm。花果期 8 ～ 10 月。

【生境分布】分布于陕西（山阳）、浙江（昌化）、河南（嵩县、商城）、安徽（九华山、岳西、金寨）、湖北（恩施、房县、巴东、神农架）、湖南（新宁、武岗、溆浦）、四川（南川、城口、巫山、巫溪）、贵州（梵净山、凯里）。生于林缘、山谷、山坡、灌木林中及石崖下。

【药用部位】以根入药。

【采收加工】夏、秋采收。

【功能主治】辛，温。祛风，散寒，止痛。用于风湿痹痛，跌打损伤。

【用法用量】内服：煎汤，6 ～ 15g。或泡酒。

【附方】治关节痛：马蹄细辛三钱，红牛膝四钱，骨碎补五钱。泡酒或煎水服。治恶寒头痛：马蹄细辛二钱。煎水服。治劳伤：马蹄细辛五钱。泡酒服。

405. 毛连菜 | Máo Lián Cài

【拉丁学名】*Picris hieracioides* L.

【科属分类】菊科 Compositae 毛连菜属 *Picris*

【植物形态】二年生草本，高 16 ~ 120cm。根垂直直伸，粗壮。茎直立，上部伞房状或伞房圆状分枝，有纵沟纹，被稠密或稀疏的亮色分叉的钩状硬毛。基生叶花期枯萎脱落；下部茎叶长椭圆形或宽披针形，长 8 ~ 34cm，宽 0.5 ~ 6cm，先端渐尖或急尖或钝，边缘全缘或有尖锯齿或大而钝的锯齿，基部渐狭成长或短翼柄；中部和上部茎叶披针形或线形，较下部茎叶小，无柄，基部半抱茎；最上部茎小，全缘；全部茎叶两面特别是沿脉被亮色的钩状分叉的硬毛。头状花序较多数，在茎枝顶端排成伞房花序或伞房圆锥花序，花序梗细长。总苞圆柱状钟形，长达 1.2cm；总苞片 3 层，外层线形，短，长 2 ~ 4mm，宽不足 1mm，顶端急尖，内层长，线状披针形，长 10 ~ 12mm，宽约 2mm，边缘白色膜质，先端渐尖；全部总苞片外面被硬毛和短柔毛。舌状小花黄色，冠筒被白色短柔毛。瘦果纺锤形，长约 3mm，棕褐色，有纵肋，肋上有横皱纹。冠毛白色，外层极短，糙毛状，内层长，羽毛状，长约 6mm。花果期 6 ~ 9 月。

【生境分布】分布于吉林、河北、山西、陕西、甘肃、青海、山东、河

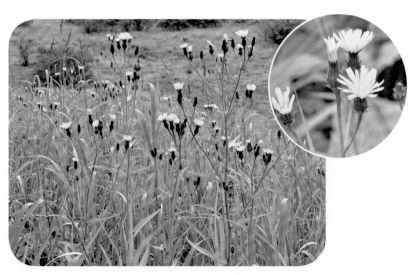

南、湖北、湖南、四川、云南、贵州、西藏。生于山坡草地、林下、沟边、田间、撂荒地或沙滩地，海拔 560~3400m。

【药用部位】以花序入药。

【采收加工】夏了花开时采收，洗净，晒干。

【功能主治】苦、咸，微温。理肺止咳，化痰平喘，宽胸。治咳嗽痰多，咳喘，嗳气，胸腹闷胀。

【用法用量】内服：煎汤，1~3钱。

406. 苦苣菜 | Kǔ Jù Cài

【拉丁学名】*Sonchus oleraceus* L.

【别名】滇苦英菜、野苦马、紫苦菜、苦苣、苦荬、天香菜、老鸦苦荬、滇苦菜、苦马菜、苦菜等。

【科属分类】菊科 Compositae 苦苣菜属 *Sonchus*

【植物形态】一年生或二年生草本。根圆锥状，垂直直伸，有多数纤维状的须根。茎直立，单生，高 40~150cm，有纵条棱或条纹，不分枝或上部有短的伞房花序状或总状花序式分枝，全部茎枝光滑无毛，或上部花序分枝及花序梗被头状具柄的腺毛。基生叶羽状深裂，全形长椭圆形或倒披针形，或

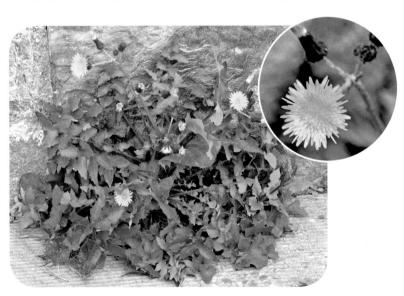

大头羽状深裂，全形倒披针形，或基生叶不裂，椭圆形、椭圆状戟形、三角形或三角状戟形或圆形，全部基生叶基部渐狭成长或短翼柄；中下部茎叶羽状深裂或大头状羽状深裂，全形椭圆形或倒披针形，长3~12cm，宽2~7cm，基部急狭成翼柄，翼狭窄或宽大，向柄基且逐渐加宽，柄基圆耳状抱茎，顶裂片与侧裂片等大或较大或大，宽三角形、戟状宽三角形、卵状心形，侧生裂片1~5对，椭圆形，常下弯，全部裂片顶端急尖或渐尖，下部茎叶或接花序分枝下方的叶与中下部茎叶同型并等样分裂或不分裂而披针形或线状披针形，且顶端长渐尖，下部宽大，基部半抱茎；全部叶或裂片边缘及抱茎小耳边缘有大小不等的急尖锯齿或大锯齿或上部及接花序分枝处的叶，边缘大部全缘或上半部边缘全缘，顶端急尖或渐尖，两面光滑毛，质地薄。头状花序少数在茎枝顶端排紧密的伞房花序或总状花序或单生茎枝顶端。总苞宽钟状，长1.5cm，宽1cm；总苞片3~4层，覆瓦状排列，向内层渐长；外层长披针形或长三角形，长3~7mm，宽1~3mm，中内层长披针形至线状披针形，长8~11mm，宽1~2mm；全部总苞片顶端长急尖，外面无毛或外层或中内层上部沿中脉有少数头状具柄的腺毛。舌状小花多数，黄色。瘦果褐色，长椭圆形或长椭圆状倒披针形，长3mm，宽不足1mm，压扁，每面各有3条细脉，肋间有横皱纹，顶端狭，无喙，冠毛白色，长7mm，单毛状，彼此纠缠。花果期5~12月。

【生境分布】生长于路边及田野间，我国大部地区均有分布。

【药用部位】全草入药。

【采收加工】冬、春、夏三季均可采收，鲜用或晒干。

【功能主治】苦，寒。清热，凉血，解毒。治痢疾，黄疸，血淋，痔瘘，疔肿，蛇咬。

【用法用量】内服：煎汤、打汁或研末。外用：捣汁涂或煎水熏洗。

【注意】不可共蜜食。

【附方】治肝硬化：苦荬、酢浆草各一两。同猪肉炖服。治慢性气管炎：苦荬一斤，大枣二十个。苦荬煎烂，取煎液煮大枣，待枣皮展开后取出，余液熬成膏。早晚各服药膏一匙，大枣一枚（《内蒙古中草药新医疗法资料选编》）。治小儿疳积：苦荬一两，同猪肝炖服；治对口恶疮：野苦荬捣汁一盅，入姜汁一匙，酒和服以渣敷（《唐瑶经验方》）。

407. 抱茎小苦荬 | Bào Jìng Xiǎo Kǔ Mǎi

【拉丁学名】*Ixeridium sonchifolium*（Maxim.）Shih

【别名】苦碟子、抱茎苦荬菜、苦荬菜、秋苦荬菜、盘尔草、鸭子食等。

【科属分类】菊科 Compositae 小苦荬属 *Ixeridium*

【植物形态】多年生草本，高 15 ~ 60cm。根垂直直伸，不分枝或分枝。根状茎极短。茎单生，直立，基部直径 1 ~ 4mm，上部伞房花序状或伞房圆锥花序状分枝，全部茎枝无毛。基生叶莲座状，匙形、长倒披针形或长椭圆形，包括基部渐狭的宽翼柄长 3 ~ 15cm，宽 1 ~ 3cm，或不分裂，边缘有锯齿，顶端圆形或急尖，或大头羽状深裂，顶裂片大，近圆形、椭圆形或卵状椭圆形，顶端圆形或急尖，边缘有锯齿，侧裂片 3 ~ 7 对，半椭圆形、三角形或线形，边缘有小锯齿；中下部茎叶长椭圆形、匙状椭圆形、倒披针形或披针形，与基生叶等大或较小，羽状浅裂或半裂，极少大头羽状分裂，向基部扩大，心形或耳状抱茎；上部茎叶及接花序分枝处的叶心状披针形，边缘全缘，极少有锯齿或尖锯齿，顶端渐尖，向基部心形或圆耳状扩大抱茎；全部叶两面无毛。头状花序多数或少数，在茎枝顶端排成伞房花序或伞房圆锥花序，含舌状小花约 17 枚。总苞圆柱形，长 5 ~ 6mm；总苞片 3 层，外层及最外层短，卵形或长卵形，长 1 ~ 3mm，宽 0.3 ~ 0.5mm，顶端急尖，内层长披针形，长 5 ~ 6mm，宽 1mm，顶端急尖，全部总苞片外面无毛。舌状小花黄色。瘦果黑色，纺锤形，长 2mm，宽

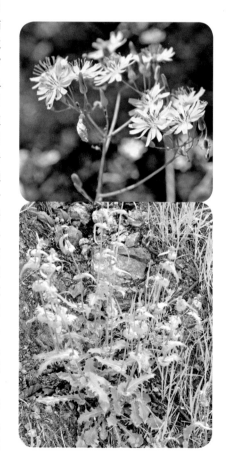

0.5mm，有 10 条高起的钝肋，上部沿肋有小刺毛，向上渐尖成细喙，喙细丝状，长 0.8mm。冠毛白色，微糙毛状，长 3mm。花果期 3～5 月。

【生境分布】生于山坡或平原路旁、林下、河滩地、岩石上或庭院中，海拔 100～2700m。

【药用部位】当年生幼苗入药。

【采收加工】夏季采收，晾干。

【功能主治】苦、甘、凉。清热解毒，排脓，止痛。治阑尾炎，肠炎，痢疾，各种化脓性炎症，吐血，衄血，头痛，牙痛，胸、腹痛，黄水疮，痔疮。

【用法用量】内服：煎汤，3～5 钱，或制成片剂，1～2 片。外用：煎水熏洗或研末调敷。

【附方】治阑尾炎：抱茎苦荬菜五钱，薏苡一两，附子二钱。水煎，日服 2 次。治黄水疮：抱茎苦荬菜。研末，香油调敷。治痔疮：抱茎苦荬菜。切碎，煎水熏洗（《内蒙古中草药》）。

408. 蒲公英 | Pú Gōng Yīng

【拉丁学名】*Taraxacum mongolicum* Hand.–Mazz.

【别名】黄花地丁、婆婆丁、金簪草、孛孛丁菜、黄花苗、鹁鸪英、真痰草、奶汁草、残飞坠、黄狗头、鬼灯笼、古古丁等。

【科属分类】菊科 Compositae 蒲公英属 *Taraxacum*

【植物形态】多年生草本。根圆柱状，黑褐色，粗壮。叶倒卵状披针形、倒披针形或长圆状披针形，长 4～20cm，宽 1～5cm，先端钝或急尖，边缘有时具波状齿或羽状深裂，有时倒向羽状深裂或大头羽状深裂，顶端裂片较大，三角形或三角状戟形，全缘或具齿，每侧裂片 3～5 片，裂片三角形或三角状披针形，通常具齿，平展或倒向，裂片间常夹生小齿，基部渐狭成叶柄，叶柄及主脉常带红紫色，疏被蛛丝状白色柔毛或几无毛。花葶 1 至数个，与叶等长或稍长，高 10～25cm，上部紫红色，密被蛛丝状白色长柔毛；头状花序直径 30～40mm；总苞钟状，长 12～14mm，淡绿色；总苞片 2～3 层，外层总苞片卵状披针形或披针形，长 8～10mm，宽 1～2mm，边缘宽膜质，基部淡绿色，上部紫红色，先端增厚或具小到中等的角状突起；内层总苞片线状披针形，长 10～16mm，宽 2～3mm，先端紫红色，具小角状突起；舌状花黄色，舌片长约 8mm，宽约 1.5mm，边缘花舌片背面具紫红色条纹，花药和柱头暗绿色。瘦果倒卵状披针形，暗褐色，长 4～5mm，宽 1～1.5mm，上部具小刺，下部具成行排列的小瘤，顶端逐渐收缩为长约

1mm 的圆锥至圆柱形喙基，喙长 6～10mm，纤细；冠毛白色，长约 6mm。花期 4～9 月，果期 5～10 月。

【生境分布】产于黑龙江、吉林、辽宁、内蒙古、河北、山西、陕西、甘肃、青海、山东、江苏、安徽、浙江、福建北部、台湾、河南、湖北、湖南、广东北部、四川、贵州、云南等省区。广泛生于中、低海拔地区的山坡草地、路边、田野、河滩。

【药用部位】以全草入药。

【采收加工】春至秋季花初开时采挖，除去杂质，洗净，晒干。

【功能主治】苦、甘，寒。清热解毒，消肿散结，利尿通淋。用于疔疮肿毒，乳痈，瘰疬，目赤，咽痛，肺痈，肠痈，湿热黄疸，热淋涩痛。

【用法用量】内服：煎汤，0.3～1 两（大剂 2 两）；捣汁或入散剂。外用：捣敷。

【附方】治乳痈：蒲公英（洗净细锉），忍冬藤同煎浓汤，入少酒佐之，服罢，随手欲睡，是其功也（《本草衍义补遗》）。治产后不自乳儿，蓄积乳汁，结成痈：蒲公英捣敷肿上，日三、四度易之（《梅师集验方》）。治疳疮疔毒：蒲公英捣烂覆之，别更捣汁，和酒煎服，取汗（《本草纲目》）。治慢性胃炎、胃溃疡：蒲公英干根、地榆根各等份，研末，每服二钱，一日三次，生姜汤送服（《南京地区常用中草药》）。

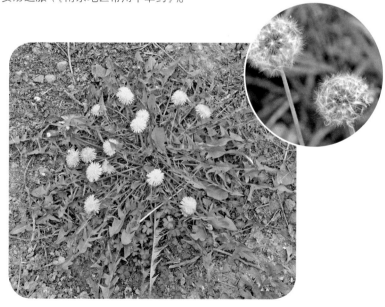

（二）单子叶植物纲

107. 禾本科　Grameneae

409. 淡竹叶 | Dàn Zhú Yè

【拉丁学名】*Lophatherum gracile* Brongn.

【别名】碎骨子、山鸡米、金鸡米、迷身草、竹叶门冬青、金竹叶、长竹叶、山冬、地竹、淡竹米、林下竹等。

【科属分类】禾本科 Gramineae 淡竹叶属 *Lophatherum*

【植物形态】多年生，具木质根头。须根中部膨大呈纺锤形小块根。秆直立，疏丛生，高 40～80cm，具 5～6 节。叶鞘平滑或外侧边缘具纤毛；叶舌质硬，长 0.5～1mm，褐色，背有糙毛；叶片披针形，长 6～20cm，宽 1.5～2.5cm，具横脉，有时被柔毛或疣基小刺毛，基部收窄成柄状。圆锥花序长 12～25cm，分枝斜升或开展，长 5～10cm；小穗线状披针形，长 7～12mm，宽 1.5～2mm，具极短柄；颖果顶端钝，具 5 脉，边缘膜质，第一颖果长 3～4.5mm，第二颖果长 4.5～5mm；第一外稃长 5～6.5mm，宽约 3mm，具 7 脉，顶端具尖头，内稃较短，其后具长约 3mm 的小穗轴；不育外稃向上渐狭小，互相密集包卷，顶端具长约 1.5mm 的短芒；雄蕊 2 枚。颖果长椭圆形。花果期 6～10 月。

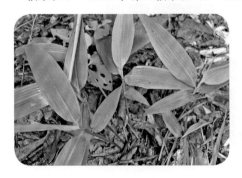

【生境分布】产于江苏、安

徽、浙江、江西、福建、台湾、湖南、湖北、广东、广西、四川、云南。生于山坡、林地或林缘、道旁庇荫处。

【药用部位】茎叶入药。

【采收加工】夏秋末抽花穗前采收，晒干。

【功能主治】甘、淡，寒。清心火，除烦热，利小便。主治热病烦渴、小便赤涩淋痛、口舌生疮、牙龈肿痛。

【用法用量】内服：煎汤，3～5钱。

【注意】孕妇勿服。无实火、湿热者慎服，体虚有寒者禁服。

【附方】治尿血：淡竹叶、白茅根各三钱。水煎服，每日 1 剂（《江西草药》）。治热淋：淡竹叶四钱，灯心草三钱，海金沙二钱。水煎服，每日 1 剂（《江西草药》）。

410. 薏苡 | Yì Yǐ

【拉丁学名】*Coix lacryma-jobi* L.

【别名】薏米、苡米、薏仁米、沟子米、六谷米、绿谷、回回米、薏苡仁等。

【科属分类】禾本科 Gramineae 薏苡属 *Coix*

【植物形态】一年生草本。秆高 1～1.5m，具 6～10 节，多分枝。叶片宽大开展，无毛。总状花序腋生，雄花序位于雌花序上部，具 5～6 对雄小穗。雌小穗位于花序下部，为甲壳质的总苞所包；总苞椭圆形，先端成颈状之喙，并具一斜口，基部短收缩，长 8～12mm，宽 4～7mm，有纵长直条纹，质地较薄，揉搓和手指按压可破，暗褐色或浅棕色。颖果大，长圆形，长 5～8mm，宽 4～6mm，厚 3～4mm，腹面具沟，基部有棕色种脐，质地粉性坚实，白色或黄白色。雄小穗长约 9mm，宽约 5mm；雄蕊 3 枚，花药长 3～4mm。花果期 7～12 月。

【生境分布】我国东南部常见栽培或逸生，产于辽宁、河北、河南、陕西、江苏、安徽、浙江、江西、湖北、福建、台湾、广东、广西、四川、云南等省区；生于温暖潮湿的十边地和山谷溪沟，海拔 2000m 以下较普遍。

【药用部位】干燥成熟种仁（薏苡仁）、根及叶入药。

【采收加工】薏苡仁秋季果实成熟时采割植株，晒干，打下果实，再晒干，除去外壳、黄褐色种皮及杂质，收集种仁。根秋季挖取。叶：夏、秋采收，鲜用或晒干。

【功能主治】薏苡仁：甘、淡，凉。薏苡根：苦，甘，寒。薏苡仁：健脾渗湿，除痹止泻，清热排浓。用于水肿，脚气，小便不利，湿痹拘挛，脾虚泄泻，肺痈，肠痈，扁平疣。薏苡根：清热，利湿，健脾，杀虫。治黄疸，水肿，淋病，疝气，经闭，带下，虫积腹痛。薏苡叶：温中散寒，补益气血。主胃寒疼痛，气血虚弱。

【用法用量】薏苡仁：内服：煎汤，10~30g；或入丸、散，浸酒，煮粥，作羹。薏苡根：内服：煎汤，15~30g。外用：适量，煎水洗。

【注意】本品力缓，宜多服久服。脾虚无湿，大便燥结及孕妇慎服。

【附方】治风湿痹气，肢体痿痹，腰脊酸疼：薏苡仁一斤，桑寄生、当归身、川续断、苍术（米泔水浸炒）各四两。分作十六剂，水煎服（《广济方》）。治日久风湿痹痛，补正气，利肠胃，消水肿，除胸中邪气，治筋脉拘挛：薏苡仁为末，同粳米煮粥，日日食之（《本草纲目》薏苡仁粥）。去风湿，强筋骨，健脾胃：薏苡仁粉，同曲米酿酒，或袋盛煮酒饮之（《本草纲目》薏苡仁酒）。治消渴饮水：薏苡仁煮粥饮，并煮粥食之（《本草纲目》）。治风湿性关节炎：薏苡根一至二两，水煎服，日两次，或代茶频服（《闽东本草》）。

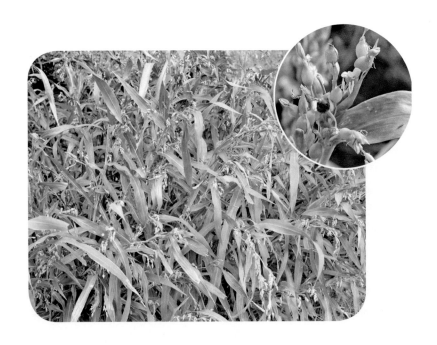

108. 天南星科　Araceae

411. 石菖蒲 | Shí Chāng Pú

【拉丁学名】*Acorus tatarinowii* Schott

【别名】九节菖蒲、昌阳、尧时薤、阳春雪、望见消、水剑草、苦菖蒲、粉菖、剑草、剑叶、菖蒲、山菖蒲、溪菖、石蜈蚣、水蜈蚣、香草等。

【科属分类】天南星科 Araceae 菖蒲属 *Acorus*

【植物形态】多年生草本。根茎芳香，粗 2~5mm，外部淡褐色，节间长 3~5mm，根肉质，具多数须根，根茎上部分枝甚密，植株因而成丛生状，分枝常被纤维状宿存叶基。叶无柄，叶片薄，基部两侧膜质叶鞘宽可达 5mm，上延几达叶片中部，渐狭，脱落；叶片暗绿色，线形，长 20~30（50）cm，基部对折，中部以上平展，宽 7~13mm，先端渐狭，无中肋，平行脉多数，稍隆起。花序柄腋生，长 4~15cm，三棱形。叶状佛焰苞长 13~25cm，为肉穗花序长的 2~5 倍或更长，稀近等长；肉穗花序圆柱状，长（2.5）4~6.5（8.5）cm，粗 4~7mm，上部渐尖，直立或稍弯。花白色。

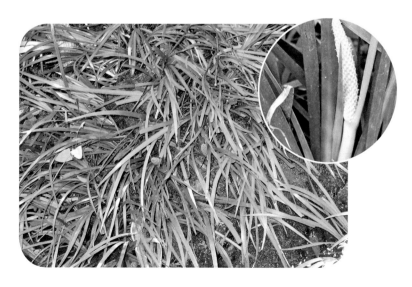

成熟果序长 7 ~ 8cm，粗可达 1cm。幼果绿色，成熟时黄绿色或黄白色。花果期 2 ~ 6 月。

【生境分布】产于黄河以南各省区。常见于海拔 20 ~ 2600m 的密林下，生长于湿地或溪旁石上。

【药用部位】干燥根茎入药。

【采收加工】秋、冬二季采挖，除去须根及泥沙，晒干。

【功能主治】辛、苦，温。化湿开胃，开窍豁痰，醒神益智。用于脘痞不饥，噤口下痢，神昏癫痫，健忘耳聋。

【用法用量】内服：煎汤，1 ~ 2 钱（鲜者 3 ~ 8 钱），或入丸、散。外用：煎水洗或研末调敷。

【注意】阴虚阳亢、烦躁汗多、咳嗽、吐血、精滑者慎服。

【附方】治癫痫：九节菖蒲（去毛焙干），以木臼杵为细末，不可犯铁器，用黑猪心以竹刀批开，砂罐煮汤送下，每日空心服二三钱（《医学正传》）。治少小热风痫，兼失心者：石菖蒲、宣连、车前子、生地黄、苦参、地骨皮各一两。上为末，蜜和丸，如黍米大，每食后服十五丸，不拘早晚，以饭下。忌羊肉、血、饴糖、桃、梅果物（《普济方》菖蒲丸）。治痰迷心窍：石菖蒲、生姜。共捣汁灌下（《梅氏验方新编》）。治温热、湿温、冬温之邪，窜入心包，神昏谵语，或不语，舌苔焦黑，或笑或痉：连翘三钱（去心），犀角一钱（水牛角代），川贝母三钱（去心），鲜石菖蒲一钱。加牛黄至宝丹一颗，去蜡壳化冲（《时病论》）。治好忘：远志、人参各四分，茯苓二两，菖蒲一两。上四味治下筛，饮服方寸匕，日三（《千金方》开心散）。治耳聋耳鸣如风水声：菖蒲（米泔浸一宿，锉，焙）二两，猪肾（去筋膜，细切）一对，葱白一握，米（淘）三合。上四味，以水三升半，（先）煮菖蒲，取汁二升半，去滓，入猪肾、葱白、米及五味作羹，如常法空腹食（《圣济总录》菖蒲羹）。治小便一日一夜数十行：菖蒲、黄连，二物等份。治筛，酒服方寸匕（《范汪方》）。治痈肿发背：生菖蒲捣贴，若疮干，捣末，以水调涂之（《经验方》）。治阴汗湿痒：石菖蒲、蛇床子等份，为末。日搽二三次（《济急仙方》）。

412. 金钱蒲 | Jīn Qián Pú

【拉丁学名】*Acorus gramineus* Soland

【别名】钱蒲、菖蒲、石菖蒲、九节菖蒲、建菖蒲、小石菖蒲、随手香等。

【科属分类】天南星科 Araceae 菖蒲属 *Acorus*

【植物形态】多年生草本，高 20～30cm。根茎较短，长 5～10cm，横走或斜伸，芳香，外皮淡黄色，节间长 1～5mm；根肉质，多数，长可达 15cm；须根密集。根茎上部多分枝，呈丛生状。叶基对折，两侧膜质叶鞘棕色，下部宽 2～3mm，上延至叶片中部以下，渐狭，脱落。叶片质地较厚，线形，绿色，长 20～30cm，极狭，宽不足 6mm，先端长渐尖，无中肋，平行脉多数。花序柄长 2.5～9（～15）cm。叶状佛焰苞短，长 3～9（～14）cm，为肉穗花序长的 1～2 倍，稀比肉穗花序短、狭，宽 1～2mm。肉穗花序黄绿色，圆柱形，长 3～9.5cm，粗 3～5mm，果序粗达 1cm，果黄绿色。花期 5～6 月，果 7～8 月成熟。与石菖蒲的区别：石菖蒲叶片质地薄，较宽长，揉之气味辛辣，多生长于沼泽或浅水域；金钱蒲叶片厚，较窄小，芳香，手触摸之后香气长时不散，因谓"随手香"，多生长于湿地或石上。

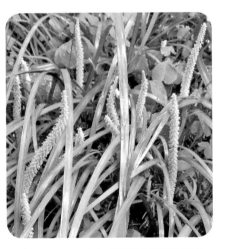

【生境分布】产于浙江、江西、湖北、湖南、广东、广西、陕西、甘肃、四川、贵州、云南、西藏。生于海拔 1800m 以下的水旁湿地或石上。各地常栽培。

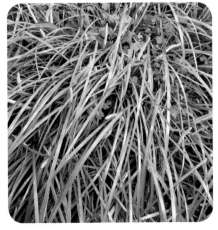

【药用部位】根茎入药。

【采收加工】秋、冬二季采挖，除去须根和泥沙，晒干。

【功能主治】辛、苦，温。开窍豁痰，醒神益智，化湿开胃。用于神昏癫痫，健忘失眠，耳鸣耳聋，脘痞不饥，噤口下痢。其用法及附方同石菖蒲。

413. 一把伞南星 | Yī Bǎ Sǎn Nán Xīng

【拉丁学名】*Arisaema erubescens*（Wall.）Schott

【别名】天南星、山包米、山棒子等。

【科属分类】天南星科 Araceae 天南星属 *Arisaema*

【植物形态】块茎扁球形，直径可达6cm，表皮黄色，有时淡红紫色。鳞叶绿白色、粉红色、有紫褐色斑纹。叶1，极稀2，叶柄长40~80cm，中部以下具鞘，鞘部粉绿色，上部绿色，有时具褐色斑块；叶片放射状分裂，裂片无定数，幼株少则3~4枚，多年生植株有多至20枚的，常1枚上举，余放射状平展，披针形、长圆形至椭圆形，无柄，长（6~）8~24cm，宽6~35mm，长渐尖，具线形长尾（长可达7cm）或无。花序柄比叶柄短，直立，果时下弯或无。佛焰苞绿色，背面有清晰的白色条纹，或淡紫色至深紫色而无条纹，管部圆筒形，长4~8mm，粗9~20mm；喉部边缘截形或稍外卷；檐部通常颜色较深，三角状卵形至长圆状卵形，有时为倒卵形，长4~7cm，宽2.2~6cm，先端渐狭，略下弯，有长5~15cm的线形尾尖或否。肉穗花序单性，雄花序长2~2.5cm，花密；雌花序长约2cm，粗6~7mm；各附属器棒状、圆柱形，中部稍膨大或否，直立，长2~4.5cm，中部粗2.5~5mm，先端钝，光滑，基部渐狭；雄花序的附属器下部光滑

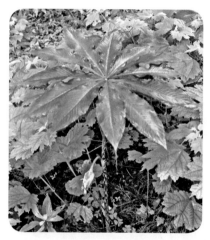

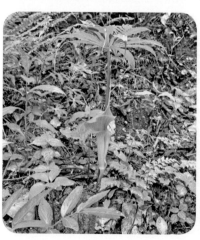

或有少数中性花；雌花序上的具多数中性花。雄花具短柄，淡绿色、紫色至暗褐色，雄蕊 2 ~ 4，药室近球形，顶孔开裂成圆形。雌花：子房卵圆形，柱头无柄。果序柄下弯或直立，浆果红色，种子 1 ~ 2，球形，淡褐色。花期 5 ~ 7 月，果 9 月成熟。

【生境分布】除内蒙古、黑龙江、吉林、辽宁、山东、江苏、新疆外，我国各省区都有分布，海拔 3200m 以下的林下、灌丛、草坡、荒地均有生长。

【药用部位】根茎入药。

【采收加工】7 ~ 9 月茎叶枯萎时，挖出地下茎，除去苗茎及须根。洗净泥沙，刮去粗皮，晒干或阴干。也有采挖除去茎叶及须根后，堆放室内 2 ~ 3 天使其发汗，每日上下翻一次，带外皮起皱纹而易于用手指推脱时，即放入竹篓中置流水处，用木棒捆上绳类进行擦洗，待外皮全部擦掉，沥干，摊放通风处晾干表皮水分，晒干。

【功能主治】苦、辛，温；有毒。燥湿化痰，祛风定惊，消肿散结。可治疗中风痰壅，口眼歪斜，半身不遂，癫痫，惊风，破伤风，风痰眩晕，喉痹，瘰疬，痈肿，跌扑折伤，蛇虫咬伤。

【用法用量】一般炮制后用，3 ~ 9g。外用生品适量，研末以醋或酒调敷患处。

【注意】阴虚燥咳，热极、血虚动风者禁服，孕妇慎用。

【备注】天南星中毒，可致舌、喉发痒而灼热，肿大，严重的以致窒息，呼吸停止。轻者可服稀醋或鞣酸及浓茶、蛋清、甘草水、姜汤等解之。如呼吸困难则给氧气，必要时作气管切开。

414. 云台南星 | Yún Tái Nán Xīng

【拉丁学名】*Arisaema du-bois-reymondiae* Engl.

【科属分类】天南星科 Araceae 天南星属 *Arisaema*

【植物形态】块茎近球形，直径 2cm，高 1.5cm，上部密生分枝须根。鳞叶 3，下部管状，上部略分离，钝，膜质，内面的长 8 ~ 10cm。叶 2，叶柄绿色，长约 20cm，中部以下具鞘；叶片鸟足状分裂，裂片 7 ~ 9，倒披针形或披针形，背面略呈粉绿色，中裂片具短柄，长 6 ~ 7cm，宽 2 ~ 2.5cm，侧裂片依次渐小，最外侧的长 5cm，宽 1.3cm，侧脉极细弱，斜上升，集合脉距边缘约 1.5mm。花序柄短于叶柄，长 13 ~ 15cm，高出叶柄鞘 2 ~ 4cm。

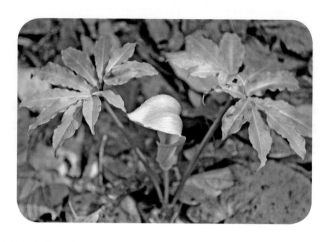

佛焰苞淡白绿色，内面具 3~5 条白色纵条纹，全长 15cm，管部漏斗状，长 5.5~6cm，喉部宽 2~2.5cm，边缘略反卷；檐部长圆形，长 7cm，宽 3~3.5cm，锐尖，有长 0.5~1cm 渐尖头。肉穗花序单性，雄花序长约 2cm，花较疏；附属器无柄，长圆柱形，略成棒状，长 7cm，中上部粗 5~7mm，下部粗 2~3mm，先端钝圆，光滑，基部约 1cm 长具少数长 3~5mm 的钻形中性花。雄花有雄蕊 2~4，药室圆球形，顶孔圆形开裂。花期 4~5 月，稀至 10 月（江西庐山）。

【生境分布】我国特有，产于长江中下游诸省：湖南、河南、湖北、江西、浙江、安徽、江苏，南至福建南平、广东连平，北至陕西太白山，海拔 1800m 以下，生于竹林内、灌丛中。

【药用部位】块茎。

【采收加工】7~9 月茎叶枯萎时，挖出地下茎，除去苗茎及须根。洗净泥沙，刮去粗皮，晒干或阴干。也有采挖除去茎叶及须根后，堆放室内 2~3 天使其发汗，每日上下翻一次，带外皮起皱纹而易于用手指推脱时，即放入竹篓中置流水处，用木棒捆上绳类进行擦洗，待外皮全部擦掉，沥干，摊放通风处晾干表皮水分，晒干。

【功能主治】苦、辛，温；有毒。外用治无名肿毒初起、面神经麻痹、毒蛇咬伤、神经性皮炎，炙后内服治肺，痈咳嗽。

415. 磨芋 | Mó Yù

【拉丁学名】*Amorphophallus konjac* K. Koch

【别名】蒟蒻、花杆南星、花杆莲、麻芋子、花伞把、蛇六谷、雷星、鬼蜡烛、蛇头子、天六谷等。

【科属分类】天南星科 Araceae 磨芋属 *Amorphophallus*

【植物形态】块茎扁球形，直径 7.5～25cm，顶部中央多少下凹，暗红褐色；颈部周围生多数肉质根及纤维状须根。叶柄长 45～150cm，基部粗 3～5cm，黄绿色，光滑，有绿褐色或白色斑块；基部膜质鳞叶 2～3，披针形，内面的渐长大，长 7.5～20cm。叶片绿色，3 裂，一次裂片具长 50cm 的柄，二歧分裂，二次裂片二回羽状分裂或二回二歧分裂，小裂片互生，大小不等，基部的较小，向上渐大，长 2～8cm，长圆状椭圆形，骤狭渐尖，基部宽楔形，外侧下延成翅状；侧脉多数，纤细，平行，近边缘联结为集合脉。花序柄长 50～70cm，粗 1.5～2cm，色泽同叶柄。佛焰苞漏斗形，长 20～30cm，基部席卷，管部长 6～8cm，宽 3～4cm，苍绿色，杂以暗绿色斑块，边缘紫红色；檐部长 15～20cm，宽约 15cm，心状圆形，锐尖，边缘折波状，外面变绿色，内面深紫色。肉穗花序比佛焰苞长 1 倍，雌花序圆

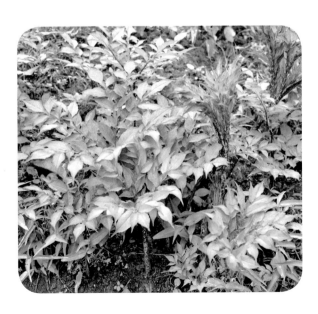

柱形，长约 6cm，粗 3cm，紫色；雄花序紧接（有时杂以少数两性花），长 8cm，粗 2～2.3cm；附属器伸长的圆锥形，长 20～25cm，中空，明显具小薄片或具棱状长圆形的不育花遗垫，深紫色。花丝长 1mm，宽 2mm，花药长 2mm。子房长约 2mm，苍绿色或紫红色，2 室，胚珠极短，无柄，花柱与子房近等长，柱头边缘 3 裂。浆果球形或扁球形，成熟时黄绿色。花期 4～6 月，果 8～9 月成熟。

【生境分布】自陕西、甘肃、宁夏至江南各省区都有，生于疏林下、林缘或溪谷两旁湿润地，或栽培于房前屋后、田边地角，有的地方与玉米混种。

【药用部位】以球状块茎入药。

【采收加工】夏秋采挖，除去地上茎叶及须根，洗净，阴凉处风干。

【功能主治】辛，寒。有毒。消肿散结，解毒止痛。用于肿瘤，颈淋巴结结核；外用治痈疖肿毒，毒蛇咬伤。块茎可加工成磨芋豆腐（又称褐腐）供疏食。磨芋干片含淀粉 42.05%，淀粉的膨胀力可大至 80～100 倍，黏着力强，可用作浆纱、造纸、瓷器或建筑等的胶黏剂。

【用法用量】内服：煎汤，9～15g（需久煎 2 小时以上）。外用．适量，捣敷；或磨醋涂。

【注意】不宜生服。内服不宜过量。误食生品及炮制品，过量服用易产生中毒症状：舌、咽喉灼热，痒痛，肿大。

416. 花南星 | Huā Nán Xīng

【拉丁学名】*Arisaema lobatum* Engl.

【别名】由拔、大叶半夏、蛇磨芋、南星七、绿南星、独脚莲、虎芋、麻芋子、血理箭、芋儿南星、黑南星、蛇杆棒、花包谷、烂屁股等。

【科属分类】天南星科 Araceae 天南星属 *Arisaema*

【植物形态】块茎近球形，直径 1～4cm。鳞叶膜质，线状披针形，最上的长 12～15cm，先端锐尖或钝，叶 1 或 2，叶柄长 17～35cm，下部 1/2～2/3 具鞘，黄绿色，有紫色斑块，形如花蛇；叶片 3 全裂，中裂片具 1.5～5cm 长的柄，长圆形或椭圆形，基部狭楔形或钝，长 8～22cm，宽 4～10cm；侧裂片无柄，极不对称，长圆形，外侧宽为内侧的 2 倍，下部 1/3 具宽耳，长 5～23cm，宽 2～8cm；均渐尖或骤狭渐尖、锐尖；侧脉脉距约 1cm，集合脉距边缘 5mm。花序柄与叶柄近等长，常较短。佛焰苞外面淡紫色，管部漏斗状，长4~7cm，上部粗1~2.5cm，喉部无耳，斜截形，略外卷或否，骤狭为檐部；檐部披针形，狭渐尖，长4~7cm，有时具长2~3cm的尾尖，宽2.5~3cm，深紫色或绿色，下弯或垂立。肉穗花序单性，雄花序长1.5~2.5cm，花疏；雌花序圆柱形或近球形，长1~2cm；各附属器具长6mm的细柄（粗约1mm），基部截形，粗4~6mm，向中部稍收缩，向上又增粗为棒状，先端钝圆，长4~5cm，直立。雄花具短柄，花药2~3，药室卵圆形，青紫色，顶孔纵裂。子房倒卵圆形，钝，柱头无柄。浆果有种子3枚。花期4~7月，果期8~9月。

【生境分布】我国特有，产云南、贵州、四川、甘肃、陕西、广西、湖南、湖北、河南、江西、浙江、安徽等省区，以四川为最普遍。生于海拔600~3300m（云南）的林下、草坡或荒地。

【药用部位】以干燥块茎入药。

【采收加工】秋、冬二季茎叶枯萎时采挖，除去须根及外皮，干燥。

【功能主治】苦、辛，温；有毒。燥湿，化痰，祛风，消肿，散结。用于咳嗽痰多，中风口眼㖞斜，半身不遂，小儿惊风，痈肿，毒蛇咬伤。

【用法用量】内服：煎汤，3~6g（需经炮制后用）。外用：适量，捣敷。

【注意】阴虚燥咳及孕妇禁服。

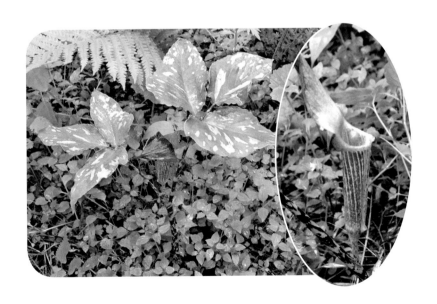

417. 虎掌 | Hǔ Zhǎng

【拉丁学名】*Pinellia pedatisecta* Schott

【别名】掌叶半夏、麻芋果、绿芋子、狗爪半夏、麻芋子、独败家子、真半夏、大三步跳等。

【科属分类】天南星科 Araceae 半夏属 *Pinellia*

【植物形态】块茎近圆球形，直径可达4cm，根密集，肉质，长5～6cm；块茎四旁常生若干小球茎。叶1～3或更多，叶柄淡绿色，长20～70cm，下部具鞘；叶片鸟足状分裂，裂片6～11，披针形，渐尖，基部渐狭，楔形，中裂片长15～18cm，宽3cm，两侧裂片依次渐短小，最外的有时长仅4～5cm；侧脉6～7对，离边缘3～4mm处弧曲，连结为集合脉，网脉不明显。花序柄长20～50cm，直立。佛焰苞淡绿色，管部长圆形，长2～4cm，直径约1cm，向下渐收缩；檐部长披针形，锐尖，长8～15cm，基部展平宽1.5cm。肉穗花序：雌花序长1.5～3cm；雄花序长5～7mm；附属器黄绿色，细线形，长10cm，直立或略呈"S"形弯曲。浆果卵圆形，绿色至黄白色，小，藏于宿存的佛焰苞管部内。花期6～7月，果9～11月成熟。

【生境分布】我国特有，分布于北京、河北、山西、陕西、山东、江苏、上海、安徽、浙江、福建、河南、湖北、湖南、广西、四川、贵州、云南（东北部）。海拔1000m以下，生于林下、山谷或河谷阴湿处。

【药用部位】块茎入药。

【采收加工】多在白露前后采挖，去净须根，撞去外皮，晒干。制用。

【功能主治】苦、辛，温，有毒。功效同天南星。主心痛，

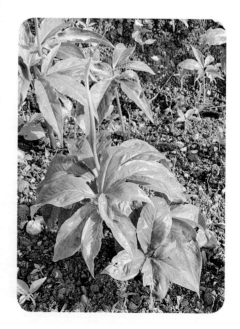

寒热结气，积聚伏梁，伤筋，可利水道。

【用法用量】一般炮制后用，3 ~ 9g。外用：生品适量，研末以醋或酒调敷患处。

【注意】孕妇慎用。

【备注】天南星中毒，可致舌、喉发痒而灼热，肿大，严重的以致窒息，呼吸停止。轻者可服稀醋或鞣酸及浓茶、蛋清、甘草水、姜汤等解之。如呼吸困难则给氧气，必要时做气管切开。

418. 滴水珠 | Dī Shuǐ Zhū

【拉丁学名】*Pinellia cordata* N. E. Brown

【别名】岩芋、石半夏、石里开、水滴珠、野慈菇、山半夏、独叶一支花、天灵芋、一粒珠、岩珠、独龙珠等。

【科属分类】天南星科 Araceae 半夏属 *Pinellia*

【植物形态】块茎球形、卵球形至长圆形，长 2 ~ 4cm，粗 1 ~ 1.8cm，表面密生多数须根。叶 1，叶柄长 12 ~ 25cm，常紫色或绿色具紫斑，几无鞘，下部及顶头各有珠芽 1 枚。幼株叶片心状长圆形，长 4cm，宽 2cm；多年生植株叶片心形、心状三角形、心状长圆形或心状戟形，表面绿色、暗绿色，背面淡绿色或红紫色，二面沿脉颜色均较淡，先端长渐尖，有时成尾状，基部心形；长 6 ~ 25cm，宽 2.5 ~ 7.5cm；后裂片圆形或锐尖，稍外展。花

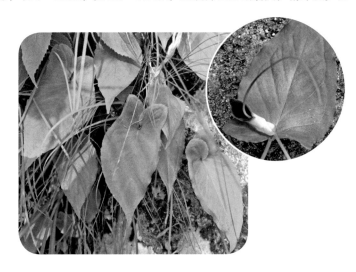

序柄短于叶柄，长 3.7～18cm。佛焰苞绿色，淡黄带紫色或青紫色，长3～7cm，管部长 1.2～2cm，粗 4～7mm，不明显过渡为檐部；檐部椭圆形，长 1.8～4.5cm，钝或锐尖，直立或稍下弯，人为展平宽 1.2～3cm。肉穗花序：雌花序 1～1.2cm，雄花序长 5～7mm；附属器青绿色，长6.5～20cm，渐狭为线形，略成之字形上升。花期 3～6 月，果 8～9 月成熟。

【生境分布】我国特有，产安徽、浙江、江西、福建、湖北、湖南、广东、广西、贵州，海拔 800m 以下，生于林下溪旁、潮湿草地、岩石边、岩隙中或岩壁上。

【药用部位】根茎入药。

【采收加工】春、夏季采挖，洗净，鲜用或晒干。

【功能主治】辛，温；有小毒。解毒止痛，散结消肿。主治毒蛇咬伤，胃痛，腰痛，漆疮，过敏性皮炎；外用治痈疮肿毒，跌打损伤，颈淋巴结结核，乳腺炎，深部脓肿。

【用法用量】1～2 分，研粉装胶囊吞服，或 1～3 粒块茎吞服（不可嚼碎）。外用适量，鲜块茎捣烂敷患处。

【注意】孕妇及阴虚、热证禁服。内服切忌过量，否则可引起喉舌麻痹。

【附方】治腰痛：滴水珠（完整不破损的）鲜根一钱。整粒用温开水吞服（不可嚼碎）。另以滴水珠鲜根加食盐或白糖捣烂，敷患处（《浙江民间常用草药》）。治挫伤：滴水珠鲜根两个，石胡荽（鲜）适量，甜酒少许。捣烂外敷（《江西草药》）。治乳痈肿毒：滴水珠根与蓖麻子等量。捣烂和凡士林或猪油调匀，外敷患部（《浙江民间常用草药》）。

419. 半夏 | Bàn Xià

【拉丁学名】*Pinellia ternata*（Thunb.）Breit.

【别名】三叶半夏、三叶老、三步跳、麻玉果、燕子尾等。

【科属分类】天南星科 Araceae 半夏属 *Pinellia*

【植物形态】块茎圆球形，直径 1～2cm，具须根。叶 2～5 枚，有时 1 枚。叶柄长 15～20cm，基部具鞘，鞘内、鞘部以上或叶片基部（叶柄顶头）有直径 3～5mm 的珠芽，珠芽在母株上萌发或落地后萌发；幼苗叶片卵状心形至戟形，为全缘单叶，长 2～3cm，宽 2～2.5cm；老株叶片 3 全裂，裂片

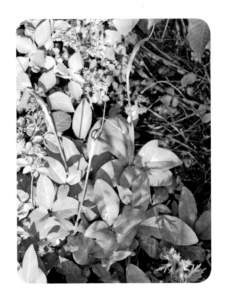

绿色，背淡，长圆状椭圆形或披针形，两头锐尖，中裂片长 3 ~ 10cm，宽 1 ~ 3cm；侧裂片稍短；全缘或具不明显的浅波状圆齿，侧脉 8 ~ 10 对，细弱，细脉网状，密集，集合脉 2 圈。花序柄长 25 ~ 30（~ 35）cm，长于叶柄。佛焰苞绿色或绿白色，管部狭圆柱形，长 1.5 ~ 2cm；檐部长圆形，绿色，有时边缘青紫色，长 4 ~ 5cm，宽 1.5cm，钝或锐尖。肉穗花序：雌花序长 2cm，雄花序长 5 ~ 7mm，其中间隔 3mm；附属器绿色变青紫色，长 6 ~ 10cm，直立，有时"S"形弯曲。浆果卵圆形，黄绿色，先端渐狭为明显的花柱。花期 5 ~ 7 月，果 8 月成熟。

【生境分布】除内蒙古、新疆、青海、西藏尚未发现野生的外，全国各地广布，海拔 2500m 以下，常见于草坡、荒地、玉米地、田边或疏林下，为旱地中的杂草之一。

【药用部位】干燥块茎。

【采收加工】夏、秋二季采挖，洗净，除去外皮及须根，晒干。

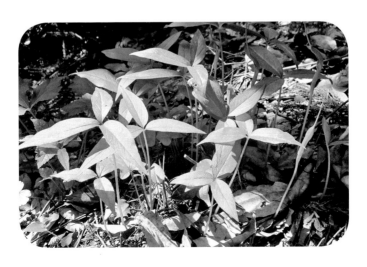

【功能主治】辛，温；有毒。燥湿化痰，降逆止呕，消痞散结。用于痰多咳喘，痰饮眩悸，风痰眩晕，痰厥头痛，呕吐反胃，胸脘痞闷，梅核气；生用外治痈肿痰核。姜半夏多用于降逆止呕。

【用法用量】3～9g。外用适量，磨汁涂或研末以酒调敷患处。

【注意】不宜与乌头类药材同用。一切血证及阴虚燥咳、津伤口渴者忌服。

【附方】治卒呕吐，心下痞，膈间有水，眩悸者：半夏一升，生姜半斤，茯苓三两。上三味，以水七升，煮取一升五合，分温再服（《金匮要略》小半夏加茯苓汤）。治胃反呕吐者：半夏二升，人参三两，白蜜一升。上三味，以水一斗二升，煎取二升半，温服一升，分服（《金匮要略》大半夏汤）。治小儿痰热，咳嗽惊悸：半夏、南星等份，为末，牛胆汁，入胆内和，悬风处待干，蒸饼丸，绿豆大。每服三、五丸，姜汤下（《摘元方》）。风痰头晕、头痛（呃逆目眩，面色黄，脉弦），风痰咳嗽，二便不通：用生半夏、生天南星、寒水石（煅）各一两，天麻半两，雄黄二钱，小麦面三两，共研为末，加水和成饼，水煮浮起，取出捣烂做成丸子，如梧子大。每服五十丸，姜汤送下。极效。

109. 鸭跖草科　Commelinaceae

420. 竹叶子 | Zhú Yè Zi

【拉丁学名】*Streptolirion volubile* Edgew.

【别名】水百步还魂、大叶竹菜、猪鼻孔、酸猪草、小竹叶菜、笋壳菜、叶上花、小青竹标等。

【科属分类】鸭跖草科 Commelinaceae 竹叶子属 *Streptolirion*

【植物形态】多年生攀援草本。侧枝穿鞘，每节生花序，基部具叶鞘。茎长 0.5～6m，常无毛。叶柄长 3～10cm；叶片心状卵圆形，长 5～15cm，宽 3～13cm，先端尾尖，基部深心形，上面多少被柔毛。蝎尾状聚伞花序多个集成大圆锥花序，圆锥花序与叶对生，自叶鞘口伸出，每一个聚伞花序基部均托有总苞片，总苞片在圆锥花序下部的叶状，与叶同型，长 2～6cm，向花序上部渐少，卵状披针形，最下一个聚伞花序的花为两性，余为雄性或两性。花无梗；萼片3，分离，长3～5mm，舟状，顶端盔状；花瓣3，分离，白色、淡紫后白色，线状匙形，长于萼片；雄蕊6，全育，相等而离生，花丝线状，密生念珠状长毛，药室椭圆状，并行；子房无柄，椭圆状三棱形，3室，每室2胚珠。蒴果椭圆状三棱形，长4～7mm，顶端有长达3mm的芒状突尖，3月裂，每室2种子。种子垒置，多皱，褐灰色，长约2.5mm，种脐在腹面，线状，胚盖位于背侧。单种属。花期7～8月。果期9～10月。

【生境分布】分布于中南、西南及辽宁、河北、山西、陕西、甘肃、浙江、湖北等地。通常生于海拔2000m以下的山地、灌丛、密林下或草地。云南德钦、维西、西藏门工可生长于海拔3200m的地方。

【药用部位】全草入药。

【采收加工】夏、秋季采收，洗净，鲜用或晒干。

【功能主治】甘，平。清热解毒，利水，化瘀。治风感冒发热，肺痨咳嗽，口渴心烦，水肿，热淋，白带，咽喉疼痛，痈疮肿毒，跌打劳伤，风湿骨痛。

【用法用量】内服：煎汤，15～30g。鲜品30～60g。外用：适量，鲜品捣敷。

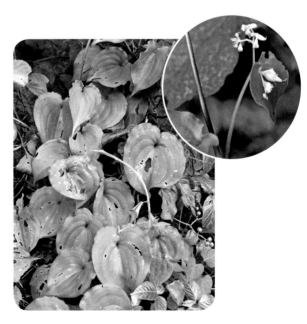

421. 杜若 | Dù Ruò

【拉丁学名】*Pollia japonica* Thunb.

【别名】竹叶莲、杜莲、若芝、楚蘅、山姜、山竹壳菜等。

【科属分类】鸭跖草科 Commelinaceae 杜若属 *Pollia*

【植物形态】多年生草本，根状茎长而横走。茎直立或上升，粗壮，不分枝，高 30 ~ 80cm，被短柔毛。叶鞘无毛；叶无柄或叶基渐狭，而延成带翅的柄；叶片长椭圆形，长 10 ~ 30cm，宽 3 ~ 7cm，基部楔形，顶端长渐尖，近无毛，上面粗糙。蝎尾状聚伞花序长 2 ~ 4cm，常多个成轮排列，形成数个疏离的轮，也有不成轮的，一般地集成圆锥花序，花序总梗长 15 ~ 30cm，花序远远地伸出叶子，各级花序轴和花梗被相当密的钩状毛；总苞片披针形，花梗长约 5mm；萼片 3 枚，长约 5mm，无毛，宿存；花瓣白色，倒卵状匙形，长约 3mm；雄蕊 6 枚全育，近相等，或有时 3 枚略小些，偶有 1 ~ 2 枚不育的。果球状，果皮黑色，直径约 5mm，每室有种子数颗。种子灰色带紫色。花期 7 ~ 9 月。果期 9 ~ 10 月。

【生境分布】产于台湾、福建、浙江、安徽南部、江西、湖北西南部、湖南、广东、广西、贵州、四川东南部等地区。生于海拔 1200m 以下的山谷林下。

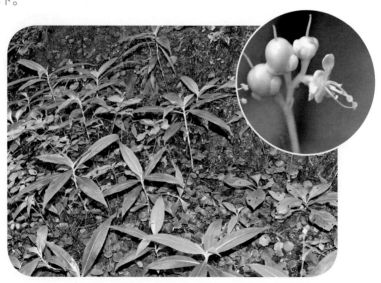

【药用部位】以全草入药。

【采收加工】夏、秋季采收，洗净，鲜用或晒干。

【功能主治】辛，微温。理气止痛，疏风消肿。用于胸胁气痛，胃痛，腰痛，头肿痛，流泪。外用治毒蛇咬伤治蛇，虫咬伤及腰痛。

【用法用量】内服：煎汤，1~3钱；或浸酒。外用：捣敷。

【附方】治腰痛：竹叶莲根茎三钱，煮猪肉食（《湖南药物志》）。治虫、蛇咬伤：竹叶莲全草捣烂，敷患处（《湖南药物志》）。

422. 饭包草 | Fàn Bāo Cǎo

【拉丁学名】*Commelina bengalensis* Linn.

【别名】马耳草、竹菜、竹竹菜、竹叶菜、火柴头、千日晒、大号日头舅、大叶兰花竹仔草、粉节草、大叶兰花草、竹节花、千日菜等。

【科属分类】鸭跖草科 Commelinaceae 鸭跖草属 *Commelina*

【植物形态】多年生披散草本。茎大部分匍匐，节上生根，上部及分枝上部上升，长可达70cm，被疏柔毛。叶有明显的叶柄；叶片卵形，长3~7cm，宽1.5~3.5cm，顶端钝或急尖，近无毛；叶鞘口沿有疏而长的睫毛。总苞片漏斗状，与叶对生，常数个集于枝顶，下部边缘合生，长8~12mm，被疏毛，顶端短急尖或钝，柄极短；花序下面一枝具细长梗，具1~3朵不孕的花，伸出佛焰苞，上面一枝有花数朵，结实，不伸出佛焰苞；萼片膜质，披针形，长2mm，无毛；花瓣蓝色，圆形，长3~5mm；内面2枚具长爪。蒴果椭圆状，长4~6mm，3室，腹面2室每室具两颗种子，开裂，后面一室仅有1颗种子，或无种子，不裂。种子长近2mm，多皱并有不规则网纹，黑色。花期夏秋。

【生境分布】生于海拔2300m以下的湿地。亚洲和非洲的热带、亚热带广布。

【药用部位】以全草入药。

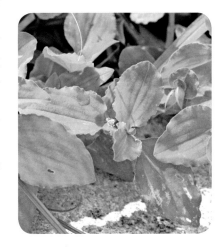

【采收加工】夏、秋季采收，洗净，鲜用或晒干。

【功能主治】苦，寒。清热解毒，利湿消肿。用于治小便短赤涩痛，赤痢，疔疮。

【用法用量】内服：煎汤，15～30g，鲜品 30～60g。外用：适量，鲜品捣敷；或煎水洗。

【附方】治小便不通，淋沥作痛：竹叶菜一至二两，酌加水煎，

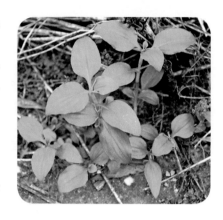

可代茶常饮（《福建民间草药》）。治赤痢：鲜饭包草二至三两，水煎服（《福建中草药》）。治疔疮肿毒，红肿疼痛：竹叶菜一握，以冷开水洗净，和冬蜜捣匀敷贴，日换两次（《福建民间草药》）。

110. 灯心草科　Juncaceae

423. 灯心草 | Dēng Xīn Cǎo

【拉丁学名】*Juncus effuses* L.

【别名】秧草、水灯心、野席草、龙须草、灯草、水葱、虎须草、赤须、碧玉草、水灯心、铁灯心、虎酒草、曲屎草等。

【科属分类】灯心草科 Juncaceae 灯心草属 *Juncus*

【植物形态】多年生草本，高 27～91cm，有时更高；根状茎粗壮横走，具黄褐色稍粗的须根。茎丛生，直立，圆柱型，淡绿色，具纵条纹，直径（1～）1.5～3（～4）mm，茎内充满白色的髓心。叶全部为低出叶，呈鞘状或鳞片状，包围在茎的基部，长 1～22cm，基部红褐至黑褐色；叶片退化为刺芒状。聚伞花序假侧生，含多花，排列紧密或疏散；总苞片圆柱形，生于顶端，似茎的延伸，直立，长 5～28cm，顶端尖锐；小苞片 2 枚，宽卵形，膜质，顶端尖；花淡绿色；花被片线状披针形，长 2～12.7mm，宽约 0.8mm，顶端锐尖，背脊增厚突出，黄绿色，边缘膜质，外轮者稍长于

内轮；雄蕊 3 枚（偶有 6 枚），长约为花被片的 2/3；花药长圆形，黄色，长约 0.7mm，稍短于花丝；雌蕊具 3 室子房；花柱极短；柱头 3 分叉，长约 1mm。蒴果长圆形或卵形，长约 2.8mm，顶端钝或微凹，黄褐色。种子卵状长圆形，长 0.5 ~ 0.6mm，黄褐色。染色体：2n=40，42。花期 4 ~ 7 月，果期 6 ~ 9 月。

【生境分布】产于黑龙江、吉林、辽宁、河北、陕西、甘肃、山东、江苏、安徽、浙江、江西、福建、台湾、河南、湖北、湖南、广东、广西、四川、贵州、云南、西藏。生于海拔 1650 ~ 3400m 的河边、池旁、水沟、稻田旁、草地及沼泽湿处。

【药用部位】干燥茎髓及全草入药。

【采收加工】夏末至秋季割取茎，晒干，取出茎髓，理直，扎成小把。全草直接晒干。

【功能主治】甘、淡，微寒。清心火，利小便。用于心烦失眠，尿少涩痛，口舌生疮。

【用法用量】内服：煎汤，1 ~ 3g，鲜品 15 ~ 30g，或入丸、散。治心烦不眠，朱砂拌用。外用：适量，煅存性研末撒；或用鲜品捣烂敷，扎把外擦。

【注意】下焦虚寒，小便失禁者禁服。

【附方】治五淋癃闭：灯心草一两，麦门冬、甘草各五钱。浓煎饮（《方

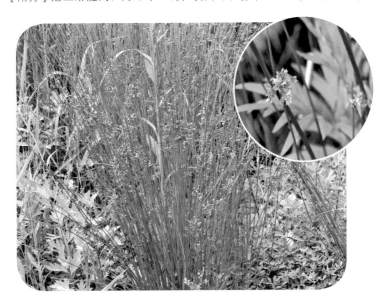

脉正宗》)。治水肿：灯心草四两。水煎服（《方脉正宗》)。治膀胱炎、尿道炎、肾炎水肿：鲜灯心草一至二两，鲜车前二两，薏苡仁一两，海金沙一两。水煎服（《河南中草药手册》)。治失眠、心烦：灯心草六钱。煎汤代茶常服（《现代实用中药》)。

111. 百部科　Stemonaceae

424. 大百部 ｜ Dà Bǎi Bù

【拉丁学名】*Stemona tuberosa* Lour.

【别名】对叶百部、九重根、山百部根、大春根药、药虱药、一窝虎等。

【科属分类】百部科 Stemonaceae 百部属 *Stemona*

【植物形态】块根通常纺锤状，长达30cm。茎常具少数分枝，攀援状，下部木质化，分枝表面具纵槽。叶对生或轮生，极少兼有互生，卵状披针形、卵形或宽卵形，长6~24cm，宽（2）5~17cm，顶端渐尖至短尖，基部心形，边缘稍波状，纸质或薄革质；叶柄长3~10cm。花单生或2~3朵排成总状花序，生于叶腋或偶而贴生于叶柄上，花柄或花序柄长2.5~5（~12）

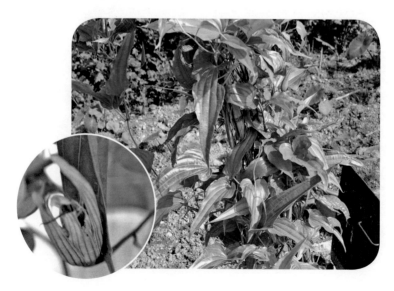

cm；苞片小，披针形，长5~10mm；花被片黄绿色带紫色脉纹，长3.5~7.5cm，宽7~10mm，顶端渐尖，内轮比外轮稍宽，具7~10脉；雄蕊紫红色，短于或几等长于花被；花丝粗短，长约5mm；花药长1.4cm，其顶端具短钻状附属物；药隔肥厚，向上延伸为长钻状或披针形的附属物；子房小，卵形，花柱近无。蒴果光滑，具多数种子。花期4~7月，果期（5~）7~8月。

【生境分布】产于长江流域以南各省区。生于海拔370~2240m的山坡丛林下、溪边、路旁以及山谷和阴湿岩石中。

【药用部位】干燥的块根入药。

【采收加工】春、秋二季采挖，除去须根，洗净，置沸水中略烫或蒸至无白心，取出，晒干。

【功能主治】甘、苦，微温。润肺下气止咳，杀虫灭虱。用于新久咳嗽，肺痨咳嗽，顿咳。外用于头虱，体虱，蛲虫病，阴痒。

【用法用量】内服：煎汤，1~3钱；浸酒或入丸、散。外用：煎水洗或研末调敷。

【注意】热嗽，水亏火炎者禁用。

【附方】治寒邪侵于皮毛，连及于肺，令人咳：桔梗一钱五分，甘草（炙）五分，白前一钱五分，橘红一钱；百部一钱五分，紫菀一钱五分。水煎服（《医学心悟》止嗽散）。治卒得咳嗽：生姜汁，百部汁。和同合煎，服二合（《补缺肘后方》）。治三十年嗽：百部根二十斤，捣取汁，煎如饴，服一方寸匕，日三服（《千金方》）。治牛皮癣：百部、白鲜皮、蓖麻子（去壳）、鹤虱、黄柏、当归、生地各一两，黄蜡二两，明雄黄末五钱，麻油八两。熬制成黑膏药（《外科十法》百部膏）。

112. 百合科　Liliaceae

425. 毛叶藜芦 | Máo Yè Lí Lú

【拉丁学名】*Veratrum grandiflorum*（Maxim.）Loes. f.

【别名】人头发、葱苒、葱葵、山葱、丰芦、蕙葵、公苒、葱苒、葱炎、藜卢、鹿白藜芦、鹿葱、憨葱、葱芦、葱管藜芦、旱葱、毒药草、七厘丹等。

【科属分类】百合科 Liliaceae 藜芦属 *Veratrum*

【植物形态】植株高大，高达 1.5m，基部具无网眼的纤维束。叶宽椭圆形至矩圆状披针形，下部的叶较大，长约 15cm，最长可达 26cm，通常宽 6～9（～16）cm，先端钝圆至渐尖，无柄，基部抱茎，背面密生褐色或淡灰色短柔毛。圆锥花序塔状，长 20～50cm，侧生总状花序直立或斜升，长 5～10（～14）cm，顶生总状花序较侧生的长约一倍；花大，密集，绿白色；花被片宽矩圆形或椭圆形，长 11～17mm，宽约 6mm，先端钝，基部略具柄，边缘具啮蚀状牙齿，外花被片背面尤其中下部密生短柔毛；花梗短，长 2～3（～5）mm，较小苞片短，密生短柔毛或几无毛；雄蕊长约为花被片的 3/5；子房长圆锥状，密生短柔毛。蒴果长 1.5～2.5cm，宽 1～1.5cm。花果期 7～8 月。

【生境分布】产于江西、浙江、台湾、湖南、湖北、四川和云南。生于海拔 2600～4000m 的山坡林下或湿生草丛中。

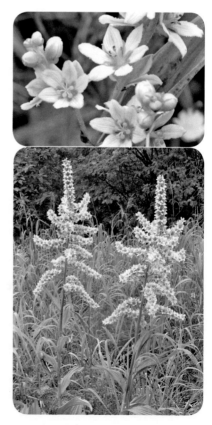

【药用部位】以根部或带根全草入药。

【采收加工】5～6 月末抽花茎前采挖根部，除去地上部分，洗净晒干。

【功能主治】辛、苦，寒。有毒。祛痰，催吐，杀虫。用于中风痰壅，癫痫，疟疾，骨折。外用治疥癣，灭蝇蛆。

【用法用量】0.5～1 钱；外用适量，研末敷患处。

【注意】内服宜慎，孕妇忌服。不宜与人参、沙参、丹参、玄参、苦参、细辛、芍药同用。

【附方】治头痛不可忍：藜芦

一茎，暴干，捣罗为散，入麝香、麻子仁少许，研匀吹鼻中（《圣济总录》吹鼻麝香散）。治头痛鼻塞脑闷：黎芦半两，黄连三分。上二味，捣研为散，每用少许，入鼻中（《圣济总录》通顶散）。治黄疸：黎芦着灰中炮之，小变色，捣为末，水服半钱匕，小吐，不过数服（《肘后方》）。治诸疯疮，经久则生虫：黎芦（去芦头）、白矾（烧灰细研）、松脂（细研）、雄黄（纲研）、苦参各二两（锉）。上药，先捣黎芦、苦参为末，入猪脂一斤相和，煎十余沸，绵滤去滓，次入松脂、雄黄、白矾等末，搅令匀，待冷，收于瓷盒中，旋取涂之，以瘥为度（《圣惠方》黎芦菜散）。

426. 藜芦 | Lí Lú

【拉丁学名】*Veratrum nigrum* L.

【别名】人头发、葱葵、山葱、丰芦、蕙葵、鹿白藜芦、鹿葱、憨葱、葱芦、葱管藜芦、毒药草、七厘丹等。

【科属分类】百合科 Liliaceae 藜芦属 *Veratrum*

【植物形态】植株高可达 1m，通常粗壮，基部的鞘枯死后残留为有网眼的黑色纤维网。叶椭圆形、宽卵状椭圆形或卵状披针形，大小常有较大变化，通常长 22 ~ 25cm，宽约 10cm，薄革质，先端锐尖或渐尖，基部无柄或生于茎上部的具短柄，两面无毛。圆锥花序密生黑紫色花；侧生总状花序近直立伸展，长 4 ~ 12（ ~ 22）cm，通常具雄花；顶生总状花序常较侧生花序长 2 倍以上，几乎全部着生两性花；总轴和枝轴密生白色绵状毛；小苞片披针形，边缘和背面有毛；生于侧生花序上的花梗长约 5mm，约等长于小苞片，密生绵状毛；花被片开展或在两性花中略反折，矩圆形，长 5 ~ 8mm，

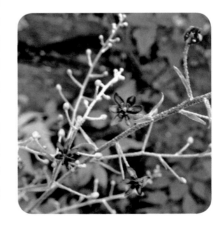

宽约 3mm，先端钝或浑圆，基部略收狭，全缘；雄蕊长为花被片的一半；子房无毛。蒴果长 1.5 ~ 2cm，宽 1 ~ 1.3cm。花果期 7 ~ 9 月。

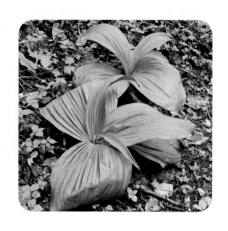

【生境分布】产于东北、河北、山东、河南、山西、陕西、内蒙古、甘肃、湖北、四川和贵州。生于海拔 1200 ~ 3300m 的山坡林下或草丛中。

【药用部位】以根部或带根全草入药。

【采收加工】5 ~ 6 月末抽花茎前采挖根部，除去地上部分，洗净晒干。

【功能主治】辛、苦，寒。有毒。祛痰，催吐，杀虫。用于中风痰壅，癫痫，疟疾，骨折；外用治疥癣，灭蝇蛆。用法及附方同毛叶藜芦。

427. 油点草 | Yóu Diǎn Cǎo

【拉丁学名】*Tricyrtis macropoda* Miq.

【别名】黑点草、立竹根、山黄瓜、黄瓜菜、大黄瓜香、瓜米菜等。

【科属分类】百合科 Liliaceae 油点草属 *Tricyrtis*

【植物形态】植株高可达 1m。茎上部疏生或密生短的糙毛。叶卵状椭圆形、矩圆形至矩圆状披针形，长（6 ~ ）8 ~ 16（ ~ 19）cm，宽（4 ~ ）6 ~ 9（ ~ 10）cm，先端渐尖或急尖，两面疏生短糙伏毛，基部心形抱茎或圆形而近无柄，边缘具短糙毛。二歧聚伞花序顶生或生于上部叶腋，花序轴和花梗

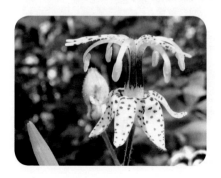

生有淡褐色短糙毛，并间生有细腺毛；花梗长 1.4 ~ 2.5（ ~ 3）cm；苞片很小；花疏散；花被片绿白色或白色，内面具多数紫红色斑点，卵状椭圆形至披针形，长 1.5 ~ 2cm，开放后自中下部向下反折；外轮 3 片较内轮为宽，在基部向下延伸而呈囊状；雄蕊约等长于花被片，花丝中上部向

外弯垂，具紫色斑点；柱头稍微高出雄蕊或有时近等高，3裂；裂片长1~1.5cm，每裂片上端又二深裂，小裂片长5mm，密生腺毛。蒴果直立，长2~3cm。花果期6~10月。

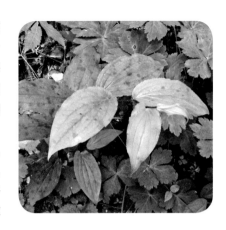

【生境分布】产于浙江、江西、福建、安徽、江苏、湖北、湖南、广东、广西和贵州（东南部）。生于海拔800~2400m的山地林下、草丛中或岩石缝隙中。

【药用部位】根及全草入药。

【采收加工】夏秋采收，洗净晒干。

【功能主治】甘、淡，平。清热除烦，活血消肿。主胃热口渴，烦躁不安，劳伤，水肿。

【用法用量】内服：煎汤，9~15g，或用酒磨汁。

428. 黄花油点草 | Huáng Huā Yóu Diǎn Cǎo

【拉丁学名】*Tricyrtis maculata*（D. Don）Machride

【别名】黑点草、立竹根、山黄瓜、黄瓜菜、大黄瓜香、瓜米菜等。

【科属分类】百合科 Liliaceae 油点草属 *Tricyrtis*

【植物形态】植株高可达1m。茎上部疏生或密生短的糙毛。叶卵状椭圆形、矩圆形至矩圆状披针形，长（6~）8~16（~19）cm，宽（4~）6~9（~10）cm，先端渐尖或急尖，两面疏生短糙伏毛，基部心形抱茎或圆形而近无柄，边缘具短糙毛。二歧聚伞花序顶生或生于上部叶腋，花序轴和花梗生有淡褐色短糙毛，并间生有细腺毛；花梗长1.4~2.5（~3）cm；苞片很小；花疏散；花通常黄绿色；内面具多数紫红色斑点，卵状椭圆形至披针形，长1.5~2cm，花被片向上斜展或近水平伸展，决不向下反折，外轮3片较内轮为宽，在基部向下延伸而呈囊状；雄蕊约等长于花被片，花丝中上部向外弯垂，具紫色斑点；柱头稍微高出雄蕊或有时近等高，3裂；裂片长1~1.5cm，每裂片上端又二深裂，小裂片长约5mm，密生腺毛。蒴果直立，

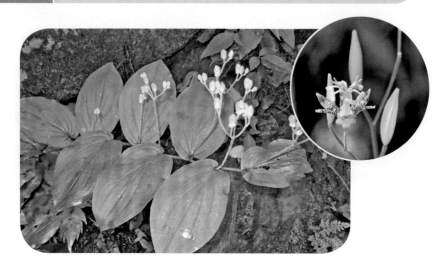

长 2～3cm。花果期 6～10 月。

【生境分布】产于云南、四川、贵州、陕西、甘肃、河北、河南、湖南和湖北。生于海拔 280～2300m 的山坡林下、路旁等处。

【药用部位】根及全草入药。其他功效用法同油点草。

429. 知母 | Zhī Mǔ

【拉丁学名】*Anemarrhena asphodeloides* Bunge

【别名】兔子油草、蒜瓣子草、羊胡子根、地参、蚳母、连母、野蓼、水参、水须、昌支、虾草、马马草、淮知母等。

【科属分类】百合科 Liliaceae 知母属 *Anemarrhena*

【植物形态】根状茎粗 0.5～1.5cm，为残存的叶鞘所覆盖。叶长 15～60cm，宽 1.5～11mm，向先端渐尖而成近丝状，基部渐宽而成鞘状，具多条平行脉，没有明显的中脉。花葶比叶长得多；总状花序通常较长，可达 20～50cm；苞片小，卵形或卵圆形，先端长渐尖；花粉红色、淡紫色至白色；花被片条形，长 5～10mm，中央具 3 脉，宿存。蒴果狭椭圆形，长 8～13mm，宽 5～6mm，顶端有短喙。种子长 7～10mm。花果期 6～9 月。

【生境分布】产于河北、山西、湖北、山东、陕西、甘肃、内蒙古、辽宁、吉林和黑龙江。生于海拔 145m 以下的山坡、草地或路旁较干燥或向阳的地方。

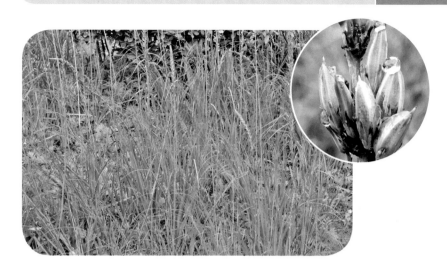

【药用部位】干燥根茎。

【采收加工】春、秋二季采挖，除去须根和泥沙，晒干，习称"毛知母"。

【功能主治】苦、甘，寒。清热泻火，滋阴润燥。用于外感热病，高热烦渴，肺热燥咳，骨蒸潮热，内热消渴，肠燥便秘。

【用法用量】6～12g。

【注意】脾胃虚寒，大便溏泄者忌服。

【附方】治消渴：生山药一两，生黄芪五钱，知母六钱，生鸡内金（捣细）二钱，葛根钱半，五味子三钱，天花粉三钱。水煎服（《医学衷中参西录》玉液汤）。治肺劳实热，面目苦肿，咳嗽喘急，烦热颊赤，骨节多痛，乍寒乍热：知母、贝母（去心膜）、杏仁（去皮尖，炒）、甜葶苈（略炒）、半夏（汤泡七次）、秦艽（去芦）、橘红各一两，甘草（炙）半两。上细切，每服四钱，水一盏半，姜五片，煎至八分，去滓温服，不拘时候（《济生方》二母汤）。治肺家受燥，咳嗽气逆：知母、石膏、桔梗、甘草、地骨皮。水煎服（《症因脉治》知母甘桔汤）。

430. 玉簪 | Yù Zān

【拉丁学名】*Hosta plantaginea*（Lam.）Aschers.

【别名】白玉簪、白鹤花、玉簪花、玉泡花、白鹤草等。

【科属分类】百合科 Liliaceae 玉簪属 *Hosta*

【植物形态】根状茎粗厚，粗 1.5～3cm。叶卵状心形、卵形或卵圆形，长 14～24cm，宽 8～16cm，先端近渐尖，基部心形，具 6～10 对侧脉；叶柄长 20～40cm。花葶高 40～80cm，具几朵至十几朵花；花的外苞片卵形或披针形，长 2.5～7cm，宽 1～1.5cm；内苞片很小；花单生或 2～3 朵簇生，长 10～13cm，白色，芳香；花梗长约 1cm；雄蕊与花被近等长或略短，基部 15～20mm 贴生于花被管上。蒴果圆柱状，有三棱，长约 6cm，直径约 1cm。花果期 8～10 月。

【生境分布】产于四川（峨眉山至川东）、湖北，湖南、江苏、安徽、浙江、福建和广东。生于海拔 2200m 以下的林下、草坡或岩石边。

【药用部位】花、叶及根入药。

【采收加工】全草四季可采，多鲜用。花多在夏季含苞待放时采，阴干。根秋后采挖，鲜用或晒干。

【功能主治】甘、辛，寒。有毒。根、叶：清热解毒，消肿止痛。叶：外用治下肢溃疡。根：外用治乳腺炎，中耳炎，颈淋巴结结核，疮疡肿毒，烧烫伤。花：清咽，利尿，通经。用于咽喉肿痛，小便不利，痛经。外用治烧伤。

【用法用量】根：鲜品适量捣烂敷患处，或捣烂取汁滴耳中。叶：鲜叶浸入菜油中数天，然后用此叶贴患处，每天换药一次。花：1～2 钱。外用适量。

【附方】治咽喉肿痛：玉簪花一钱，板蓝根五钱，玄参五钱。水煎服（《山东中草药手册》）。治小便不通：玉簪花一钱，萹蓄四钱，车前草四钱，

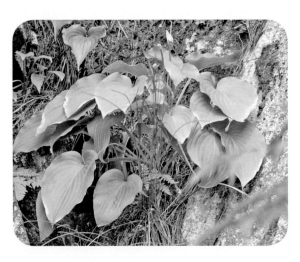

灯心草一钱。水煎服(《山东中草药手册》)。下鱼骨鲠：玉簪花根、山里红果根。同捣自然汁，以竹筒灌入喉中，其骨自下，不可着牙齿。

431. 萱草 | Xuān Cǎo

【拉丁学名】*Hemerocallis fulva*(L.)L.

【别名】忘萱草、鹿葱、川草花、忘郁、丹棘漏芦果、漏芦根果、地人参等。

【科属分类】百合科 Liliaceae 萱草属 *Hemerocallis*

【植物形态】本属植物多年生草本，具很短的根状茎；根近肉质，中下部常有纺锤状膨大。叶 7 ~ 20 枚，长 50 ~ 130cm，宽 6 ~ 25mm。花葶长短不一，一般稍长于叶，基部三棱形，上部多少圆柱形，有分枝；苞片披针形，下面的长可达 3 ~ 10cm，自下向上渐短，宽 3 ~ 6mm；花梗较短，通常长不到 1cm；花橘黄色；花被管较粗短，长 2 ~ 3cm；内花被裂片宽 2 ~ 3cm。蒴果钝三棱状椭圆形。种子多个，黑色，有棱。花果期 5 ~ 9 月。

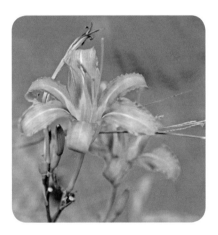

【生境分布】分布于河北、山西、陕西、山东、湖北、四川、云南、贵州、广东、广西、湖南等地。全国各地常见栽培。生于山坡、山谷、阴湿草地或林下。

【药用部位】以根（萱草根）、嫩苗（萱草嫩苗）及花蕾（金针菜）入药。

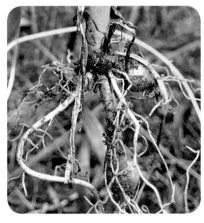

【采收加工】夏、秋采挖根，除去残茎、须根，洗净泥土，晒

干。5～8月花将要开放时采收花蕾,蒸后晒干。春季采收嫩苗,鲜用。

【功能主治】萱草根:甘、凉,有毒;金针菜:甘、凉;萱草嫩苗:甘、凉。根:清热利湿,凉血止血,解毒消肿。主黄疸,水肿,淋浊,带下,衄血,便血,崩漏,乳痈,乳痈,乳汁不通;金针菜:利湿热,宽胸膈。治小便赤涩,黄疸,胸膈烦热,夜少安寐,痔疮便血;萱草嫩苗利湿热,宽胸,消食。治胸膈烦热,黄疸,小便赤涩。

【用法用量】2～4钱,外用适量,捣烂敷患处。

【注意】本品有毒,内服宜慎。不宜久服、过量,以免中毒。

【附方】治内痔出血:金针菜一两,水煎。加红糖适量,早饭前一小时服,连续3～4天(《福建中草药新医疗法资料选编》)。治黄疸:鲜萱草根二两(洗净),母鸡一只(去头脚与内脏)。水炖三小时服,1～2日服1次(《闽东本草》)。治大便后血:萱草根和生姜,油炒,酒冲服(《圣济总录》)。治通身水肿:鹿葱根叶,晒干为末,每服二钱,食前米饮服(《圣惠方》)。

432. 黄花菜 | Huáng Huā Cài

【拉丁学名】*Hemerocallis citrina* Baroni.

【别名】连珠炮、下奶药、条参、绿葱根、镇心丹、金针菜、野皮菜、真金花、鸡脚参、小提药、鸡药葛根、凤尾一枝蒿、萱草等。

【科属分类】百合科 Liliaceae 萱草属 *Hemerocallis*

【植物形态】多年生草本,具很短的根状茎;根近肉质,中下部常有纺锤状膨大。叶7～20枚,长50～130cm,宽6～25mm。花葶长短不一,一般稍长于叶,基部三棱形,上部多少圆柱形,有分枝;苞片披针形,下面的长可达3～10cm,自下向上渐短,宽3～6mm;花梗较短,通常长不到1cm;花多朵,最多可达100朵以上;花被淡黄色,有时在花蕾时顶端带黑紫色;花被管长3～5cm,花被裂片长(6～)7～12cm,内三片宽2～3cm。蒴果钝三棱状椭圆形,长3～5cm。种子20多个,黑色,有棱,从开花到种子成熟需40～60天。花果期5～9月。

【生境分布】产于秦岭以南各省区以及河北、山西和山东。生于海拔2000m以下的山坡、山谷、荒地或林缘。

【药用部位】根(黄花菜根)及花蕾(金针菜)入药。

【采收加工】秋季采挖根,除去残茎,洗净切片晒干。5～8月花将要开放时采收花蕾，蒸后晒干。

【功能主治】黄花菜根：甘，平，有小毒。金针菜：甘，凉。根：养血平肝，利尿消肿。治头晕，耳鸣，心悸，腰痛，吐血，衄血，大肠下血，水肿，淋病，咽痛，乳痈。金针菜：利湿热，宽胸膈。治小便赤涩，黄疸，胸膈烦热，夜少安寐，痔疮便血。

【注意】本品有小毒，不宜久服、过量，以免中毒。尤其鲜花不宜多食，特别是花药，因含有多种生物碱，会引起腹泻等中毒现象。

【用法用量】内服：煎汤，3～5钱；或炖肉。外用：捣敷。黄花菜的用法参照萱草项下的黄花菜。

【附方】治腰痛，耳鸣：黄花菜根蒸肉饼或煮猪腰吃（《昆明民间常用草药》）。治小便不利，水肿，黄疸，淋病，衄血，吐血：黄花菜根三至五钱，水煎服（《昆明民间常用草药》）。治乳痈肿痛，疮毒：黄花菜根捣敷（《昆明民间常用草药》）。治小儿疳积黄花菜叶三钱，水煎服（《昆明民间常用草药》）。

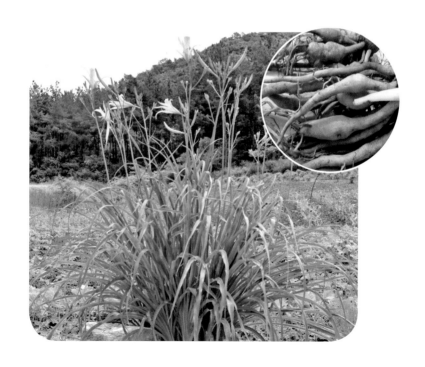

433. 浙贝母 | Zhè Bèi Mǔ

【拉丁学名】*Fritillaria thunbergii* Miq.

【别名】土贝母、浙贝、象贝、象贝母、大贝母等。

【科属分类】百合科 Liliaceae 贝母属 *Fritillaria*

【植物形态】植株长 50 ~ 80cm。鳞茎由 2（~ 3）枚鳞片组成，直径 1.5 ~ 3cm。叶在最下面的对生或散生，向上常兼有散生、对生和轮生的，近条形至披针形，长 7 ~ 11cm，宽 1 ~ 2.5cm，先端不卷曲或稍弯曲。花 1 ~ 6 朵，淡黄色，有时稍带淡紫色，顶端的花具 3 ~ 4 枚叶状苞片，其余的具 2 枚苞片；苞片先端卷曲；花被片长 2.5 ~ 3.5cm，宽约 1cm，内外轮的相似；雄蕊长约为花被片的 2/5；花药近基着生，花丝无小乳突；柱头裂片长 1.5 ~ 2mm。蒴果长 2 ~ 2.2cm，宽约 2.5cm，棱上有宽 6 ~ 8mm 的翅。花期 3 ~ 4 月，果期 5 月。

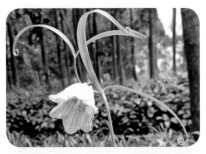

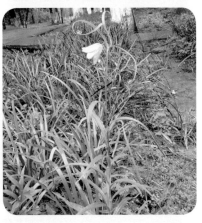

【生境分布】产于江苏（南部）、浙江（北部）、湖北和湖南。生于海拔较低的山丘荫蔽处或竹林下。本种是药材"浙贝"的来源。国内浙江宁波专区有大量栽培，其他地区如江苏、湖南、湖北和四川等地也有少量栽培。

【药用部位】干燥鳞茎入药。

【采收加工】初夏植株枯萎时采挖，洗净。大小分开，大者除去芯芽，习称"大贝"；小者不去芯芽，习称"珠贝"。分别撞擦，除去外皮，拌以煅过的贝壳粉，吸去擦出的浆汁，干燥；或取鳞茎，大小分开，洗净，除去芯芽，趁鲜切成厚片，洗净，干燥，习称"浙贝片"。

【功能主治】苦，寒。清热散结，化痰止咳，用于风热犯肺，痰火咳嗽，肺痈，乳痈，瘰疬，疮毒。

【用法用量】4.5 ~ 9g。

【注意】寒痰、湿痰及脾胃虚寒者慎服。反乌头。

【附方】治感冒咳嗽：浙贝母、知母、桑叶、杏仁各三钱，紫苏二钱，水煎服（《山东中草药手册》）。治痈毒肿痛：浙贝母、连翘各三钱，金银花六钱，蒲公英八钱，水煎服（《山东中草药手册》）。

434. 湖北贝母 | Hú Běi Bèi Mǔ

【拉丁学名】*Fritillariahupehen*sis Hsiao et K.C.Hsia

【别名】板贝、窑贝等。

【科属分类】百合科 Liliaceae 贝母属 *Fritillaria*

【植物形态】植株长 26 ~ 50cm。鳞茎由 2 枚鳞片组成，直径 1.5 ~ 3cm。叶 3 ~ 7 枚轮生，中间常兼有对生或散生的，矩圆状披针形，长 7 ~ 13cm，宽 1 ~ 3cm，先端不卷曲或多少弯曲。花 1 ~ 4 朵，紫色，有黄色小方格；叶状苞片通常 3 枚，极少为 4 枚，多花时顶端的花具 3 枚苞片，下面的具 1 ~ 2 枚苞片，先端卷曲；花梗长 1 ~ 2cm；花被片长 4.2 ~ 4.5cm，宽 1.5 ~ 1.8cm，外花被片稍狭些；蜜腺窝在背面稍凸出；雄蕊长约为花被片的一半，花药近基着生，花丝常稍具小乳突；柱头裂片长 2 ~ 3mm。蒴果长 2 ~ 2.5cm，宽 2.5 ~ 3cm，棱上的翅宽 4 ~ 7mm。花期 4 月，果期 5 ~ 6 月。

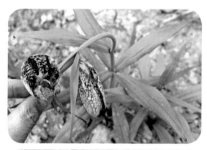

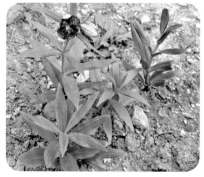

【生境分布】产于湖北（西南部）、四川（东部）和湖南（西北

部）。在湖北建始、宣恩一带有栽培。

【药用部位】干燥鳞茎入药。

【采收加工】夏初植株枯萎后采挖，用石灰水或清水浸泡，干燥。

【功能主治】微苦，凉。清热化痰，止咳，散结。用于热痰咳嗽，瘰疬痰核，痈肿疮毒。

【用法用量】3~9g，研粉冲服。

【注意】不宜与乌头类药材同用。

435. 百合 | Bǎi Hé

【拉丁学名】*Lilium brownii* var. *viridulum* Baker

【别名】野百合、喇叭筒、山百合、药百合、家百合、重迈、中庭、重箱、摩罗、强瞿、百合蒜、蒜脑薯等。

【科属分类】百合科 Liliaceae 百合属 *Lilium*

【植物形态】鳞茎球形，直径 2~4.5cm；鳞片披针形，长 1.8~4cm，宽 0.8~1.4cm，无节，白色。茎高 0.7~2m，有的有紫色条纹，有的下部有小乳头状突起。叶散生，通常自下向上渐小，披针形、窄披针形至条形，长 7~15cm，宽（0.6~）1~2cm，先端渐尖，基部渐狭，具 5~7 脉，全缘，两面无毛。花单生或几朵排成近伞形；花梗长 3~10cm，稍弯；苞片披针形，长 3~9cm，宽 0.6~1.8cm；花喇叭形，有香气，乳白色，外面稍带紫色，无斑点，向外张开或先端外弯而不卷，长 13~18cm；外轮花被片宽 2~4.3cm，先端尖；内轮花被片宽 3.4~5cm，蜜腺两边具小乳头状突起；雄蕊向上弯，花丝长 10~13cm，中部以下密被柔毛，少有具稀疏的毛或无毛；花药长椭圆形，长 1.1~1.6cm；子房圆柱形，长 3.2~3.6cm，宽 4mm，花柱长 8.5~11cm，柱头 3 裂。蒴果矩圆形，长 4.5~6cm，宽约 3.5cm，有棱，具多数种子。花期 5~6 月，果期 9~10 月。

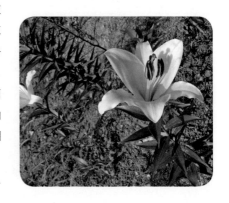

【生境分布】产于广东、广西、

湖南、湖北、江西、安徽、福建、浙江、四川、云南、贵州、陕西、甘肃和河南。生山坡、灌木林下、路边、溪旁或石缝中。海拔（100～）600～2150m。

【药用部位】干燥肉质鳞叶入药。

【采收加工】秋季采挖，洗净，剥取鳞叶，置沸水中略烫，干燥。

【功能主治】甘，平。养阴润肺，清心安神。用于阴虚久咳，痰中带血，虚烦惊悸，失眠多梦，精神恍惚。

【用法用量】内服：煎汤，0.3～1两，蒸食或煮粥食。外用：捣敷。

【注意】风寒痰嗽，中寒便滑者忌服。

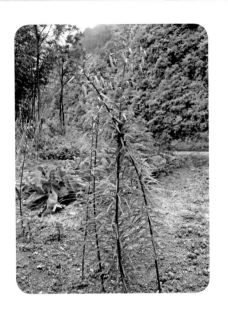

【附方】治咳嗽不已，或痰中有血：款冬花、百合等份。上为细末，炼蜜为丸，如龙眼大。每服一丸，食后临卧细嚼，姜汤咽下，噙化尤佳（《济生方》百花膏）。治神经衰弱，心烦失眠，百合五钱，酸枣仁五钱，远志三钱。水煎服（《新疆中草药手册》）。治耳聋、耳痛：干百合为末，温水服二钱，日二服（《千金方》）。天疱疮。用生百合捣涂，二三日即安。或用百合花晒干为末，调菜油涂搽亦有效。

436. 山丹 | Shān Dān

【拉丁学名】*Lilium pumilum* DC.

【别名】红百合、连珠、川强瞿、红花菜、红花百合、山百合、细叶百合、山豆子花。

【科属分类】百合科 Liliaceae 百合属 *Lilium*

【植物形态】鳞茎卵形或圆锥形，高 2.5～4.5cm，直径 2～3cm；鳞片矩圆形或长卵形，长 2～3.5cm，宽 1～1.5cm，白色。茎高 15～60cm，有小乳头状突起，有的带紫色条纹。叶散生于茎中部，条形，长 3.5～9cm，

宽 1.5~3mm，中脉下面突出，边
缘有乳头状突起。花单生或数朵排
成总状花序，鲜红色，通常无斑
点，有时有少数.斑点，下垂；花
被片反卷，长 4~4.5cm，宽 0.8~
1.1cm，蜜腺两边有乳头状突起；
花丝长 1.2~2.5cm，无毛，花药
长椭圆形，长约 1cm，黄色，花粉
近红色；子房圆柱形，长 0.8~
1cm；花柱稍长于子房或长 1 倍
多，长 1.2~1.6cm，柱头膨大，径
5mm，3 裂。蒴果矩圆形，长 2cm，
宽 1.2~1.8cm。花期 7~8 月，果期
9~10 月。

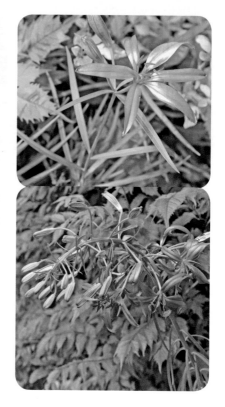

【生境分布】产于河北、河南、
山西、陕西、湖北西部、宁夏、山
东、青海、甘肃、内蒙古、黑龙
江、辽宁和吉林。生山坡草地或林
缘，海拔 400~2600m。

【药用部位】鳞茎及花入药。

【采收加工】鳞茎 8~9 月间挖取鳞茎，除去茎叶，洗净泥土，将鳞叶剥
下晒干，或用沸水捞过，晒干。花鲜用。

【功能主治】甘、苦，凉。鳞茎：除烦热，润肺，止咳，安神。治虚劳咳
嗽，吐血，心悸，失眠，浮肿。花：活血。花蕊，敷疗疮恶肿。

【用法用量】鳞茎内服：煎汤，3~6 钱。

【附方】治咳嗽吐血：山百合、白及各六钱，贝母四钱。研细末，每次二
钱，每日服 3 次（《山东中草药手册》）。治心悸失眠：山百合六钱，炒枣仁、
夜交藤各五钱，柏子仁、远志各三钱。水煎服（《山东中草药手册》）。

437. 大百合 | Dà Bǎi Hé

【拉丁学名】*Cardiocrinum giganteum*（Wall.）Makino

【别名】水百合、白瓦、山芋头、海百合、八仙贺寿草、荞麦叶贝母、心

叶百合、大叶百合、洋兜铃、山芋艿、苦百合、喇叭、菠萝头等。

【科属分类】百合科 Liliaceae 大百合属 *Cardiocrinum*

【植物形态】小鳞茎卵形，高 3.5～4cm，直径 1.2～2cm，干时淡褐色。茎直立，中空，高 1～2m，直径 2～3cm，无毛。叶纸质，网状脉；基生叶卵状心形或近宽矩圆状心形，茎生叶卵状心形，下面的长 15～20cm，宽12～15cm，叶柄长 15～20cm，向上渐小，靠近花序的几枚为船形。总状花序有花 10～16 朵，无苞片；花狭喇叭形，白色，里面具淡紫红色条纹；花被片条状倒披针形，长 12～15cm，宽 1.5～2cm；雄蕊长 6.5～7.5cm，长约为花被片的 1/2；花丝向下渐扩大，扁平；花药长椭圆形，长约 8mm，宽约 2mm；子房圆柱形，长 2.5～3cm，宽 4～5mm；花柱长 5～6cm，柱头膨大，微 3 裂。蒴果近球形，长 3.5～4cm，宽 3.5～4cm，顶端有 1 小尖突，基部有粗短果柄，红褐色，具 6 钝棱和多数细横纹，3 瓣裂。种子呈扁钝三角形，红棕色，长 4～5mm，宽 2～3mm，周围具淡红棕色半透明的膜质翅。花期 6～7 月，果期 9～10 月。

【生境分布】产于西藏、四川、陕西、湖南、湖北和广西。生林下草丛中，海拔 1450～2300m。

【药用部位】鳞茎入药。

【采收加工】春、夏季采挖，洗净，鲜用或晒干。

【功能主治】苦、微甘，凉。清肺止咳，解毒消肿。主感冒，肺热咳嗽，

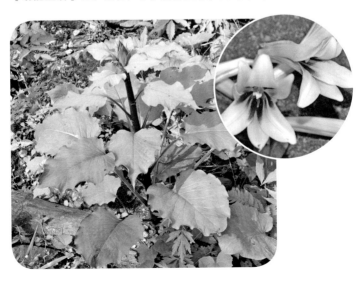

咯血，鼻渊，聤耳，乳痈，无名肿毒。

【用法用量】内服：煎汤，3～5钱。外用：捣敷或捣汁滴耳。

【附方】治鼻渊：水百合捣烂包头部；另用水百合五钱，天麻、刺梨花各三钱，煎水服（《贵州民间药物》）。

438. 野葱 | Yě Cōng

【拉丁学名】*Allium chrysanthum* Regel

【别名】黄花葱、太白韭、黄花韭、天葱、黄龙韭、日葱（藏名）等。

【科属分类】百合科 Liliaceae 葱属 *Allium*

【植物形态】鳞茎圆柱状至狭卵状圆柱形，粗0.5～1（～1.5）cm；鳞茎外皮红褐色至褐色，薄革质，常条裂。叶圆柱状，中空，比花葶短，粗1.5～4mm。花葶圆柱状，中空，高20～50cm，中部粗1.5～3.5mm，下部被叶鞘；总苞2裂，近与伞形花序等长；伞形花序球状，具多而密集的花；小花梗近等长，略短于花被片至为其长的1.5倍，基部无小苞片；花黄色至淡黄色；花被片卵状矩圆形，钝头，长5～6.5mm，宽2～3mm，外轮的稍短；花丝比花被片长1/4至1倍，锥形，无齿，等长，在基部合生并与花被片贴生；子房倒卵球状，腹缝线基部无凹陷的蜜穴1；花柱伸出花被外。花果期7～9月。

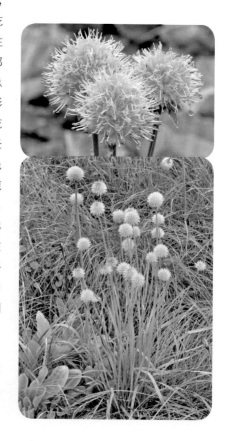

【生境分布】产于青海（东部）、甘肃、陕西、四川、湖北、云南和西藏。生于海拔2000～4500m的山坡或草地上。

【药用部位】以全草入药。

【采收加工】5~6月采收。鲜用。

【功能主治】性温，味辛。发汗，散寒，消肿。主治伤风感冒，头痛发热，腹部冷痛，消化不良。外用接骨。

【用法用量】3~5钱。外用加蜂蜜捣烂外敷。

439. 茖葱 | Gé Cōng

【拉丁学名】*Allium victorialis* L.

【别名】格葱、山葱、隔葱、鹿耳葱、角葱、天蒜、岩蒜等。

【科属分类】百合科 Liliaceae 葱属 *Allium*

【植物形态】鳞茎单生或2~3枚聚生，近圆柱状；鳞茎外皮灰褐色至黑褐色，破裂成纤维状，呈明显的网状。叶2~3枚，倒披针状椭圆形至椭圆形，长8~20cm，宽3~9.5cm，基部楔形，沿叶柄稍下延，先端渐尖或短尖，叶柄长为叶片的1/5~1/2。花葶圆柱状，高25~80cm，1/4~1/2被叶鞘；总苞2裂，宿存；伞形花序球状，具多而密集的花；小花梗近等长，比花被片长2~4倍，果期伸长，基部无小苞片；花白色或带绿色，极稀带红色；内轮花被片椭圆状卵形，长(4.5~)5~6mm，宽2~3mm，先端钝圆，常具小齿；外轮的狭而短，舟状，长4~5mm，宽1.5~2mm，先端钝圆；花丝比花被片长1/4至1倍，基部合生并与花被片贴生，内轮的狭长三角形，基部宽1~1.5mm，外轮的锥形，基部比内轮的窄；子房具3圆棱，基部收狭成短柄，柄长约1mm，每室具1胚珠。花果期6~8月。

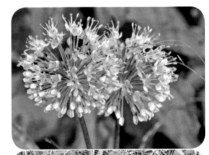

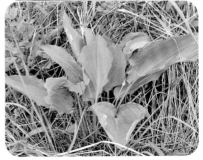

【生境分布】产于黑龙江、吉林、辽宁、河北、山西、内蒙古、

陕西、甘肃（东部）、四川（北部）、湖北（西北部）、河南和浙江（天目山）。生于海拔 1000～2500m 的阴湿山坡、林下、草地或沟边。

【药用部位】鳞茎入药。

【采收加工】夏、秋季采挖，洗净，鲜用。

【功能主治】味辛，性温。散瘀，止血，解毒。主跌打损伤，血瘀肿痛，衄血，疮痈肿痛。

【用法用量】内服：煎汤，鲜品 15～30g。外用：适量，捣敷。

440. 开口箭 | Kāi Kǒu Jiàn

【拉丁学名】*Campylandra chinensis*（Baker）M. N. Tamura etal.

【别名】牛尾七、岩七、竹根七、心不干、大寒药、万年攀、竹根参、包谷七、石风丹、搜山虎、小万年青、开喉剑、老蛇莲、青龙胆、罗汉七等。

【科属分类】百合科 Liliaceae
开口箭属 *Tupistra*

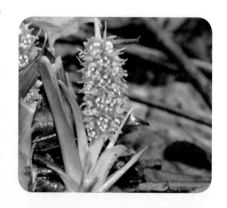

【植物形态】根状茎长圆柱形，直径 1～1.5cm，多节，绿色至黄色。叶基生，4～8（～12）枚，近革质或纸质、倒披针形、条状披针形、条形或矩圆状披针形，长 15～65cm，宽 1.5～9.5cm，先端渐尖，基部渐狭；鞘叶 2 枚，披针形或矩圆形，长 2.5～10cm。穗状花序直立，少有弯曲，密生多花，长 2.5～9cm；总花梗短，长 1～6cm；苞片绿色，卵状披针形至披针形，除每花有一枚苞片外，另有几枚无花的苞片在花序顶端聚生成丛；花短钟状，长 5～7mm；花被筒长 2～2.5mm；裂片卵形，先端渐尖，长 3～5mm，宽 2～4mm，肉质，黄色或黄绿色；花丝基部扩

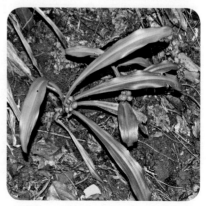

大，其扩大部分有的贴生于花被片上，有的加厚，肉质，边缘不贴生于花被片上，有的彼此连合，花丝上部分离，长 1 ~ 2mm，内弯，花药卵形；子房近球形，直径 2.5mm，花柱不明显，柱头钝三棱形，顶端 3 裂。浆果球形，熟时紫红色，直径 8 ~ 10mm。花期 4 ~ 6 月，果期 9 ~ 11 月。

【生境分布】产于湖北、湖南、江西、福建、台湾、浙江、安徽、河南、陕西（秦岭以南）、四川、云南、广西、广东。生林下荫湿处、溪边或路旁，海拔 1000 ~ 2000m。

【药用部位】以根状茎入药。

【采收加工】夏秋二季采挖，除去须根，洗净，晒干。

【功能主治】甘、微苦，凉。有毒。清热解毒，散瘀止痛。用于白喉，风湿关节痛，腰腿疼，跌打损伤，毒蛇咬伤。外用治痈疖肿毒。

【用法用量】2 ~ 3 分，研粉服，或 0.5 ~ 1 钱，水煎服；外用适量，鲜品捣烂敷患处。

【注意】孕妇忌服。

【备注】本品有毒，用至 3 钱曾有中毒报告，故用量不可过大。中毒时可见头痛、眩晕、恶心、呕吐等症状，需立即停药，及时抢救。

441. 鹿药 | Lù Yào

【拉丁学名】*Smilacina japonica* A. Gray

【别名】九层楼、盘龙七、偏头七、螃蟹七、白窝儿七、狮子七、山糜子等。

【科属分类】百合科 Liliaceae 鹿药属 *Smilacina*

【植物形态】植株高 30 ~ 60cm；根状茎横走，多少圆柱状，粗 6 ~ 10mm，有时具膨大结节。茎中部以上或仅上部具粗伏毛，具 4 ~ 9 叶。叶纸质，卵状椭圆形、椭圆形或矩圆形，长 6 ~ 13（ ~ 15）cm，宽 3 ~ 7cm，先端近短渐尖，两面疏生粗毛或近无毛，具短柄。圆锥花序长 3 ~ 6cm，有毛，具 10 ~ 20 余朵花；花单生，白色；花梗长 2 ~ 6mm；花被片分离或仅基部稍合生，矩圆形或矩圆状倒卵形，长约 3mm；雄蕊长 2 ~ 2.5mm，基部贴生于花被片上，花药小；花柱长 0.5 ~ 1mm，与子房近等长，柱头几不裂。浆果近球形，直径 5 ~ 6mm，熟时红色，具 1 ~ 2 颗种子。花期 5 ~ 6 月，果期 8 ~ 9 月。

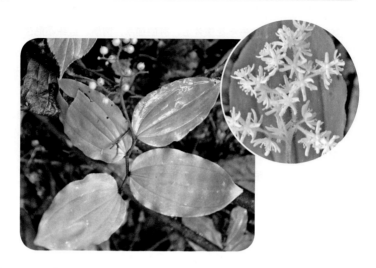

【生境分布】产于黑龙江、吉林、辽宁、河北、河南、山东、山西、陕西、甘肃、贵州、四川、湖北、湖南、安徽、江苏、浙江、江西和台湾。生于林下荫湿处或岩缝中，海拔 900～1950m。

【药用部位】根茎及根入药。

【采收加工】春、秋采挖，洗净，晒干或鲜用。

【功能主治】甘、苦，温。温阳补肾，祛风除湿，活血消肿。主治劳伤，阳痿，偏正头痛，风湿骨痛，跌打损伤，乳痈，痈疖肿毒，月经不调。

【用法用量】内服：煎汤，3～5钱；或浸酒。外用：捣敷或烫热熨患部。

【附方】治头痛，偏头痛：偏头七、当归、川芎、升麻、连翘各二钱。水煎，饭后服（《陕西中草药》）。治乳痈：鲜盘龙七、青菜叶各一两，共捣细，用布包好，放在开水里烫热后，取出熨乳部（《贵州民间药物》）。治月经不调：偏头七四至五钱，水煎服（《陕西中草药》）。

442. 管花鹿药 | Guǎn Huā Lù Yào

【拉丁学名】*Smilacina henryi*（Baker）Wang et Tang

【别名】鄂西鹿药、九层楼、盘龙七、偏头七、螃蟹七、白窝儿七、狮子七、山糜子等。

【科属分类】百合科 Liliaceae 鹿药属 *Smilacina*

【植物形态】植株高 50～80cm；根状茎粗 1～2cm。茎中部以上有短硬毛或微硬毛，少有无毛。叶纸质，椭圆形、卵形或矩圆形，长9～22cm，宽3.5～11cm，先端渐尖或具短尖，两面有伏毛或近无毛，基部具短柄或几无柄。花淡黄色或带紫褐色，单生，通常排成总状花序，有时基部具1～2个分枝或具多个分枝而成圆锥花序；花序长3～7（～17）cm，有毛；花梗长1.5～5mm，有毛；花被高脚碟状，筒部长6～10mm，为花被全长的2/3～3/4，裂片开展，长2～3mm；雄蕊生于花被筒喉部，花丝通常极短，极少长达1.5mm，花药长约0.7mm；花柱

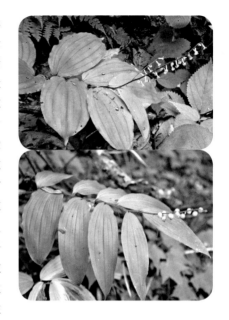

长2～3mm，稍长于子房，柱头3裂。浆果球形，直径7～9mm，未成熟时绿色而带紫斑点，熟时红色，具2～4颗种子。花期5～6（～8）月，果期8～10月。

【生境分布】产于山西、河南、陕西、甘肃、四川、云南、湖北、湖南和西藏。生于林下、灌丛下、水旁湿地或林缘，海拔1300～4000m。

【药用部位】根茎及根入药。

【采收加工】春、秋采挖，洗净，晒干或鲜用。

【功能主治】甘、苦，温。与附方同鹿药。

443. 万寿竹 | Wàn Shòu Zhú

【拉丁学名】*Disporum cantoniense*（Lour.）Merr.

【别名】百尾笋、白龙须、白毛七、白毛须、竹林霄、竹林消、万花梢、黄牛尾巴等。

【科属分类】百合科 Liliaceae 万寿竹属 *Disporum*

【植物形态】根状茎横出，质地硬，呈结节状；根粗长，肉质。茎高50～150cm，直径约1cm，上部有较多的叉状分枝。叶纸质，披针形至狭

椭圆状披针形，长5～12cm，宽
1～5cm，先端渐尖至长渐尖，基
部近圆形，有明显的3～7脉，下
面脉上和边缘有乳头状突起，叶柄
短。伞形花序有花3～10朵，着
生在与上部叶对生的短枝顶端；花
梗长（1～）2～4cm，稍粗糙；花
紫色；花被片斜出，倒披针形，长
1.5～2.8cm，宽4～5mm，先端
尖，边缘有乳头状突起，基部有长
2～3mm的距；雄蕊内藏，花药
长3～4mm，花丝长8～11mm；
子房长约3mm，花柱连同柱头长

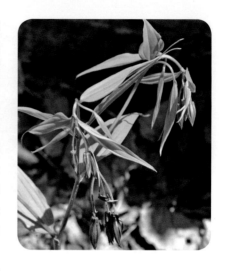

为子房的3～4倍。浆果直径8～10mm，具2～3（～5）颗种子。种子暗棕
色，直径约5mm。花期5～7月，果期8～10月。

【生境分布】产于台湾、福建、安徽、湖北、湖南、广东、广西、贵州、
云南、四川、陕西和西藏。生灌丛中或林下，海拔700～3000m。

【药用部位】根茎及根入药。

【采收加工】夏、秋间采收。

【功能主治】甘，平。润肺止咳，健脾消积。治虚损咳喘，痰中带血，肠
风下血，食积胀满。

【用法用量】内服：煎汤，0.5～1两。外用：捣敷。

【附方】治咳嗽痰中带血：百尾笋五钱，蒸冰糖服（《贵阳民间药草》）。
治肺气肿：竹林霄、白鲜皮、鹿衔草，炖鸡服（《四川中药志》）。治病后体虚
遗尿：百尾笋一两，岩白菜一两，大苋菜一两。炖肉吃（《贵阳民间药草》）。

444. 黄精 | Huáng Jīng

【拉丁学名】*Polygonatum sibiricum* Delar.ex Redoute

【别名】鸡头黄精、黄鸡菜、笔管菜、爪子参、老虎姜、鸡爪参等。

【科属分类】百合科 Liliaceae 黄精属 *Polygonatum*

【植物形态】根状茎圆柱状，由于结节膨大，因此"节间"一头粗、一头

细，在粗的一头有短分枝（中药志称这种根状茎类型所制成的药材为鸡头黄精），直径1～2cm。茎高50～90cm，或可达1m以上，有时呈攀援状。叶轮生，每轮4～6枚，条状披针形，长8～15cm，宽（4～）6～16mm，先端拳卷或弯曲成钩。花序通常具2～4朵花，似成伞形状，总花梗长1～2cm，花梗长（2.5～）4～10mm，俯垂；苞片位于花梗基部，膜质，钻形或条状披针形，长3～5mm，具1脉；花被乳白色至淡黄色，全长9～12mm，花被筒中部稍缢缩，裂片长约4mm；花丝长0.5～1mm，

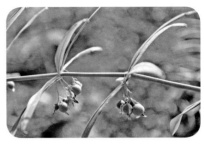

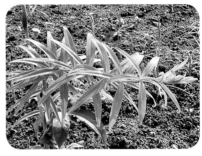

花药长2～3mm；子房长约3mm，花柱长5～7mm。浆果直径7～10mm，黑色，具4～7颗种子。花期5～6月，果期8～9月。

【生境分布】产于黑龙江、吉林、辽宁、河北、山西、陕西、内蒙古、宁夏、甘肃（东部）、河南、山东、安徽（东部）、湖北（西部）、浙江（西北部）。生林下、灌丛或山坡阴处，海拔800～2800m。

【药用部位】根茎入药。

【采收加工】春、秋挖取根茎，除去地上部分及须根，洗去泥土，置蒸笼内蒸至呈现油润时，取出晒干或烘干。或置水中煮沸后，捞出晒干或烘干。

【功能主治】甘，平。补气养阴，健脾，润肺，益肾。用于脾胃气虚，体倦乏力，胃阴不足，口干食少，肺虚燥咳，劳嗽咳血，精血不足，腰膝酸软，须发早白，内热消渴。

【用法用量】内服：煎汤，3～5钱（鲜者1～2两），熬膏或入丸、散。外用：煎水洗。

【注意】中寒泄泻，痰湿痞满气滞者忌服。

【附方】壮筋骨，益精髓，变白发：黄精、苍术各四斤，枸杞根、柏叶各五斤，天门冬三斤。煮汁一石，同曲十斤，糯米一石，如常酿酒饮（《本草纲目》）。补精气：枸杞子（冬采者佳），黄精等份。为细末，二味相和，捣成

块，捏作饼子，干复捣为末，炼蜜为丸，如梧桐子大。每服五十丸，空心温水送下（《奇效良方》枸杞丸）。治脾胃虚弱，体倦无力：黄精、党参、怀山药各一两，蒸鸡食（《湖南农村常用中草药手册》）。病后体虚：黄精五钱至一两。水煎服或炖猪肉食（《湖南农村常用中草药手册》）。治小儿下肢痿软：黄精一两，冬蜜一两。开水炖服（《闽东本草》）。

445. 玉竹 | Yù Zhú

【拉丁学名】*Polygonatum odoratum*（Mill.）Druce

【别名】葳蕤、玉参、尾参、铃当菜、小笔管菜、甜草根、靠山竹、葳参等。

【科属分类】百合科 Liliaceae 黄精属 *Polygonatum*

【植物形态】根状茎圆柱形，直径 5～14mm。茎高 20～50cm，具 7～12 叶。叶互生，椭圆形至卵状矩圆形，长 5～12cm，宽 3～16cm，先端尖，下面带灰白色，下面脉上平滑至呈乳头状粗糙。花序具 1～4 花（在栽培情况下，可多至 8 朵），总花梗（单花时为花梗）长 1～1.5cm，无苞片或有条状披针形苞片；花被黄绿色至白色，全长 13～20mm，花被筒较直，裂片长 3～4mm；花丝丝状，近平滑至具乳头状突起，花药长约 4mm；子房长 3～4mm，花柱长 10～14mm。浆果蓝黑色，直径 7～10mm，具 7～9

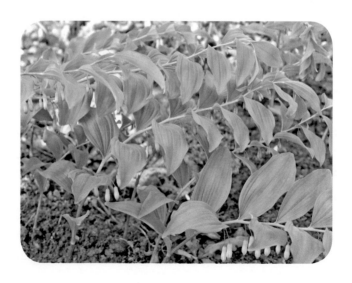

颗，种子。花期 5~6 月，果期 7~9 月。

【生境分布】产于黑龙江、吉林、辽宁、河北、山西、内蒙古、甘肃、青海、山东、河南、湖北、湖南、安、徽、江西、江苏、台湾。生林下或山野阴坡，海拔 500~3000m。

【药用部位】根茎入药。

【采收加工】秋季采挖，除去须根，洗净，晒至柔软后，反复揉搓、晾晒至无硬心，晒干；或蒸透后，揉至半透明，晒干。

【功能主治】甘、平。养阴润燥，生津止渴。用于肺胃阴伤，燥热咳嗽，咽干口渴，内热消渴。

【用法用量】内服：煎汤，2~3 钱；熬膏或入丸、散。

【注意】胃有痰湿气滞者忌服。

【附方】治发热口干，小便涩：葳蕤五两。煮汁饮之（《外台》）。治秋燥伤胃阴：玉竹三钱，麦冬三钱，沙参二钱，治小便淋涩痛：芭蕉根四两（切），葳蕤一两（锉）。上药，以水两大盏，煎至一盏三分，去滓，入滑石末三钱，搅令匀。食前分为三服，服之（《圣惠方》）。治男妇虚证，肢体酸软，自汗，盗汗：葳参五钱，丹参二钱五分。不用引，水煎服（《滇南本草》）。治眼见黑花，赤痛昏暗：葳蕤（焙）四两。为粗末，每服一钱匕，水一盏，入薄荷二叶，生姜一片，蜜少许，同煎至七分，去滓，食后临卧服（《圣济总录》甘露汤）。

446. 七叶一枝花 | Qí Yè Yì Zhī Huā

【拉丁学名】*Paris polyphylla* Smith

【别名】蚤休重楼、金线重楼、灯台七、铁灯台、蚤休、草河车、白河车、枝花头、海螺七、螺丝七等。

【科属分类】百合科 Liliaceae 重楼属 *Paris*

【植物形态】植株高 35~100cm，无毛；根状茎粗厚，直径达 1~2.5cm，外面棕褐色，密生多数环节和许多须根。茎通常带紫红色，直径（0.8~）1~1.5cm，基部有灰白色干膜质的鞘 1~3 枚。叶（5~）7~10 枚，矩圆形、椭圆形或倒卵状披针形，长 7~15cm，宽 2.5~5cm，先端短尖或渐尖，基部圆形或宽楔形；叶柄明显，长 2~6cm，带紫红色。花梗长 5~16（30）cm；外轮花被片绿色，（3~）4~6 枚，狭卵状披针形，长（3~）

4.5～7cm；内轮花被片狭条形，通常比外轮长；雄蕊8～12枚，花药短，长5～8mm，与花丝近等长或稍长，药隔突出部分长0.5～1（～2）mm；子房近球形，具棱，顶端具一盘状花柱基，花柱粗短，具（4～）5分枝。蒴果紫色，直径1.5～2.5cm，3～6瓣裂开。种子多数，具鲜红色多浆汁的外种皮。花期4～7月，果期8～11月。

【生境分布】产于西藏（东南部）、云南、湖北、四川和贵州。生于海拔1800～3200m的林下。

【药用部位】根茎入药。

【采收加工】夏秋季采挖根茎，除去茎叶、须根，晒干。

【功能主治】苦，寒；有小毒。清热解毒、清热解毒，消肿止痛，凉肝定惊。用于疔疮痈肿，咽喉肿痛，毒蛇咬伤，跌扑伤痛，惊风抽搐。

【用法用量】1.5～3钱。外用适量，磨水或研末调醋敷患处。

【附方】疖肿：鲜七叶一枝花根状茎、鱼腥草各1两。捣烂外敷患处，每日1次。腹部痉挛性疼痛、腹部手术后局部疼痛：七叶一枝花5钱，水煎服或研末冲服，每次1钱。子宫颈糜烂：七叶一枝花根状茎，研细末调甘油搽局部。每日2～3次。流行性腮腺炎：七叶一枝花根状茎适量，磨醋外擦，每日4～5次，另用2～3钱水煎服，每日3次。

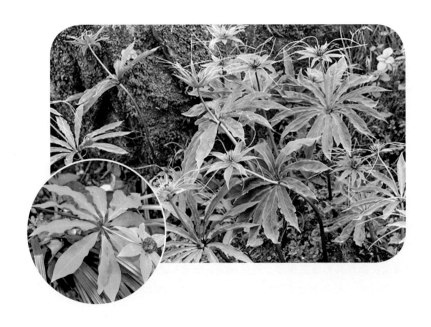

447. 天门冬 | Tiān Mén Dōng

【拉丁学名】*Asparagus cochinchinensis*（Lour.）Merr.

【别名】天冬草、三百棒、天冬、丝冬、武竹、老虎尾巴根、明天冬、天冬草、倪铃、赶条蛇、多仔婆等。

【科属分类】百合科 Liliaceae 天门冬属 *Asparagus*

【植物形态】攀援植物。根在中部或近末端成纺锤状膨大，膨大部分长 3~5cm，粗 1~2cm。茎平滑，常弯曲或扭曲，长可达 1~2m，分枝具棱或狭翅。叶状枝通常每 3 枚成簇，扁平或由于中脉龙骨状而略呈锐三棱形，稍镰刀状，长 0.5~8cm，宽 1~2mm；茎上的鳞片状叶基部延伸为长 2.5~3.5mm 的硬刺，在分枝上的刺较短或不明显。花通常每 2 朵腋生，淡绿色；花梗长 2~6mm，关节一般位于中部，有时位置有变化；雄花：花被长 2.5~3mm；花丝不贴生于花被片上；雌花大小和雄花相似。浆果直径 6~7mm，熟时红色，有 1 颗种子。花期 5~6 月，果期 8~10 月。

【生境分布】生于海拔 1750m 以下的山坡、路旁、疏林下、山谷或荒地上。从河北、山西、陕西、甘肃等省的南部至华东、中南、西南各省区都有分布。

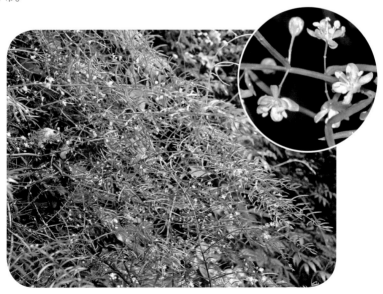

【药用部位】块根入药。

【采收加工】秋、冬二季采挖，洗净，除去茎基和须根，置沸水中煮或蒸至透心，趁热除去外皮，洗净，干燥。

【功能主治】甘、苦，寒。养阴清热，润肺生津。主治肺燥干咳，虚劳咳嗽，咳嗽吐血，津伤口渴，心烦失眠，消渴，肠燥便秘，白喉，疮疡肿毒等症。

【用法用量】内服：煎汤，2～4钱；熬膏或入丸、散。

【注意】虚寒泄泻及外感风寒致嗽者，皆忌服。

【附方】治嗽：人参、天门冬（去心）、熟干地黄各等份。为细末，炼蜜为丸如樱桃大，含化服之（《儒门事亲》三才丸）。治妇人喘，手足烦热，骨蒸寝汗，口干引饮，面目浮肿：天门冬十两，麦门冬（去心）八两，生地黄三斤（取汁为膏）。上二味为末，膏子和丸如梧子大。每服五十丸，煎逍遥散送下。逍遥散中去甘草加人参（《素问病机保命集》天门冬丸）。治扁桃体炎、咽喉肿痛：天冬、麦冬、板蓝根、桔梗、山豆根各三钱，甘草二钱，水煎服（《山东中草药手册》）。治老人大肠燥结不通：天门冬八两，麦门冬、当归、麻子仁、生地黄各四两。熬膏，炼蜜收。每早晚白汤调服十茶匙（《方氏家珍》）。治疝气：鲜天冬五钱至一两（去皮）。水煎，点酒为引内服（《云南中草药》）。

448. 羊齿天门冬 | Yáng Chǐ Tiān Mén Dōng

【拉丁学名】*Asparagus filicinus* D. Don

【别名】滇百部、月牙一支蒿、千锤打、土百部、广麦冬、小天冬、九重根等。

【科属分类】百合科 Liliaceae 天门冬属 *Asparagus*

【植物形态】直立草本，通常高50～70cm。根成簇，从基部开始或在距基部几厘米处成纺锤状膨大，膨大部分长短不一，一般长2～4cm，宽510mm。茎近平滑，分枝通常有棱，有时稍具软骨质齿。叶状枝每5～8枚成簇，扁平，镰刀状，长3～15mm，宽0.8～2mm，有中脉；鳞片状叶基部无刺。花每1～2朵腋生，淡绿色，有时稍带紫色；花梗纤细，长12～20mm，关节位于近中部；雄花花被长约2.5mm，花丝不贴生于花被片上；花药卵形，长约0.8mm；雌花和雄花近等大或略小。浆果直径

5～6mm，有2～3颗种子。花期5～7月，果期8～9月。

　　【生境分布】产于山西（西南部）、河南、陕西（秦岭以南）、甘肃（南部）、湖北、湖南、浙江、四川、贵州和云南（中部至西北部）。生于海拔1200～3000m的丛林下或山谷阴湿处。

　　【药用部位】块根入药。

　　【采收加工】春、秋两季采挖，除去茎，洗净，煮沸约30分钟，捞出，剥除外皮，晒干。

　　【功能主治】甘、苦，平。润肺止咳，杀虫止痒。主治阴虚肺燥，肺痨久咳，咯痰不爽，痰中带血，疥癣瘙痒。

　　【附方】治津少便秘：天门冬（羊齿天冬）、生首乌、火麻仁各12g。水煎服（《青海常用中草药手册》）。

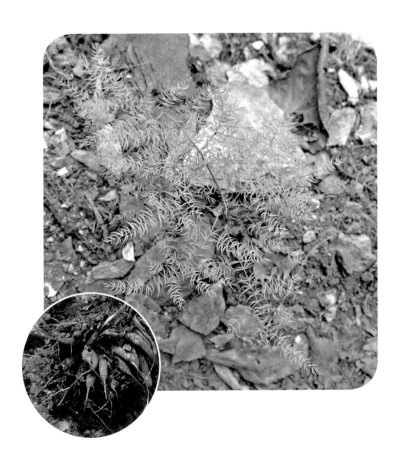

449. 阔叶山麦冬 | Kuò Yè Shān Mài Dōng

【拉丁学名】*Liriope platyphylla* Wang et Tang

【别名】阔叶土麦冬、阔叶麦冬、大麦冬等。

【科属分类】百合科 Liliaceae 山麦冬属 *Liriope*

【植物形态】根细长，分枝多，有时局部膨大成纺锤形的小块根，小块根长达 3.5cm，宽 7 ~ 8mm，肉质；根状茎短，木质。叶密集成丛，革质，长 25 ~ 65cm，宽 1 ~ 3.5cm，先端急尖或钝，基部渐狭，具 9 ~ 11 条脉，有明显的横脉，边缘几不粗糙。花葶通常长于叶，长 45 ~ 100cm；总状花序

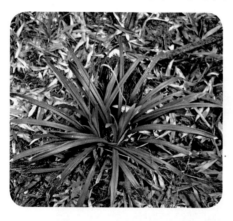

长（12 ~ ）25 ~ 40cm，具许多花；花（3 ~ ）4 ~ 8 朵簇生于苞片腋内；苞片小，近刚毛状，长 3 ~ 4mm，有时不明显；小苞片卵形，干膜质，花梗长 4 ~ 5mm，关节位于中部或中部偏上；花被片矩圆状披针形或近矩圆形，长约 3.5mm，先端钝，紫色或红紫色；花丝长约 1.5mm；花药近矩圆状披针形，长 1.5 ~ 2mm；子房近球形，花柱长约 2mm，柱头三齿裂。种子球形，直径 6 ~ 7mm，初期绿色，成熟时变黑紫色。花期 7 ~ 8 月，果期 9 ~ 11 月。

【生境分布】产于广东、广西、福建、江西、浙江、江苏、山东、湖南、湖北、四川、贵州、安徽、河南；南方常有栽培。生于海拔 100 ~ 1400m 的山地、山谷的疏、密林下或潮湿处。

【药用部位】块根。

【采收加工】5 ~ 7 月采挖，剪下块根，洗净，暴晒 3 ~ 4 天，堆通风处发汗，约 3 日后摊开晒干，除去须根杂质。

【功能主治】甘、微苦，微寒。养阴润肺，清心除烦，益胃生津。主治肺燥干咳，虚劳咳嗽，热病伤津，内热消渴，咽干口燥，心烦失眠，肠燥便秘，白喉。

【注意】脾胃虚寒泄泻，胃有痰饮湿浊及暴感风寒咳嗽者均忌服。

450. 麦冬 | Mài Dōng

【拉丁学名】*Ophiopogon japonicus*（Linn. f.）Ker–Gawl.

【别名】麦门冬、沿阶草等。

【科属分类】百合科 Liliaceae 沿阶草属 *Ophiopogon*

【植物形态】根较粗，中间或近末端常膨大成椭圆形或纺锤形的小块根；小块根长 1～1.5cm，或更长些，宽 5～10mm，淡褐黄色；地下走茎细长，直径 1～2mm，节上具膜质的鞘。茎很短，叶基生成丛，禾叶状，长 10～50cm，少数更长些，宽 1.5～3.5mm，具 3～7 条脉，边缘具细锯齿。花葶长 6～15（～27）cm，通常比叶短得多，总状花序长 2～5cm，或有时更长些，具几朵至十几朵花；花单生或成对着生于苞片腋内；苞片披针形，先端渐尖，最下面的长可达 7～8mm；花梗长 3～4mm，关节位于中

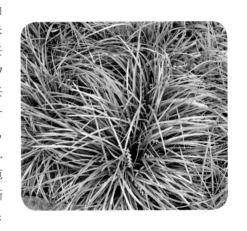

部以上或近中部；花被片常稍下垂而不展开，披针形，长约 5mm，白色或淡紫色；花药三角状披针形，长 2.5～3mm；花柱长约 4mm，较粗，宽约 1mm，基部宽阔，向上渐狭。种子球形，直径 7～8mm。花期 5～8 月，果期 8～9 月。

【生境分布】产于广东、广西、福建、台湾、浙江、江苏、江西、湖南、湖北、四川、云南、贵州、安徽、河南、陕西（南部）和河北（北京以南）。生于海拔 2000m 以下的山坡阴湿处、林下或溪旁；浙江、四川、广西等地均有栽培。

【药用部位】块根入药。

【采收加工】夏季采挖，洗净，反复暴晒、堆置，至七八成干，除去须根，干燥。

【功能主治】甘、微苦，微寒。养阴润肺，清心除烦，益胃生津。主治肺燥干咳，虚劳咳嗽，热病伤津，内热消渴，咽干口燥，心烦失眠，肠燥便秘，白喉。

【用法用量】6～12g。

【注意】脾胃虚寒泄泻，胃有痰饮湿浊及暴感风寒咳嗽者均忌服。

451. 牛尾菜 | Niú Wěi Cài

【拉丁学名】*Smilax riparia* A.DC.

【别名】马尾伸根、金刚豆藤、草菝葜、白须公、软叶菝葜等。

【科属分类】百合科 Liliaceae 菝葜属 *Smilax*

【植物形态】多年生草质藤本。茎长 1～2m，中空，有少量髓，干后凹瘪并具槽。叶较厚，形状变化较大，长 7～15cm，宽 2.5～11cm，下面绿色，无毛；叶柄长 7～20mm，通常在中部以下有卷须。伞形花序总花梗较纤细，长 3～5（～10）cm；小苞片长 1～2mm，在花期一般不落；雌花比雄花略小，不具或具钻形退化雄蕊。浆果直径 7～9mm。花期 6～7 月，果期 10 月。

【生境分布】除内蒙古、新疆、西藏、青海、宁夏以及四川、云南高山

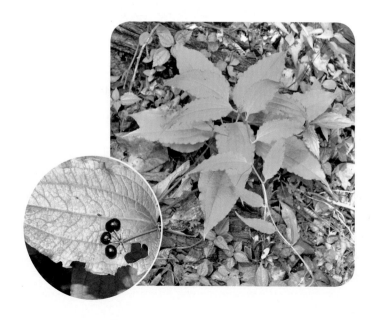

地区外，全国都有分布。生于海拔 1600m 以下的林下、灌丛、山沟或山坡草丛中。

【药用部位】根茎及根入药。

【采收加工】夏、秋季采挖，洗净晒干。

【功能主治】甘、苦，平。祛风活络，祛痰止咳。用于风湿性关节炎，筋骨疼痛，跌打损伤，腰肌劳损，支气管炎，肺结核咳嗽咯血。

【用法用量】内服：煎汤，3~5钱；浸酒或炖肉。外用：捣敷。

【附方】治气虚浮肿：牛尾菜、毛蜡烛、地洋参各三钱，水高粱根二钱，葵花秆心一钱。绿豆为引，炖肉吃（《贵州草药》）。治关节痛：牛尾菜五钱，路边荆一两，老鼠刺一两，豨莶草五钱。水煎服（《湖南药物志》）。治肾虚咳嗽：牛尾菜、饿蚂蝗根、大火草根、土枸杞根各三钱，扑地棕根一钱。蒸鸡吃（《贵州草药》）。治头痛头晕：牛尾菜二两，娃儿藤根五钱，鸡蛋两个。水煎，服汤食蛋（《江西草药》）。

452. 菝葜 | Bá Qiā

【拉丁学名】*Smilax china* L.

【别名】金刚兜、金刚根、金刚骨、金刚藤、山梨儿、铁刷子、铁菱角、金刚刺、金刚头、假草蓣、山菱角、霸王力、沟谷刺、金巴斗、豺狗刺、马甲、硬饭头、冷饭头、龙爪菜、普贴、鸡肝根、路边刷、鲎壳刺、铁刺苓、饭巴铎、冷饭巴、金刚鞭、马鞍宫、马加刺兜等。

【科属分类】百合科 Liliaceae 菝葜属 *Smilax*

【植物形态】攀援灌木；根状茎粗厚，坚硬，为不规则的块状，粗2~3cm。茎长1~3m，少数可5m，疏生刺。叶薄革质或坚纸质，干后通常红褐色或近古铜色，圆形、卵形或其他形状，长3~10cm，宽1.5~6（~10）cm，下面通常淡绿色，较少苍白色；叶柄长5~15mm，约占全长的1/2~2/3具宽0.5~1mm（一侧）的鞘，几乎都有卷须，少有例外，脱落点位于靠近卷须处。伞形花序生于叶尚幼嫩的小枝上，具十几朵或更多的花，常呈球形；总花梗长1~2cm；花序托稍膨大，近球形，较少稍延长，具小苞片；花绿黄色，外花被片长3.5~4.5mm，宽1.5~2mm，内花被片稍狭；雄花中花药比花丝稍宽，常弯曲；雌花与雄花大小相似，有6枚退化雄蕊。浆果直径6~15mm，熟时红色，有粉霜。花期2~5月，果期9~11月。

【生境分布】产于山东、江苏、浙江、福建、台湾、江西、安徽、河南、湖北、四川、云南、贵州、湖南、广西和广东。生于海拔 2000m 以下的林下、灌丛中、路旁、河谷或山坡上。

【药用部位】干燥根茎入药。

【采收加工】秋末至次年春采挖，除去须根，洗净，晒干或趁鲜切片，干燥。

【功能主治】甘、酸，平。利湿去浊，祛风除痹，解毒散瘀。用于小便淋浊，带下量多，风湿痹痛，疔疮痈肿。

【用法用量】内服：煎汤，10～30g；或浸酒；或入丸、散。

【附方】治关节风湿痛：铁刺苓、活血龙、山楂根各三至五钱。煎服（《浙江民间草药》）。治患脚积年不能行，腰脊挛痹：菝葜净洗，锉之，一斛，以水三斛，煮取九斗，以渍曲及煮去滓，取一斛渍饭，酿之如酒法，熟即取饮，多少任意（《补缺肘后方》）。治筋骨麻木：菝葜浸酒服（《南京民间药草》）。治消渴，治乳糜尿：楤木（鸟不宿）根、菝葜根茎各一两。水煎，分早晚两次服（《全展选编·传染病》）。治食道癌：鲜菝葜一斤。用冷水三斤，浓缩成一斤时，去渣，加肥猪肉二两，待肥肉熟后即可。此系一日量，分三次服完（《中草药治肿瘤资料选编》）。

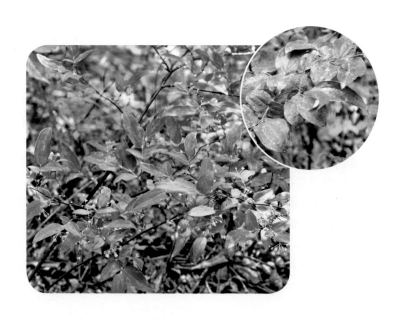

453. 延龄草 | Yán Líng Cǎo

【拉丁学名】*Trillium tschonoskii* Maxim.

【别名】头顶一颗珠、白花延龄草、佛手七、关顶一颗珠、华延龄草、入河、三角七、狮儿七、天珠、头顶珠、猴儿七、黄三七等。

【科属分类】百合科 Liliaceae 延龄草属 *Trillium*

【植物形态】茎丛生于粗短的根状茎上，高 15～50cm。叶菱状圆形或菱形，长 6～15cm，宽 5～15cm，近无柄。花梗长 1～4cm；外轮花被片卵状披针形，绿色，长 1.5～2cm，宽 5～9mm，内轮花被片白色，少有淡紫色，卵状披针形，长 1.5～2.2cm，宽 4～6（～10）mm；花柱长 4～5mm；花药长 3～4mm，短于花丝或与花丝近等长，顶端有稍突出的药隔；子房圆锥状卵形，长 7～9mm，宽 5～7mm。浆果圆球形，直径 1.5～1.8cm，黑紫色，有多数种子。花期 4～6 月，果期 7～8 月。

【生境分布】产于西藏、云南、湖北、四川、陕西、甘肃、安徽。生林下、山谷阴湿处、山坡或路旁岩石下，海拔 1600～3200m。

【药用部位】根状茎及根入药。

【采收加工】夏、秋采挖，除去茎叶，洗净，晒干备用。

【功能主治】甘，温。有小毒。镇静止痛，止血，解毒。用于眩晕头痛，高血压病，神经衰弱，跌打损伤，腰腿疼痛，月经不调，崩漏；外用治疗疮。

【用法用量】内服：煎汤，6～9g；研末 3g。外用：适量，研末敷；或鲜品捣敷。

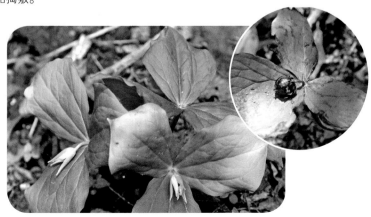

113. 石蒜科　Amaryllidaceae

454. 忽地笑 ｜ Hū Dì Xiào

【拉丁学名】*Lycoris aurea*（L' Her.）Herb.

【别名】铁色箭、岩大蒜、黄龙爪、独脚蒜头、大一枝箭、天蒜、独蒜、老鸦蒜、龙爪花、金灯花、螃蟹花等。

【科属分类】石蒜科 Amaryllidaceae 石蒜属 *Lycoris*

【植物形态】鳞茎卵形，直径约5cm。秋季出叶，叶剑形，长约60cm，

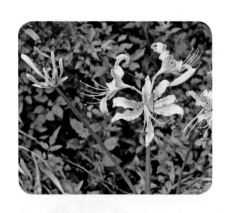

最宽处达25cm，向基部渐狭，宽约17cm，顶端渐尖，中间淡色带明显。花茎高约60cm；总苞片2枚，披针形，长约35cm，宽约0.8cm；伞形花序有花4~8朵；花黄色；花被裂片背面具淡绿色中肋，倒披针形，长约6cm，宽约lcm，强度反卷和皱缩，花被筒长12~15cm；雄蕊略伸出于花被外，比花被长1/6左右，花丝黄色；花柱上部玫瑰红色。蒴果具三棱，室背开裂；种子少数，近球形，直径约0.7cm，黑色。花期8~9月，果期10月。

【生境分布】分布于福建、台湾、湖北、湖南、广东、广西、四川、云南等省区。生于阴湿山坡；庭园也栽培。

【药用部位】鳞茎入药。本种鳞茎为提取加兰他敏的良好原料，为治疗小儿麻痹后遗症的药物。

【采收加工】秋季将鳞茎挖出，选大者洗净，鲜用或晒干入药，小者做种。

【功能主治】辛、甘、微寒；有毒。润肺止咳，解毒消肿。主肺热咳嗽或咳

血，阴虚痨热，小便不利，痈肿疮毒，疔疮结核，烫火伤。

【用法用量】外用：适量，捣敷或捣汁涂。

【注意】石蒜碱有强力催吐作用，一般不作内服。

455. 石蒜 | Shí Suàn

【拉丁学名】*Lycoris radiata*（L'Her.）Herb.

【别名】乌蒜、老鸦蒜、蒜头草、龙爪花、蟑螂花、野蒜、一枝箭、避蛇生等。

【科属分类】石蒜科 Amaryllidaceae 石蒜属 *Lycoris*

【植物形态】鳞茎近球形，直径 1～3cm。秋季出叶，叶狭带状，长约15cm，宽约0.5cm，顶端钝，深绿色，中间有粉绿色带。花茎高约30cm；总苞片2枚，披针形，长约35cm，宽约0.5cm；伞形花序有花4～7朵，花鲜红色；花被裂片狭倒披针形，长约3cm，宽约0.5cm，强烈皱缩和反卷，花被绿色，长约0.5cm；雄蕊显著伸出于花被外，比花被长1倍左右。花期8～9月，果期10月。

【生境分布】分布于山东、河南、安徽、江苏、浙江、江西、福建、湖北、湖南、广东、广西、陕西、四川、贵州、云南。野生于阴湿山坡和溪沟

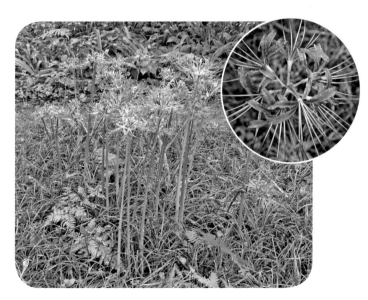

边；庭院也栽培。

【药用部位】鳞茎入药。

【采收加工】秋季挖出鳞茎，选大者洗净晒干入药，小者作种。野生品四季均可采挖，鲜用或洗净晒干备用。

【功能主治】辛、甘，温。有毒。消肿，杀虫。外用治淋巴结结核，疔疮疖肿，风湿关节痛，蛇咬伤，水肿，灭蛆，灭鼠。

【用法用量】内服：煎汤，0.5~1钱。外用：捣敷或煎水熏洗。

【注意】鳞茎含有石蒜碱、伪石蒜碱、多花水仙碱、力可拉敏、加兰他敏等十多种生物碱。有小毒，加兰他敏和力可拉敏为治疗小儿麻痹症的要药。石蒜碱有强力催吐作用，故有用石蒜治食物中毒者，催吐用3~5钱。除此之外，一般不作内服。

【附方】治食物中毒，痰涎壅塞：鲜石蒜五分至一钱，煎服催吐（《上海常用中草药手册》）。洗痔漏：老鸦蒜、鬼莲蓬。捣碎，不拘多少，好酒煎，置瓶内先熏，待半日汤温，倾出洗之，三次（《本草纲目拾遗》）。治产肠脱下：老鸦蒜一把，以水三碗，煎一碗半，去滓熏洗（《世医得效方》）。

114. 薯蓣科 Dioscoreaceae

456. 黄山药 | Huáng Shān Yào

【拉丁学名】*Dioscorea panthaica* Prain et Burkill

【别名】黄姜、姜黄草、知母山药、小哨姜黄、老虎姜等。

【科属分类】薯蓣科 Dioscoreaceae 薯蓣属 *Dioscorea*

【植物形态】缠绕草质藤本。根状茎横生，圆柱形，不规则分枝，表面着生稀疏须根。茎左旋，光滑无毛，草黄色，有时带紫色。单叶互生，叶片三角状心形，顶端渐尖，基部深心形或宽心形，全缘或边缘呈微波状，干后表面栗褐色或黑色，背面灰白色，两面近于无毛。花单性，雌雄异株。雄花无梗，新鲜时黄绿色，单生或2~3朵簇生组成穗状花序，花序通常又分枝而呈圆锥花序，单生或2~3个簇生于叶腋；苞片舟形，小苞片与苞片同形而较小；花被碟形，顶端6裂，裂片卵圆形，内有黄褐色斑点，开放时平展；雄

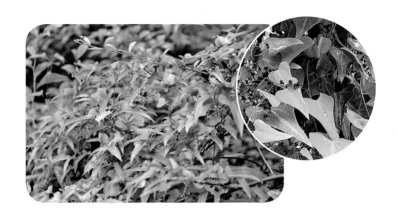

蕊6，着生于花被管的基部，花药背着。雌花序与雄花序基本相似；雌花花被6裂，具6枚退化雄蕊，花药不全或仅花丝存在。蒴果三棱形，顶端截形或微凹，基部狭圆，每棱翅状，半月形，表面棕黄色或栗褐色，有光泽，密生紫褐色斑点，成熟时果反曲下垂；种子每室通常2枚，着生于中轴的中部。花期5~7月，果期7~9月。

【生境分布】分布于湖北恩施及十堰、湖南西北部、四川西部、贵州西部、云南。常生于海拔1000~3500m山坡灌木林下，或仅见于密林的林缘或山坡路旁。

【药用部位】干燥根茎入药。

【采收加工】秋季采集，洗净晒干。

【用法用量】0.5~1两，外用适量，研粉调敷患处。

【功能主治】甘、微辛，平。理气止痛，解毒消肿。用于胃痛，吐泻腹痛，跌打损伤。外治疮痈肿毒，瘰疬痰核。

457. 毛芋头薯蓣 | Máo Yù Tóu Shǔ Yù

【拉丁学名】*Dioscorea kamoonensis* Kunth

【别名】毛芋头等。

【科属分类】薯蓣科 Dioscoreaceae 薯蓣属 *Dioscorea*

【植物形态】缠绕草质藤本。块茎通常近卵圆形，外皮有多数细长须根。茎左旋，密生棕褐色短柔毛，老时变疏至近无毛。掌状复叶有3~5小叶；小叶片椭圆形至披针状长椭圆形或倒卵状长椭圆形，有时最外侧的小叶片为斜卵状椭圆形，长 2 ~ 14cm，宽 1 ~ 5cm，顶端渐尖，全缘，两面疏生贴伏柔毛，或表面近无毛。叶腋内常有肉质球形珠芽，表面有柔毛。花序轴、小苞片、花被外面密生棕褐色或淡黄色短柔毛；雄花序为总状花序，或再排列成圆锥花序，常数个着生叶腋；雄花有短梗；小苞片 2，三角状卵形，其中 1 个顶端尾状尖，3 个发育雄蕊与 3 个退化雄蕊互生。雌花序为穗状花序，1 ~ 2 个着生叶腋，雌花子房密生绒毛。蒴果三棱状长圆形，长 1.5 ~ 2cm，宽 1 ~ 1.2cm，疏生短柔毛；种子两两着生于每室中轴顶部，种翅向基部伸长。花期 7 ~ 9 月，果期 9 ~ 11 月。

【生境分布】分布于浙江南部、福建、江西、湖北、湖南、广东、广西、四川、贵州、云南、西藏。生于海拔 500 ~ 2900m 林边、山沟、山谷路旁或次生灌丛中。

【药用部位】根茎入药

【采收加工】夏秋采收。

【功能主治】甘，温。舒筋活血。主治治腰膝酸软，萎弱无力，肢麻拘挛，筋骨疼痛症。

【用法用量】内服：煎汤，12 ~ 18g，或研末冲服。

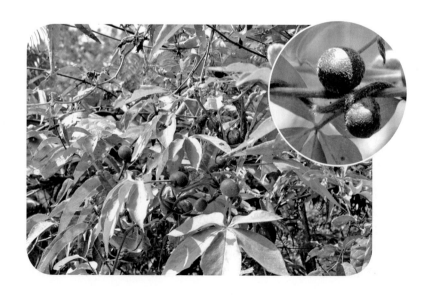

458. 穿龙薯蓣 | Chuān Lóng Shǔ Yù

【拉丁学名】*Dioscorea nipponica* Makino

【别名】穿地龙、地龙骨、金刚骨、鸡骨头、野山药、山常山、火藤根等。

【科属分类】薯蓣科 Dioscoreaceae 薯蓣属 *Dioscorea*

【植物形态】缠绕草质藤本。根状茎横生，圆柱形，多分枝，栓皮层显著剥离。茎左旋，近无毛，长达 5m。单叶互生，叶柄长 10～20cm；叶片掌状心形，变化较大，茎基部叶长 10～15cm，宽 9～13cm，边缘作不等大的三角状浅裂、中裂或深裂，顶端叶片小，近于全缘，叶表面黄绿色，有光泽，无毛或有稀疏的白色细柔毛，尤以脉上较密。花雌雄异株。雄花序为腋生的穗状花序，花序基部常由 2～4 朵集成小伞状，至花序顶端常为单花；苞片披针形，顶端渐尖，短于花被；花被碟形，6 裂，裂片顶端钝圆；雄蕊 6 枚，着生于花被裂片的中央，药内向。雌花序穗状，单生；雌花具有退化雄蕊，有时雄蕊退化仅留有花丝；雌蕊柱头 3 裂，裂片再 2 裂。蒴果成熟后

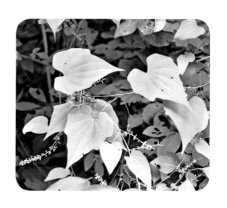

枯黄色，三棱形，顶端凹入，基部近圆形，每棱翅状，大小不一，一般长约 2cm，宽约 1.5cm；种子每室 2 枚，有时仅 1 枚发育，着生于中轴基部，四周有不等的薄膜状翅，上方呈长方形，长约比宽大 2 倍。花期 6～8 月，果期 8～10 月。

【生境分布】产于东北、华北、山东、河南、安徽、浙江北部、江西（庐山）、陕西（秦岭以北）、甘肃、宁夏、青海南部、四川西北部、湖北西部。生于海拔 100～1700m（集中在 300～900m）的山腰的河谷两侧半阴半阳的山坡灌木丛中和稀疏杂木林内及林缘，而在山脊路旁及乱石覆盖的灌木丛中较少，喜肥沃、疏松、湿润、腐殖质较深厚的黄砾壤土和黑砾壤土。

【药用部位】以干燥根茎入药。

【采收加工】春秋采挖，去掉外皮及须根，切片晒干。

【功能主治】苦，平。舒筋活络，祛风止痛。用于风湿痛，风湿关节痛，筋骨麻木，大骨节病，跌打损伤，支气管炎。

【用法用量】内服：煎汤，0.5~1两（鲜者1~2两）；或浸酒。外用：鲜品捣敷。

【附方】治腰腿酸痛，筋骨麻木：鲜穿山龙根茎二两，水一壶，可煎用五，六次，加红糖效力更佳（《东北药植志》）。治劳损：穿山龙五钱。水煎冲红糖、黄酒。每日早、晚各服一次（《浙江民间常用草药》）。治大骨节病，腰腿疼痛：穿山龙二两。白酒一斤，浸泡七天。每服一两，每天2次（《河北中药手册》）。治闪腰岔气，扭伤作痛：穿山龙五钱。水煎服（《河北中药手册》）。

115. 鸢尾科　Iridaceae

459. 射干 | Shè Gān

【拉丁学名】*Belamcanda chinensis*（L.）DC.

【别名】扁竹、绞剪草、剪刀草、野萱花、蝴蝶花等。

【科属分类】鸢尾科 Iridaceae 射干属 *Belamcanda*

【植物形态】多年生草本。根状茎为不规则的块状，斜伸，黄色或黄褐色；须根多数，带黄色。茎高1~1.5m，实心。叶互生，嵌迭状排列，剑形，长20~60cm，宽2~4cm，基部鞘状抱茎，顶端渐尖，无中脉。花序顶生，叉状分枝，每分枝的顶端聚生有数朵花；花梗细，长约1.5cm；花梗及花序的分枝处均包有膜质的苞片，苞片披针形或卵圆形；花橙红色，散生紫褐色的斑点，直径4~5cm；花被裂片6，2轮排列，外轮花被裂片倒卵形或长椭圆形，长约2.5cm，宽约1cm，顶端钝圆或微凹，基部楔形，内轮较外轮花被裂片略短而狭；雄蕊3，长1.8~2cm，着生于外花被裂片的基部，花药条形，外向开裂，花丝近圆柱形，基部稍扁而宽；花柱上部稍扁，顶端3裂，裂片边缘略向外卷，有细而短的毛，子房下位，倒卵形，3室，中轴胎座，胚珠多数。蒴果倒卵形或长椭圆形，长2.5~3cm，直径1.5~2.5cm，顶端无喙，常残存有凋萎的花被，成熟时室背开裂，果瓣外翻，中央有直立的果轴；种子圆球形，黑紫色，有光泽，直径约 5mm，着生在果轴上。花期 6～8 月，果期 7～9 月。

【生境分布】产于吉林、辽宁、湖北、河北、山西、山东、河南、安徽、江苏、浙江、福建、台湾、湖南、江西、广东、广西、陕西、甘肃、四川、贵州、云南、西藏。生于林缘或山坡草地，大部分生于海拔较低的地方，但在西南山区，海拔 2000～2200m 处也可生长。

【药用部位】干燥的根茎入药。

【采收加工】春初刚发芽或秋末茎叶枯萎时采挖，除去须根和泥沙，干燥。

【功能主治】苦，寒。清热解毒，消痰，利咽。用于热毒痰火郁结，咽喉肿痛，痰涎壅盛，咳嗽气喘。

【用法用量】内服：煎汤，0.8～1.5 钱，入散剂或鲜用捣汁。外用：研末吹喉或调敷。

【注意】无实火及脾虚便溏者不宜。孕妇忌服。

【附方】治腮腺炎：射干鲜根三至五钱。酌加水煎，饭后服，日服 2 次（《福建民间草药》）。治瘰疬结核，因热气结聚者：射干、连翘、夏枯草各等份。为丸。每服二钱，饭后白汤下（《本草汇言》）。

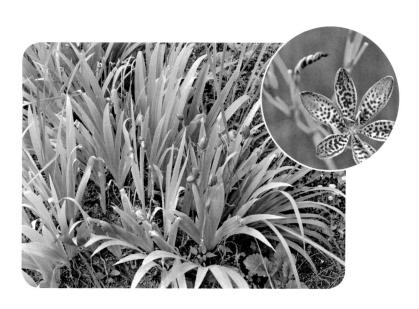

460. 鸢尾 | Yuān Wěi

【拉丁学名】*Iris tectorum* Maxim.

【别名】蓝蝴蝶、蛤蟆七、青蛙七、蜞马七、搜山狗、冷水丹、豆豉叶、扁竹叶、燕子花、中搜山虎、鸭屁股、土知母等。

【科属分类】鸢尾科 Iridaceae 鸢尾属 *Iris*

【植物形态】多年生草本，植株基部围有老叶残留的膜质叶鞘及纤维。根状茎粗壮，二歧分枝，直径约1cm，斜伸；须根较细而短。叶基生，黄绿色，稍弯曲，中部略宽，宽剑形，长15～50cm，宽1.5～3.5cm，顶端渐尖或短渐尖，基部鞘状，有数条不明显的纵脉。花茎光滑，高20～40cm，顶部常有1~2个短侧枝，中、下部有1～2枚茎生叶；苞片2～3枚，绿色，草质，边缘膜质，色淡，披针形或长卵圆形，长5～7.5cm，宽2～2.5cm，顶端渐尖或长渐尖，内包含有1～2朵花；花蓝紫色，直径约10cm；花梗甚短；花被管细长，长约3cm，上端膨大成喇叭形，外花被裂片圆形或宽卵形，长5～6cm，宽约4cm，顶端微凹，爪部狭楔形，中脉上有不规则的鸡冠状附属物，成不整齐的繸状裂，内花被裂片椭圆形，长4.5～5cm，宽约3cm，花盛开时向外平展，爪部突然变细；雄蕊长约2.5cm，花药鲜黄色，

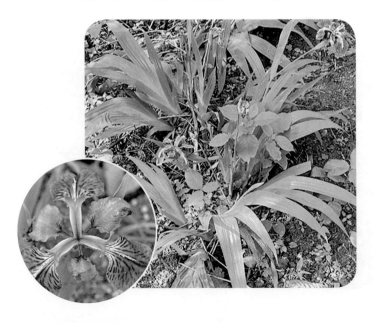

花丝细长，白色；花柱分枝扁平，淡蓝色，长约3.5cm，顶端裂片近四方形，有疏齿，子房纺锤状圆柱形，长1.8~2cm。蒴果长椭圆形或倒卵形，长4.5~6cm，直径2~2.5cm，有6条明显的肋，成熟时自上而下3瓣裂；种子黑褐色，梨形，无附属物。花期4~5月，果期6~8月。

【生境分布】产于山西、安徽、江苏、浙江、福建、湖北、湖南、江西、广西、陕西、甘肃、四川、贵州、云南、西藏。生于向阳坡地、林缘及水边湿地。

【药用部位】根状茎入药。

【采收加工】全年可采，挖出根状茎，除去茎叶及须根，洗净，晒干，切段备用。

【功能主治】辛、苦，凉；有毒。活血祛瘀，祛风利湿，解毒，消积。用于跌打损伤，风湿疼痛，咽喉肿痛，食积腹胀，疟疾；外用治痈疖肿毒，外伤出血。

【用法用量】内服：煎汤，0.3~1钱，或研末。外用：捣敷。

【注意】体虚者慎服。

【附方】治食积饱胀：土知母一钱。研细，用白开水或兑酒吞服（《贵阳民间药草》）。治喉证、食积、血积：鸢尾根一至三钱。煎服（《江西中草药学》）。治水道不通：扁竹根（水边生，紫花者为佳）研自然汁一盏服，通即止药。不可便服补药（《普济方》）。

116. 兰科　Orchidaceae

461. 斑叶兰 | Bān Yè Lán

【拉丁学名】*Goodyera schlechtendaliana* Rchb. F.

【别名】银线盆、九层盖、小将军、小叶青、麻叶青、蕲蛇药、尖叶山蝴蝶、肺角草、金边莲、银耳环等。

【科属分类】兰科 Orchidaceae 斑叶兰属 *Goodyera*

【植物形态】植株高15~35cm。根状茎伸长，茎状，葡萄，具节。茎直立，绿色，具4~6枚叶。叶片卵形或卵状披针形，长3~8cm，宽

0.8～2.5cm，上面绿色，具白色不规则的点状斑纹，背面淡绿色，先端急尖，基部近圆形或宽楔形，具柄，叶柄长 4～10mm，基部扩大成抱茎的鞘。花茎直立，长 10～28cm，被长柔毛，具 3～5 枚鞘状苞片；总状花序具几朵至 20 余朵疏生近偏向一侧的花；长 8～20cm；花苞片披针形，长约 12mm，宽 4mm，背面被短柔毛；子房圆柱形，连花梗长 8～10mm，被长柔毛；花较小，白色或带粉红色，半张开；萼片背面被柔毛，具 1 脉，中萼片狭椭圆状披针形，长 7～10mm，宽 3～3.5mm，舟状，先端急尖，与花瓣黏合呈兜状；侧萼片卵状披针形，长 7～9mm，宽 3.5～4mm，先端急尖；花瓣菱状倒披针形，无毛，长 7～10mm，宽 2.5～3mm，先端钝或稍尖，具 1 脉；唇瓣卵形，长 6～8.5mm，基部凹陷呈囊状，宽 3～4mm，内面具多数腺毛，前部舌状，略向下弯；蕊柱短，长 3mm；花药卵形，渐尖；花粉团长约 3mm；蕊喙直立，长 2～3mm，叉状 2 裂；柱头 1 个，位于蕊喙之下。花期 8～10 月。

【生境分布】产于山西、陕西南部、甘肃南部、江苏、安徽、浙江、江西、福建、台湾、河南南部、湖北、湖南、广东、海南、广西、四川、贵州、云南、西藏。生于海拔 500～2800m 的山坡或沟谷阔叶林下。

【药用部位】全草入药。

【采收加工】夏、秋采收。鲜用或晒干。

【功能主治】甘、辛，平。解毒消肿，清肺止咳，止痛。主治支气管炎，

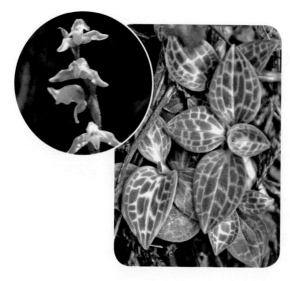

骨节疼痛，跌打损伤，痛肿疮疖，毒蛇咬伤。

【用法用量】内服：煎汤，9～15g；或捣汁；或浸酒。外用：适量，捣敷。

【附方】治气管炎：鲜斑叶兰一至二钱，水煎服（《浙江民间常用草药》）。治骨节疼痛，不红不肿者：斑叶兰捣烂，用酒炒热，外包痛处（小儿用淘米水代酒），每日一换（《贵州民间药物》）。治毒蛇咬伤，痛肿疖疮：鲜斑叶兰捣烂外敷（《浙江民间常用草药》）。

462. 金线兰 | Jīn Xiàn Lán

【拉丁学名】*Anoectochilus roxburghii*（Wall.）Lindl.

【别名】花叶开唇兰、金丝线、金耳环、鸟人参、金线虎头蕉、金线入骨消、金线莲、金钱草、金线石松、金石蚕、少年红、小叶金耳环、麻叶菜等。

【科属分类】兰科 Orchidaceae 开唇兰属 *Anoectochilus*

【植物形态】植株高8～18cm。根状茎匍匐，伸长，肉质，具节，节上生根。茎直立，肉质，圆柱形，具（2～）3～4枚叶。叶片卵圆形或卵形，长1.3～3.5cm，宽0.8～3cm，上面暗紫色或黑紫色，具金红色带有绢丝光泽的美丽网脉，背面淡紫红色，先端近急尖或稍钝，基部近截形或圆形，骤狭成柄；叶柄长4～10mm，基部扩大成抱茎的鞘。总状花序具2～6朵花，长3～5cm；花序轴淡红色，和花序梗均被柔毛，花序梗具2～3枚鞘苞片；花苞片淡红色，卵状披针形或披针形，长6～9mm，宽3～5mm，先端长渐尖，长约为子房长的2/3；子房长圆柱形，不扭转，被柔毛，连花梗长1～1.3cm；花白色或淡红色，不

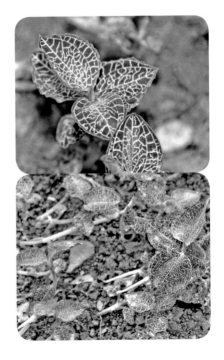

倒置（唇瓣位于上方）；萼片背面被柔毛，中萼片卵形，凹陷呈舟状，长约6mm，宽 2.5 ~ 3mm，先端渐尖，与花瓣黏合呈兜状；侧萼片张开，偏斜的近长圆形或长圆状椭圆形，长 7 ~ 8mm，宽 2.5 ~ 3mm，先端稍尖；花瓣质地薄，近镰刀状，与中萼片等长；唇瓣长约 12mm，呈 Y 字形，基部具圆锥状距，前部扩大并 2 裂，其裂片近长圆形或近楔状长圆形，长约 6mm，宽 1.5 ~ 2mm，全缘，先端钝，中部收狭成长 4 ~ 5 的爪，其两侧各具 6 ~ 8 条长 4 ~ 6mm 的流苏状细裂条，距长 5 ~ 6mm，上举指向唇瓣，末端 2 浅裂，内侧在靠近距口处具 2 枚肉质的胼胝体；蕊柱短，长约 2.5mm，前面两侧各具 1 枚宽片状的附属物；花药卵形，长 4mm；蕊喙直立，叉状 2 裂；柱头 2 个，离生，位于蕊喙基部两侧。花期（8 ~ ）9 ~ 11（ ~ 12）月。

【生境分布】产于浙江、江西、福建、湖南、广东、海南、湖北西部、广西、四川、云南、西藏东南部（墨脱）。生于海拔 50 ~ 1600m 的常绿阔叶林下或沟谷阴湿处。

【药用部位】全草入药。

【采收加工】夏、秋季采收，鲜用或晒干。

【功能主治】甘，凉。清热凉血，除湿解毒。用于肺结核咯血，糖尿病，肾炎，膀胱炎，重症肌无力，风湿性及类风湿性关节炎，毒蛇咬伤。

【用法用量】内服：煎汤，9 ~ 15g。外用：适量，鲜品捣敷。

【附方】浙江平阳一带为治风寒湿痹的著名草药，服者一般 1 ~ 2 剂即可见效。

463. 山珊瑚 | Shān Shān Hú

【拉丁学名】*Galeola faberi* Rolfe

【别名】鬼天麻、过山蟒、几落可、假天麻、猫屎瓜、毛萼山珊瑚兰、毛萼珊瑚兰、天麻笋、毛萼珊瑚、红山茄等。

【科属分类】兰科 Orchidaceae 山珊瑚属 *Galeola*

【植物形态】多年生腐生草本，高 40 ~ 100cm。全株呈黄褐色。根茎粗大，地下横走，上有鳞片叶互生。茎直立，肉质而硬，上部分枝，密被褐色短毛。有散生的鳞片叶。鳞片叶三角形至三角状披针形，长 1 ~ 1.5cm，锐尖或稍锐尖，稍肉质，干硬，有线条，下面凸出。花多数；总状花序集成一个大的圆锥花序；苞片长 3 ~ 5mm，与伸长的子房相连而似具有长梗；花径约

2.5cm，呈黄褐色，先端带红色，有短梗；萼片长椭圆形或狭披针形，稍肉质，长约2.5cm，宽4～6mm，外被褐色短毛；花瓣与萼片同形而稍短，无毛；唇瓣广卵形，先端钝，直立，肉质，稍短于萼片，黄色。内面有鸡冠状线条，边缘细裂；雄蕊柱长，直立，稍向前曲；花药2室；子房下位，被褐色短毛。蒴果长椭圆形，基部短狭，表面粗糙，红色，有短梗，垂悬于枝端。种子微小，多数，长椭圆形而扁，周边有翅。花期6～7月，果期7～8月。

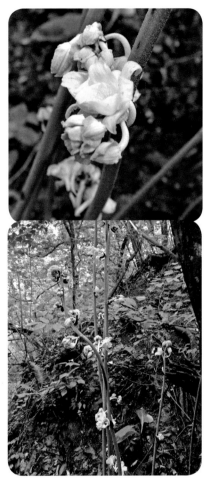

【生境分布】产于四川西南部（峨眉山）、贵州中部（息烽）和云南西北部至东南部（维西、腾冲、建水、金屏、勐腊）、湖北西部（武当山）。生于海拔1800～2300m的疏林下或竹林下多腐殖质和湿润处。

【药用部位】以全草及果实入药。

【采收加工】全草夏季采收，洗净，切段，晒干。

【功能主治】酸、微苦，寒。类似天麻，效力较次。主惊痫抽搐，疥疮，淋病。

【用法用量】内服：煎汤，30g。外用：适量，研末，茶油调敷。

【附方】治淋病：果实加甘草水煎服。疥疮：全草炒黑研末，茶油调敷。

464. 白及 | Bái Jí

【拉丁学名】*Bletilla striata*（Thunb. ex A. Murray）Rchb. f.

【别名】甘根、臼根、白给、冰球子、白鸟儿头、地螺丝、羊角七、千年棕、君求子、一兜棕、白鸡儿、皲口药、利知子、白根、白鸡娃、连及草等。

【科属分类】兰科 Orchidaceae 白及属 *Bletilla*

【植物形态】植株高 18～60cm。假鳞茎扁球形，上面具荸荠似的环带，富黏性。茎粗壮，劲直。叶 4～6 枚，狭长圆形或披针形，长 8～29cm，宽 1.5～4cm，先端渐尖，基部收狭成鞘并抱茎。花序具 3～10 朵花，常不分枝或极罕分枝；花序轴或多或少呈"之"字状曲折；花苞片长圆状披针形，长 2～2.5cm，开花时常凋落；花大，紫红色或粉红色；萼片和花瓣近等长，狭长圆形，长 25～30mm，宽 6～8mm，先端急尖；花瓣较萼片稍宽；唇瓣较萼片和花瓣稍短，倒卵状椭圆形，长 23～28mm，白色带紫红色，具紫色脉；唇盘上面具 5 条纵褶片，从基部伸至中裂片近顶部，仅在中裂片上面为波状；蕊柱长 18～20mm，柱状，具狭翅，稍弓曲。花期 4～5 月。

【生境分布】产于陕西南部、甘肃东南部、江苏、安徽、浙江、江西、福建、湖北、湖南、广东、广西、四川和贵州。生于海拔 100～3200m 的常绿阔叶林下，栋树林或针叶林下、路边草丛或岩石缝中，在北京和天津有栽培。

【药用部位】干燥块茎入药。

【采收加工】夏秋两季采挖，除去残茎及须根，洗净，置沸水煮或蒸至无

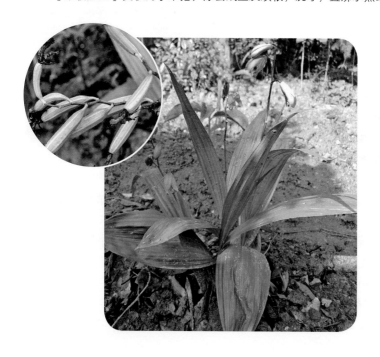

白心，除去外皮，晒至半干，除去外皮，晒干。

【功能主治】苦、甘、涩，微寒。收敛止血，消肿生肌。用于咳血吐血，外伤出血，疮疡肿毒，皮肤皲裂，肺结核咳血，溃疡病出血。

【用法用量】6～15g，研粉吞服 3～6g。外用适量。

【注意】不宜与乌头类药材同用，外感咳血，肺痈初起及肺胃有实热者忌服。

【附方】治肺痿：白及、阿胶、款冬、紫菀等份。水煎服（《医学启蒙》白及散）。治咯血：白及一两，枇杷叶（去毛，蜜炙）、藕节各五钱。上为细末，另以阿胶五钱，锉如豆大，蛤粉炒成珠，生地黄自然汁调之，火上炖化，入前药为丸如龙眼大。每服一丸，噙化（《证治准绳》白及枇杷丸）。治肺热吐血不止：白及研细末，每服二钱，白汤下（《本草发明》）。鼻血不止：用口水调白及末涂鼻梁上低处；另取白及末一钱，水冲服。

465. 杜鹃兰 | Dù Juān Lán

【拉丁学名】*Cremastra appendiculata*（D. Don）Makino

【别名】毛慈菇、茅慈菇、算盘七、人头七、三七笋、大白及、冰球子、泥宾子等。

【科属分类】兰科 Orchidaceae 杜鹃兰属 *Cremastra*

【植物形态】假鳞茎卵球形或近球形，长 1.5～3cm，直径 1～3cm，密接，有关节，外被撕裂成纤维状的残存鞘。叶通常 1 枚，生于假鳞茎顶端，狭椭圆形、近椭圆形或倒披针状狭椭圆形，长 18～34cm，宽 5～8cm，先端渐尖，基部收狭，近楔形；叶柄长 7～17cm，下半部常为残存的鞘所包被。花葶从假鳞茎上部节上发出，近直立，长 27～70cm；总状花序长（5～）10～25cm，具 5～22 朵花；花苞片披针形至卵状披针形，长（3～）5～12mm；花梗和子房（3～）5～9mm；花常偏花序一侧，多少下垂，不完全开放，有香气，狭钟形，淡紫褐色；萼片倒披针形，从中部向基部骤然收狭而成近狭线形，全长 2～3cm，上部宽 3.5～5mm，先端急尖或渐尖；侧萼片略斜歪；花瓣倒披针形或狭披针形，向基部收狭成狭线形，长 1.8～2.6cm，上部宽 3～3.5mm，先端渐尖；唇瓣与花瓣近等长，线形，上部 1/4 处 3 裂；侧裂片近线形，长 4～5mm，宽约 1mm；中裂片卵形至狭长圆形，长 6～8mm，宽 3～5mm，基部在两枚侧裂片之间具 1 枚肉质突起；肉质突起大小变化甚大，上面有时有疣状小突起；蕊柱细长，长1.8～2.5cm，顶端略扩大，腹面有时有很狭的翅。蒴果近椭圆形，下垂，长2.5～3cm，宽 1～1.3cm。花期 5～6 月，果期 9～12 月。

【生境分布】产于山西南部、陕西南部、甘肃南部、江苏、安徽、浙江、江西、台湾、河南、湖北、湖南、广东北部、四川、贵州、云南西南部至东南部和西藏。生于海拔 500～2900m 的林下湿地或沟边湿地上。

【药用部位】以假鳞茎入药。习称"毛慈菇"。

【采收加工】夏、秋二季采挖，除去地上部分及泥沙，分开大小置沸水锅中蒸煮至透心，干燥。

【功能主治】甘、微辛，凉。清热解毒，化痰散结。用于痈肿疔毒，瘰疬痰核，淋巴结结核，蛇虫咬伤。

【用法用量】内服：煎汤，3～6g，或磨汁，或入丸、散。外用：适量，磨汁涂；或研末调敷。

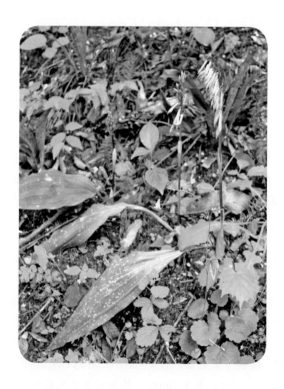

药名汉语拼音索引

金边一碗水 143
金茶匙 027
金钗草 517，598
金柴胡 380
金串珠 120
金疮小草 456
金旦子花 231
金灯花 682
金灯笼 444，492
金灯藤 444
金棣棠 231
金顶龙牙 239
金耳环 693
金佛草 576
金佛花 576
金刚鞭 679
金刚刺 679
金刚兜 679
金刚豆藤 678
金刚根 679
金刚骨 679，687
金刚藤 679
金刚头 679
金钩藤 522
金骨风 284
金龟草 095
金果榄 149
金耗子屎 109
金花菜 267

金黄鸡 063
金鸡米 622
金交杯 421
金铃子 279
金陵草 582
金毛狗 204
金毛三七 206
金牛草 021
金牛胆 149
金盘托荔枝 500
金盆草 058
金瓢羹 027
金七娘 082
金前刀 344
金钱薄荷 465
金钱草 008，407，
　　465，693
金钱花 231
金钱苦叶草 212
金钱木 312
金钱蒲 626
金钱树 312
金荞麦 072
金雀儿椒 275
金雀花 266
金狮藤 149
金石蚕 693
金石香 455
金手圈 182

金丝草 021，207
金丝吊鳖 152
金丝海棠 335
金丝荷叶 151
金丝蝴蝶 335，
　　337，421
金丝莲 335
金丝七 147
金丝三七 095
金丝桃 335
金丝藤 008
金丝线 693
金锁匙 281
金锁银开 072
金线草 071
金线吊葫芦 152
金线吊乌龟 152
金线风 454
金线虎头蕉 693
金线兰 693
金线莲 693
金线绿毛龟 495
金线入骨消 693
金线石松 693
金线铜皮 021
金线重楼 671
金腰带 352
金药树 248
金银花 540

李桃 228
鲤鱼花草 419
鳢肠（墨旱莲） 582
立竹根 648，649
利知子 696
痢疾草 234
荔实 604
荔枝草 476
连及草 696
连壳 416
连母 650
连钱草 115，465
连翘 337，416
连香草 553
连枝草 267
连珠 659
连珠炮 654
联步 294
莲花还阳 196
练石草 510
楝 279
楝树 279
楝树果 279
楝枣子 279
凉伞遮金珠 402
惊风草 050
两面针 274
两头粘 505
两头爬 505

两头生根 505
两头镇 505
量湿地星 005
裂叶荨麻 046
林下竹 622
林荫银莲花 120
灵眼 030
灵芝 002
灵芝草 002
铃当菜 670
铃当花 565
铃铛花 058
凌霄 511
菱叶红景天 203
刘寄奴 589
流苏瓦松 195
柳兰 360
六安茶 337
六道木 535
六谷米 623
六汗 554
六角茶 301
六角刺 301
六角枫藤 286
六角英 517
六条木 535
六月寒 454
六月菊 576
六月淋 197

六月霜 570，589
六月雪 528
龙葱根 613
龙灯碗 372
龙含珠 050
龙山子 402
龙舌草 210
龙头七 595
龙香草 210
龙须 089
龙须草 008，642
龙须子 443
龙芽草 239，448
龙眼草 012，115
龙爪菜 679
龙爪花 682，683
楼梯草 050
搂接草 018
漏芦 613
漏芦根果 653
炉兰 084
陆英 531
鹿安茶 398
鹿白藜芦 646，647
鹿葱 646，647，653
鹿豆 263
鹿耳葱 663
鹿含草 398
鹿藿 263

药用植物拉丁学名索引

A

C

H

I

P

R

Rabdosia amethystoides（Benth.）Hara 488

Rehmannia glutinosa（Gaetn.）Libosch. ex Fisch. et Mey. 502

Rehmannia henryi N. E. Brown 503

Reynoutria japonica Houtt. 069

Rhamnus davurica Pall. 310

Rheum officinale Baill. 074

Rhodiola henryi（Diels）S. H. Fu 203

Rhododendron simsii Planch. 399

Rhynchosia volubilis Lour. 263

Rodgersia aesculifolia Batalin 204

Rorippa indica（L.）Hiern. 193

Rosa laevigata Michx. 237

Rosa rugosa Thunb. 236

Rubia cordifolia L. 529

Rubus corchorifolius L. f. 230

S

Salvia maximowicziana Hemsl. 475

Salvia miltiorrhiza Bunge. 478

Salvia plebeia R. Br. 476

Sambucus chinensis Lindl. 531

Sambucus williamsii Hance 532

Sanguisorba alpina Bge. 243

Sanguisorba officinalis L. 241

Sanicula chinensis Bunge 374

Saposhnikovia divaricata（Trucz.）Schischk. 392